Keith Haring

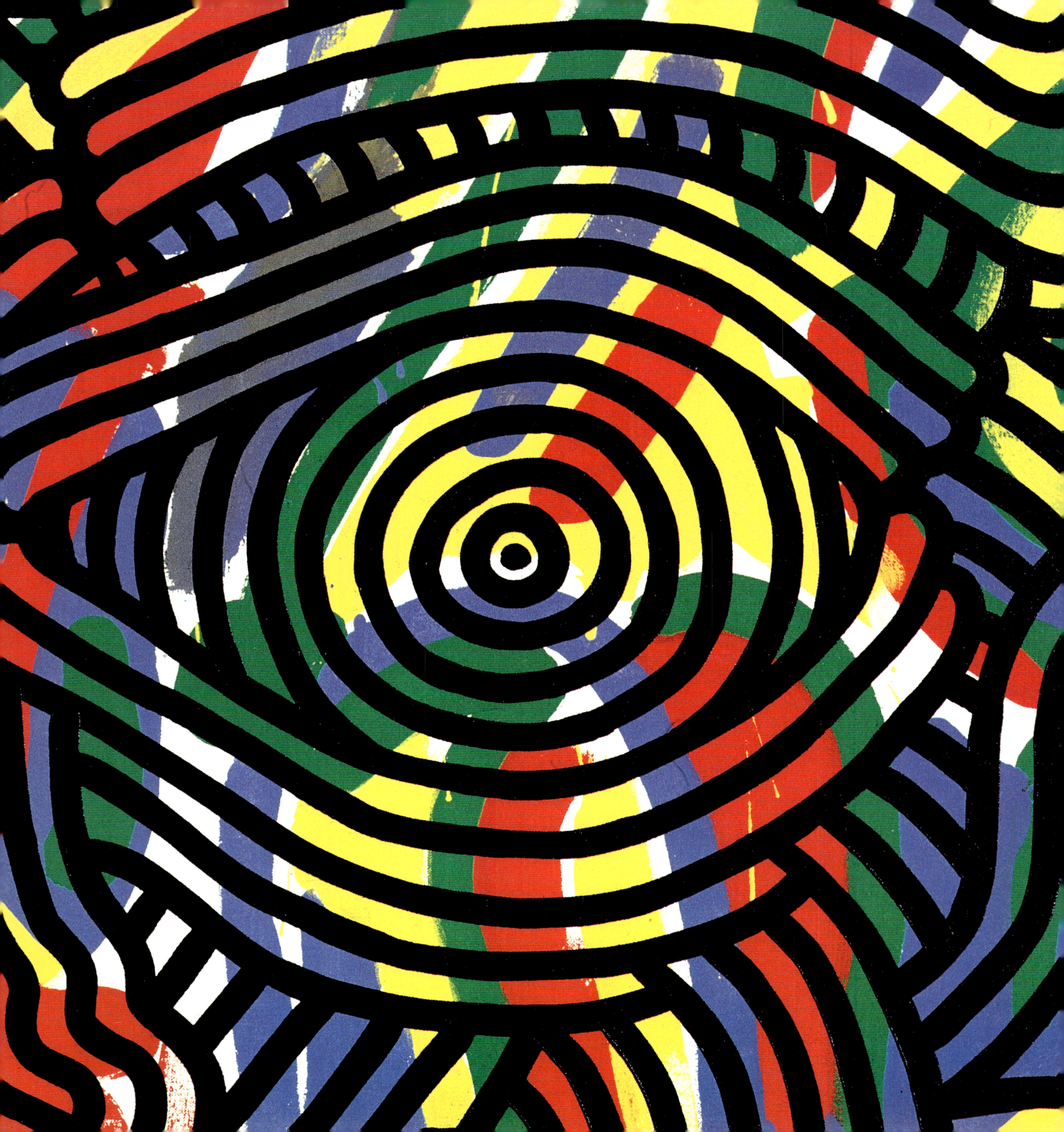

Keith Haring

Elisabeth Sussman

MIT BEITRÄGEN VON

Jellybean Benitez ✗ Fred Brathwaite ✗ Jeffrey Deitch
David Frankel ✗ Ann Magnuson ✗ Robert Pincus-Witten ✗ Fred Schneider
Robert Farris Thompson ✗ Junior Vasquez

DESIGN

Richard Pandiscio

evergreen

Erstveröffentlichung anläßlich der Ausstellung „Keith Haring" im Whitney Museum of American Art, 18. Juni - 21. September 1997
Die Ausstellung „Keith Haring" wurde organisiert von Elisabeth Sussmann, Kuratorin; Yvette Lee, Ausstellungskoordination, und Dana Miller, Assistentin der Kuratorin.
Die Ausstellung wurde finanziell unterstützt von der Horace W. Goldsmith Foundation.

Die Recherche für die Ausstellung und diese Publikation wurde aus Mitteln einer Stiftung finanziert, die ins Leben gerufen wurde von Henry und Elaine Kaufmann, The Lauder Foundation, Frau William A. Marsteller, The Andrew W. Mellon Foundation, Frau Donald A. Petrie, Primerica Foundation, Samuel und May Rudin Foundation, Inc., The Simon Foundation und Nancy Brown Wellin.

EVERGREEN is an imprint of Benedikt Taschen Verlag GmbH

Diese Publikation wurde vom Whitney Museum zusammengestellt: Chefredakteurin: Mary E. DelMonico; Redaktion: Sheila Schwartz; Produktionsleitung: Nerissa Dominguez
Lektorat: Heidi Jacobs; Assistentin: Sarah Newman; Designassistentin: Brian Hodge; Assistent: Soonyoung Kwon

Design: Richard Pandiscio
Umschlaggestaltung: Catinka Keul, Cologne
German translation: Raingard Eßer, Gießen; Gabriele-Sabine Gugetzer, Hamburg (Robert Pincus-Witten und Robert Farris Thompson)
Redaktion: Yvonne Havertz, Köln

Printed in Italy
ISBN 3-8228-7606-2

VOR- UND NACHSATZ **Ohne Titel,** 1975. Filzstift auf Papier, 41 x 56 cm, 41 x 56 cm
The Estate of Keith Haring

FRONTISPIZ **Ohne Titel**, 1986 (Detail). Öl- und Acrylfarbe auf Leinwand, 244 x 244 cm
Privatsammlung; Courtesy Galerie Daniel Templon, Paris

Ist einem Werktitel ein Stern (*) vorangestellt, so handelt es sich bei dem Werk um ein Exponat in der Ausstellung.

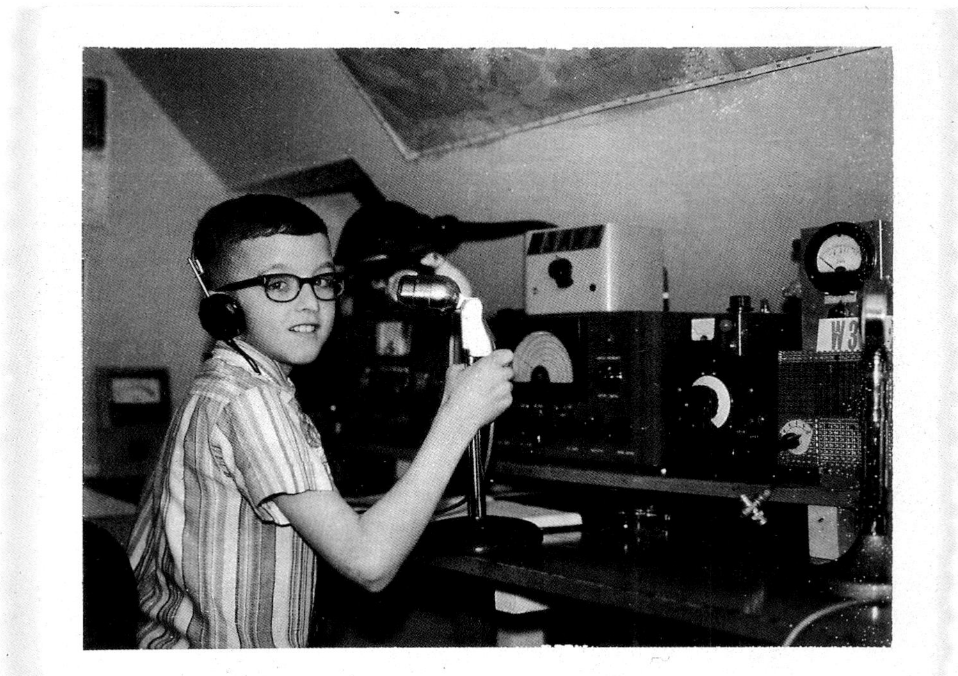

Keith Haring, Kutztown, Pennsylvania, 1969

INHALT

GEGENÜBER Haring vor dem Spectacolor Billboard, ein 30-Sekunden-Zeichentrickfilm auf einer Leuchttafel, der einen Monat lang alle 20 Minuten wiederholt wurde, Times Square, New York, 1982.

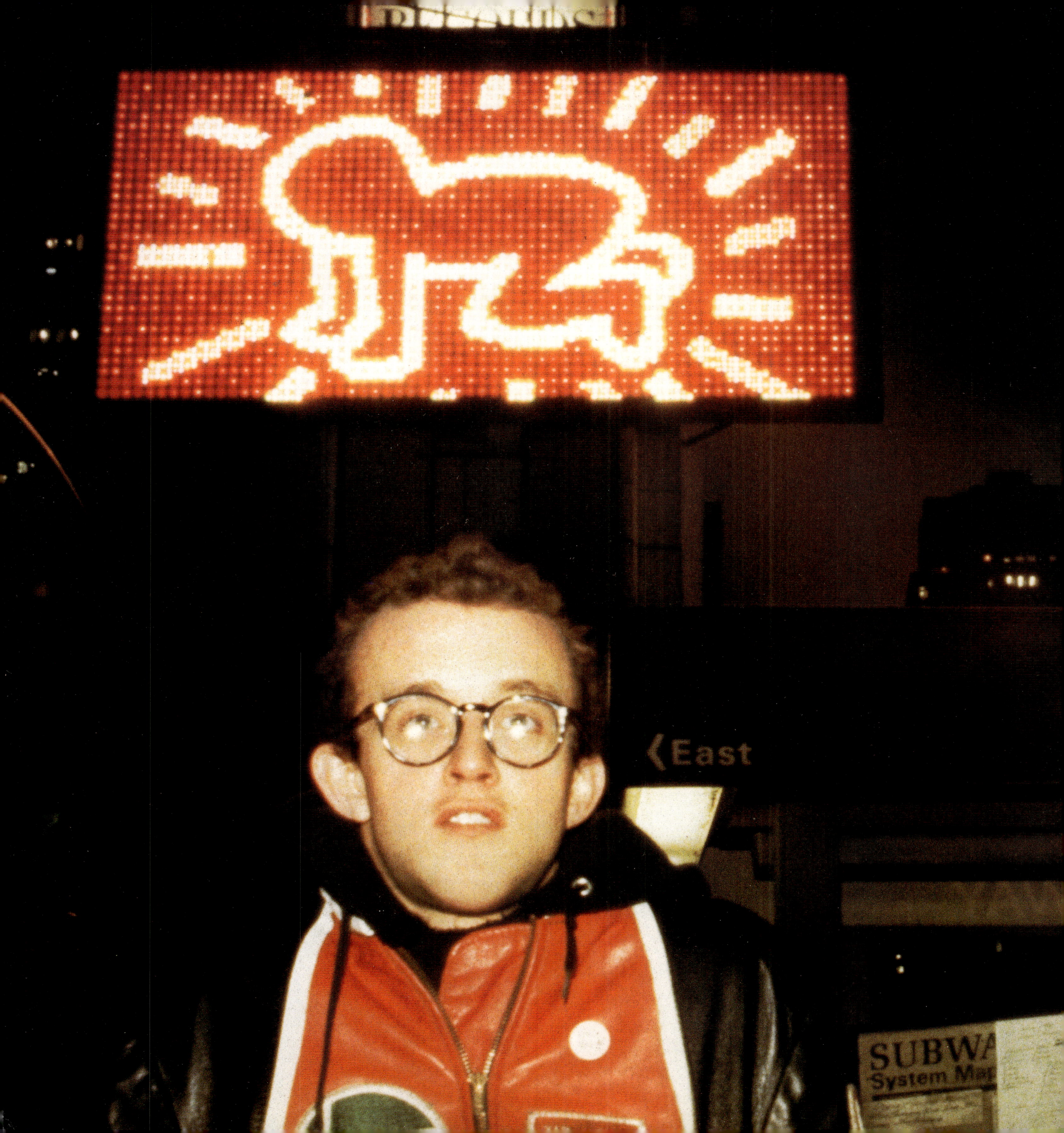
East
SUBWA
System Ma

VORWORT

Keith Haring glaubte an die Kunst, an ihre Kraft, die Welt zu verändern – wichtiger noch: Er glaubte daran, daß Kunst das Leben des Menschen ausfüllen und bereichern kann. In einer Zeit des wachsenden Zynismus spielte er die Rolle des verzauberten Kindes, das sich vergnügte, indem es den offenen Materialismus einer Kunstwelt, die ihren Sinn verloren hatte, konterkarierte. Er schuf eine Kunst, die ohne Umschweife von Liebe spricht, wütete gegen Intoleranz und teilte die Angst einer ganzen Generation, die angesichts der globalen nuklearen Aufrüstung davon überzeugt war, in den Jahren der größten Bedrohung der Menschheit zu leben.

Fast alle, die Keith kannten, hatten das Gefühl, ihn gut zu kennen, und alle, die mit seinem Wort vertraut sind, haben das Gefühl, daß er in einer Sprache spricht, die verständlich und lustvoll zugleich ist. Obwohl seine vereinfachten figurativ-abstrakten Formen und sein überaus graphischer Stil seinem Œuvre einen unmittelbaren Charakter geben, entführt die Komplexität seiner puzzleartigen Konstrukte den Betrachter in eine einzigartige Bildwelt. Harings Kunst strahlt Energie aus, und er dirigierte diese Energie behutsam über die Grenzen der offiziellen Kunstwelt hinaus. Er selbst verstand sich als Mittler zwischen der Welt der Kunst und Ideen und den Straßen New Yorks, zwischen den inneren Bereichen seiner Vorstellungskraft und dem täglichen Leben mit seiner widersprüchlichen Dynamik.

Wie viele junge Künstler seiner Generation stieß Haring zunächst auf Unverständnis seitens der Kritiker, auch als seine Kunst bereits in der breiten Öffentlichkeit akzeptiert wurde. Sein ikonographischer Stil, sein bescheidenes Auftreten und sein Sinn für Humor machten ihn zu einem der populärsten Künstler seiner Zeit. Sein früher Tod infolge von Aids hat uns mit einem unvollständigen und gewissenmaßen verzerrten Bild dieses einzigartigen amerikanischen Künstlers zurückgelassen.

Ziel der Ausstellung ist es, dieses schiefe Bild zurechtzurücken, indem sie ein umfassenderes Verständnis von Keith Haring vermittelt: Er war ein Mensch seiner Zeit, und so steht sein Leben für vieles, was die noch unbewältigte Dekade positiv prägte; als Künstler führte er die Inspirationen von so unterschiedlichen Künstlern wie Walt Disney und Stuart Davis in einer neuen Mischform des „performed painting" zusammen. Aus Harings umfangreichem Œuvre hat Elisabeth Sussman, die Kuratorin der Ausstellung, sorgfältig einen Korpus von Werken ausgewählt, die das innovative Potential Harings, seinen Witz und seine Leidenschaft exemplarisch dokumentieren. Alle ausgestellten Werke bestechen durch ihre einzigartige Schönheit und ihren Phantasiereichtum. Die Ausstellung gibt den Besuchern den Glauben an die verwandelnde und grenzüberschreitende Kraft von Kunst zurück und zollt einem Künstler, der auf eine ihrem Wesen nach humane Kunst insistierte, einen angemessenen Tribut. Wir danken Elisabeth Sussman für ihre außergewöhnliche Leistung als Kuratorin und für die Denkanstöße, die sie auch in ihrem Katalogtext vermittelt. Während der gesamten Organisation der Ausstellung hat der Designer Tibor Kalman eng mit Elisabeth Sussman zusammengearbeitet; sein erfindungsreicher Sinn für Schönheit war von zentraler Bedeutung für das Gelingen dieser Ausstellung.

Besonderen Dank schulden wir Julia Gruen und David Stark von der Keith Haring Foundation, die uns ihr profundes Wissen über Keiths Werk zur Verfügung stellten. Das wohltätige Engagement der Stiftung hält den Künstler, der so gerne Gutes tat, mitten unter uns lebendig.

Nicht zuletzt gilt unser besonderer Dank Tom Slaughter, der das Projekt von der Konzeption an mit großem Enthusiasmus begleitete und uns half, die Unterstützung der Horace W. Goldsmith Foundation zu gewinnen.

David A. Ross
Direktor

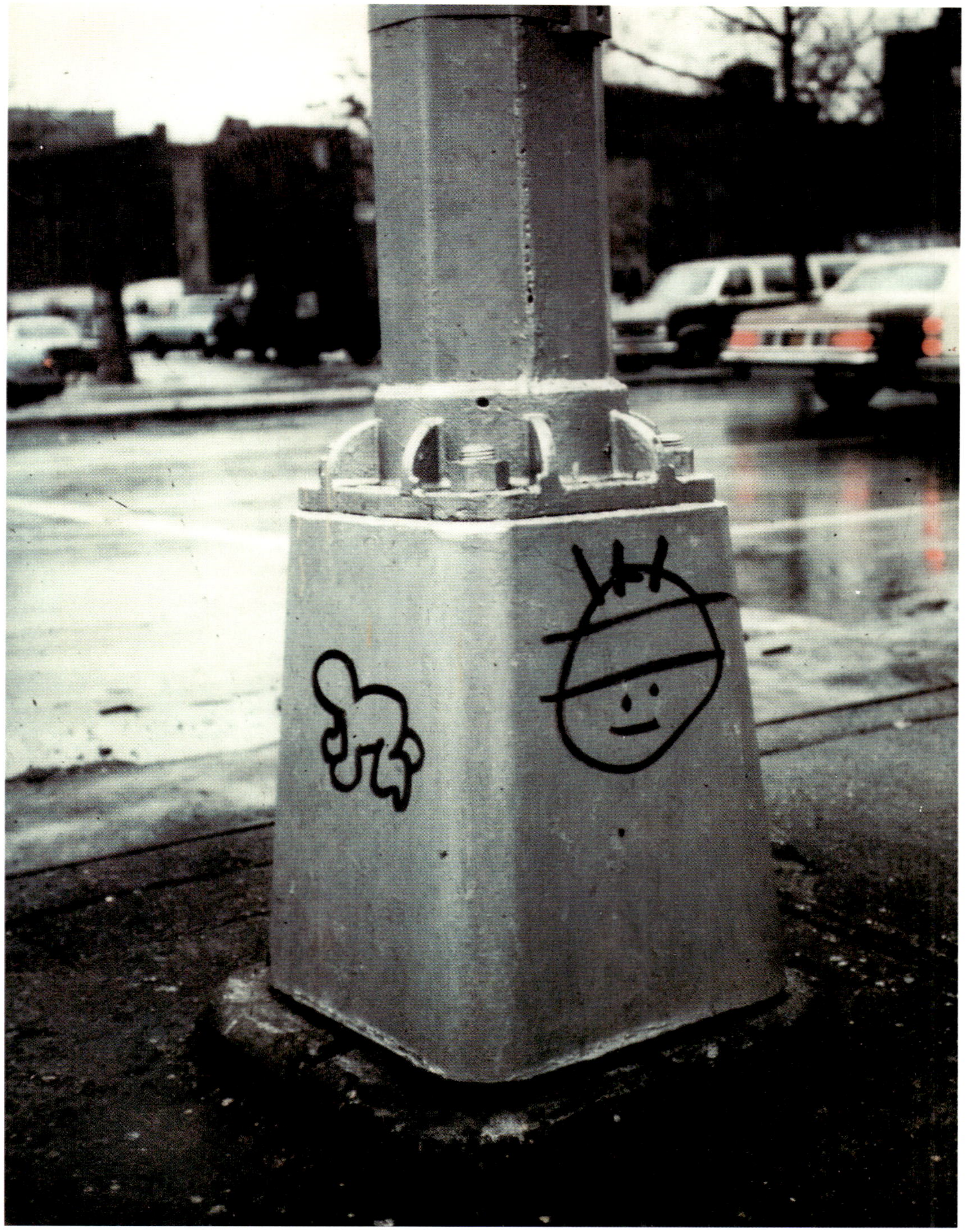

Graffiti von Haring und anderen an einem Laternenmast, 1982. © Photo: Martha Cooper

UNSCHULDIGE LIEDER AUF DEM NUKLEAREN SCHEITERHAUFEN

ELISABETH SUSSMANN

Keith Haring stand für eine neue Generation von Amerikanern. „Ich sehe mich selbst", schrieb er, „ganz und gar als Produkt des Raumfahrtzeitalters, nicht nur, weil ich in dem Jahr geboren wurde, in dem zum ersten Mal ein Mensch in den Weltraum geschossen wurde, sondern auch, weil ich mit Walt Disneys Comics aufgewachsen bin."[1] Haring wollte von seiner Generation und in ihrem Namen sprechen, für sie Symbole schaffen und diese dort zeigen, wo die Menschen sie sehen und sich mit ihnen auseinandersetzen konnten. In seiner kurzen und ungeheuer produktiven Karriere schuf er eine neue populäre Kunst, die weit über das Erbe der Pop Art hinausging, indem sie die Kultur der Straße und die Kunst vereinte. Die 80er Jahre und was sie bewegte, trieben den Comicstil seiner Jugendjahre voran und flossen als neue Impulse in sein Werk ein: Raumfahrt, Unfälle in Atomkraftwerken, Videospiele und Roboteranimationen, Disco- und Rap-Musik, Sex und Drogen.

In Harings kurzer Schaffensperiode lassen sich grundsätzlich drei Phasen unterscheiden. Zuerst schuf Haring eine Synthese aus der Kunst der Straße und jener der Clubszene und entwickelte aus einem einzigartigen Zeichenstil seine großformatigen öffentlichen Bilder und kitschigen Dekors. In seiner zweiten Schaffensperiode von 1984 bis 1988 schuf er Pop-Art-Variationen des Neo-Expressionismus, gleichzeitig entstanden in seinem eingängigen Comicstil unzählige öffentliche Wandbilder, viele davon für Kinder. In seinen letzten Lebensjahren schließlich waren seine Hauptwerke nicht nur eine Quintessenz seiner künstlerischen Ambitionen, sie zielten auch auf die Gesellschaft und waren wütende Auseinandersetzungen mit seinem bevorstehenden Tod.

Harings Fähigkeit, die unterschiedlichen Ausdrucksformen seiner weit gefächerten Interessen zu einem Stil von kommunikativer Eindeutigkeit zu vereinen, war schon im Alter von zwanzig Jahren voll entwickelt, als er Pittsburgh verließ, um nach New York zu ziehen. Aufgewachsen war Haring in Kutztown, Pennsylvania. Sein Vater regte ihn, das älteste von vier Kindern, früh zum Zeichnen an.[2] Vater und Sohn arbeiteten gemeinsam, zumeist imitierten sie das, was sie sich zusammen angesehen hatten: Comics oder Illustrationen in Kinderbüchern. Am besten verstand sich Haring mit seiner jüngeren Schwester, mit der er auch gemeinsam zeichnete.

Haring begann seine formelle künstlerische Ausbildung am Pittsburgh Arts and Crafts Center und seine informelle in der Universitätsbibliothek, wo er Bücher über Paul Klee, Stuart Davis, Jackson Pollock und Mark Tobey las. Eine zentrale Erfahrung war der Besuch einer Vorlesung von Christo und Jeanne-Claude, in der auch ein Film über ihr *Running-Fence*-Projekt gezeigt wurde (vgl. S. 14). Als Haring 1977 in einer Retrospektive am Carnegie Institut die Werke von Pierre Alechinsky kennenlernte, fand er ein Vorbild für den Umgang eines reifen Künstlers mit kindlicher Kunst. Eine weitere Inspirationsquelle war eines der großen Manifeste der amerikanischen Kunst, Robert Henris Buch *The Art Spirit* (1923), in dem eine lebensumfassende, nicht-kommerzielle, nicht-akademische Kunst propagiert wird, eine Kunst, die Ausdruck eines Menschen ist, der sich und seine Welt bewußt erlebt. Während er noch Henri las, kopierte Haring bereits die psychedelischen Graphiken der Schallplattencover der 60er Jahre. Er hatte mit LSD experimentiert und die Vision eines neu strukturierten Universums gehabt – eine Vision, die ihn nie mehr loslassen sollte. Und er hatte, wenn auch nur oberflächlich, Andy Warhols Gemälde gesehen.[3] Kurz bevor Haring nach New York zog, wurden seine abstrakten Gemälde im Pittsburgh Center for the Arts ausgestellt. In diesen Arbeiten war im Keim jener Stil angelegt, der sein Markenzeichen werden sollte.

Der 21jährige Haring besaß nicht nur ein ausgeprägtes Gespür für seinen eigenen Stil – er liebte den stark konturierenden Strich des Comic-Zeichners –, sondern er war auch davon überzeugt, daß Kunst dann am besten sei, wenn sie spontan sei wie die Kunst von Kindern. Haring kannte Paul Klees Werk, seine nur angedeuteten Umrisse, seinen Verzicht auf Perspektive und Proportionen: Klee machte sich vom erlernten akademischen Stil frei, um zu einem tiefen Gefühl und Ausdruck durchzudringen.[4] Bereits in Pittsburgh hatte Haring die Schriften von Jean Dubuffet gelesen. Wieder und wieder las er den Text einer Rede, die Dubuffet 1951 im Arts Club of Chicago gehalten und in der er das gängige Konzept von Schönheit in

GEGENÜBER * **Ohne Titel,** 1980. Acryl, Sprühfarbe und Sumi-Tusche auf Papier, 122 x 116 cm
Julien J. Studley, Inc.

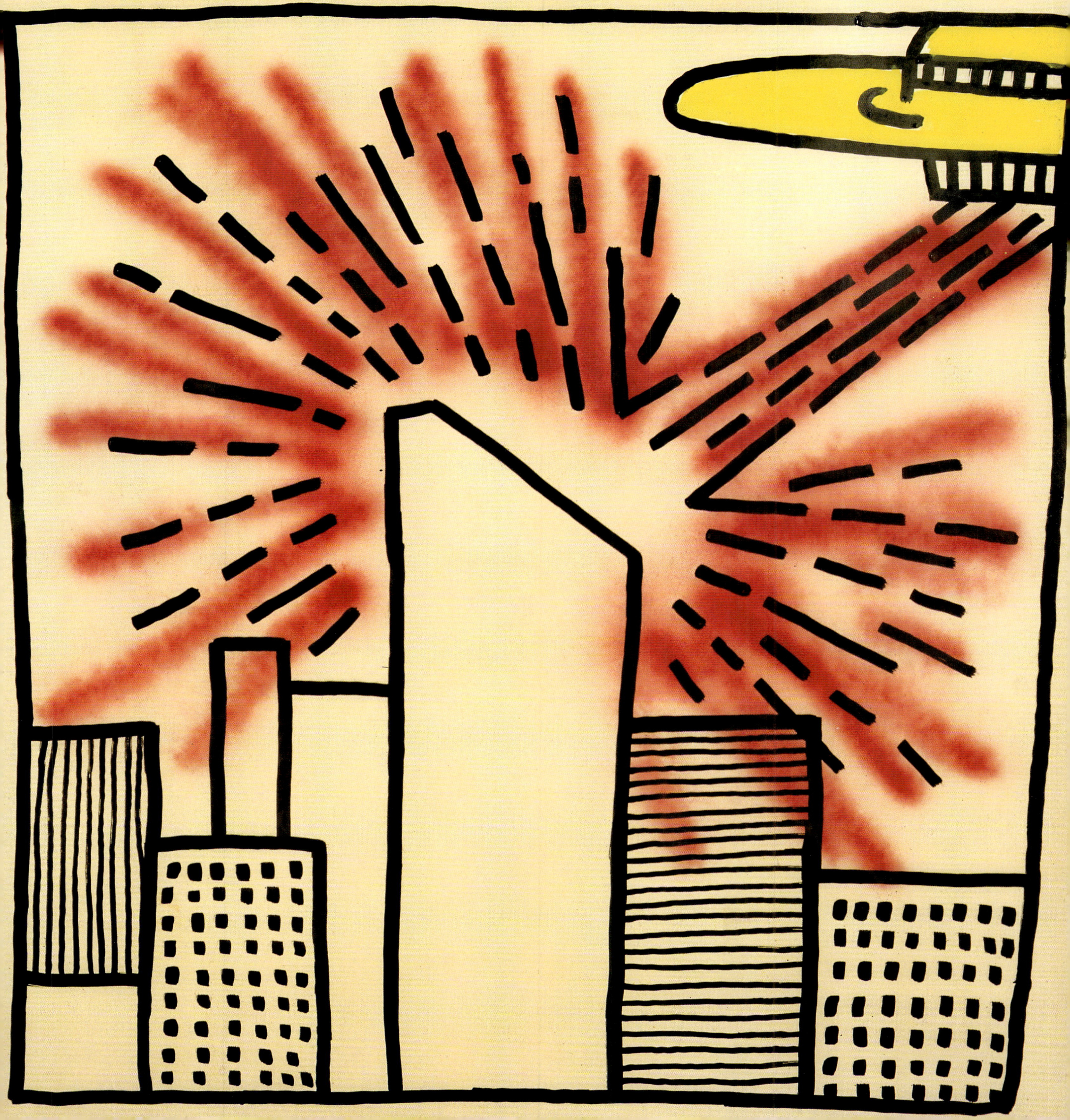

der westlichen Welt angeprangert hatte. Als er später eine Ausstellung anonymer Kunst in New York organisierte, nutzte Haring ein Zitat von Dubuffet für die Ankündigung: „Ich strebe nach einer Kunst, die mit unserem täglichen Leben verbunden ist und aus ihm hervorgeht und der unmittelbare Ausdruck unserer wirklichen Lebens und unserer wahren Empfindungen ist."[5]

Harings frühe Bilder wie etwa die, die er im Alter von sechs Jahren malte, nehmen sein späteres Werk vorweg, das genauso verspielt und direkt ist.[6] Ihre Gestalt, eine Massierung runder Formen, zusammengehalten durch eine konturierte schwarze Linie und mit leuchtenden Kreidefarben ausgemalt, hat schon damals die Unbekümmertheit eines Comics. Als Haring 1978 in New York ankam, schrieb er sich an der School of Visual Arts (SVA) ein und malte weiterhin Umrißzeichnungen auf Papier. Dort befaßte er sich mit theoretischen Studien ebenso wie mit Video-Kunst und Performances. In Keith Sonniers Klasse drehte er die ersten Videos, die seinen eigenen Körper zum Thema hatten. „Man sah Keith selbst, sah seine Körperteile im Bild – seinen Schwanz und den Arsch", erinnert sich Sonnier.[7] In einigen der kleineren Zeichnungen Harings wurden die Formen zunehmend phallischer. Aber er inszenierte auch Performances, bei denen er ein Werk als vollendet ansah, wenn alle Oberflächen mit Zeichnungen ausgefüllt waren. 1978 schuf er an der SVA ein Environment mit schwarz konturierten Formen, die er auf große Blätter malte, die auf dem Boden und an der Decke angebracht waren. Die Formen greifen ineinander wie ein Zahnrad oder ein Getriebe, bleiben aber eindeutig nicht figurativ. Aus den Comics ist die Linie als wesentliches Merkmal übernommen worden, aber die erzählenden und figürlichen Elemente fehlen.

Unter dem Einfluß der Semiotik, die er an der SVA studiert hatte, begann Haring nach einer Zeichensprache zu suchen, die zugleich abstrakt und wiedererkennbar sein sollte.[8] Er wußte, daß er einen Schritt in Richtung auf eine populäre Kunst vollzogen hatte, als er im SVA-Bildhaueratelier an der 22nd Street, dessen breite Türen sich zur Straße hin öffnen ließen, große Papierrollen ausbreitete und auf diesen zeichnete, während ihm die Leute auf der Straße zusahen und seine Arbeit mit ihm diskutierten. Diese Popularisierung der Kunst entsprach dem Zeitgeist. In den Jahren 1978 bis 1980 verließ die vitale junge Kunstszene die Galerien und Museen, eine Welt, in der die jungen Künstler weder Einlaß fanden noch wollten. Die ehrgeizige Kunst eines Robert Smithson, Michael Heizer oder des jungen Gordon Matta-Clark fand außerhalb der Ateliers statt; sie war auf den Ort ihrer Ausführung bezogen und fand in die Museen nur als Foto oder Relikt Eingang. Die rauhe Wirklichkeit New Yorks war tausendmal lebendiger als die Galeriekultur.

Gruppen wie Fashion Moda und Colab waren in gewisser Weise die künstlerischen Erben der frühen 70er Jahre.[9] In den Straßen New Yorks, im East Village oder in der South Bronx, zu arbeiten, war auf jeden Fall spontaner und wirkungsvoller als darauf zu warten, daß einem eine Galerie oder ein Museum Beachtung schenkte. „Ich verlagerte meine Arbeit immer mehr in die alternative Szene", sagte Jenny Holzer, „weil sie populärer war. Sie war nicht nur Künstlern zugänglich, die es nicht geschafft hatten, in kommerziellen Galerien ausgestellt zu werden. Das meiste fand einfach in den Vierteln statt, wo es keine anderen Räume für Kunst gab, und die Künstler versuchten, Programme aufzustellen, um die Allgemeinheit zu beteiligen. Eine andere Anziehungskraft der alternativen Szene war, daß zu dieser Zeit der New Yorker Kunstmarkt einfach tot war [...] Für mich kam zuerst die Straße."[10]

Seit 1979 beteiligte sich auch Haring an der Kultur Downtown. Er bewunderte Holzers Arbeiten: Binsenweisheiten, die aus geeigneten Sentenzen zusammengesetzt waren und die Sprache öffentlicher Reden imitierten; auf billiges Papier gedruckt, bedeckten sie die Wände der Stadt. Haring schloß sich ebenfalls den Graffiti-Künstlern an, die ihre „tags", ihre Kennzeichen, überall aufsprühten. Die Graffiti-Maler, Großstadtkids aus Upper Manhattan und aus der South Bronx, wurden von der sich ausbreitenden alternativen Szene angezogen. Haring erinnerte sich: „Zur gleichen Zeit begannen Leute wie Fashion Moda, Shows zu organisieren [...] Sie brachten die Künstler vom East Village mit den Graffiti-Kids zusammen [...] Da gab es diese Soul Artists, ein Zusammenschluß von Graffiti-Künstlern, der schon seit zehn Jahren existierte. Aber erst 1979 oder 1980 wurden sie wichtig und es gab jede Woche ein Meeting in diesem Platz Uptown."[11] Harings Interesse für die Graffiti-Szene verwandelte sich zunehmend in eine Beschäftigung mit der Hip-Hop-Kultur im weiteren Sinn: Musik, Break Dancer und DJs.[12]

Seine ersten Straßenarbeiten stellte Haring auf dieselbe Weise wie Jenny Holzer aus: Er ging durch die Straßen und brachte Papierfetzen an Wänden an oder bemalte ein Stück einer Mauer und photographierte dann diese punktuellen Verwandlungen. Er veränderte Werbeplakate, zum Beispiel das des Jeansproduzenten „Chardon", den er in „hardon" umfirmierte. Harings Neologismen stammten indirekt aus einer anderen Quelle: William S. Burroughs und Brion Gysin: 1978 geriet er „zufällig" in die Nova Convention, eine Zusammenkunft der Dichter der Beat Generation (Burroughs, Allen Ginsberg und andere) mit Downtown-Künstlern wie Laurie Anderson und Patti Smith im New Yorker Entermedia Theater.[13] Er las Burrough und Gysins Buch *The Third Mind,* in dem literarische und künstlerische Arbeit durch die sogenannte *Cut-Up*-Technik verbunden ist. Die Texte entstanden, indem die Autoren willkürlich Passagen aus anderen Printmedien ausschnitten und sie wahllos wieder zusammenfügten. Das Ergebnis war ein neu zusammengesetztes Objekt, das keinen literarischen Sinn ergibt, aber dennoch Einblicke und Assoziationen erlaubt, ein graphisches Muster ergibt oder auch zufällig inhaltsschwer sein kann. Solche kompositorischen und literarischen Ideen flossen in Harings Schaffen ein. Er sammelte Überschriften aus der *New York Post* und arrangierte sie neu zu absurden Postern (vgl. Abb. S. 19): „Heroischer Cop erschlägt Reagan", „Papst anstelle befreiter Geisel getötet", „Mutter flieht und Papst heiratet". Diese wurden billig fotokopiert und ganz im Stile Holzers auf öffentliche Wände aufgeklebt.

Die Straßen von Downtown Manhattan, die U-Bahnen und die alternativen Kunsträume bildeten nur einen Teil der sich erweiternden neuen Künstlersszene. Hierzu gehörte auch eine Reihe von Clubs im East Village wie der Club 57, das Pyramid und die Limbo Lounge. Die Clubs waren beliebte Treffpunkte, wo man sich am Wochenende amüsieren konnte, die aber auch einen informellen Rahmen für die Präsentation von Kunst boten. Manchmal wurden Werke in gemeinschaftlich organisierten Shows ausgestellt, manchmal vereinnahmten die Künstler einfach eine Ecke des Clubraums. Mit Kenny Scharf, seinem Zimmergenossen und Kommilitonen an der SVA, dessen Gemälde Figuren aus der Fernsehserie *The Jetsons* bevölkerten, ging Haring regelmäßig in den Club 57, einen ehemaligen polnischen Kulturverein im Untergeschoß einer Kirche. „Der Typ, dem das Ganze gehörte", sagte Haring später, „gehörte irgendwie zur Kirche, aber wir hatten gänzlich freie Hand und konnten tun, was wir wollten. Und weil dort die richtigen Leute, wie etwa Ann Magnuson und John Sex, zur richtigen Zeit waren, war im Club immer eine Menge los. Der Club war ein Experimentierfeld für alles, was in der Clubszene geschah, weil es unmöglich war, dort jemals Geld zu machen [...] Andere Clubbesitzer [...] engagierten uns, damit wir in anderen Clubs wie dem Mudd Club oder der Danceteria Ausstellungen oder Performances veranstalteten."[14]

Typische Abendevents im Club 57 waren etwa die Vorführungen alter Fernsehshows. Themennächte, Monster- und Horrorfilme und andere bizarre Ereignisse mischten sich mit dem neuesten Film der Nouvelle Vague aus Frankreich. Haring organisierte Ausstellungen für eine Nacht, von denen im Mai 1987 die „57 Invitational" die erste war. Zu denen, die dort auftraten, zählten John Ahearn, Rodney Greenblat, Amy Sillman, John Sex, Bill Jacobsen, Duncan Hannah, Tseng Kwong Chi, Sir Rodney Sur und Ann Magnuson. Haring zeigte auch seine eigenen Bilder: „Ich organisierte die Ausstellung, bevor ich genügend eigene Zeichnungen hatte, und ich tat es, weil ich wußte, daß ich bis dahin genug Material haben würde [...] Die ersten Bilder zeigten fliegende Untertassen, umherspringende Menschen oder Sex zwischen Menschen und Tieren, wobei sich

GEGENÜBER Eine Seite aus Harings Skizzenbuch

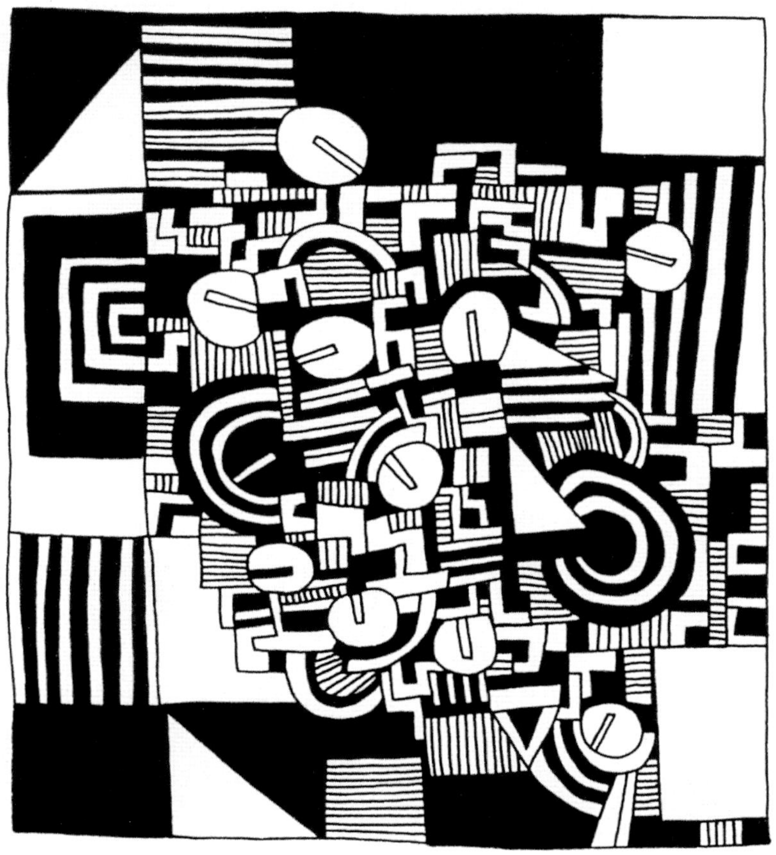

KANDINSKY/MONDRIAAN/LOBOTOMY JULY 20 1978

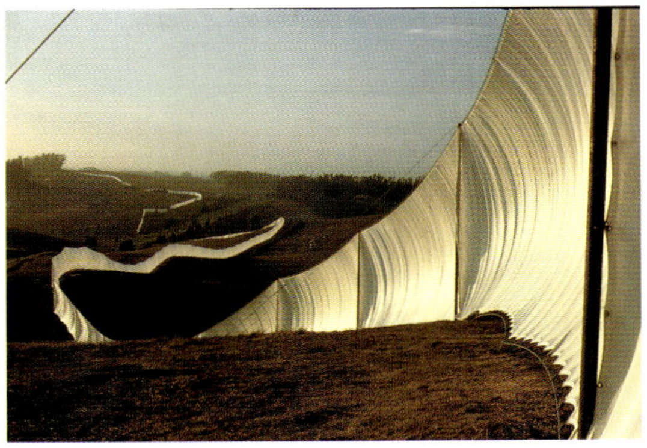

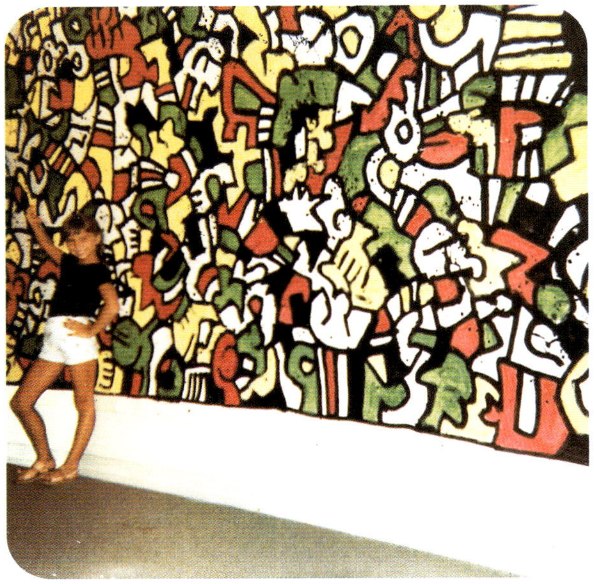

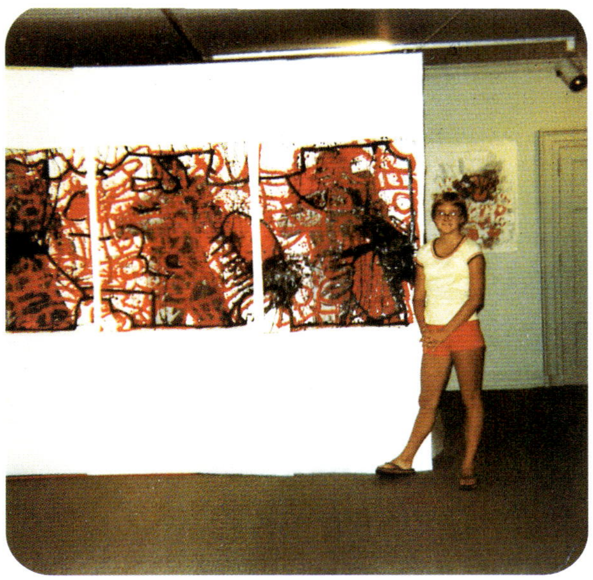

die Energie von den fliegenden Untertassen über die Menschen auf die Tiere übertrug via Sex oder Schwingungen oder was auch immer [...] Am Anfang wußte ich gar nicht, was sie darstellen sollten, aber als sie dann existierten, enthüllte sich mir ihre Bedeutung Schritt für Schritt, einfach durch ihre Existenz, durch ihre Wiederholung und ihre Verfeinerung."[15]

Haring fuhr meist mit der U-Bahn von seiner Wohnung Uptown in die Clubs Downtown und bemerkte unterwegs die riesigen schwarzen Papierrechtecke, die neben den Plakatwänden hingen und auf die nächste Anzeige warteten. Spontan erschienen ihm diese schwarzen Rechtecke optimal geeignet, um sie mit weißer Kreide zu bemalen. Motive jeglicher Art scheinen in diesen U-Bahn-Zeichnungen auf – bellende Hunde, Babys, kleine, scharf umrissene, geschlechtslose Jedermann-Figuren, Raumschiffe, Engel, Delphine, Menschenmassen, Leute, die Treppen herauf- und herablaufen, Fernsehgeräte. Manchmal standen die Bilder für sich allein, folgten einander wie in einem Comicstrip oder waren in ihrer Gesamtheit als Werkszyklus zu verstehen. Als überdimensionale Weiterentwicklung seiner frühen Comiczeichnungen fügen Harings U-Bahn-Zeichnungen der Pop Art eine Facette hinzu, die urban-narrativ und zugleich bestialisch ist.

Kurz nachdem Haring seine ersten U-Bahn-Zeichnungen fertiggestellt hatte, fanden seine ersten Einzelausstellungen statt. 1980/81 zählten Westbeth Painters Space, P.S. 122, der Club 57 und die Hal Bromm Gallery, alle in New York, zu den Ausstellungsorten. Haring gestaltete diese Ausstellungen als Environments, als Installationen, die vom graphischen Erscheinungsbild der Plakatwerbung beeinflußt waren. Die Wände waren mit Bildern bedeckt, die einem ständig wachsenden Zeichenvorrat entstammten, der Disney-Figuren wie Mickeymaus ebenso umfaßte wie der eigenen Phantasie entsprungene zwei- und dreiäugige Gesichter. Haring verstand es, sich der Evidenz dieses geballten Zeichenvorrats zu bedienen, den das Auge als eine Kakophonie von Symbolen wahrnimmt. In der Installation in dem alternativen P.S. 122 war jede Fläche mit Zeichnungen in seinem typischen konturierten Comicstil bedeckt. Auf die Wahrnehmung des Betrachters wirken die Installationen ähnlich wie die städtische Umgebung, der Raum und die Inhalte, aus denen heraus sich die Zeichnungen weiter entwickelt worden waren. Und weil diese Arbeiten auch in den U-Bahnhöfen zu sehen waren, wurden sie ebenso zu einer urbanen Guerilla-Kunst wie die der Graffiti-Maler.

Der erste ernsthafte Versuch, Harings Kunst zu beschreiben, war ein Artikel von Rene Ricard. Ricard war ein Unikum in der New Yorker Kunstwelt der 80er Jahre, Lyriker und Filmstar (in Warhols *Chelsea Girls*) und Protegé der Beat Generation.[16] In einem folgenreichen Artikel mit dem Titel „The Radiant Child" (Das Kind im Strahlenkranz)[17] pries Ricard Keith Haring und Jean-Michel Basquiat, den auch als SAMO bekannten Graffiti-Maler, als die originellsten Künstler der 80er Jahre. Er beschrieb ihre Arbeiten als einzigartiges Echo der Straße und der Clubs, als die Stimme der Poesie in der urbanen Welt des Hip Hops. Obwohl er se bst kein Graffiti-Maler war, griff Haring die Graffitis enthusiastisch auf und verschaffte ihnen Zutritt zur Kunstwelt in Downtown Manhattan. 1981 organisierte er eine Ausstellung im Mudd Club, die bei den Sammlern Uptown auf große Aufmerksamkeit stieß.

Die Insularität und der spontane Charakter der Clubs und der kleinen alternativen Szene wichen nach und nach einem offiziellen und organisierterem Ausstellungswesen. Nicht-museale Orte wurden als temporäre Räume für große Ausstellungen genutzt. In New York brachte man die Graffiti-Maler, die Künstler des East Village und die politischen Gruppen in großen Ausstellungen zusammen. Eine der bedeutendsten war die „Times Square Show" 1980. Die von dem *Village-Voice*-Kritiker Richard Goldstein als die „erste radikale Kunstschau der 80er Jahre"[18] bezeichnete Ausstellung wurde von der Künstlergruppe Colab mit Unterstützung von O-P Cinema, Fashion Moda, ABC No Rio, der NEA und des New York State Council for the Arts durchgeführt. Sie wurde am 1. Juni 1980 in einem leerstehenden Massagesalon an der Ecke 201 West, 41st Street eröffnet. 100 Künstler zeigten ihre Werke in dem fünfstöckigen Ge-

OBEN Christo und Jeanne-Claude: **Running Fence, Sonoma und Marin Counties, Kalifornien**, 1972–76. Länge 39,4 km
Harings Schwestern Kristen (MITTE) und Karen (UNTEN) bei Harings erster Einzelausstellung im Pittsburgh Center for the Arts, 1978

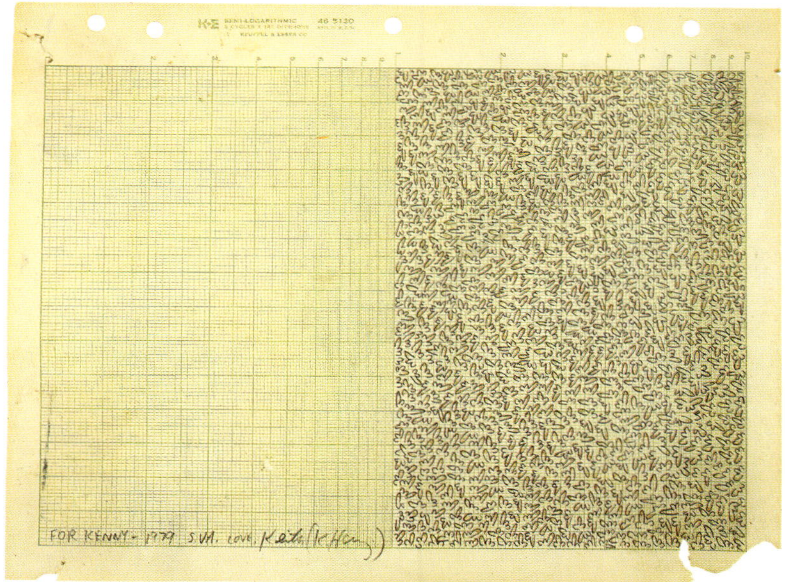

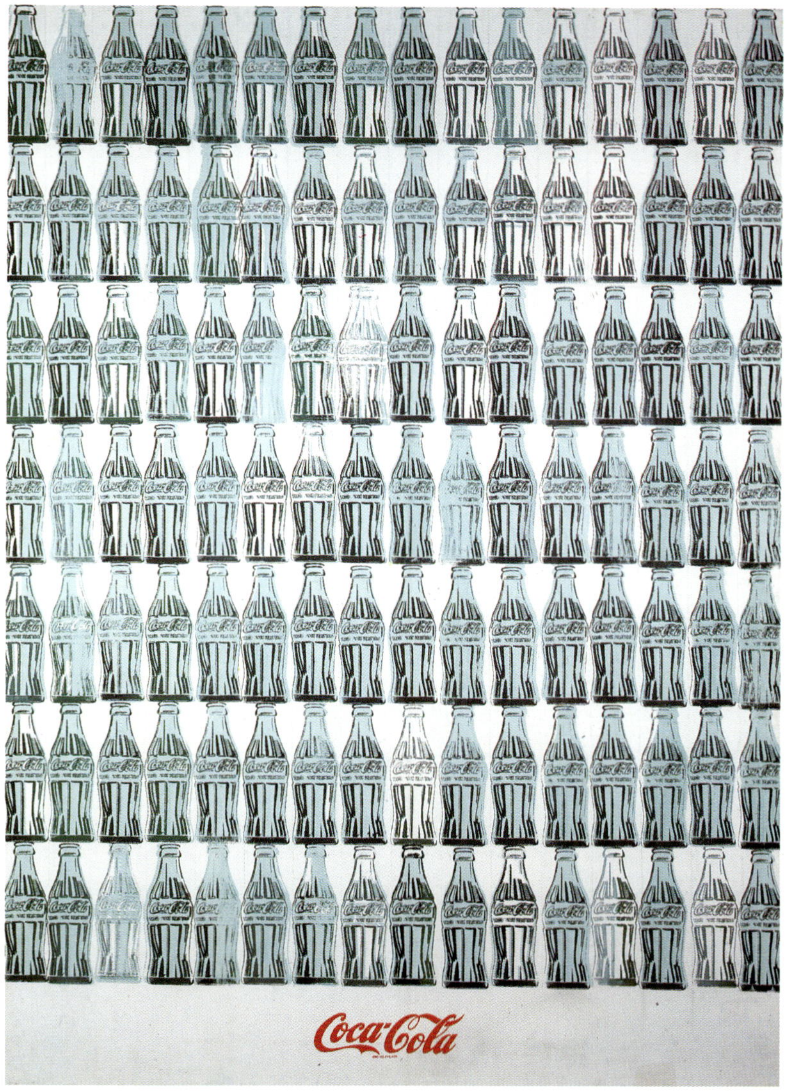

* **Ohne Titel,** 1979. Graphit auf Papier, 20 x 27 cm. Sammlung Kenny Scharf

Andy Warhol: **Grüne Coca-Cola-Flaschen**, 1962. Öl auf Leinwand, 210 x 145 cm
Whitney Museum of American Art, New York; Ankauf mit Geldern der Freunde des Whitney Museum of American Art 68.25

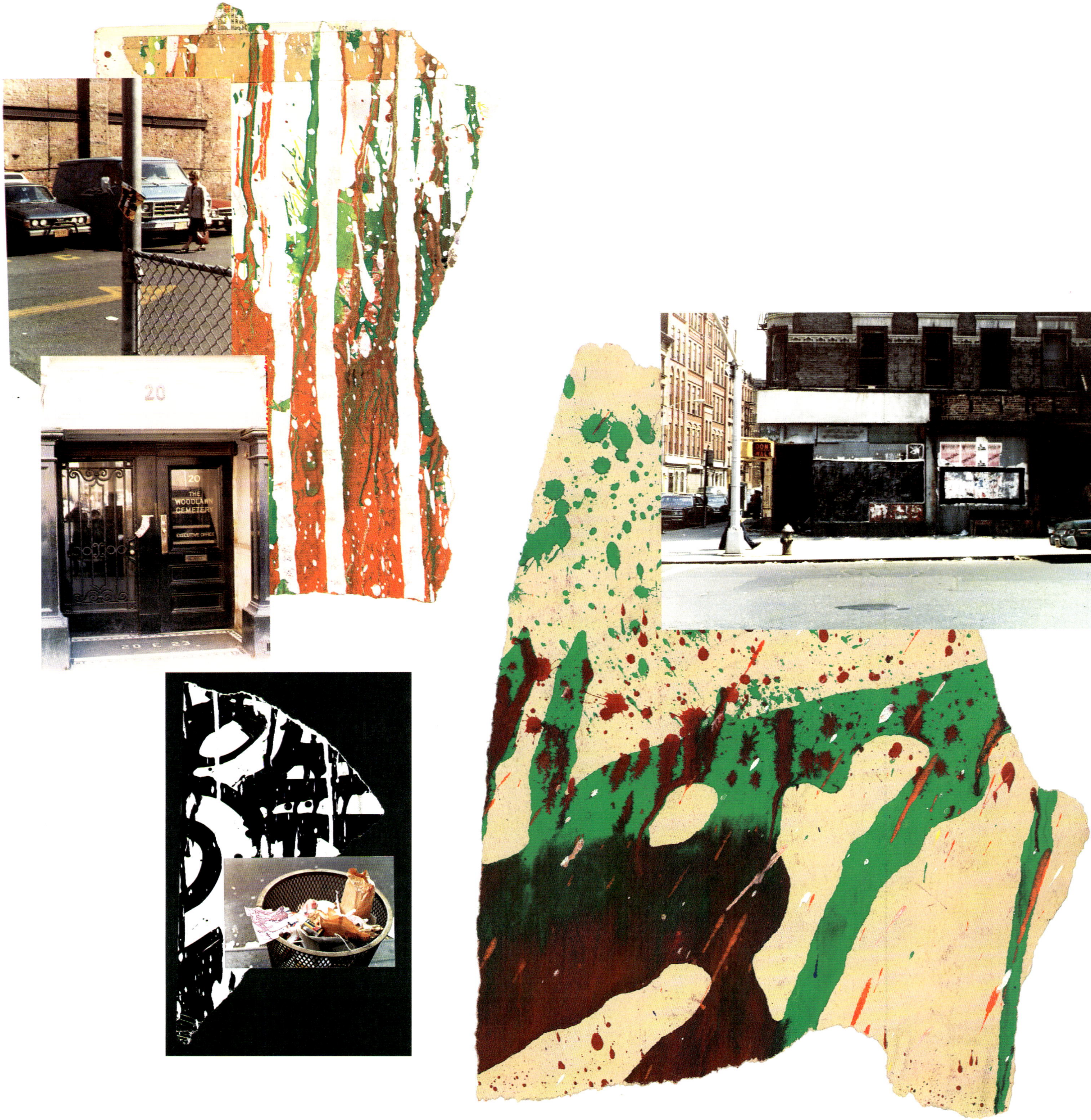

Collage aus von Haring bemalten Papierschnipseln und Photos ihrer ursprünglichen Standorte in New York City, 1979/80

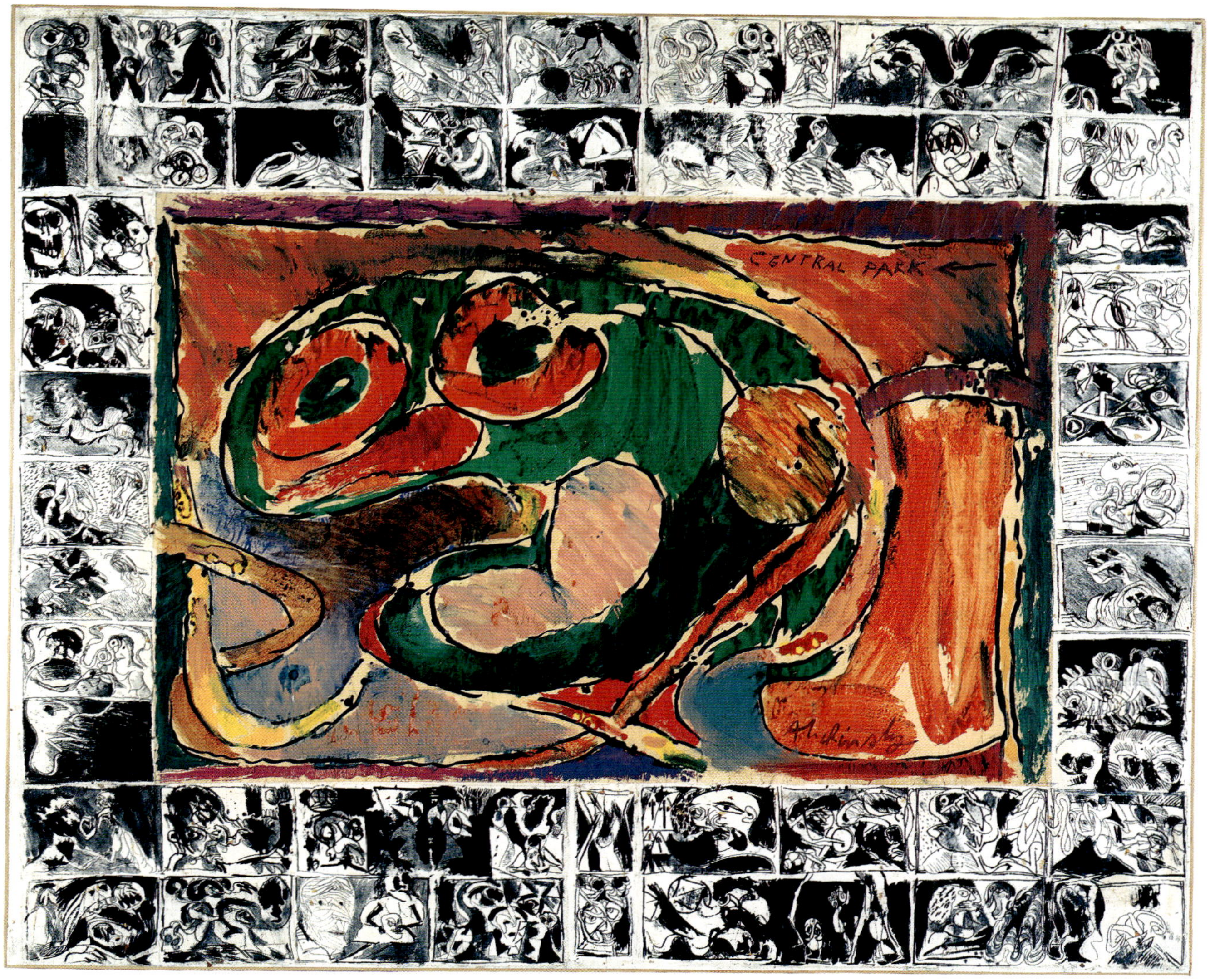

bäude. Goldstein beschrieb den Stil der Ausstellenden als „eine Konkordanz von Stilen [...] die oft als visueller Punk beschrieben wird."

Statt den Ausstellungsort als klassischen Museumsraum zu begreifen, nutzten die Künstler jeden Winkel und alle sich bietenden Flächen als Gelegenheit, um unterschiedliche Konzeptionen, die jenseits musealer Pädagogik lagen, zu thematisieren oder zu etablieren. So bedeckten zum Beispiel Tom Otterness und Fred Brathwaite die Außenfassade mit ihren Graffitis, im Untergeschoß gab es ein „feministisches Höhlengemälde", im ersten Stock eine Open Air Fashion Lounge. Rebecca Howland bemalte die Fenster und Jane Dickson das Treppengeländer, und auf der zweiten Etage gab es einen „Geld-, Liebes- und Sterberaum" mit Arbeiten von Colleen Fitzgibbon, Robin Winters, Christy Rupp, Richard Mock, Richard Bosman, Mike Bidlo, John Ahearn und anderen. In der zweiten Etage teilte sich Keith Haring einen Raum mit Kenny Scharf.[19]

Für Haring war die „Times Square Show" der Beginn einer weiteren Phase seines Schaffens. Sein Werk wurde jetzt mit dem anderer Künstler verglichen, einschließlich derer, die in der „Times Square Show" ausgestellt waren, Künstler, die in Lower Manhattan und im East Village lebten und arbeiteten. Tony Shafrazi lud Haring ein, in seiner Galerie in SoHo auszustellen. Da hiermit die Voraussetzungen geschaffen worden, seine Arbeiten zu verkaufe, eignete sich Haring neue Techniken an. Wenn auch unkonventionell, so waren sie in ihrer Kombination von Kommerz und Kitsch doch eine Konzession an die Anforderungen des etablierten Kunstmarktes. Er zeichnete nun vermehrt auf Vinylplanen und Objekten. Immer schon hatte er vorgefundene Objekte mit seiner Signatur versehen, seien es Straßensperren oder ausrangierte Türen. Für seine Ausstellungen in der Tony Shafrazi Gallery bemalte er seriell gefertigte Gartenobjekte, zum Beispiel Fiberglasvasen.

Die Malereien auf den Vinylplanen waren verblüffend einfach und graphisch, ihre Bildsprache und ihre Farbpalette prägten Harings Werk in den kommenden acht Jahren bei seinen ambitionierten Gemälden, Wandmalereien und kommerziellen Produkten. In bezug auf die Farbe griffen die Vinylplanen die kommerziellen Farben der Pop Art und der Verkehrsschilder der 60er Jahre auf. Das Tempo, mit dem Haring die dicken, satten Linien auftrug, ließ häufig eine Tropfspur auf dem Malgrund zurück. Die Planen variierten in der Größe von 1,5 x 1,5 bis zu 3,5 x 3,5 Metern. Die Bildsprache, die Haring in seinen U-Bahn-Zeichnungen entwickelt hatte – bellende Hunde; Pyramiden, ein geöffneter Kopf, aus dessen Schädeldecke Figuren springen –, bedeckte auch die Planen. Die

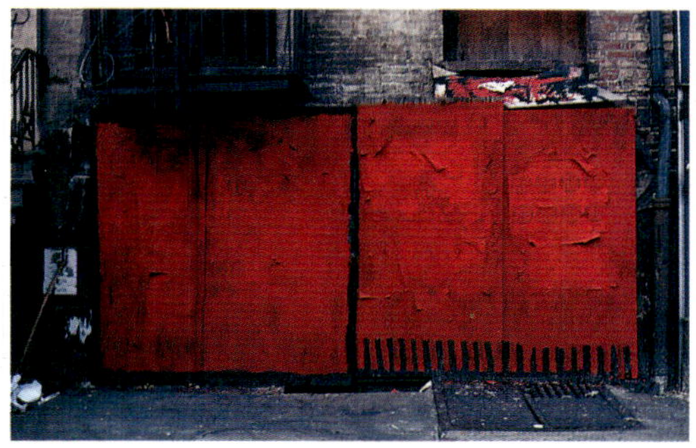

Pierre Alechinsky: **Central Park,** 1965. Acryl auf Papier, auf Leinwand aufgezogen, 162 x 193 cm. Sammlung des Künstlers

RECHTS Eine mit Flugblättern beklebte Wand, die Haring bemalt hat, New York City, 1979

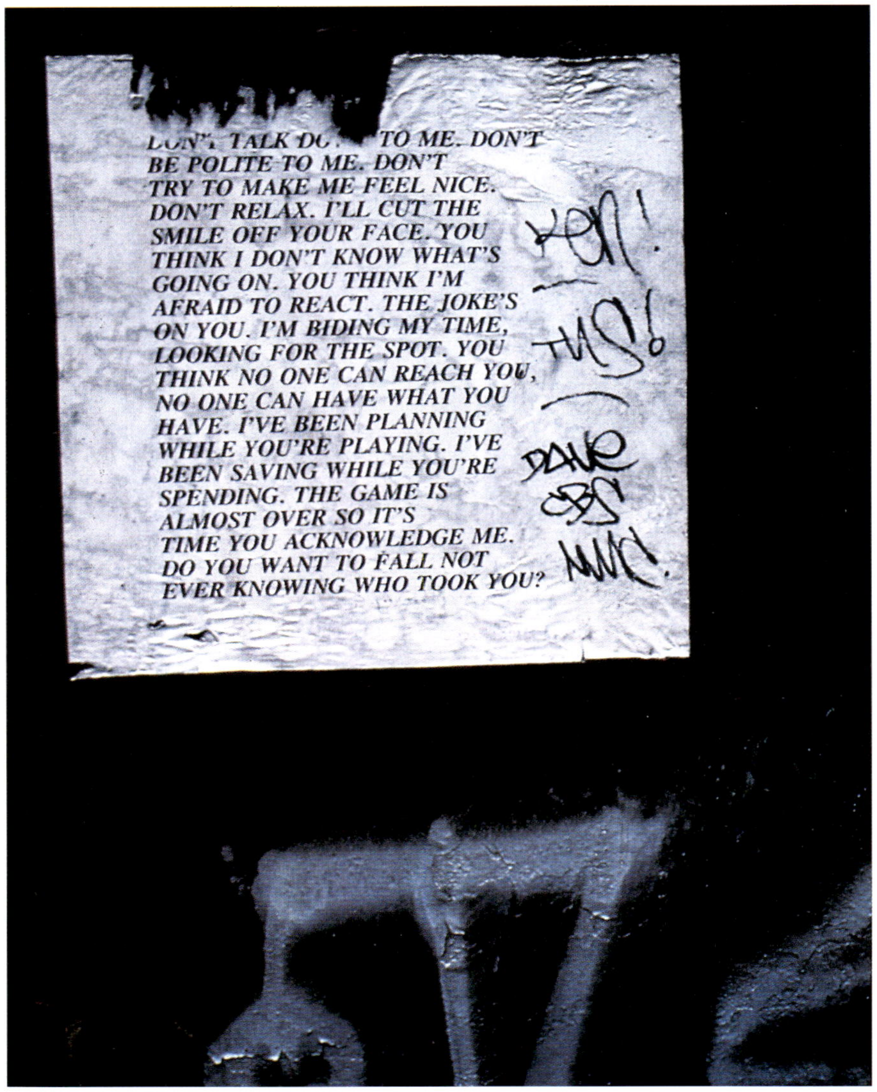

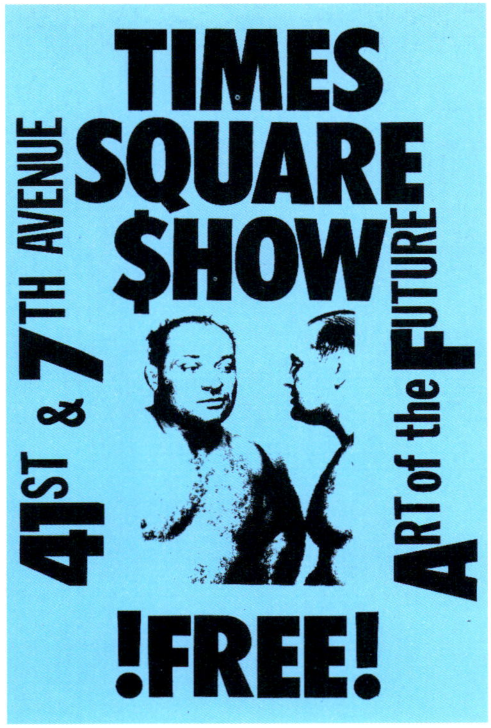

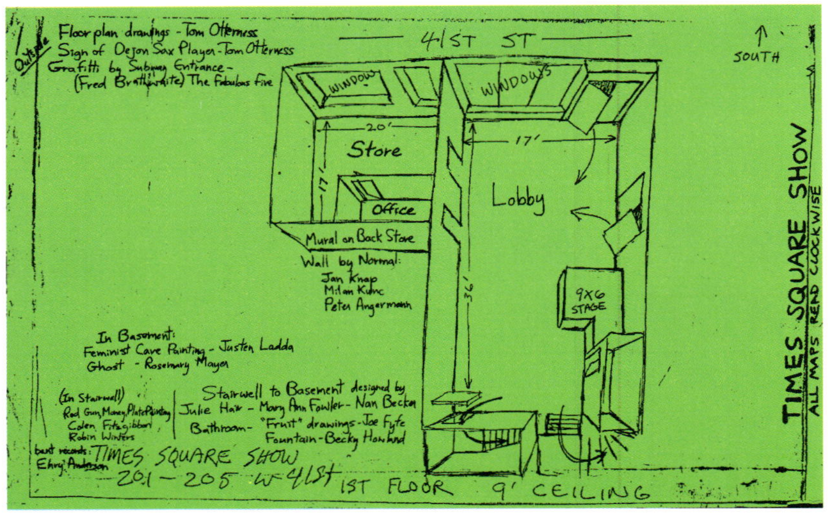

Kompositionen variierten: Manchmal dominierte eine einzige Figur das Gesamtbild; ein anderes Mal hingegen war eine Vielzahl von Ereignissen zu sehen, wobei Strichmarkierungen als Zeichen für die von Figuren und Objekten ausgestrahlte Energie jede freie Fläche füllten. Diese Arbeiten waren wie Erzählungen oder Stimmungen, ohne daß sie eine spezifische Botschaft vermittelten. „Die Symbole", so schrieb Haring 1983, „erklären sich selbst und sind überaus einfach, aber ihre Kombination, die Art, wie sie zusammenstehen oder einander ausschließen, widerspricht sich manchmal. Es gibt keinen klaren Verlauf von A nach B, so wenig wie alles immer dieselbe Bedeutung hat. Mir ging es mehr um die Idee, wie sie auch bei William Burroughs Cut-up-Technik zum Ausdruck kommt: Viele verschiedene Gedanken existieren gleichzeitig. Wie in einem Traum macht das eine Sinn und das andere nicht, und doch bildet beides zusammen Realität ab." [20]

In Harings erster Ausstellung in der Tony Shafrazi Gallery wurden Planen und Zeichnungen gezeigt: Zeichnungen von Smurfs und Mickymäusen; eine Reihe Babys im Strahlenkranz; ein großes Bild, das zwei fliegende Würfel zeigt; zwei laufende Männer, die ein leuchtendes Herz halten, und eine gigantische Mickymaus, die ihren strahlenden Penis hält (S. 146–147). Obwohl alle diese Gemälde und Planen in der Tradition von Harings U-Bahn-Zeichnungen standen, entwickelten sie in vergrößertem Maßstab in der Galerie eine besondere Aura, ihre Wirkung war die einer phantastischen Kreuzung von niedrig- und hochentwickelten Ausdrucksformen, von überkommenen und zeitgenössischen, von denen der östlichen und der westlichen Hemisphäre; die Arbeiten wurden zum Paradigma für eine erweiterte Definition des Zeichenbegriffs in der modernen Metropole. Für Haring waren seine Motive und sein Malstil mit unterschiedlichen künstlerischen Traditionen verbunden, mit denen er sich beschäftigt hatte. So waren seine Bilder vom Stil her sowohl Graffitis als auch Comics verwandt, aber auch den Piktogrammen und Kalligraphien anderer Kulturräume, insbesondere der chinesischen und japanischen Kalligraphie oder den afrikanischen Masken. „Dort [in Japan]", schrieb Haring, „herrscht Respekt für die Geste und die Linie, der eine Art Persönlichkeit und Bedeutung zugeschrieben wird." [21] Ungeachtet all seiner Beziehungen zur klassischen asiatischen Vergangenheit, konnte Haring sich mit seiner Bildsprache ebenso gut der japanischen Gegenwart und damit dem Pop zuwenden. Fernseher und Computer dringen als Körperteile in seine Werke ein und erinnern an die mechanomorphen, lebhaft kolorierten japanischen Spielzeugroboter zum Aufziehen, diese mechanischen Shogun-Krieger, die man in New York als Sammlerstücke kaufen kann. [22]

Die Zeichnungen Harings aus dem Jahr 1982 bemühen eine andere Kultursymbolik: Technologie und Hip-Hop-Tänzer. Harings Gattung kleiner Männchen ist in rhythmischer Bewegung und in akrobatischen Verdrehungen gefangen. Im folgenden Jahr sehen wir dann Harings phantasievolles Tier: den hundertfüßigen Wurm mit einem Computerterminal als Kopf (Abb. S. 21).

LINKS Jenny Holzer: **Inflammatory Essay**, 1982. Straßeninstallation, New York City. Sammlung Jenny Holzer, Courtesy Barbara Gladstone Gallery, New York
OBEN RECHTS Ankündigung der Times Square Show, 1980 UNTEN RECHTS Grundriß von Tom Otterness, Teil eines Flugblatts für die Times Square Show, 1980

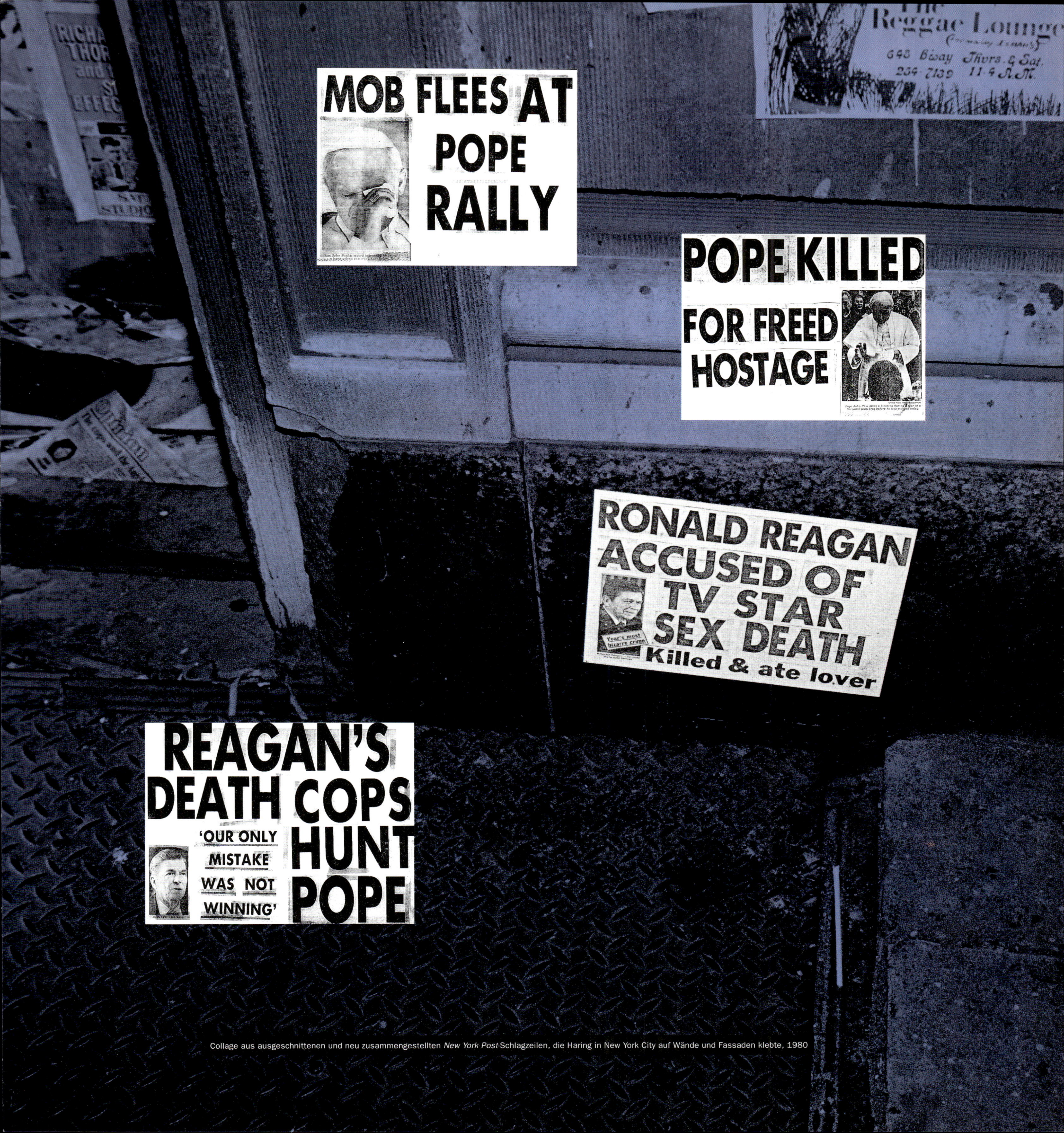

Collage aus ausgeschnittenen und neu zusammengestellten *New York Post*-Schlagzeilen, die Haring in New York City auf Wände und Fassaden klebte, 1980

Diese brillante Mischung, der Techno-Primitivismus in Harings Bilderwelt ist ein Echo der Hip-Hop-Musik, die Haring hörte und zu der er in den New Yorker Clubs tanzte – die Paradise Garage war seine Lieblingsdiskothek. Die Symbolik der schwarzen Musik hatte sich inzwischen vom „Schwindler-Helden" zum „Superhelden des elektronischen Zeitalters aus Kung Fu, Karate, Science fiction, alten TV-Kultserien, Videospielen und Werbung entwickelt".[23] Vergleichbare Kombinationen von Alltagskultur und Kunst, Altem und Neuem fand Haring in jener Lyrik, die er so bewunderte. Als Kunststudent hatte er 1979 in seinem Tagebuch eine Passage aus Ekbert Fass' *Towards a New Poetics* notiert, in der ein Dichter beschrieben wird, der sich zwischen kalligraphischen Traditionen verschiedener Kulturen, zwischen einer Bildsprache, die an eine mythische Vergangenheit gemahnt, und der kybernetischen Gegenwart hin- und herbewegte: „Damit soll nicht das verstaubte Klischee einer Vermählung von Ost und West heraufbeschworen werden, sondern Robert Duncans Begriff eines mehrphasig modernen Menschen, der zum ersten mal in der Geschichte in eine globale Kultur eintritt. Die Ästhetik der Gegenwart ist ein eklektisches Gemisch von Primitivem und Zivilisiertem, Altem und Neuem – ein ständig wachsendes Konglomerat vereinzelter Informationspartikel von der Quantenmechanik bis zum Schamanismus und der Biologie."[24]

In diesem Kontext werden die traumartigen Kompositionen, mit denen Haring seine Planen, Skulpturen, Vasen, Wandmalereien und später Leinwände bedeckte, verständlich. Ein erweitertes Repertoire von verzauberten mechanisch-erotischen Figuren, unzüchtigen Break Dancern, computerköpfigen DJs, maskierten Monstern mit vielgliedrigen Körpern und mutierten Genitalien bevölkert sie. Am beeindruckendsten sind die mythisch-erotischen Transformationen: Werke wie das gelbe *Ohne Titel* von 1985 (S. 206), in dem dicke schwarze Linien eine Figur mit maskenartigem Kopf konturieren, deren Schultern, Hüften und Genitalien sich zu Körpern verlängern, sind zugleich vaginal und phallisch. Haring hat William S. Burroughs' Landschaften wie etwa in *The Soft Machine* (1961) visualisiert, wo es heißt: „Carl schritt eine lange Reihe von lebenden Penis-Urnen ab, die aus Männern bestand, deren Penisse einen Körper mit rudimentären Armen und Beinen aufsaugten und die durch purpurne schwammartige Kiemen atmeten ..."[25]

Haring und Burroughs waren einander 1983 begegnet. 1986 berichtete Haring in einem Interview: „Er ist auf der gleichen Wellenlänge wie ich, insbesondere, was die aktuellen Dinge angeht – Sex, Mutationen und unheimliche Science-fiction-Szenarios."[26]. 1989 arbeiteten die beiden Künstler gemeinsam an zwei Projekten: *Die Apokalypse* (S. 238–241), bei der ein Originaltext von Burroughs das Bild von Haring begleitete, und *Das Tal* (S. 247–251), eine Serie von Radierungen, die ein Kapitel aus Burroughs' Buch *The Western Lands* illustrierten. Aber in Harings erotischen Grotesken finden sich auch Parallelen zum Werk anderer Künstler. Haring bewunderte Hieronymus Bosch und kannte auch das Œuvre von Francesco Clemente, dem in New York lebenden Künstler italienischer Abstammung.[27] Clemente schuf erstaunliche Zeichnungen und Gemälde genitaler Öffnungen. Von seinen jährlichen Reisen nach Indien brachte er verspielte erotische Miniaturen von Männern mit, die traditionelle Künstler im persischen Stil gefertigt hatten. Clementes kulturelle Grenzüberschreitung und sein Erotizismus sind dem Harings verwandt. Aber Harings Verbindung zu seinen Zeitgenossen ist noch umfassender. Harings Werk kann neu bewertet werden als Teil einer Renaissance des figurativen Malstils, der unter der Bezeichnung Trans-Avantgarde oder Neo-Expressionismus bekannt wurde und in New York und anderen Orts gerade en vogue war. Solche Gemälde überschritten die menschliche Wahrnehmung des Körpers, indem sie dem Körper eine polymorphe Sexualität verliehen und ihn zum Sitz von Vergnügungen und Gewalt machten.[28]

Clemente war ein persönlicher Freund Harings, für den dieser sich als Künstler, aber auch im Kontext seiner Familie interessierte. So sagte Haring einmal: „Aber richtige Freundschaft verbindet mich mit seinen Kindern und seiner Frau Alba."[29] Wiederholt berichten Harings Biographen von seiner Affinität zu jungen Menschen. Warhol, der in seinen Tagebüchern immer wieder auch von Haring spricht, zählte Haring zu den ‚Kids', die ihm die Augen für eine neue Kulturszene öffneten. Warhol berichtete, wie eifersüchtig er war, als Sean, der Sohn von John Lennon, tatsächlich Haring ihm vorzog. Hinter dieser scheinbar beiläufigen Beschreibung einer Dreiecksbeziehung ist aber auch eine kritische Abgrenzung zu erkennen. Haring wußte, daß er in Warhols Schuld stand: „Sein visuelles Vokabular und sein technisches Können und vor allem der aktuelle ‚Look', seiner Kunst (seine Linienführung, sein ‚graphisches' Einfühlungsvermögen) bestimmten und ermöglichten die Bandbreite der Anwendung und die Komplexität seiner ‚Kunst' und ihre Integration in eine populäre Kultur."[30] Andererseits stürzte sich Haring geradezu auf Warhols Erbe und formte es zu etwas um, das der Intention Warhols zuwiderlief: die Welt der Kinder.

Haring war ein Liebhaber der Pop-Welt für Kinder. Diese Vorliebe stammte offensichtlich noch aus seinen Kindheitstagen: „Mein Dad hat Comicfiguren für mich gezeichnet, und die haben meine ersten Anfänge stark beeinflußt – also etwas mit einer durchgehenden Linie zu umreißen, die einfachen Konturen, wie man sie aus Comics kennt. Ich war also nie scharf auf Sachen wie *Dick Tracy* oder *Batman*. Dagegen war ich geradezu besessen von Walt Disney. Und ich stand sehr auf Dr. Seuss ..., diese schrägen und absurden Figuren, die bei Dr. Seuss auftauchten. Und ich mochte auch den frühen Charles Schultz, als er mit *Charlie Brown* anfing [...] Und dann gab es natürlich die Zeichentrickserien im Fernsehen. Da hab ich mir keine entgehen lassen."[31] Auf der Kunstakademie wurden Haring die ästhetischen Dimensionen des Comiczeichnens von Alechinsky bis Warhol bewußt. Aber er gab sich nicht damit zufrieden, seine den Comics verwandten Zeichnungen auf die Kunstwelt zu beschränken, vielmehr verbrachte er viel Zeit damit, öffentliche Projekte für Kinder zu schaffen, zu denen er sich immer schon hingezogen gefühlt hatte. Das Spielerische, das in diesen Werken durchscheint, bildet einen integrativen Bestandteil von Harings gesamtem künstlerischen Werk.

In den 80er Jahren wurde Kunst in der Öffentlichkeit gefördert und gesponsert, so daß Harings Engagement für Kinder in einen fruchtbaren Austausch mit seiner Kunst treten konnte. Aufträge und Fördermaßnahmen der öffentlichen Hand für Arbeiten mit Kindern wurden ergänzt durch Gemälde und Skulpturen mit kindlicher Thematik. Unter öffentlicher Förderung führte Haring Kinder ebenso in seine Art zu malen ein wie in die Kunst, ein Werk an Ort und Stelle zu schaffen. Bereits 1984 arbeitete er mit Kindern in einer Zeichenklasse an einer Grundschule in Iowa: „Ich rollte diese große Rolle Papier aus, und alle Kinder setzten sich drum herum. Ich malte etwas auf das Papier, und dann malten sie auch etwas mit einem Buntstift oder Textmarker. Im Hintergrund ließ ich Musik laufen [...] und jedesmal, wenn die Musik aussetzte, setzte sich jeder an eine andere Stelle der Rolle."[32] Workshops wie dieser fanden damals überall statt. 1985 entwarf Haring Umschläge für *Scholastic News* und kreierte ein Logo für das Internationale Jahr der Jugend der Vereinten Nationen. Die Wandmalereien, die zuerst eine Antwort auf die Graffiti-Bewegung gewesen waren, wurden durch Wandbilder für Kinder ersetzt, so zum Beispiel im Kinderdorf in Dobbs Ferry, New York, oder beim P.S. 97 in Manhattan. Zur Hundertjahrfeier der Freiheitsstatue schuf Haring ein gewaltiges Gemälde der Skulptur, das New Yorker Kinder kolorierten und das danach in New York und Mailand ausgestellt wurde.

Im flexiblen Inventar seiner Bilderwelt fand Haring unzählige Möglichkeiten, Variationen seiner comicartigen Kunst zu schaffen. So schuf er Gemälde mit kindlicher Ikonographie wie etwa das unbetitelte, in dem man einen Pinocchio erkennt (Abb. S. 182). *Ohne Titel* (S. 192–193) ließ die an die Comicgestalt von Dr. Seuss erinnernden Kreationen noch weiter in eine monströse Sexualität ausarten. Kindheit von ihrer angenehmeren Seite spricht aus der phantasievollen Komposition anderer Schlüsselwerke. 1985 zeigte Haring in der Leo Castelli Gallery Metallskulpturen, in denen er zum Beispiel einen bellenden Hund auf einem Spielplatz darstellte; den unteren Teil der Galeriewände bedeckte er mit einem Fries kind-

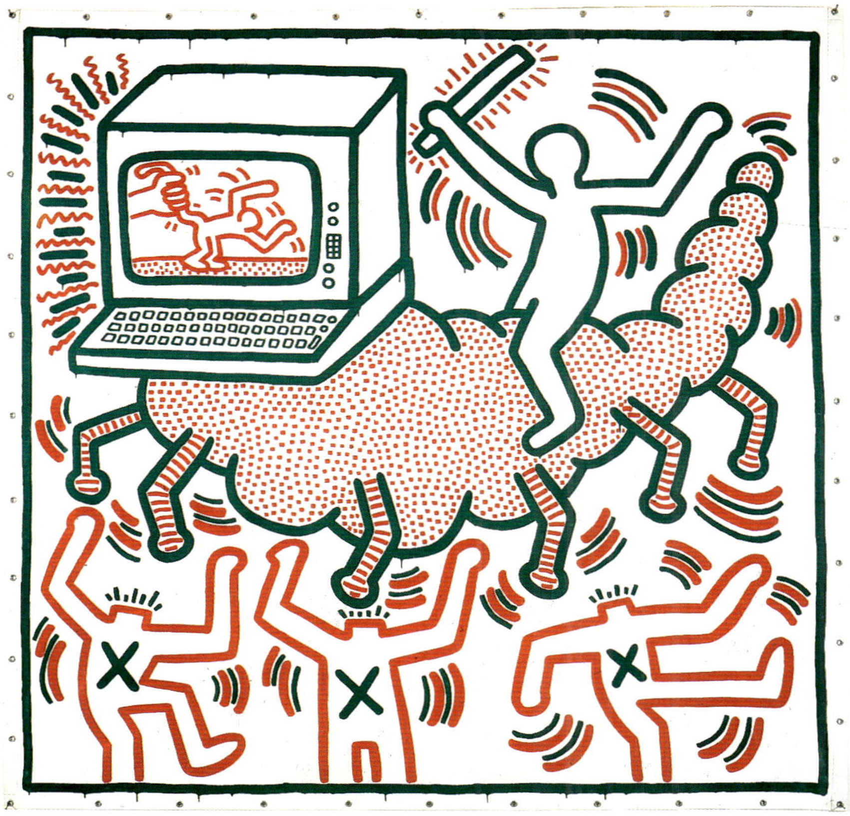

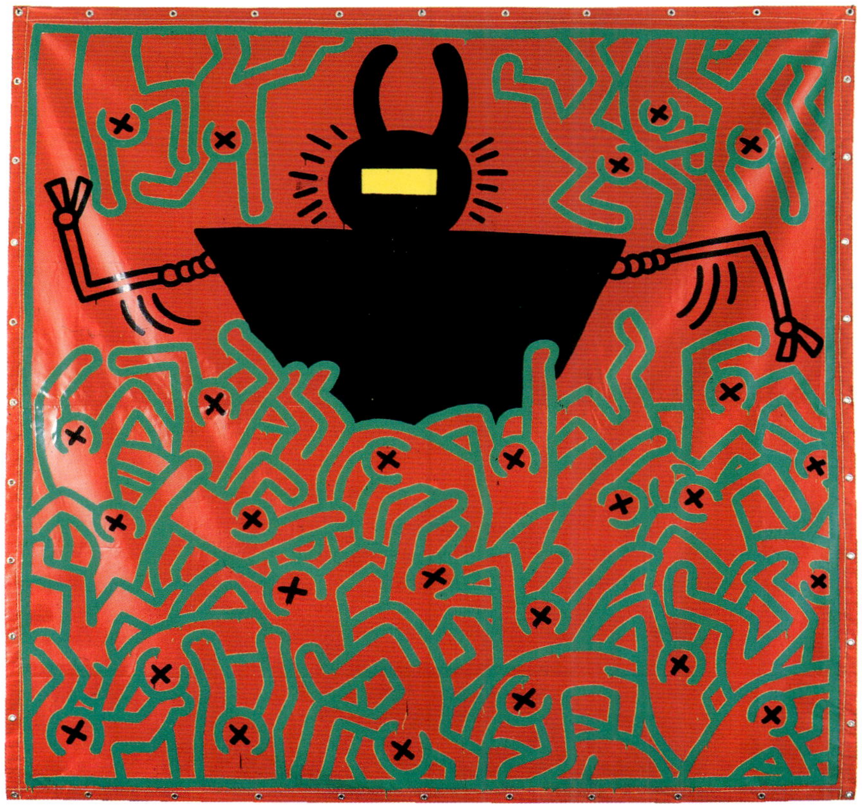

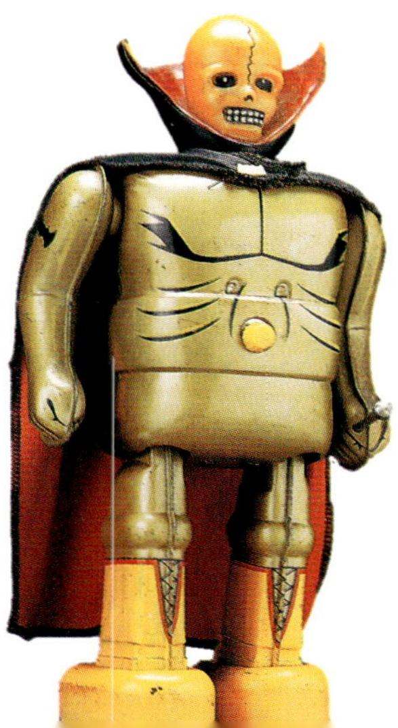

Ohne Titel, 1983. Vinylfarbe auf Vinylplane, 305 x 305 cm. Privatsammlung

Ohne Titel, 1983. Vinylfarbe auf Vinylplane, 305 x 305 cm. Staatliche Museen zu Berlin – Preußischer Kulturbesitz, Nationalgalerie, Sammlung Marx

LINKS Japanischer Spielzeugroboter, um 1960

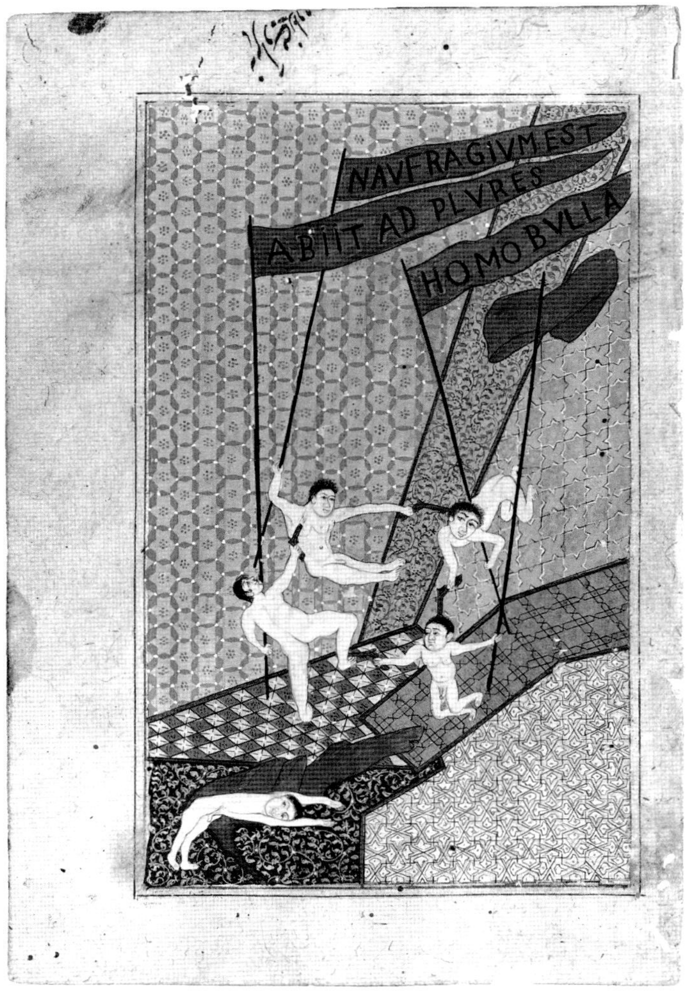

Francesco Clemente: **Francesco Clemente Pinxit,** 1981. Natürliche Pigmente auf Papier, 24 Miniaturen, je 22 x 15 cm
Virginia Museum of Fine Arts, Richmond, Schenkung Sydney und Frances Lewis

licher Comicfiguren, die selbstbewußt in dem fröhlichen Spektakel mitmischten.

1987 entwarf und bemalte Haring ein Karussell für den Luna Luna Vergnügungspark in Hamburg (Abb. S. 23). Neben anderen Künstlern war auch Jean Tinguely mit Entwürfen und Ausführungen für den Park beauftragt. Haring lernte Tinguely und seine Frau, Niki de St. Phalle, durch einen gemeinsamen Mäzen, den belgischen Künstler Roger Nellens, kennen. In seiner belgischen Heimatstadt, Knokke-le-Zoute, besaß Nellens eine große Sammlung von Werken Tinguelys und St. Phalles (einschließlich eines phantastischen Gartenhauses von St. Phalle, das als das *Drachenhaus* bekannt geworden ist, (Abb. S. 23). Für das Spielkasino von Knokke malte Haring ein Wandgemälde, das von den surrealen Wandmalereien der Belgier Magritte und Delvaux inspiriert war. Seine kultivierte Verspieltheit erinnert an St. Phalles spielzeugartige, überdimensionale bemalte Figuren, Brunnen und Architekturen und an Tinguelys Maschinen. Eine solche Verspieltheit war jedoch antithetisch zu den Strömungen in der amerikanischen Kunst Ende der 80er Jahre. Wenn die Kindheit Eingang in die Ikonographie von führenden Vertretern der Dekade fand – unter ihnen Mike Kelley und Robert Gober – , wurde sie psychologisch gedeutet und kritisch dekonstruiert. Auch wenn Haring seine Symbolsprache bis an die Extreme eines Hieronymus Bosch führte, hielt er doch seine kindliche Symbolik einfach und simpel, liebenswert und kommerziell. Seine Figuren zierten T-Shirts, Ballons und Malbücher, die Haring, der den demokratischen Wert seiner Bildsprache kannte, in seinem 1986 in New York eröffneten Pop Shop verkaufte.

In seiner brillant konstruierten spielerischen Sprache konnte Haring sogar über seinen bevorstehenden Tod sprechen. In der zweiten Hälfte der 80er Jahre war er von dem Wunsch nach Veränderung und Entwicklung besessen. Er liebte die amerikanische Kunst und wollte sich den Werken annähern, die er bewunderte. 1986 verwahrte er sich in einem Interview dagegen mit dem internationalen Neo-Expressionismus in Verbindung gebracht zu werden: „Ich versuche, mich mehr an einer typisch amerikanischen Einfachheit zu orientieren, wie der eines Stuart Davis oder der Pop Art. Ich habe wenig Berührungspunkte mit der europäischen Kunst. Vielleicht werden deren Inhalte mehr vom kulturellen Erbe der Europäer bestimmt, und die amerikanische Kunst und Kultur sind nicht so sehr von Inhalten überfrachtet und plastischer, aber das kann durchaus ein Vorteil sein ...“ [33] „Ein Gemälde wie das *Ohne Titel* von 1988, eine große horizontale Komposition abstrakter Formen in den Farben Blau, Rot, Gelb und Lila, die der durchscheinende weiße Untergrund dämpft, beweist seinen Anspruch, sein neuer Stil sei „sehr amerikanisch, so etwas wie Andeutungen von Stella-Geschmier, Frankenthaler Tropfen und Warhol-Strichen“. [34]

Aber Haring verblieb nur noch wenig Zeit zum Experimentieren. 1987 wurde bei ihm Aids diagnostiziert. In den letzten drei Jahren seines Lebens sprachen seine stärksten Arbeiten direkt oder indirekt von Krankheit und Tod. Aber auch diese traurige Geschichte erzählte er in der Sprache des Pops und der Kinder. Einige seiner Werke waren Aufrufe zu öffentlichen Aktionen. 1989 schuf er ein Fries im Barri Chino, einem heruntergekommenen Viertel Barcelonas. Ein Teil zeigte eine Schlange mit einem Kopf in Form einer Spritze. Im selben Jahr kreierte er ein Poster für Act Up, das drei kleine Männer mit einem X als Zeichen ihrer Ignoranz auf ihrer Brust zeigte; oben und unten standen die Slogans „Ignorance = Fear‘ (Unwissen = Angst) und „Silence = Death“ (Schweigen = Tod).

Selbst in seinen wütendsten Gemälden behielt Haring seine alte Leichtigkeit, selbst als er seine vormals orgastischen Verherrlichungen der Sexualität in Vorboten des Todes umarbeitete. Das teuflische Sperma des schwarzweißen Acrylgemäldes *Ohne Titel* von 1988 (S. 236–237) ist ein witziges Monster. Als Symbol einer zum Untergang verurteilten männlichen Sexualität paßt es nicht in das Schema der Memento-Mori-Schädel oder skelettierten Personifikationen des Todes in den alten Meisterwerken. Statt dessen ist es ein außer Rand und Band geratener dummer Killer, der letzte Auftritt der armen alten Mickymaus. Es war Harings Verdienst, die amerikanische Sprache bis zu ihren äußersten Grenzen ausgelotet zu haben.

Der Name Keith Haring ist überall in der Welt ein Begriff, und sein Stil ist zum festen Bestandteil eines international verständlichen graphischen Vokabulars geworden. Aber seitens der Kritiker hat es auch eine weit gefächerte Zurückweisung seines Werks gegeben, zum Teil wegen seiner Popularität, zum Teil wegen der Kommerzialisierung seines Œuvres, die man hinter seinen Pop-Shop-Produkten witterte (die nach seinem Tod weiter produziert werden). Allerdings standen ihm die Kritiker auch zu Lebzeiten nicht positiver gegenüber. In den 80er Jahren schrieben nur wenige über ihn, und kaum ein Museum sammelte seine Werke. Harings Reputation litt darunter, daß er ein Produkt der Clubszene war, daß er es liebte, sich und seine Kunst zu zelebrieren, und daß er mit den Popikonen der 80er Jahre wie Madonna und Grace Jones in Verbindung gebracht wurde.

Aber weder wegen dieser Verbindungen noch wegen seiner ungeheuren Popularität darf ihm heute sein Platz in der Kunstgeschichte verweigert werden. Im Gegenteil, sie stehen für bedeutende Aspekte im Leben eines Künstlers am Ende des 20. Jahrhunderts, eines Künstlers, der engagiert am Leben Anteil nahm. Seine kürzlich veröffentlichten *Tagebücher* belegen, daß er nicht nur künstlerisch begabt war, sondern auch über eine große intellektuelle Neu-

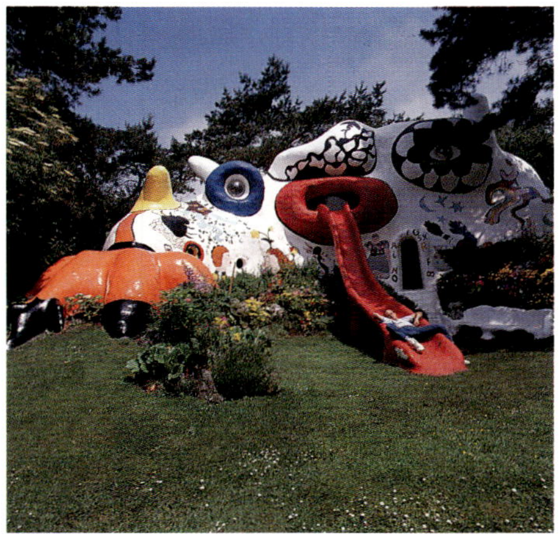

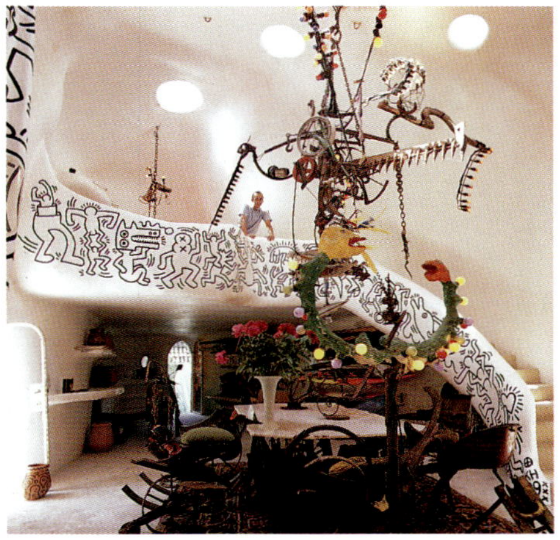

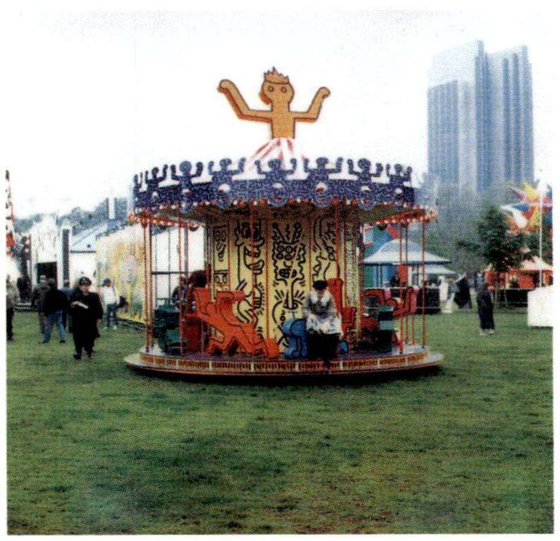

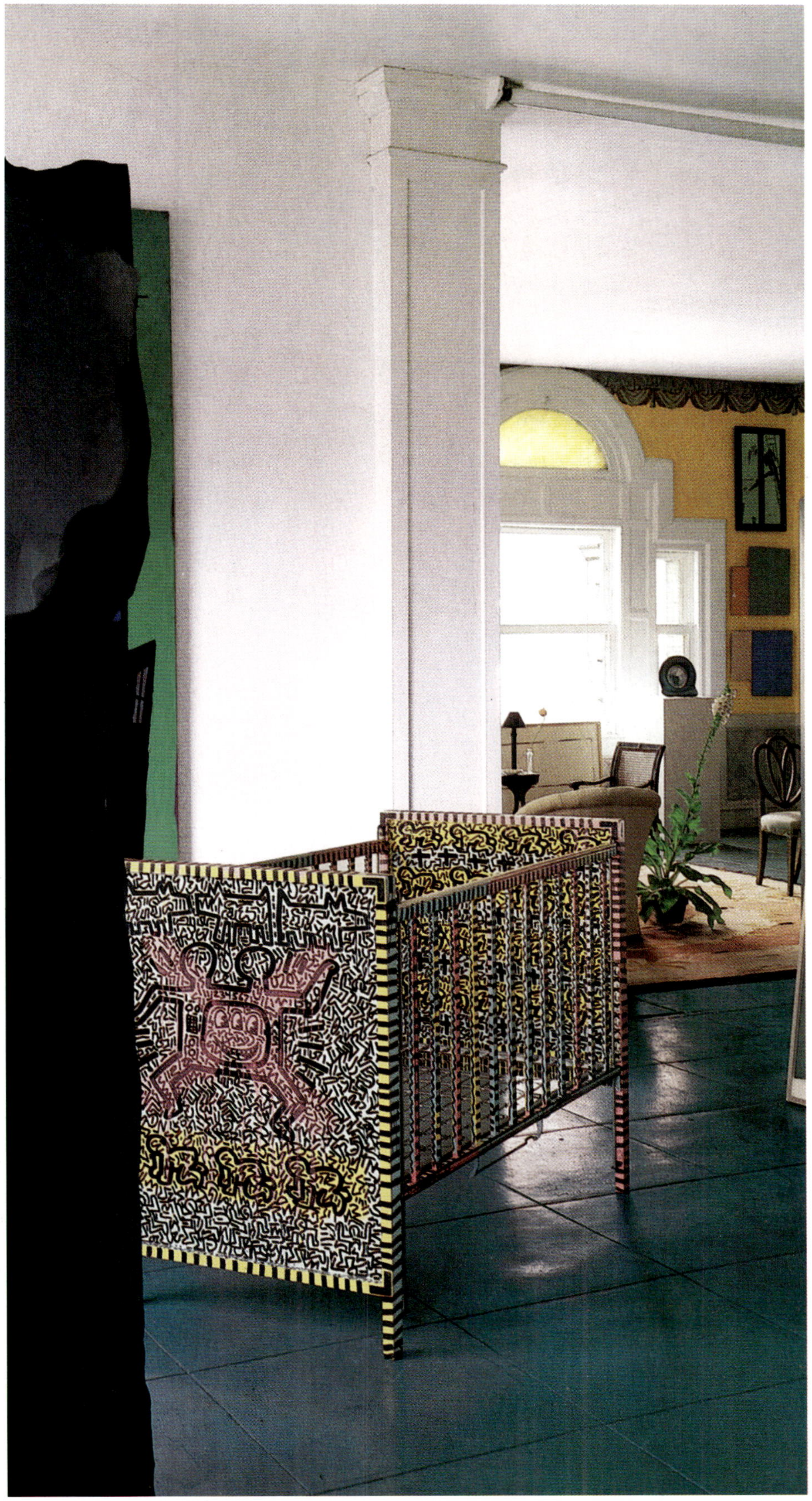

OBEN LINKS Haring ruht sich in Niki de St. Phalles **Drachenhaus** von 1973 aus, 1989. Garten von Monique und Roger Nellens, Knokke, Belgien
MITTE LINKS Haring und die von ihm bemalte Treppenbrüstung und Wand im Inneren von Niki de St. Phalles **Drachenhaus** sowie Werke anderer Künstler, 1989
UNTEN LINKS Karussell, entworfen für den Luna Luna Park, Hamburg, 1987 RECHTS Eine von Haring gestaltete Wiege, 1981. Loft von Hal Bromm

gier und eine außergewöhnliche Einsicht in sein Leben verfügte. Er arbeitete zu schnell, machte zu viele Ausstellungen, so als hätte er gewußt, daß seine Tage gezählt waren. Und sein Wunsch, anderen zu gefallen, war übergroß. Genau wie bei Warhol, einem Künstler, dem er offensichtlich nacheiferte, muß man bereit sein, sich auf die verschiedenen Bedeutungsebenen seines überaus produktiven – kommerziellen, öffentlichen und privaten – Schaffens, einzulassen und sie im Kontext anderer bedeutender zeitgenössischer Kunstwerke zu sehen. Eine solche Neubewertung wird wahrscheinlich enthüllen, daß Harings Kunst einige der aussagekräftigsten und sicherlich dauerhaftesten Symbole des städtischen Amerika geschaffen hat. In deutlicher Abgrenzung von den malerischen, konzeptionellen und den radikal avantgardistischen Tendenzen eines Großteils der Malerei und Bildhauerei des ausgehenden 20. Jahrhunderts, repräsentiert Harings Œuvre eines der wenigen Beispiele einer populären Kunst, die die schnellen Veränderungen, die Paradoxie und die Möglichkeiten der amerikanischen Kultur reflektiert.

Anmerkungen

1. Germano Celant, *Keith Haring,* Ausstellungskatalog (Sydney, Museum of Contemporary Art, 1994), S. 178.
2. Für weitere biographische Informationen siehe John Gruen, *Keith Haring. Die autorisierte Biographie* (München, Wilhelm Heyne Verlag, 1991) und Keith Haring, *Keith Haring Tagebücher* (Frankfurt a. M., S. Fischer Verlag, 1997).
3. Gruen, *Keith Haring,* S. 18.
4. Vgl. Robert Goldwater, *Primitivism in Modern Art* (1938, überarbeitete Neuauflage: New York, Vintage Books, 1996), S. 192–216.
5. Hinweise auf Harings Interesse an Dubuffet finden sich in Keith Haring, *Tagebücher*, S. 96. Das Dubuffet-Zitat stammt aus der Ankündigung einer Ausstellung, die Haring am 29. 10. 1980 im New Yorker Club 57 organisierte: „Keith Haring Presents Anonymous Art". Privatsammlung von Keith Haring (Archiv der Keith Haring Foundation).
6. Vgl. Gruen, *Keith Haring,* S. 11.
7. Gruen, *Keith Haring,* S. 39.
8. Keith Haring in einem Interview mit Paul Donker Duyvis, „Every Station Is My Gallery", *Keith Haring 1986: Paintings, Drawings and a Velum* [sic], Ausstellungskatalog (Amsterdam, Stedelijk Museum, 1986), S. 45: „Ich begann, mich für Semiotik zu interessieren, besonders für die Umberto Ecos, und für die Beziehung zwischen Sprache, Wörtern, ihre gegenseitige Beeinflussung und im besonderen dafür, wie Sprache den Symbolen Bedeutung verleiht." In Harings Bibliothek fand sich eine Ausgabe von Umberto Eco, *A Theory of Semiotics*, das Haring 1979 gekauft hatte.
9. Zur Bedeutung dieser Gruppen siehe Alan Schwartzman, *Street Art* (New York, The Dial Press, 1985), sowie Peter Frank und Michael McKenzie, *New, Used & Improved: Art of the 80's* (New York, Abbeville Press, 1987).
10. Bruce Ferguson, „Wordsmith: An Interview with Jenny Holzer", in: Jenny Holzer, *Signs*, Ausstellungskatalog (Des Moines/Iowa, Des Moines Art Center, 1986), S. 69.
11. Peter Belsito, „Keith Haring", in: Peter Belsito (Hg.), *Notes from the Pop Underground* (Berkeley/California, The Last Gasp of San Francisco, 1985), S. 101.
12. Tricia Rose, *Black Noise: Rap Music and Black Culture in Contemporary America* (Hanover/New Hampshire, University Press of New England, 1994).
13. Haring, *Keith Haring Tagebücher*, S. 105.
14. Belsito, „Keith Haring", S. 101–102.
15. Ebd., S. 100.
16. Raymond Foye, „New York", in: Ann Percy und Raymond Foye, *Francesco Clemente: Three worlds*, Ausstellungskatalog (Philadelphia, Museum of Art, 1990), S. 122.
17. Rene Ricard, „The Radiant Child", *Artforum,* 20 (Dez. 1981), S. 35–43.
18. In Richard Goldstein, „The First Radical Art Show of the '80s", *The Village Voice*, 16.6.1980, Archiv der Keith Haring Foundation.
19. Diese Information stammt von einem Grundriß der Ausstellung, der in den Archiven der Keith Haring Foundation gefunden wurde.
20. Haring, zitiert nach Sylvie Couderc, „Keith Haring's World", in: *Keith Haring,* Ausstellungskatalog (Bordeaux, CAPC Musée d'Art Contemporain, 1985), S. 38.
21. Haring, zitiert nach Maarten Van De Guchte, „Chance Favors the Prepared Mind: The Visual Anthropology of Keith Haring", in: Barry Blinderman, *Keith Haring: Future Primeval*, Ausstellungskatalog (Normal/Illinois, Illinois State University, 1990), S. 82.
22. Rita Reif, „If Robby the Robot Had Little Brothers ...", *The New York Times*, 11. 8. 1996, S. 33.
23. David Toop, *Rap Attack 2* (London, Serpent's Tail, 1991), S. 28.
24. Haring zitiert hier Fass, in: *Keith Haring Tagebücher*, S. 50.
25. Robert A. Sobieszek, *Ports of Entry: William S. Burroughs and the Arts*, Ausstellungskatalog (Los Angeles, County Museum of Modern Art, 1996), S. 160.
26. Zur Begegnung von Haring und Burroughs, siehe Sobieszek, *Ports of Entry*, S. 140; das Interview ist aus Alan Jones, „Keith Haring: Art of Industry?", *New York Talk*, Juni 1986 (aus den Archiven der Keith Haring Foundation).
27. „Vor Francesco Clemente hatte ich immer Respekt. Er zählt wie Jean-Michel Basquiat, George Condo und Kenny Scharf zu meinen Lieblingskünstlern", Gruen, *Keith Haring*, S. 194.
28. Der wichtigste und umfassendste Überblick über die neuen Gemälde war „Zeitgeist", eine Ausstellung, die Norman Rosenthal und Christos Joachimedes 1982 in Berlin organisierten. Haring war dort nicht vertreten. Harings Arbeiten aus der Mitte der 80er Jahre kann man auch vergleichen mit denen von David Salle, Rainer Fetting und David Wojnarowicz.
29. Gruen, *Keith Haring*, S. 194.
30. Haring, *Keith Haring Tagebücher*, S. 19.
31. Gruen, *Keith Haring*, S. 9.
32. „Art in Transit," in: Celant, *Keith Haring*, S. 239.
33. Duyvis, „Every Station Is My Gallery", S. 46.
34. Haring, *Keith Haring Tagebücher*, S. 150.

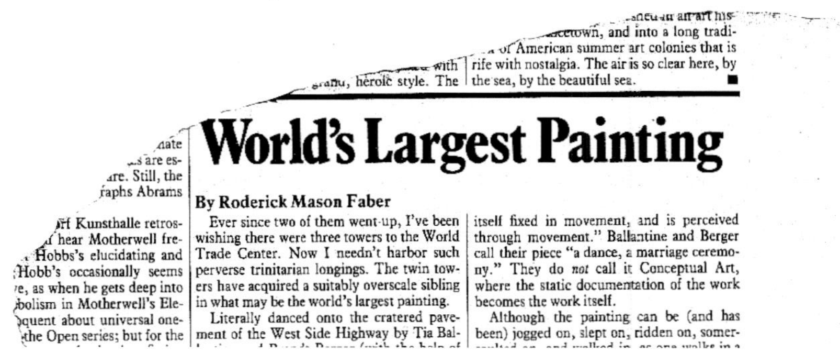
... and into a long tradition of American summer art colonies that is rife with nostalgia. The air is so clear here, by the sea, by the beautiful sea. ■

World's Largest Painting

By Roderick Mason Faber

Ever since two of them went up, I've been wishing there were three towers to the World Trade Center. Now I needn't harbor such perverse trinitarian longings. The twin towers have acquired a suitably overscale sibling in what may be the world's largest painting.

Literally danced onto the cratered pavement of the West Side Highway by Tia Bal-

itself fixed in movement, and is perceived through movement." Ballantine and Berger call their piece "a dance, a marriage ceremony." They do *not* call it Conceptual Art, where the static documentation of the work becomes the work itself.

Although the painting can be (and has been) jogged on, slept on, ridden on, somer-

„Das größte Gemälde der Welt", Zeitungsausschnitt, Archiv des Estate of Keith Haring

GEGENÜBER, VON LINKS NACH RECHTS

OBERE REIHE Haring zeichnet in den Sand, Long Beach Island, New Jersey, 1982; in den Kopf eines unbekannten Mannes rasiertes Design, um 1988; Haring bemalt ein Auto, Düsseldorf, 1990
MITTLERE REIHE Haring bemalt eine Außenwand des Kinderkrankenhauses Hôpital Necker, Paris, 1987; **Die ultimative Stimme des Ghetto-Hamburgers**, 1982. Frische Minze, Tomatenketchup und Mayonnaise; Haring und ein Freund mit einem von Haring bemalten Surfboard und Segel, Channel Surf Club, Knokke, Belgien, 1987 UNTERE REIHE Haring vor einem von ihm bemalten Luftschiff außerhalb von Paris, 1989; eine Haring-Zeichnung auf Harings Hand, 1987; von Haring bemalte Schuhe bei der Eröffnung der Fun Gallery, New York, 1983

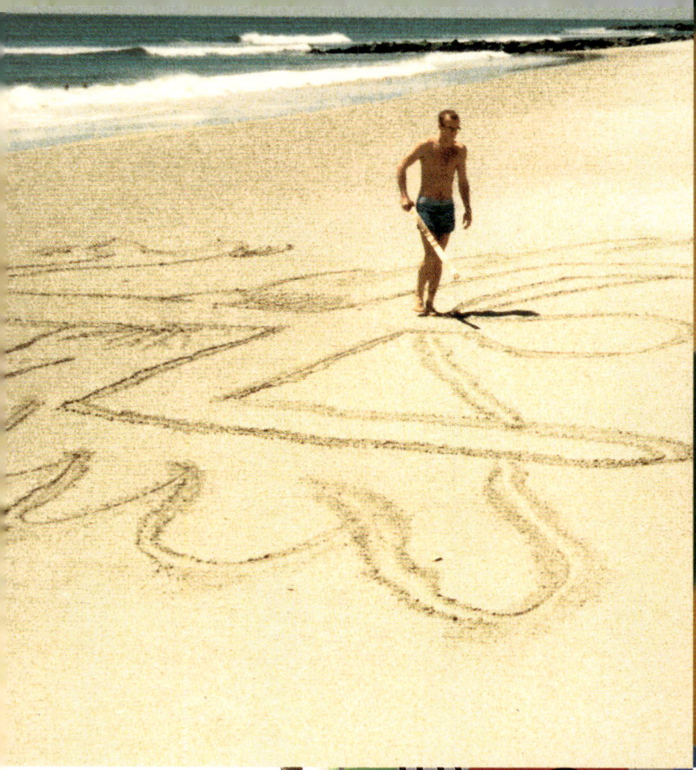
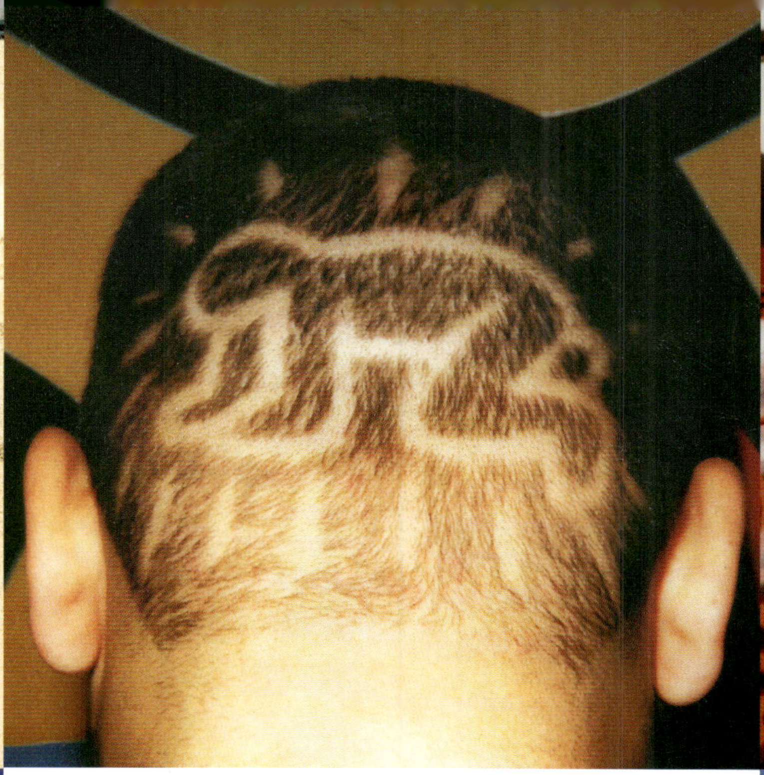
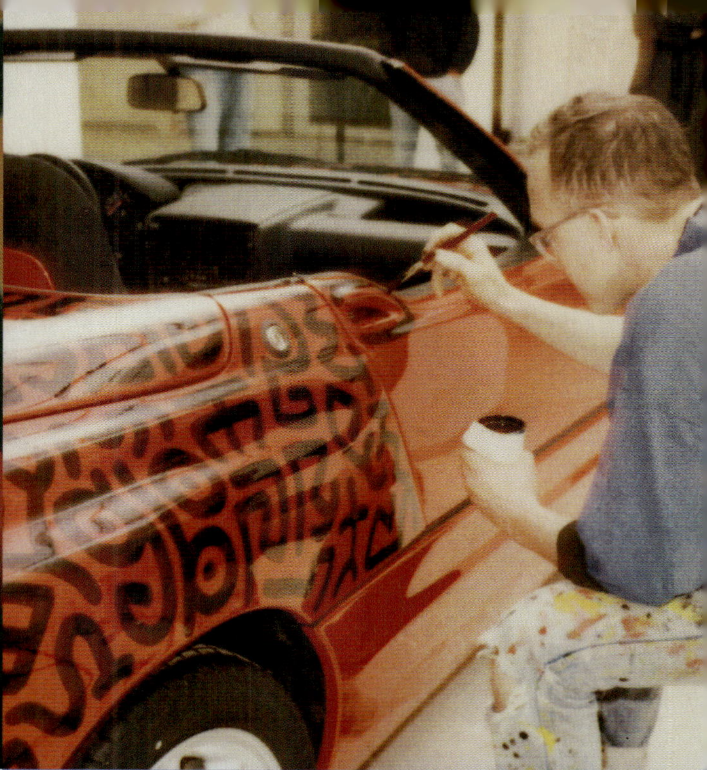
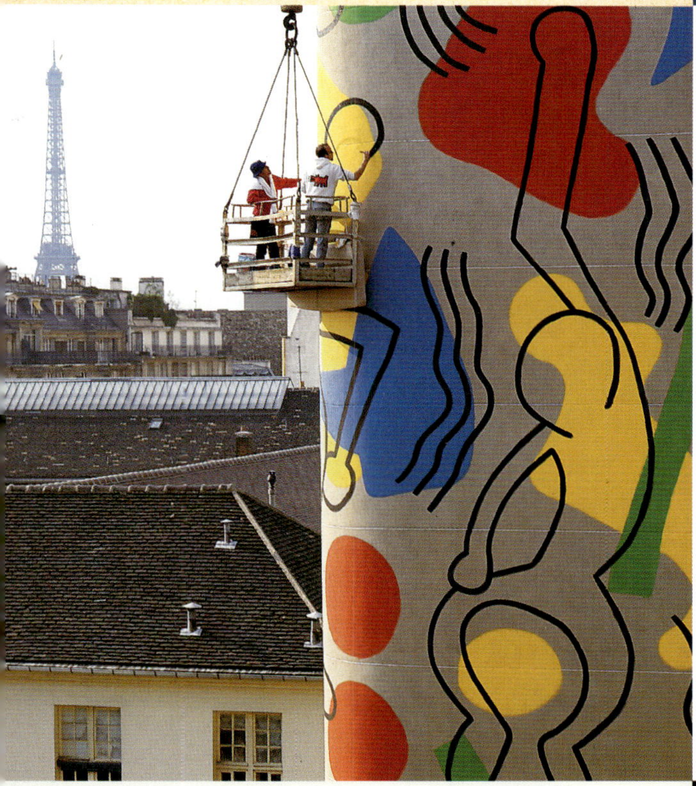
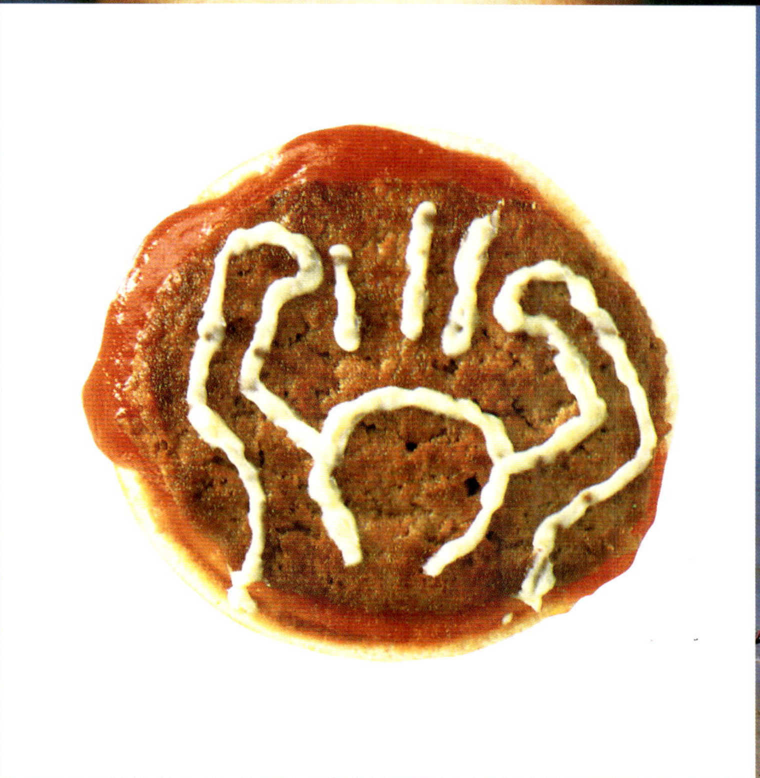
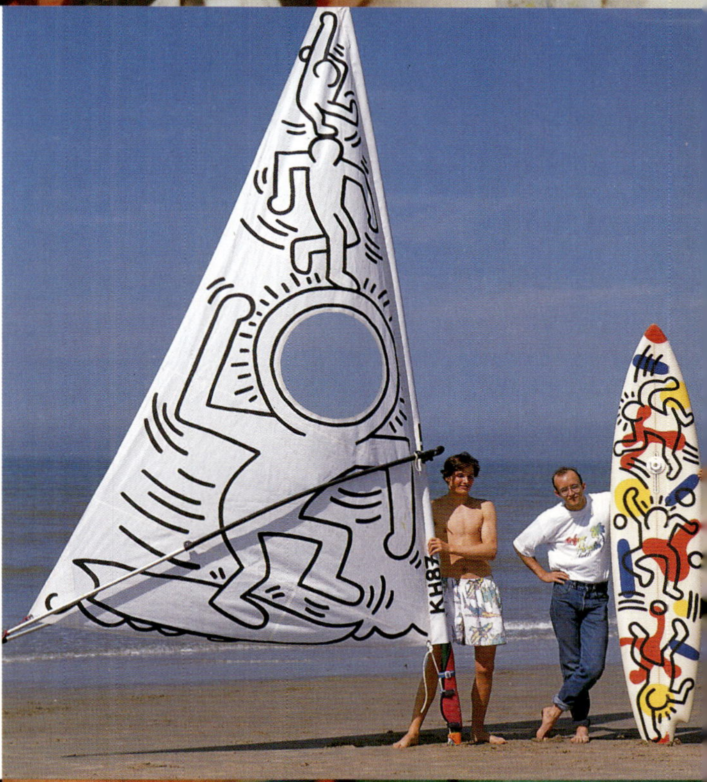
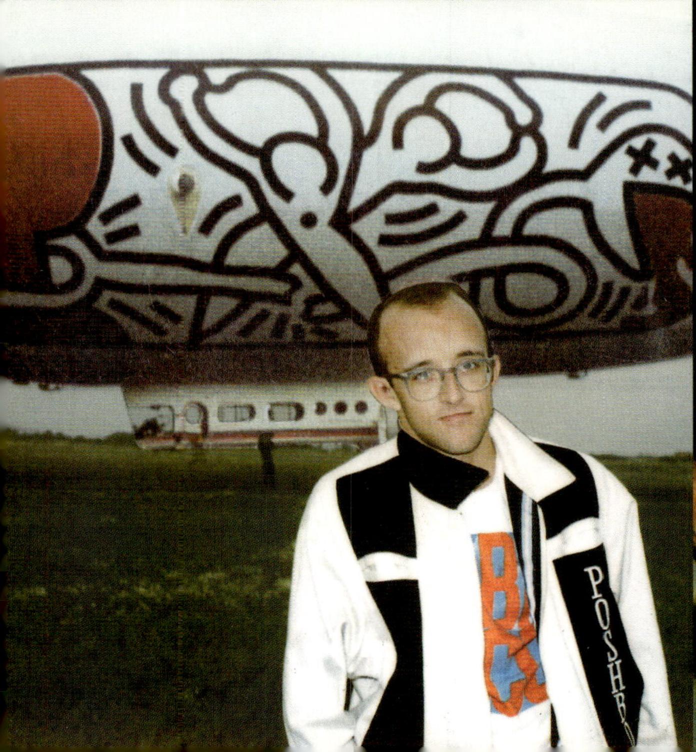
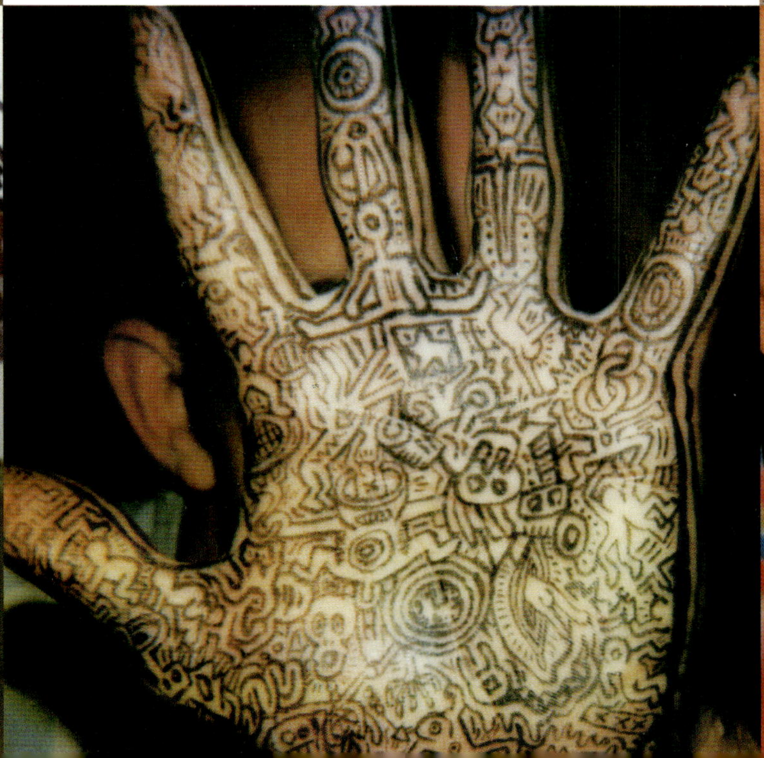
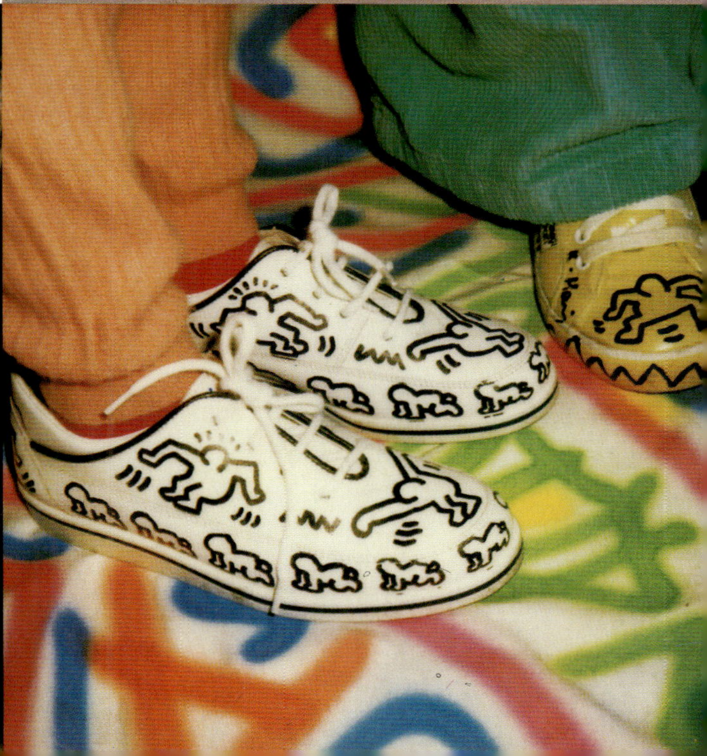

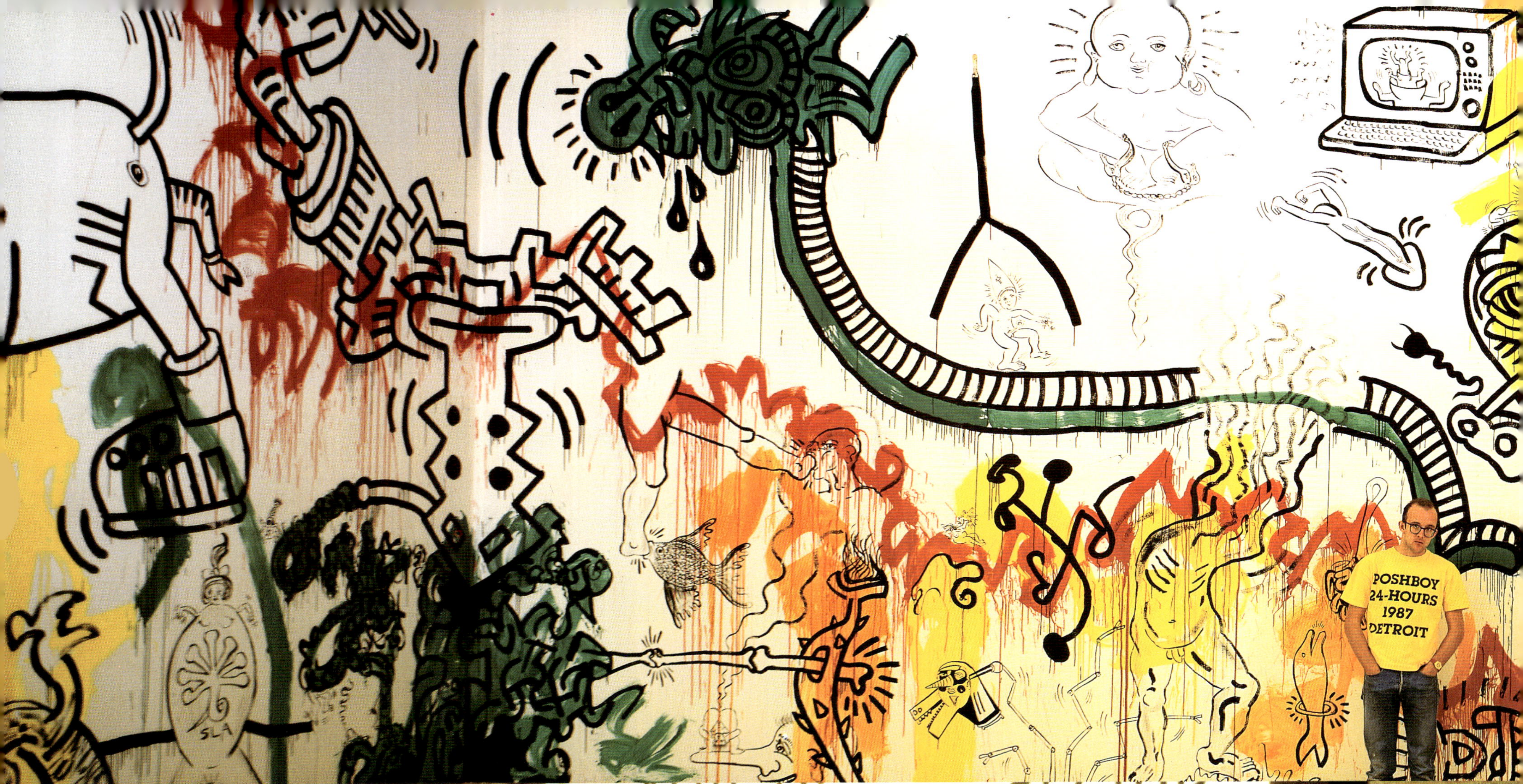
POSHBOY
24-HOURS
1987
DETROIT

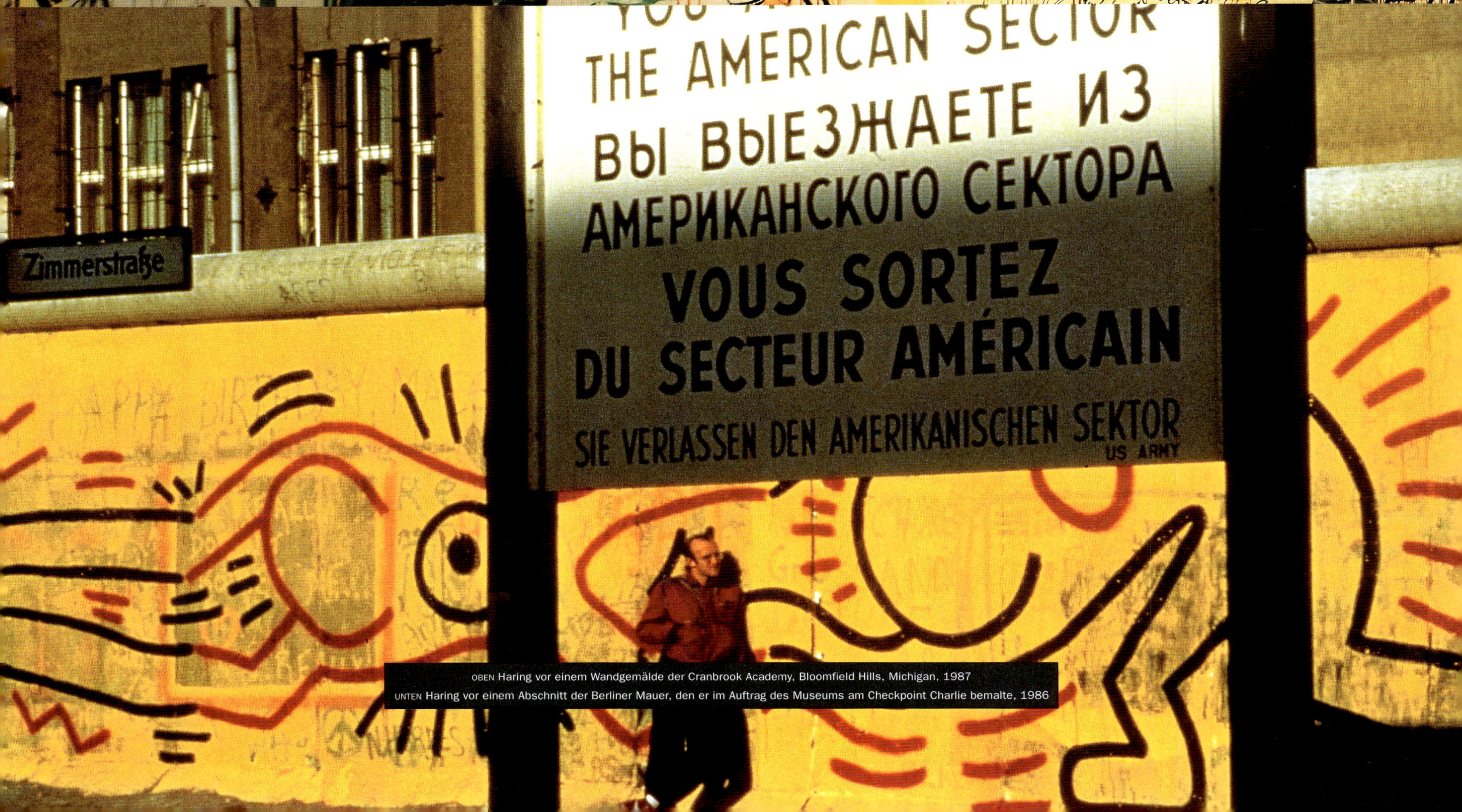
THE AMERICAN SECTOR
ВЫ ВЫЕЗЖАЕТЕ ИЗ
АМЕРИКАНСКОГО СЕКТОРА
VOUS SORTEZ
DU SECTEUR AMÉRICAIN
SIE VERLASSEN DEN AMERIKANISCHEN SEKTOR
US ARMY
Zimmerstraße

OBEN Haring vor einem Wandgemälde der Cranbrook Academy, Bloomfield Hills, Michigan, 1987
UNTEN Haring vor einem Abschnitt der Berliner Mauer, den er im Auftrag des Museums am Checkpoint Charlie bemalte, 1986

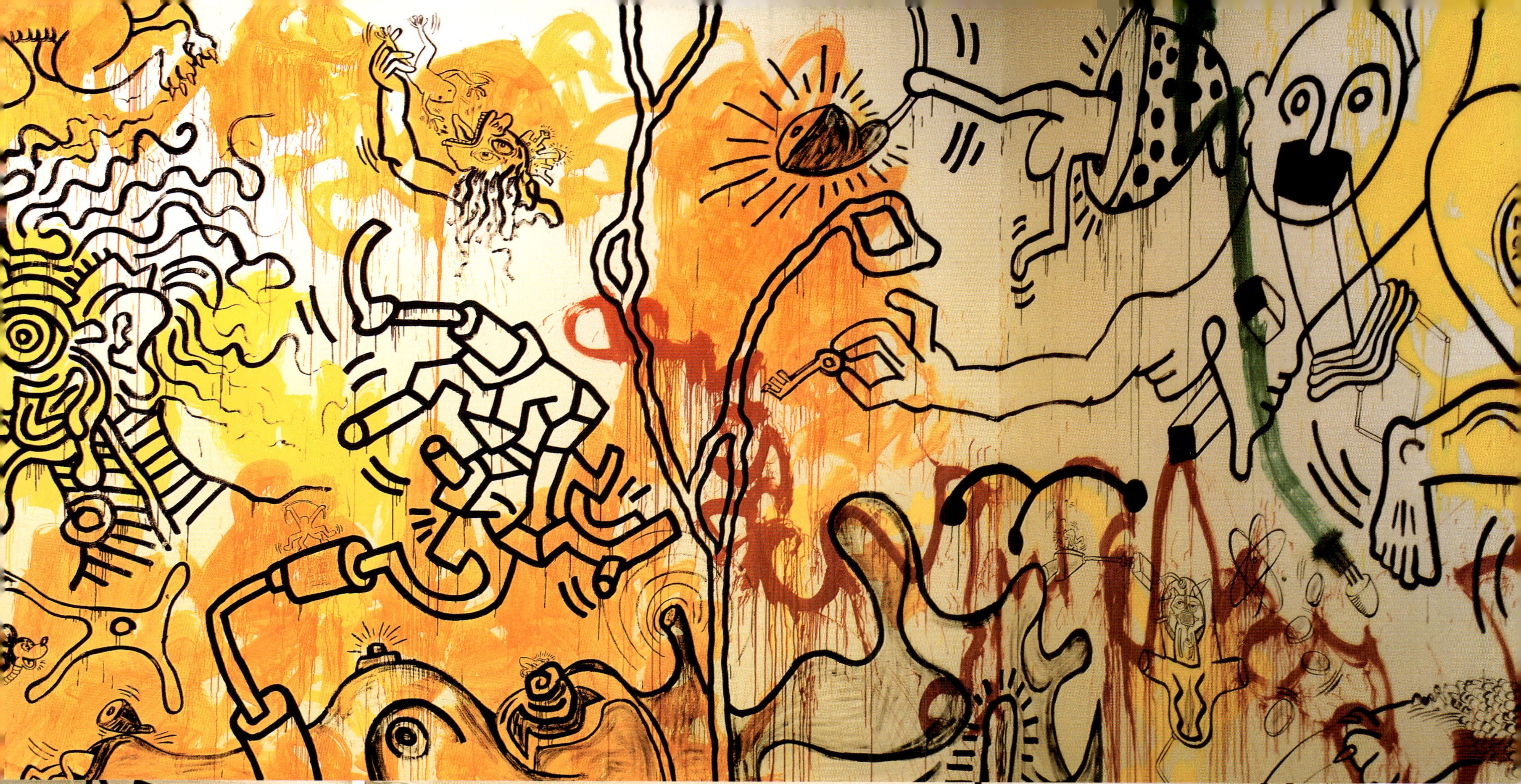

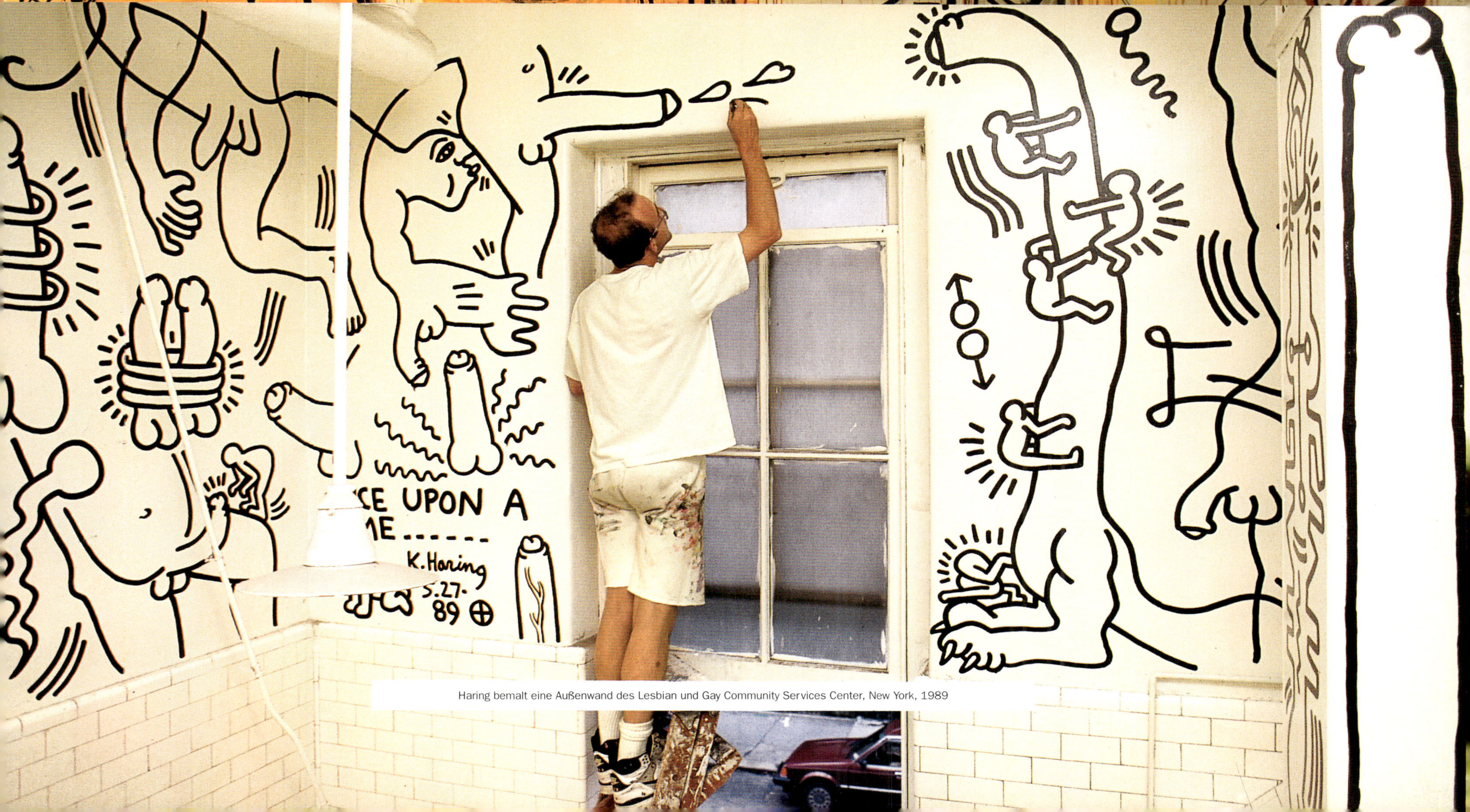

Haring bemalt eine Außenwand des Lesbian und Gay Community Services Center, New York, 1989

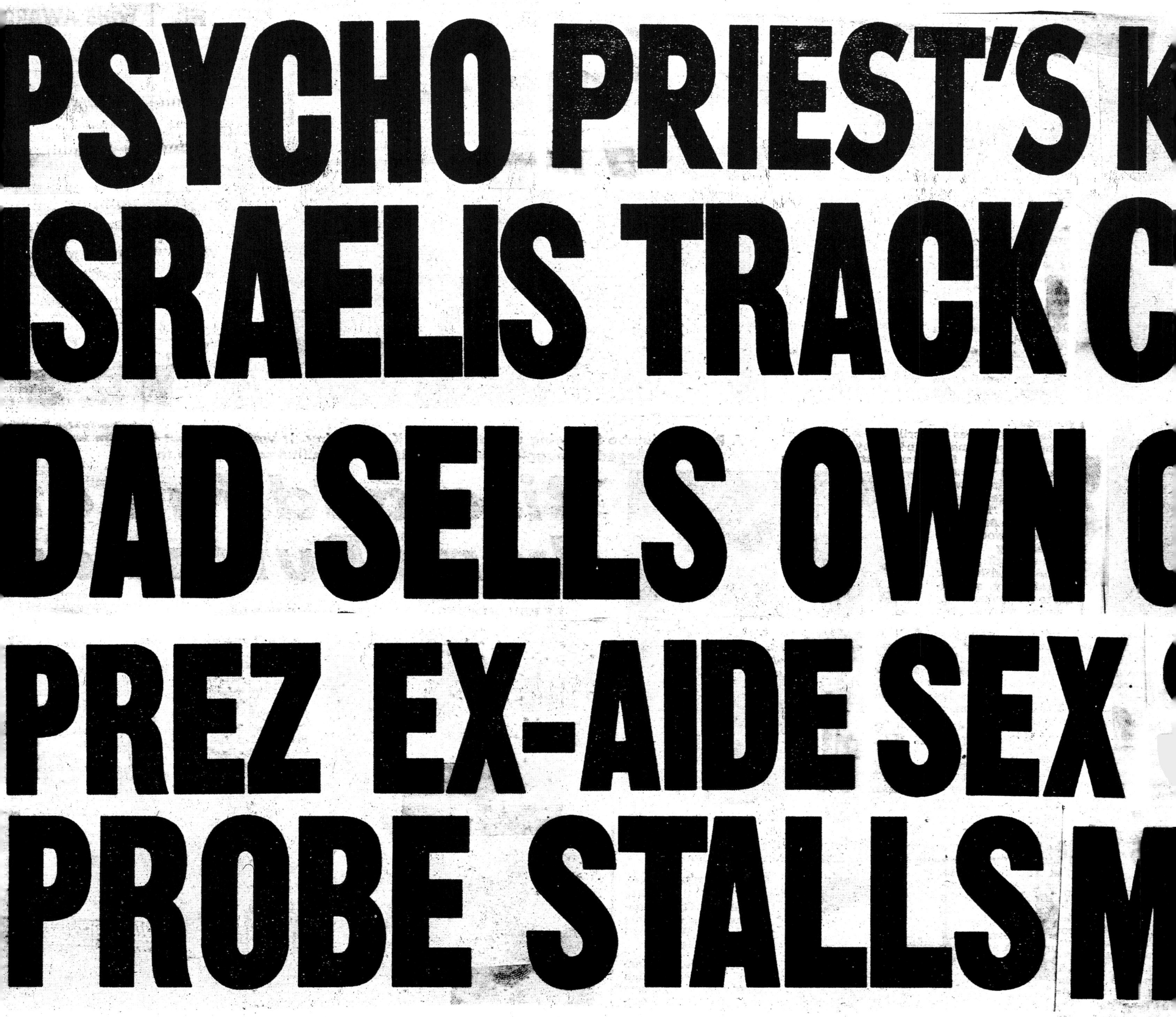
PSYCHO PRIEST'S K
ISRAELIS TRACK C
DAD SELLS OWN
PREZ EX-AIDE SEX
PROBE STALLS M

Kostüme für „Interrupted River“, 1987. Ausgeschnittene und neu arrangierte Zeitungsschlagzeilen, 50 x 65 cm
The Estate of Keith Haring

ILLER GOES FREE
ONTRA BOMBER
HILD ON SUBWAY
LAVE KILLER DYING
OB EXECUTION

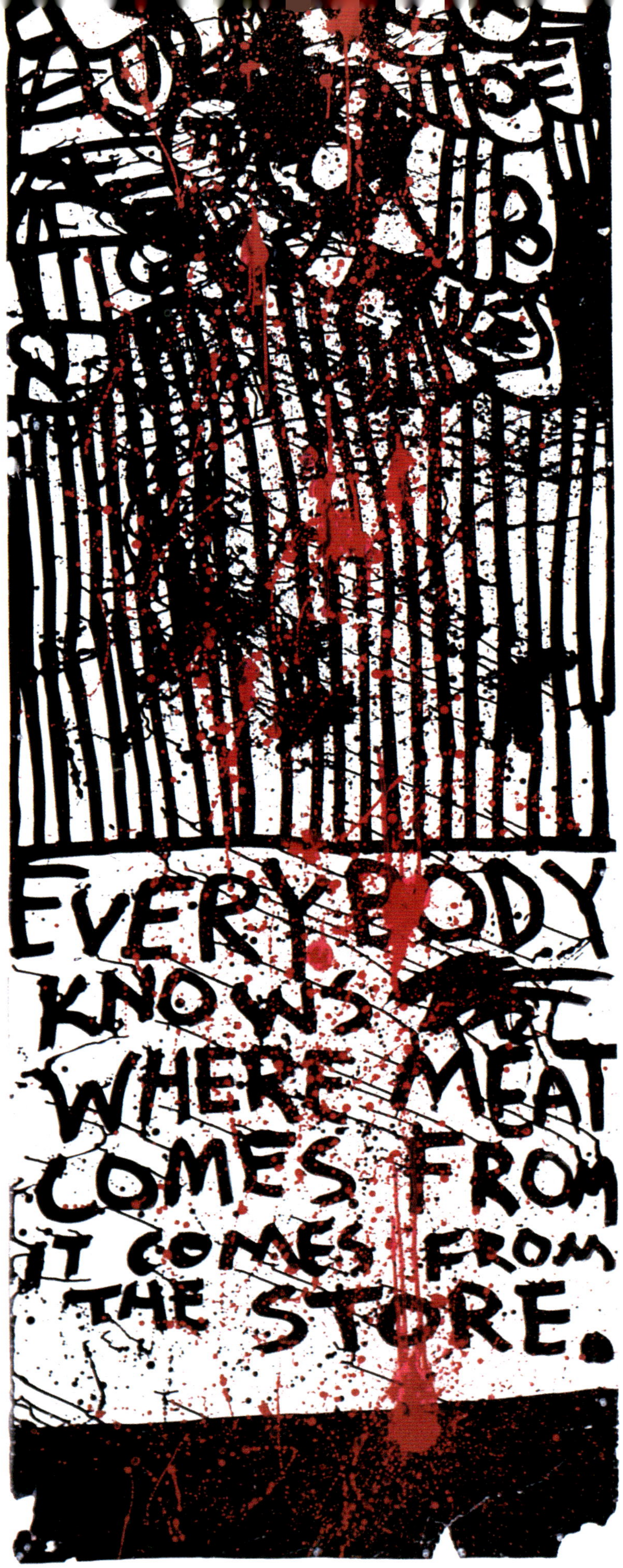
EVERYBODY
KNOWS
WHERE MEAT
COMES FROM
IT COMES FROM
THE STORE.

* **Jeder weiß, wo das Fleisch herkommt, es kommt aus dem Geschäft** (Detail), 1978. Pinsel, Sumi-Tusche und Tempera auf Papierrolle, 635 x 90 cm
Sammlung Tony Shafrazi

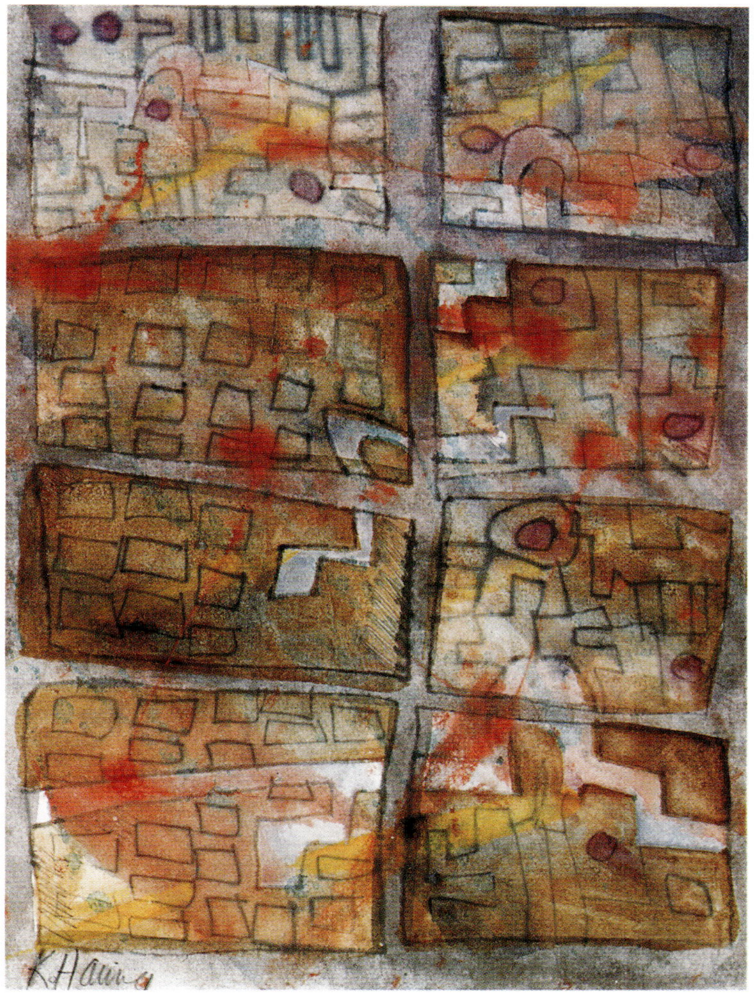

* **Ohne Titel**, 1978. Filzstift und Wasserfarben auf Papier, 18 x 25 cm

Sammlung Tonya P. und Peter Risser

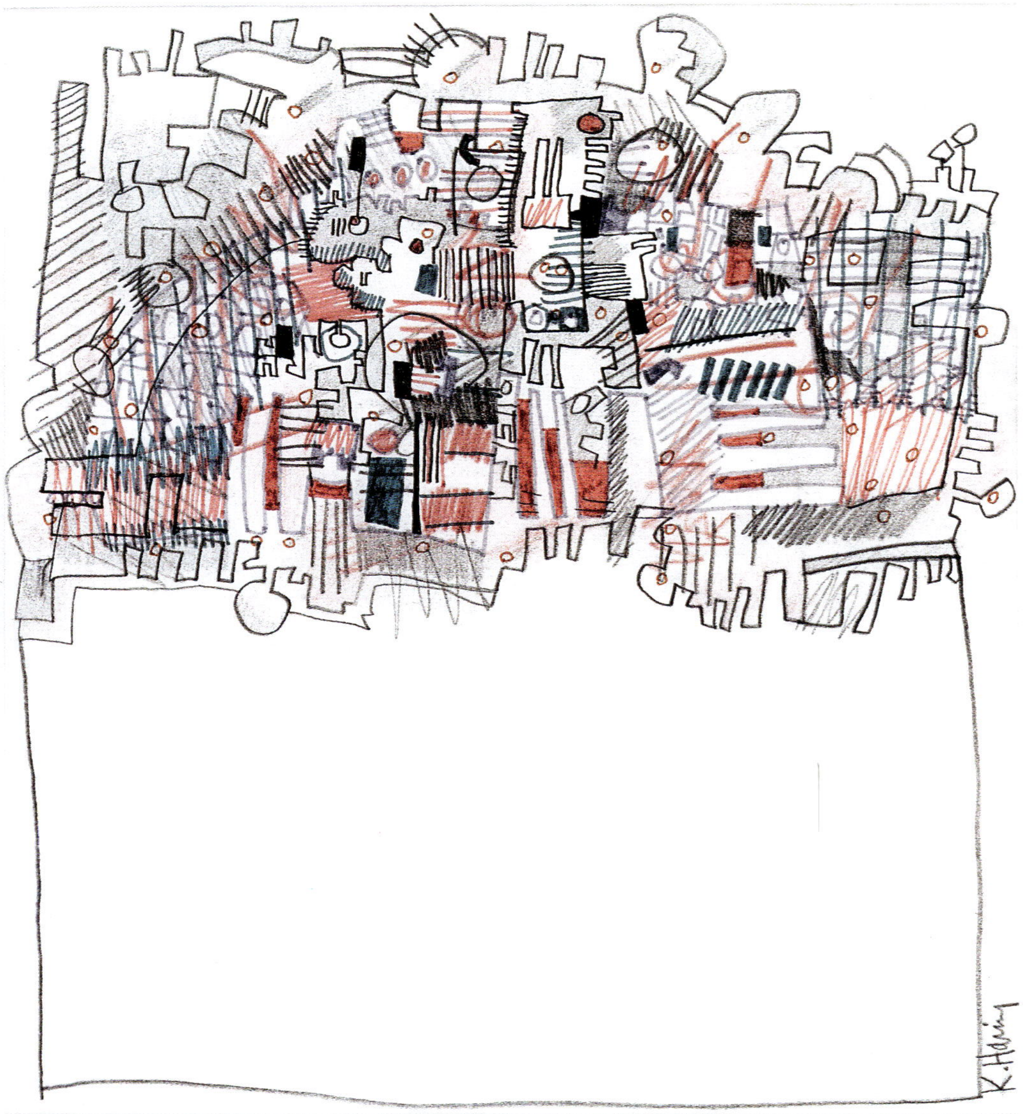

* **Ohne Titel**, 1978. Filzstift und Bleistift auf Papier, 25 x 20 cm
The Estate of Stephen and Diana Abreu

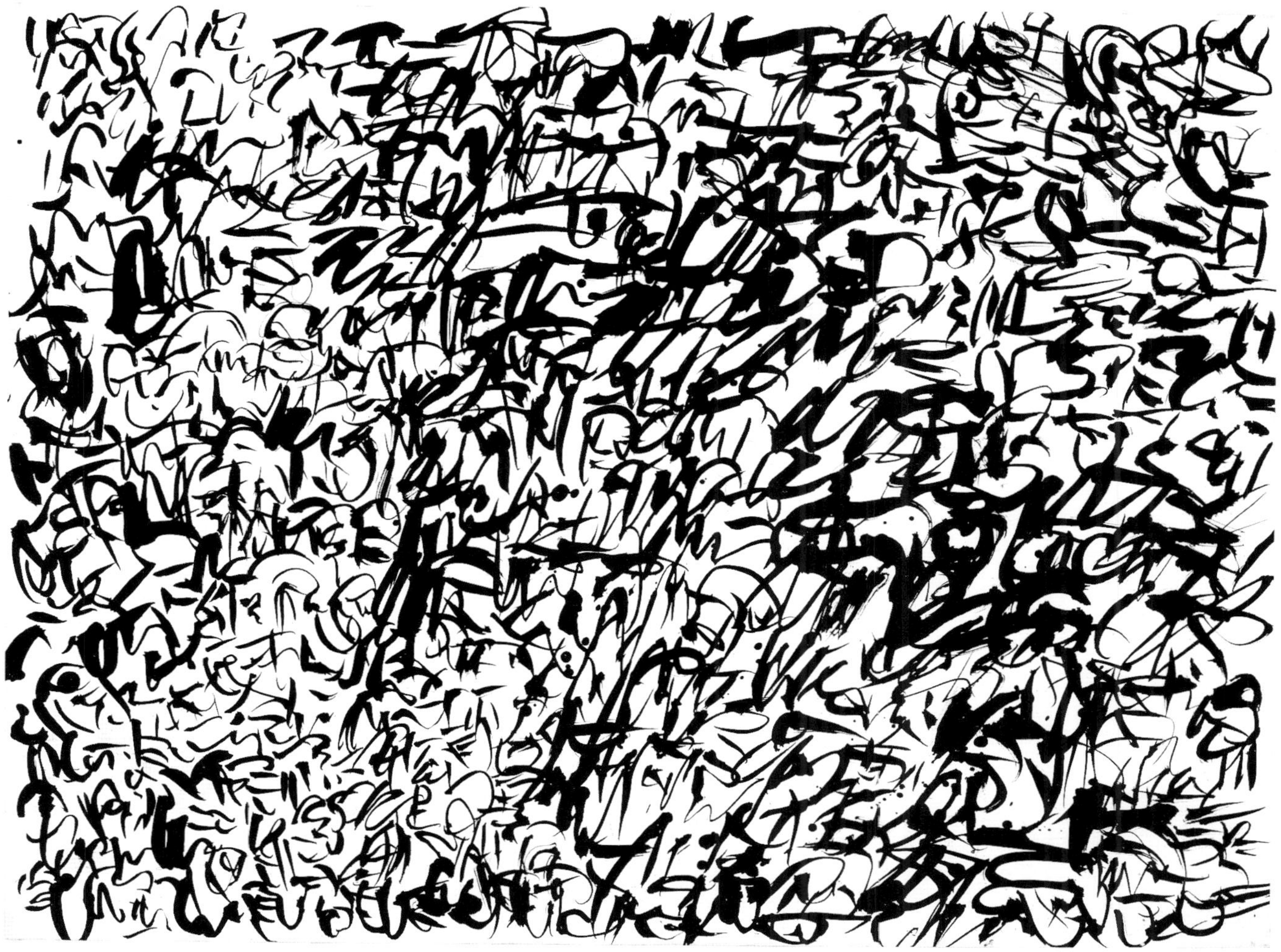

* **Ohne Titel**, aus einer Portfolio-Mappe mit Drucken und Zeichnungen, die Keith Haring und Freunde in der Schule fertigten, undatiert. Sumi-Tusche auf Papier, 51 x 66 cm
Privatsammlung

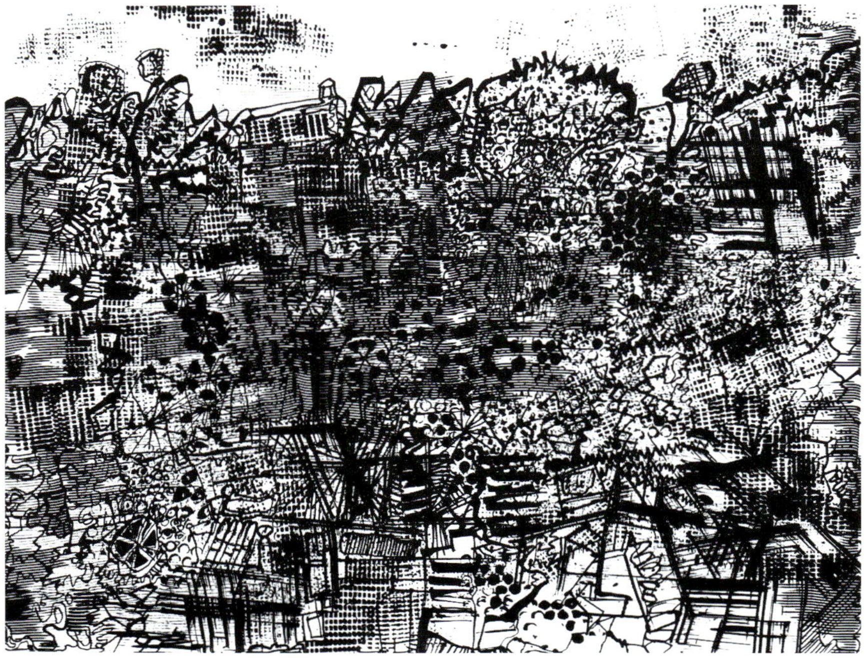

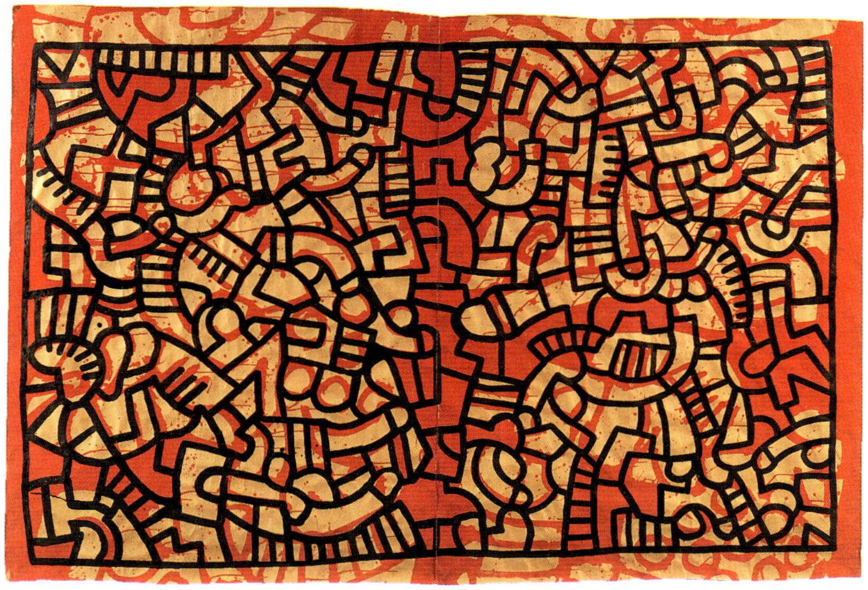

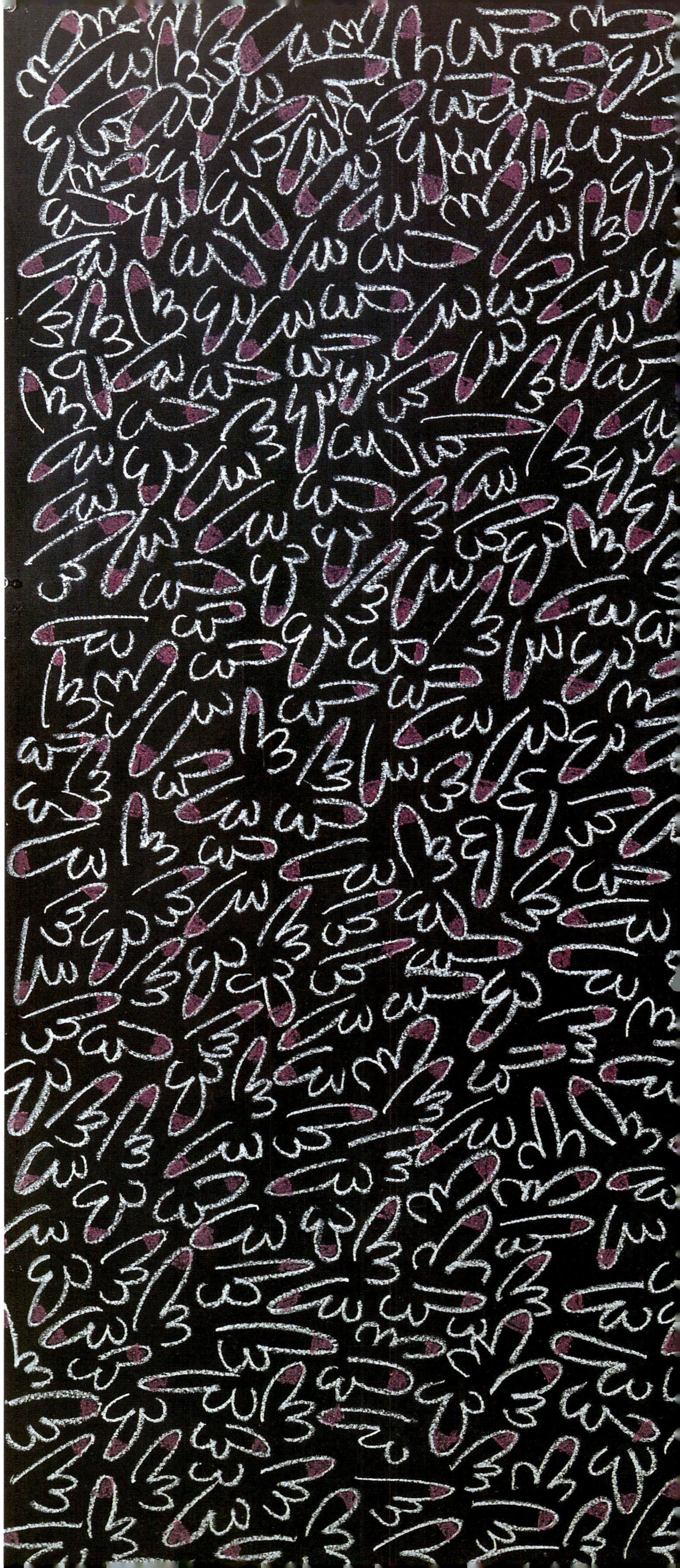

OBEN LINKS Jean Dubuffet: **Paysage**, 1952. Sumi-Tusche auf Papier, 50 x 65 cm
Fondation Jean Dubuffet, Paris

UNTEN LINKS * **Ohne Titel**, 1979. Sumi-Tusche und Acryl auf Papier, 170 x 241 cm
Sammlung Steven A. Robins

RECHTS **Ohne Titel**, 1979. Graphit auf Papier, 136 x 185 cm
Privatsammlung

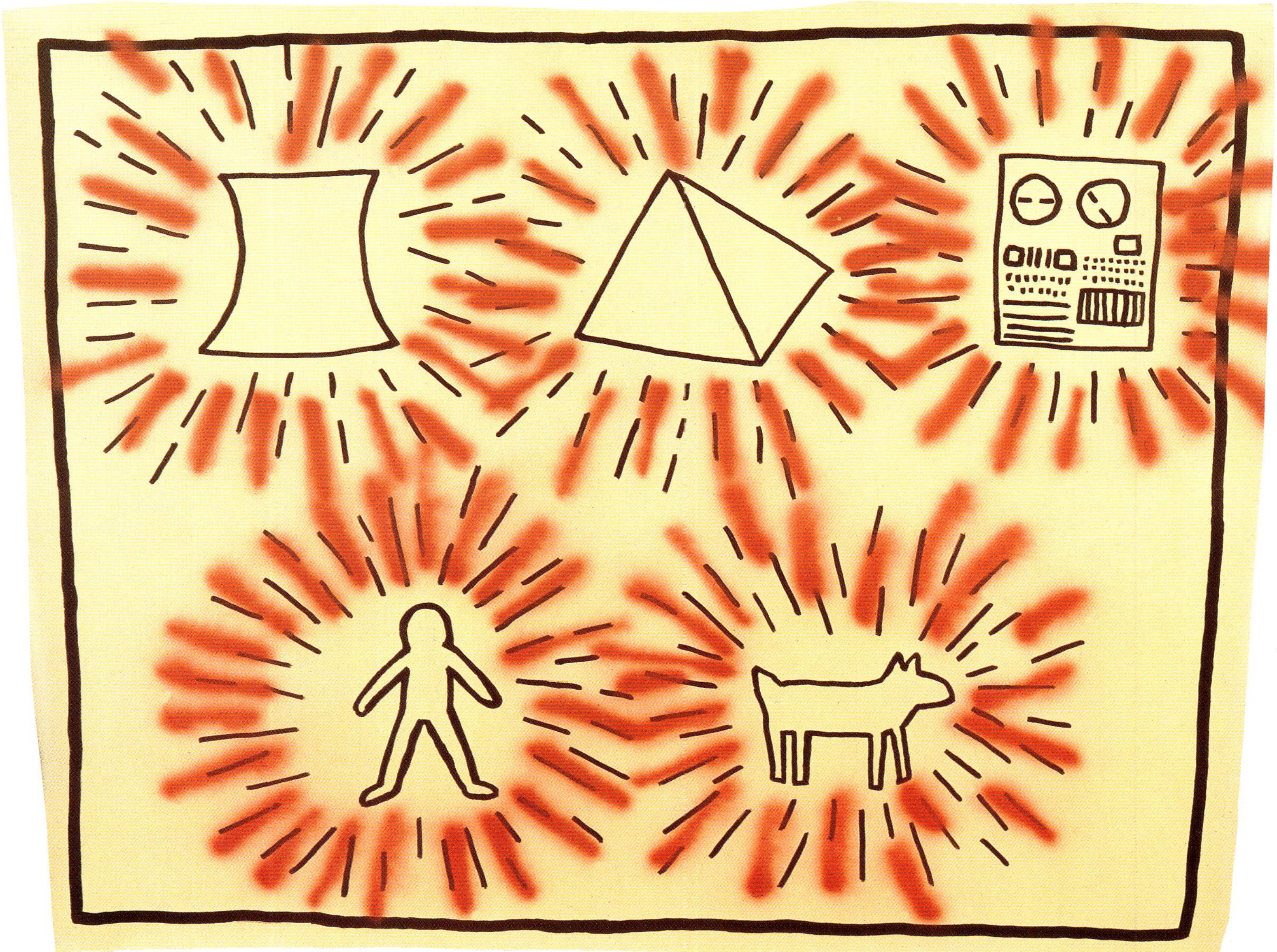

* **Ohne Titel**, 1980. Acryl, Sprühfarbe und Sumi-Tusche auf Papier, 113 x 138 cm
The Estate of Keith Haring, Courtesy André Emmerich Gallery, New York

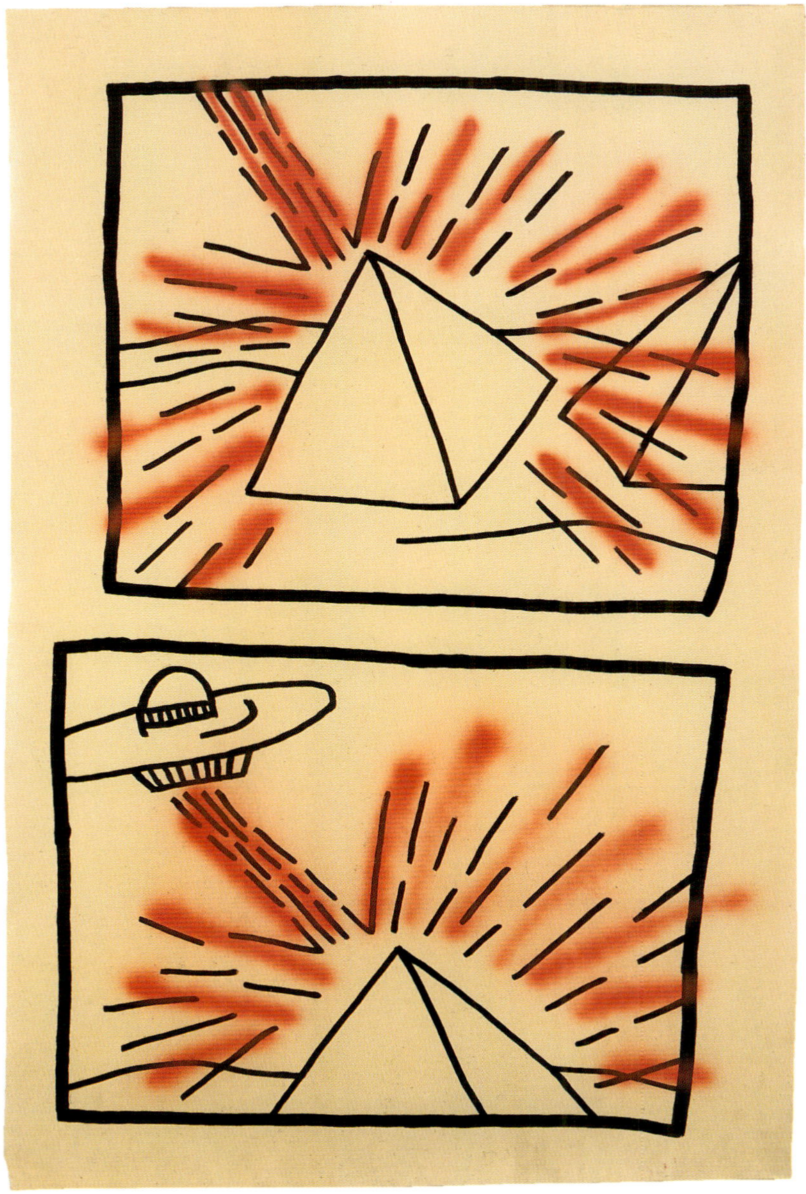

* **Ohne Titel**, 1980. Acryl, Sprühfarbe und Sumi-Tusche auf Papier, 122 x 79 cm
Privatsammlung

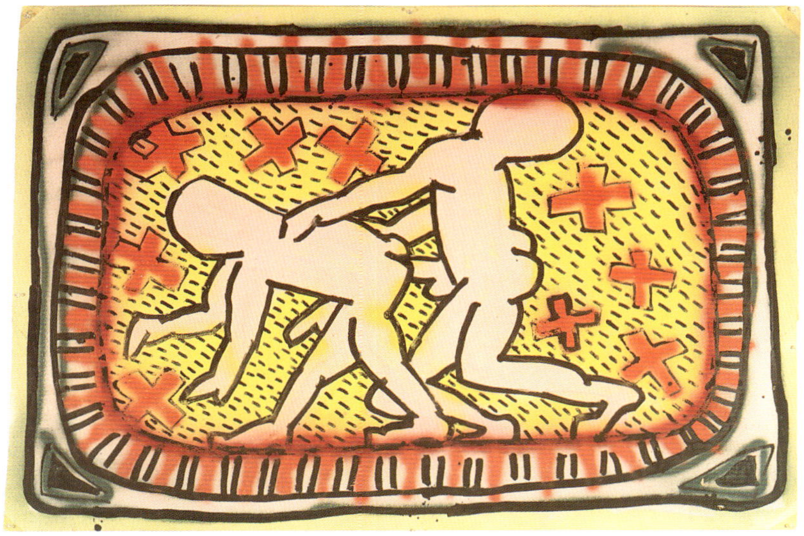

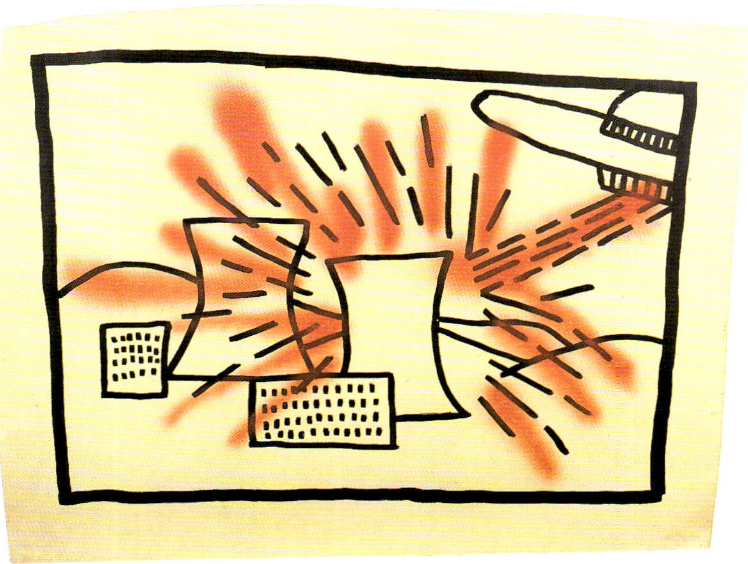

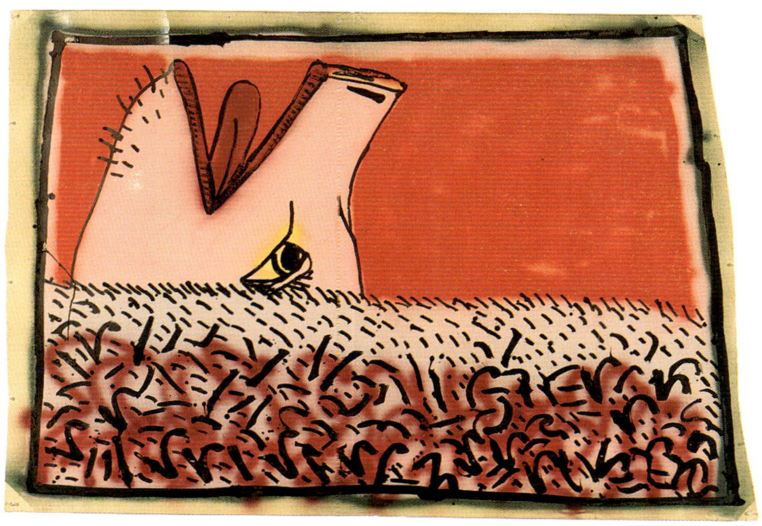

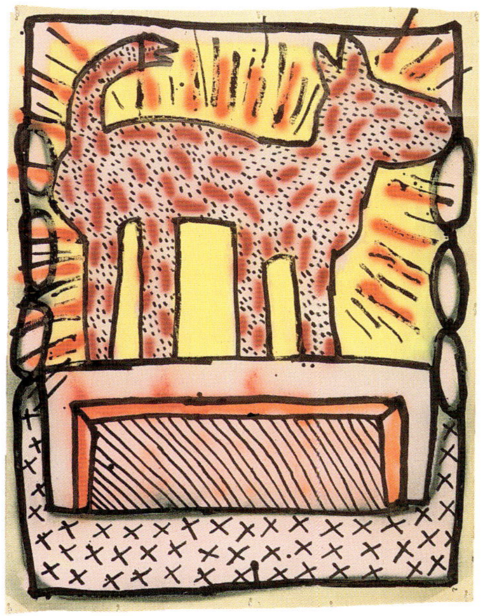
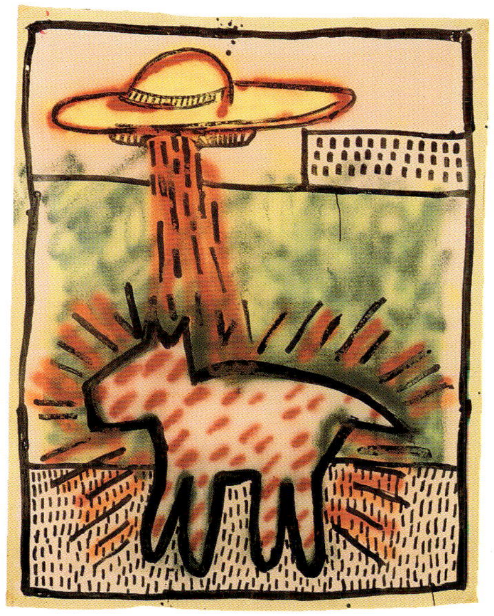
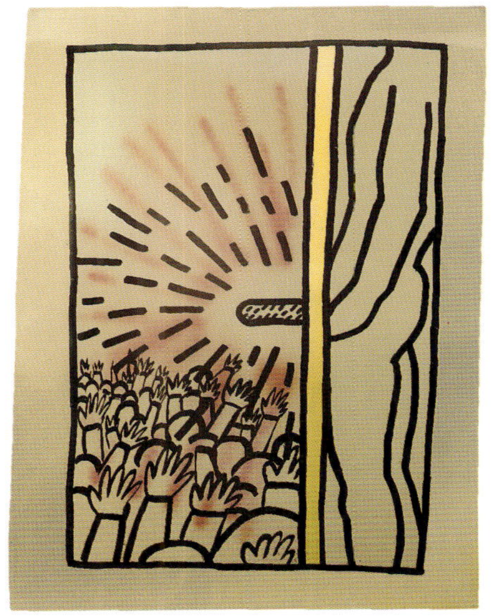

OBEN, VON LINKS NACH RECHTS

Ohne Titel, 1980. Sumi-Tusche und Sprühfarbe auf Plakatwand, 161 x 122 cm. The Estate of Keith Haring, Courtesy André Emmerich Gallery, New York

* **Ohne Titel**, 1980. Gouache, Sprühfarbe und Sumi-Tusche auf Papier, 162 x 122 cm. Sammlung Tony Shafrazi

* **Das glorreiche Loch,** 1980. Acryl, Sprühfarbe und Sumi-Tusche auf Papier, 122 x 90 cm. Muna Tseng Dance Projects, Estate of Tseng Kwong Chi

GEGENÜBER, VON OBEN NACH UNTEN

* **Ohne Titel**, 1980. Acryl, Sprühfarbe und Sumi-Tusche auf Papier, 122 x 177 cm. Privatsammlung

* **Ohne Titel**, 1980. Acryl, Sprühfarbe und Sumi-Tusche auf Papier, etwa 56 x 70 cm. Sammlung Ann Magnuson

* **Ohne Titel**, 1980. Acryl, Sprühfarbe und Sumi-Tusche auf Papier, 122 x 172 cm. Privatsammlung

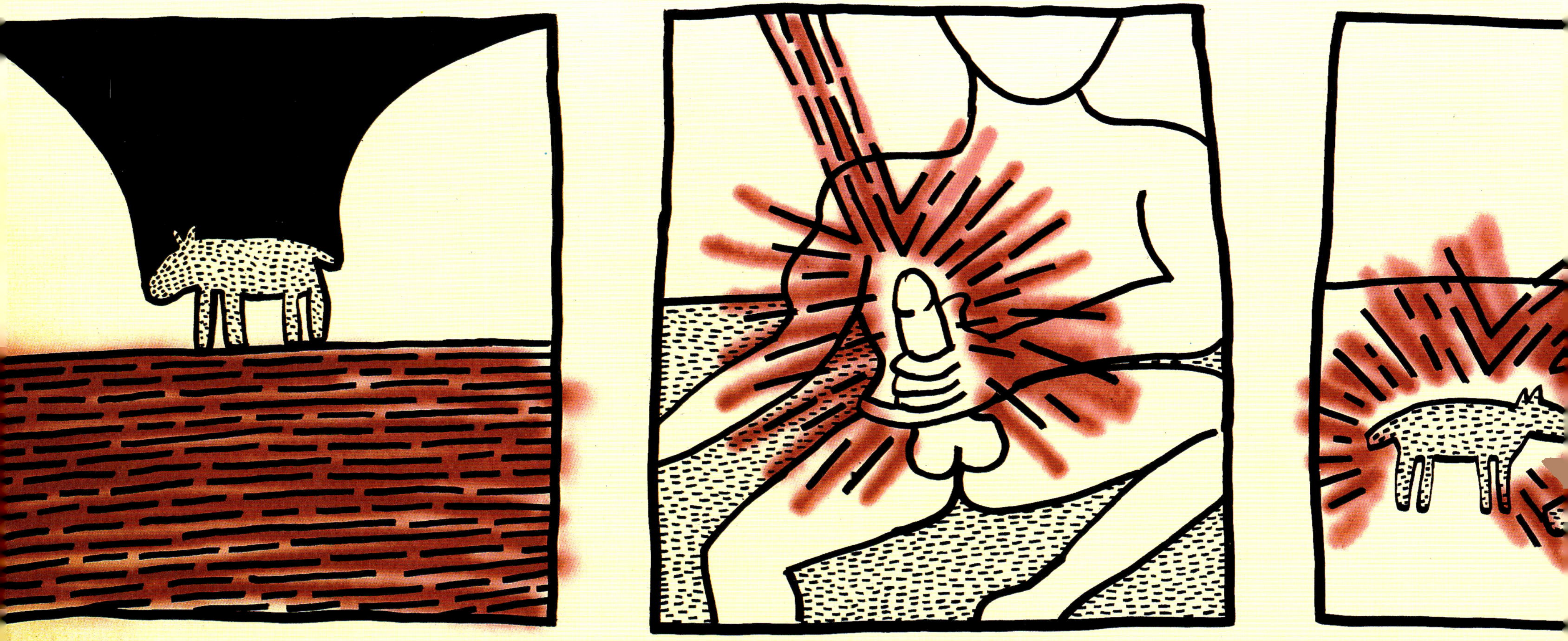

* **Ohne Titel**, 1980. Acryl, Sprühfarbe und Sumi-Tusche auf Papier, 122 x 589 cm.
Privatsammlung

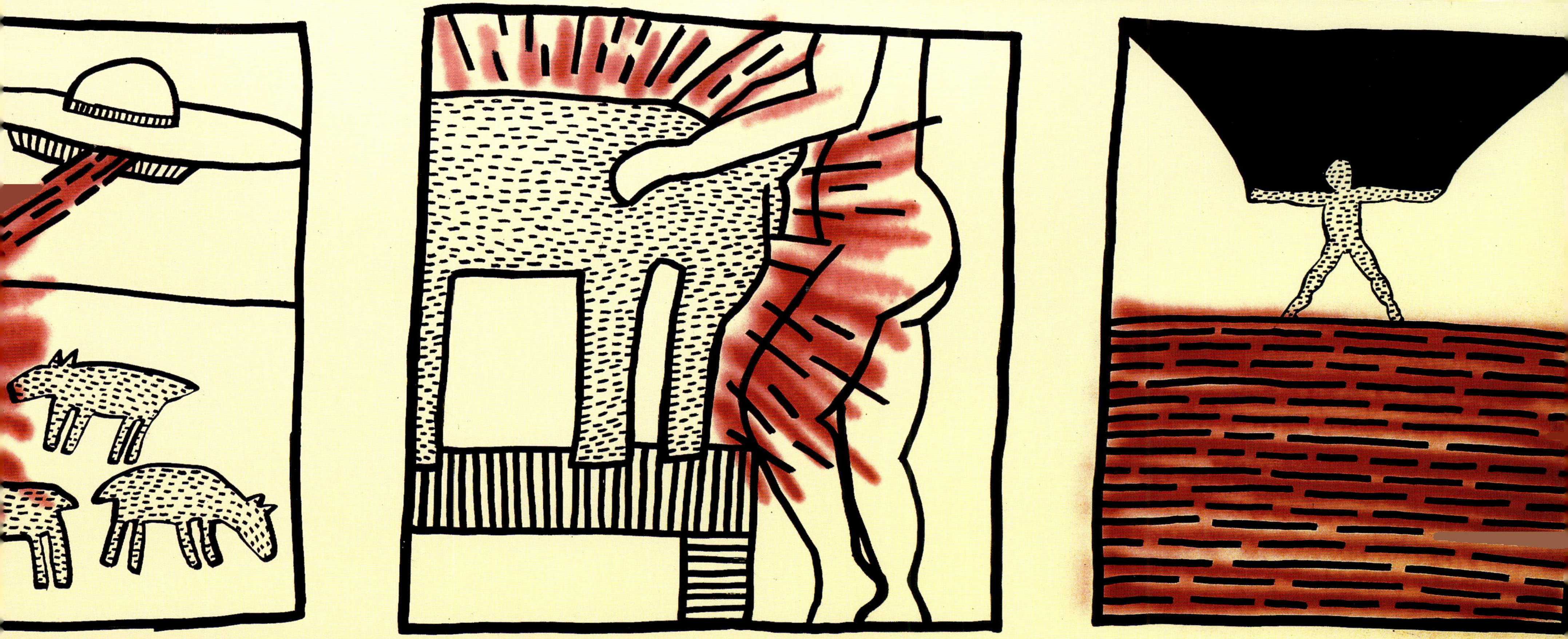

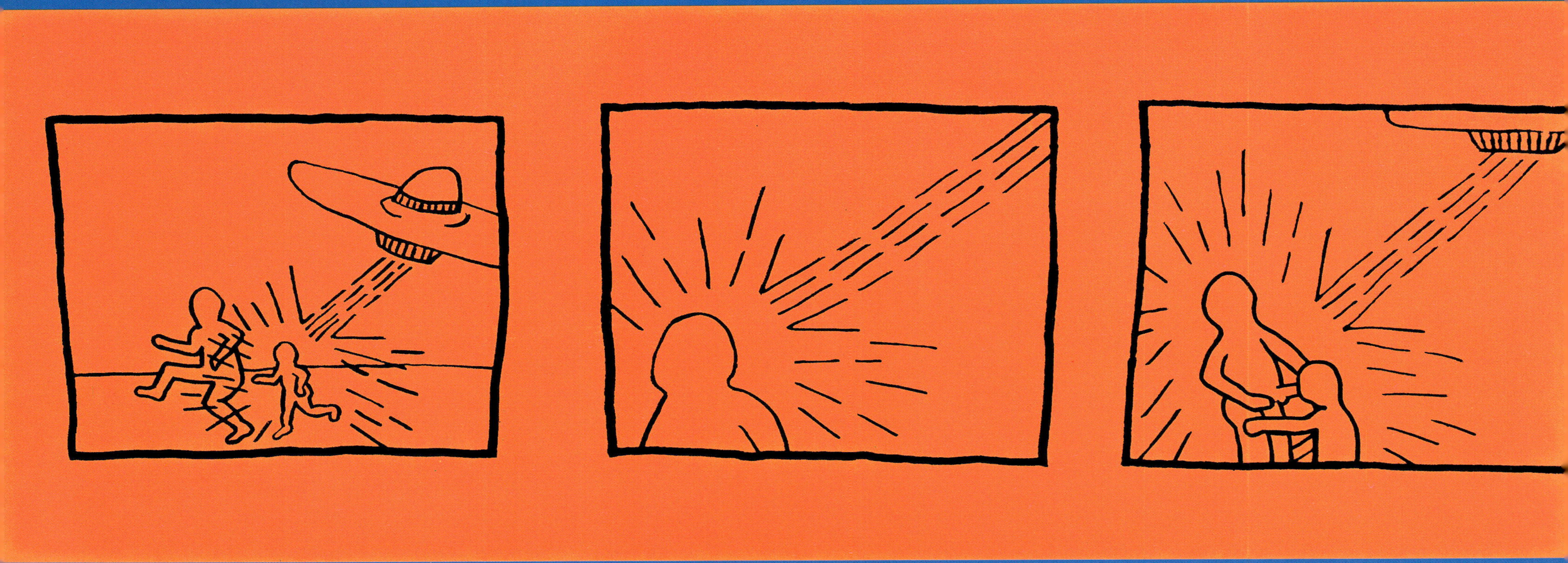

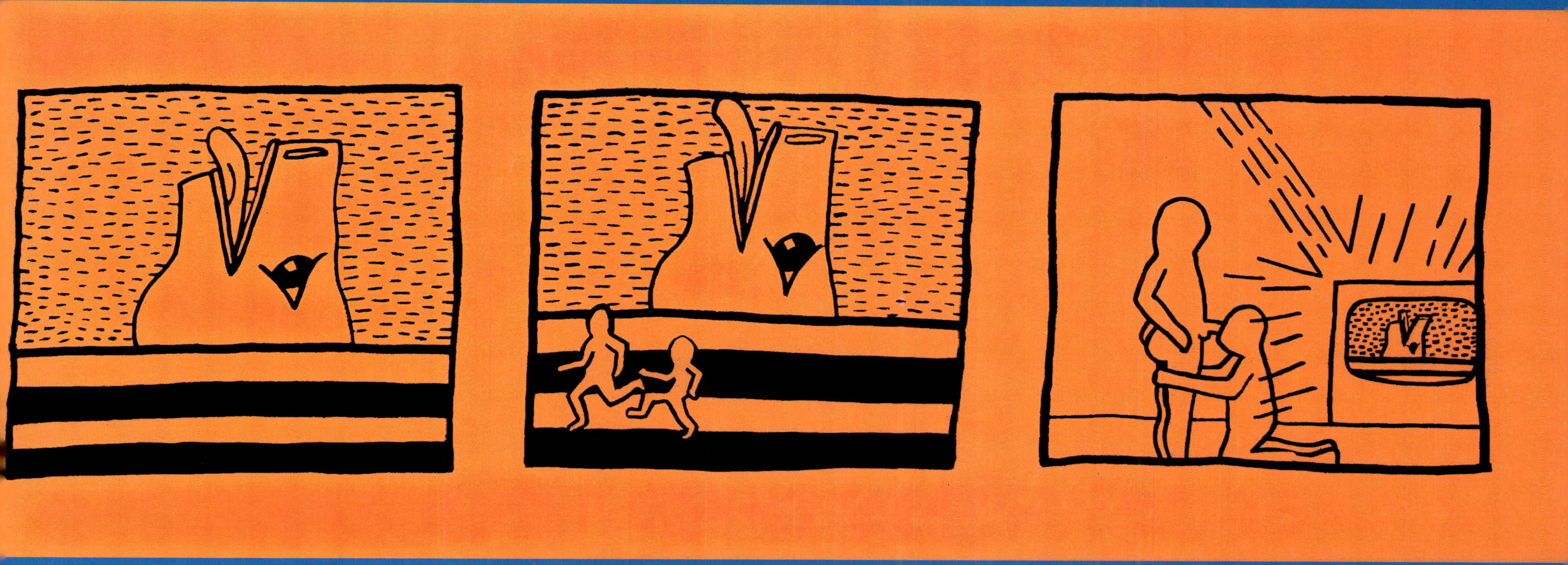

* **Ohne Titel**, 1980. Sumi-Tusche auf Papier, 91 x 488 cm
Privatsammlung

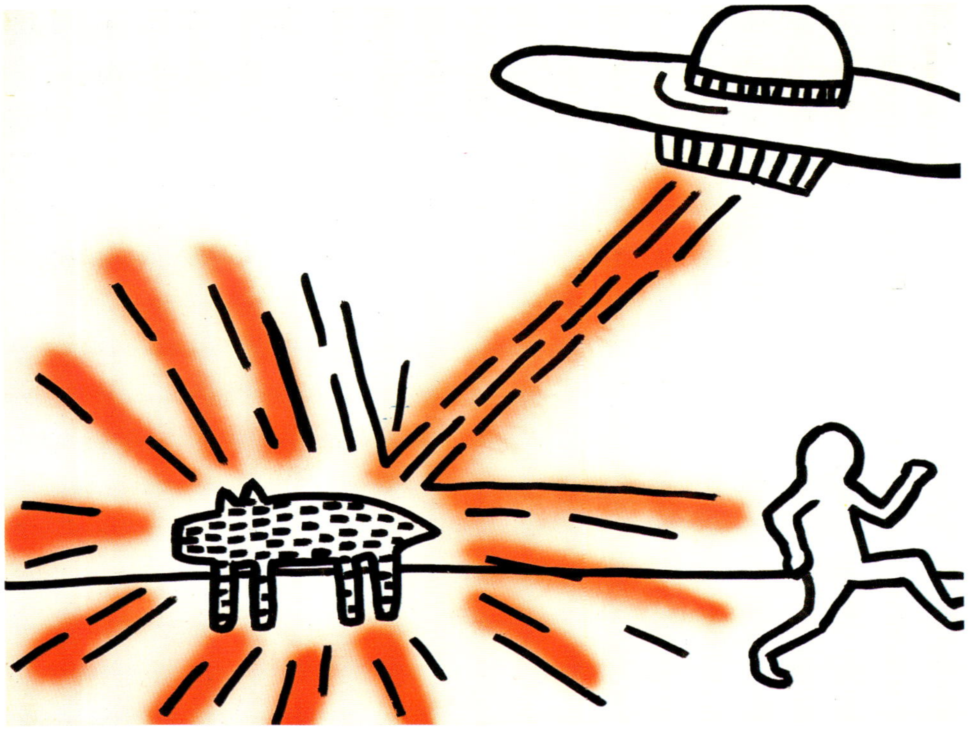

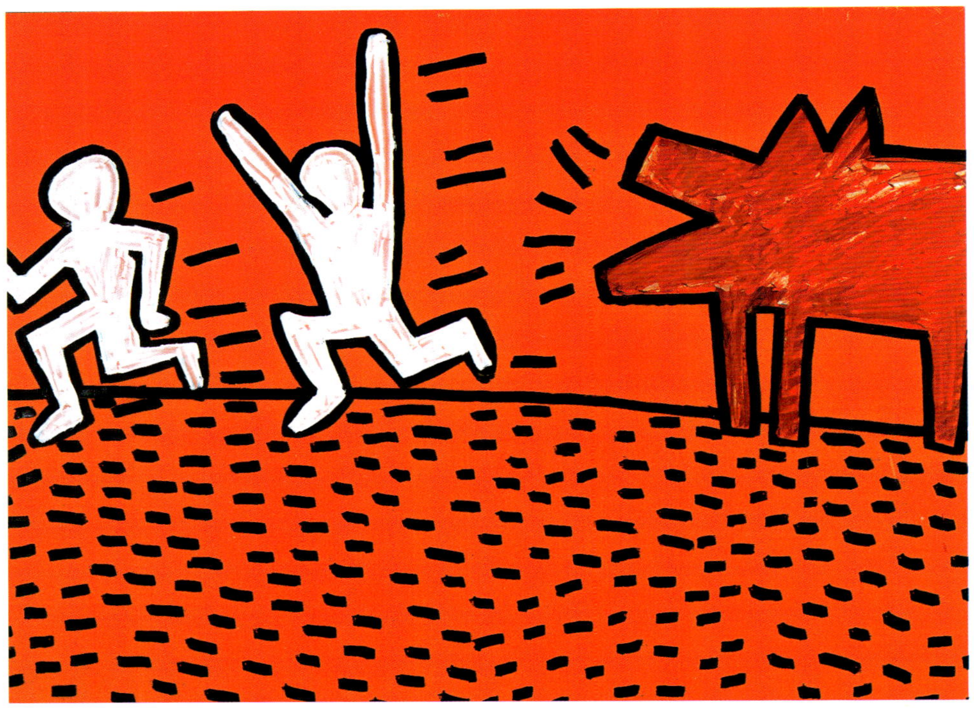

* **Ohne Titel**, 1980. Sumi-Tusche und Sprühfarbe auf Bristolpappe, 51 x 66 cm
Sammlung Janet und Martin S. Blinder

* **Ohne Titel**, 1982. Gouache und Sumi-Tusche auf Papier, 90 x 122 cm
Privatsammlung

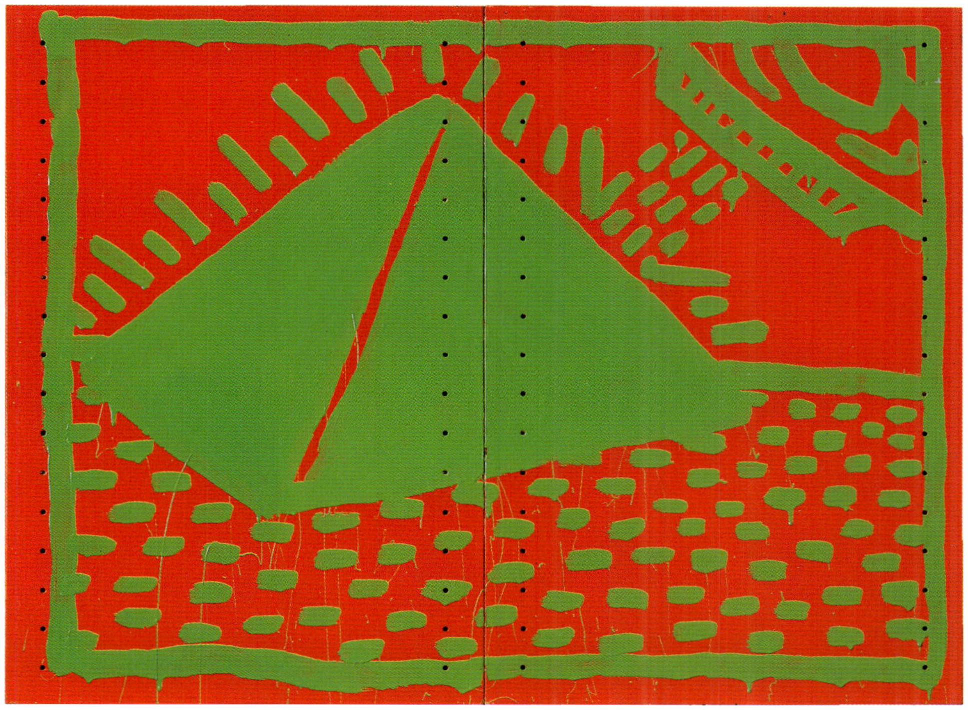

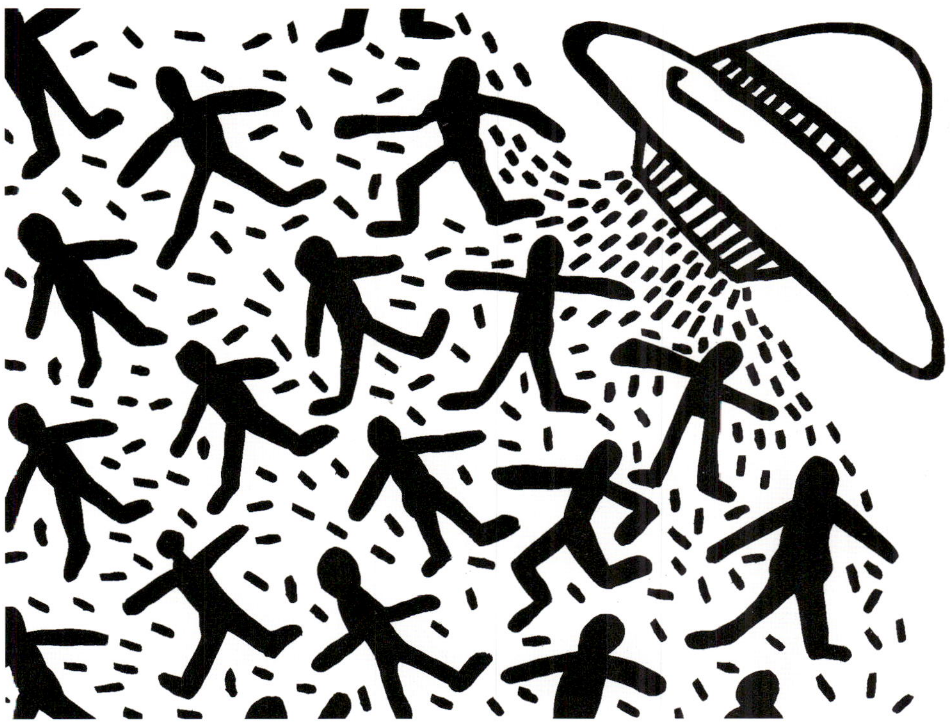

* **Ohne Titel**, 1982. Fluoreszierende Emailfarbe auf Metallbrett, 91 x 122 cm
Privatsammlung

* **Ohne Titel**, 1980. Filzstift auf Papier, 51 x 66 cm
Privatsammlung

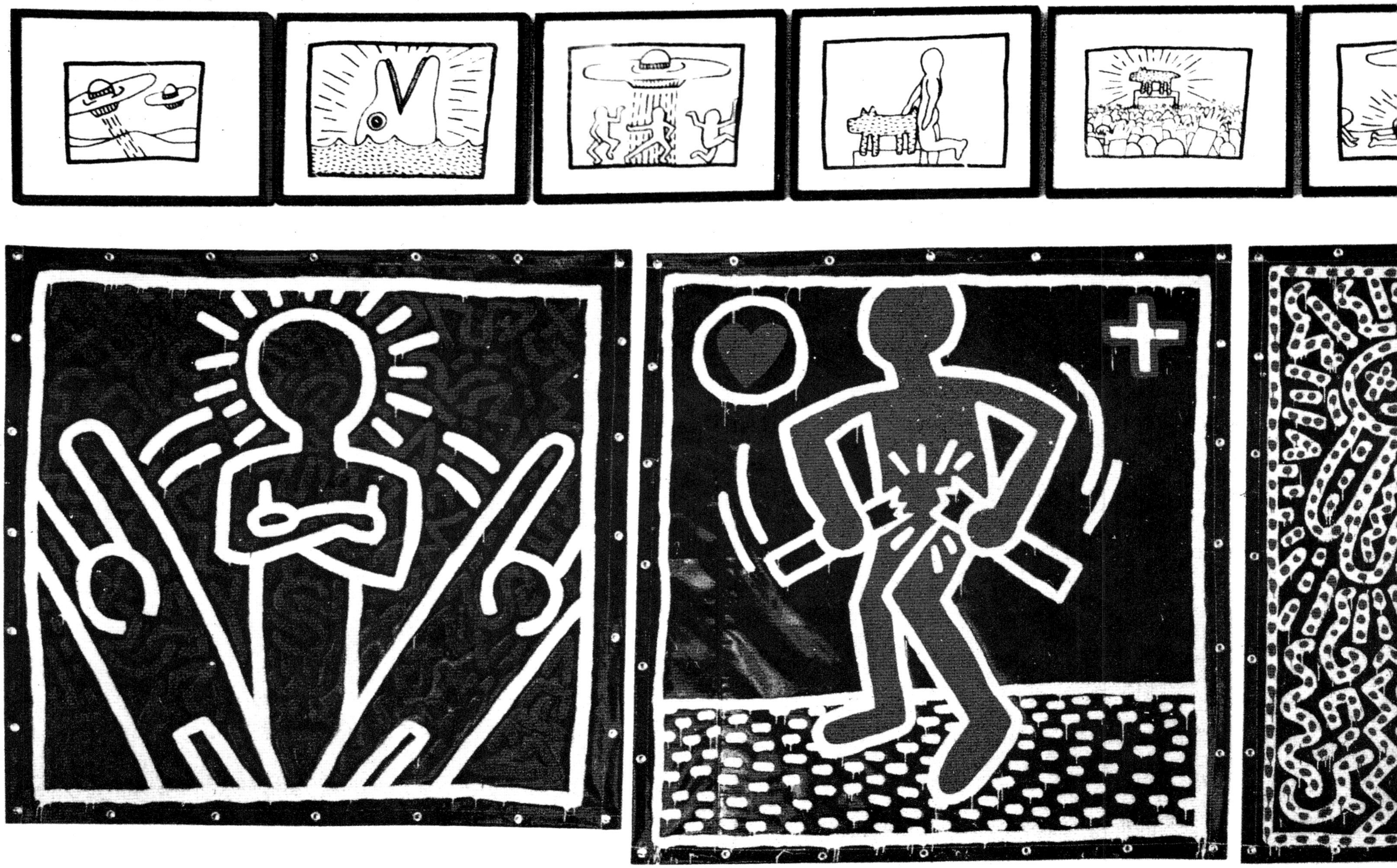

„Keith Haring“, Installationsansicht, Tony Shafrazi Gallery, New York, 1982

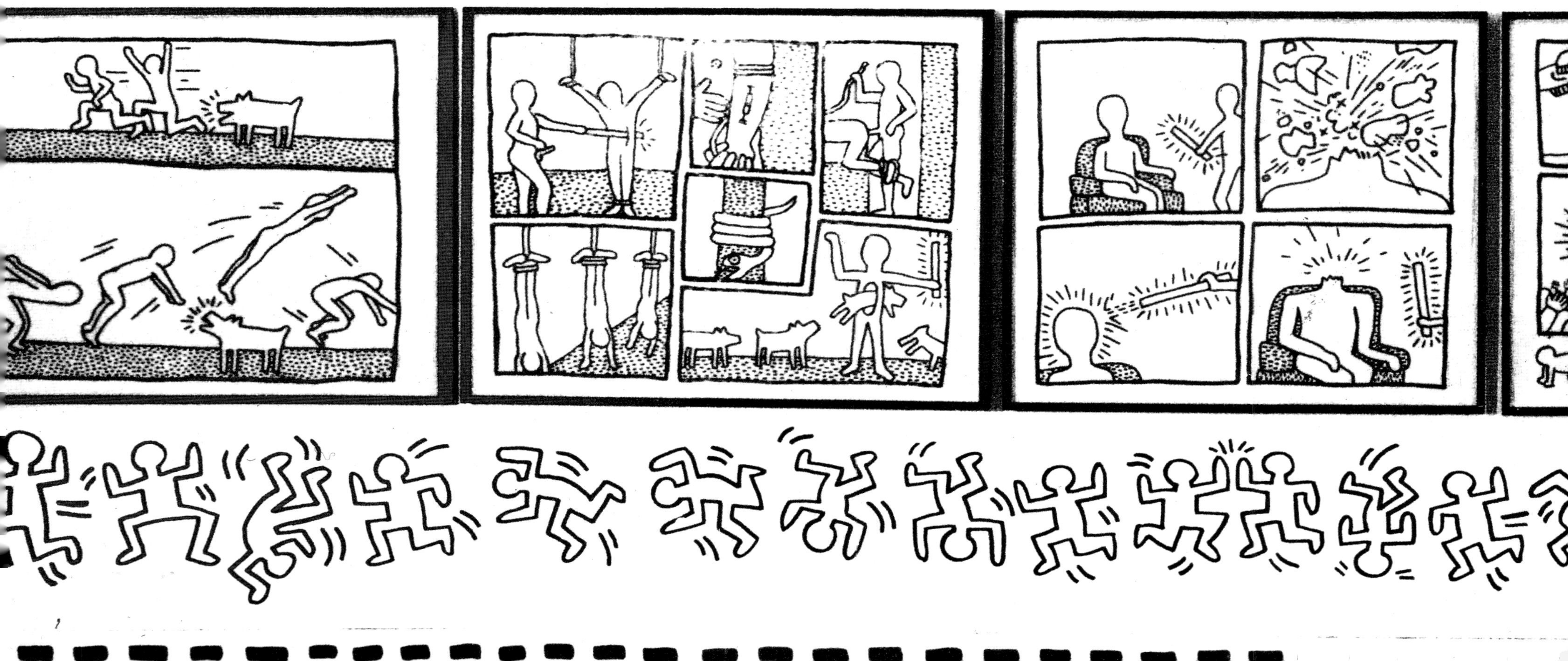

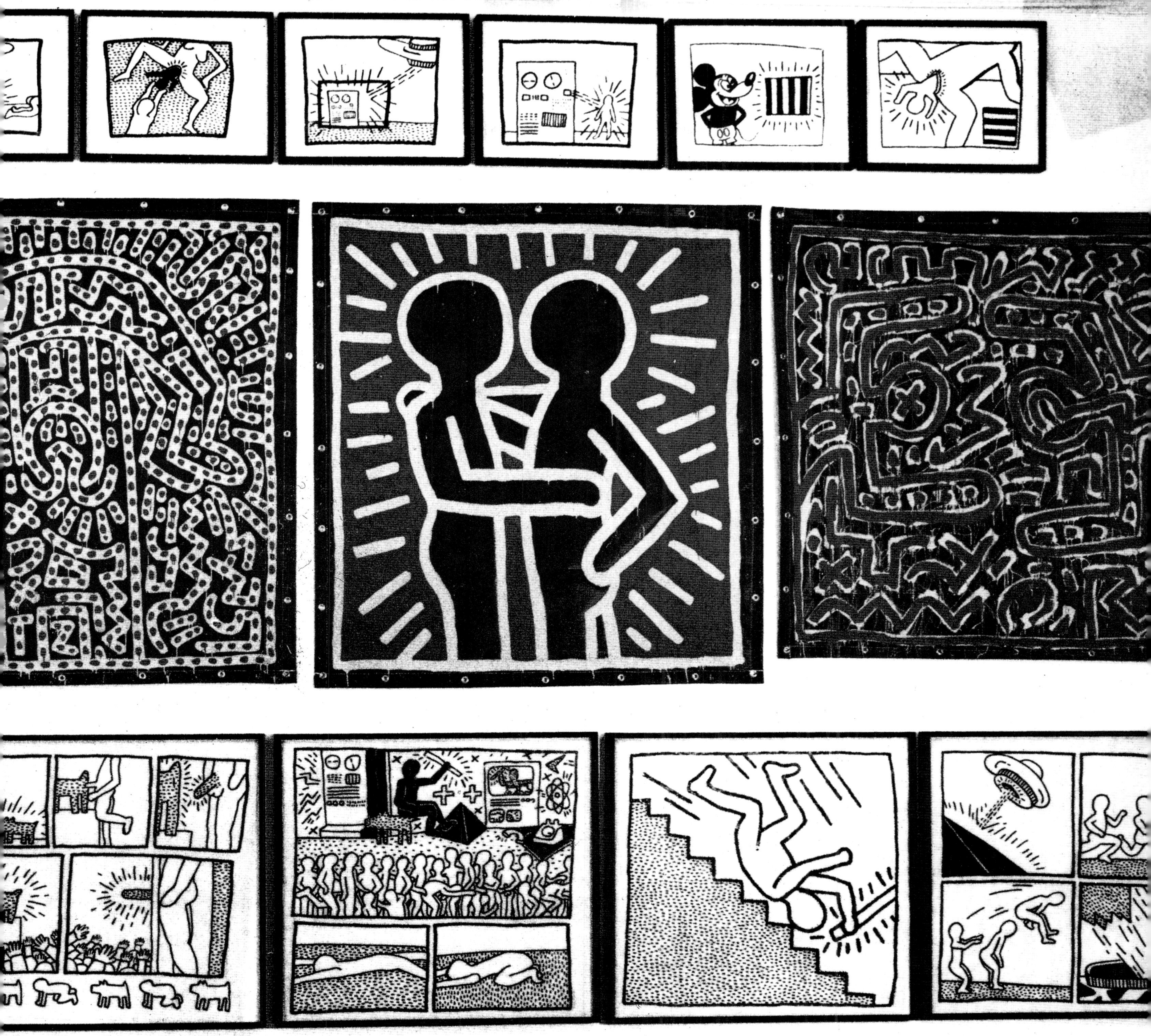

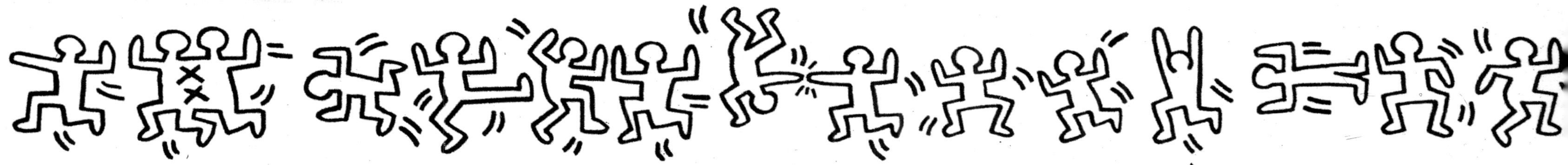

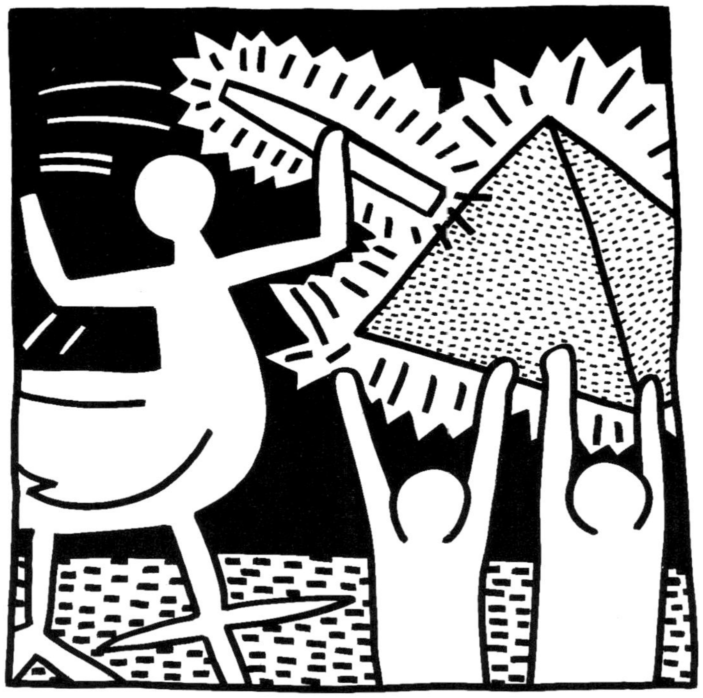

* **Ohne Titel**, 1980. Sumi-Tusche auf Preßspan, 122 x 121 cm
Sammlung Cyril Christo

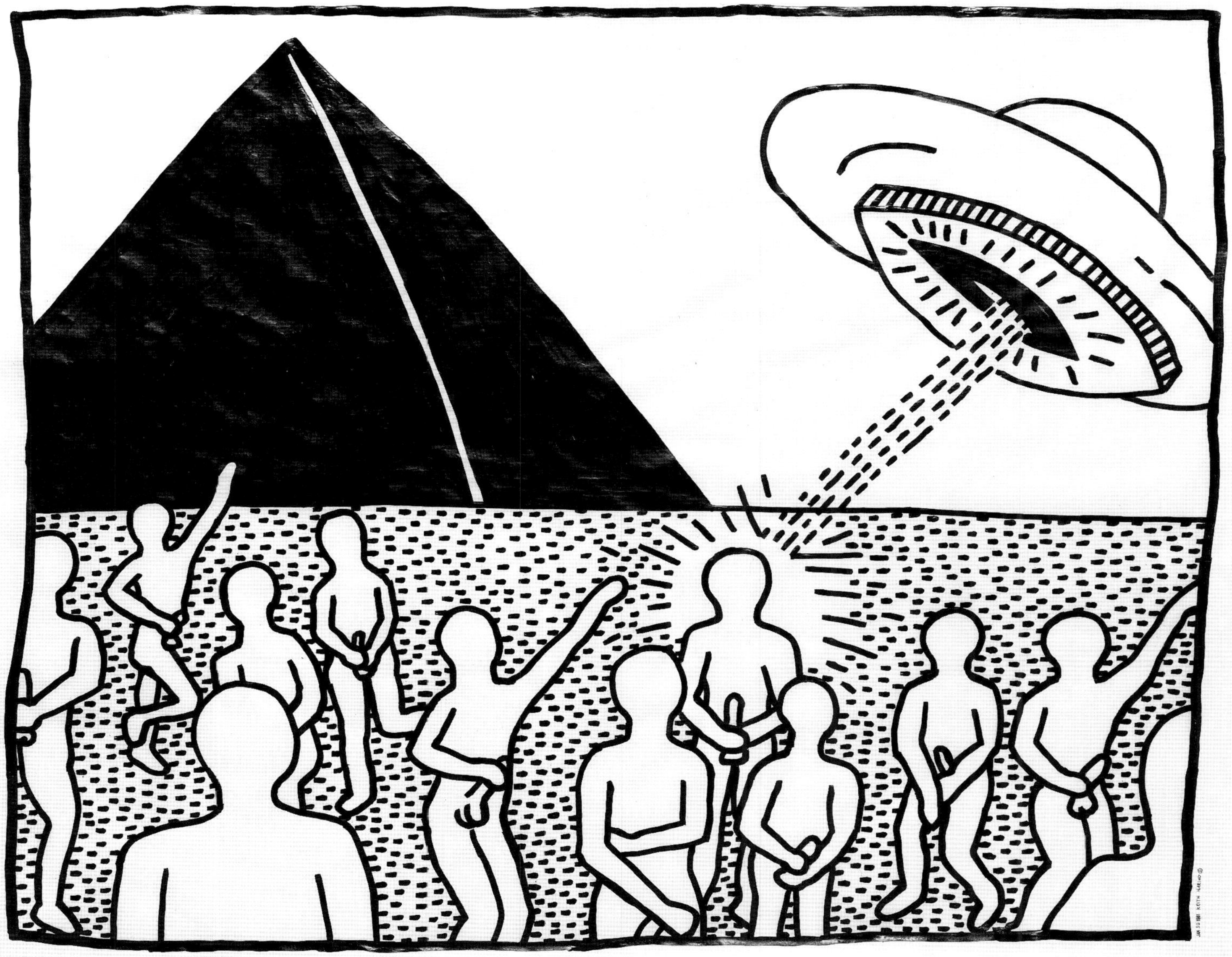

* **Ohne Titel**, 1981. Sumi-Tusche auf Velinpapier, 94 x 135 cm
Galerie Bruno Bischofberger, Zürich

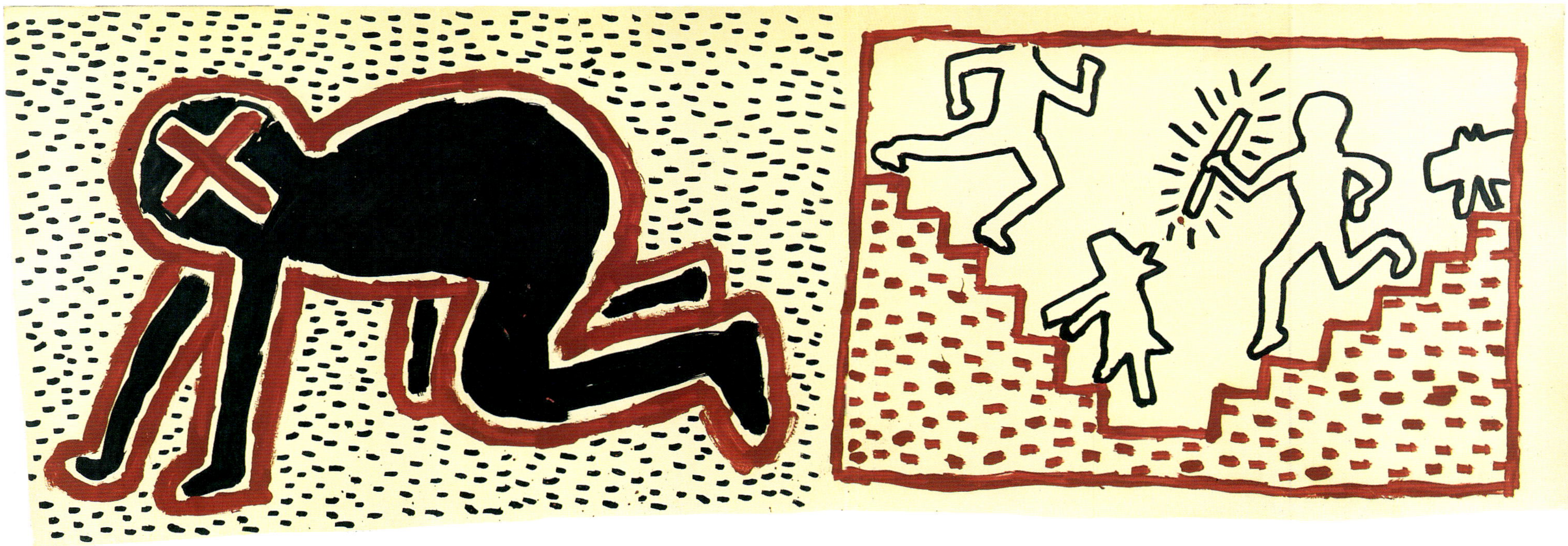

* **Ohne Titel**, 1980. Acryl auf Papier, 64 x 175 cm
Privatsammlung

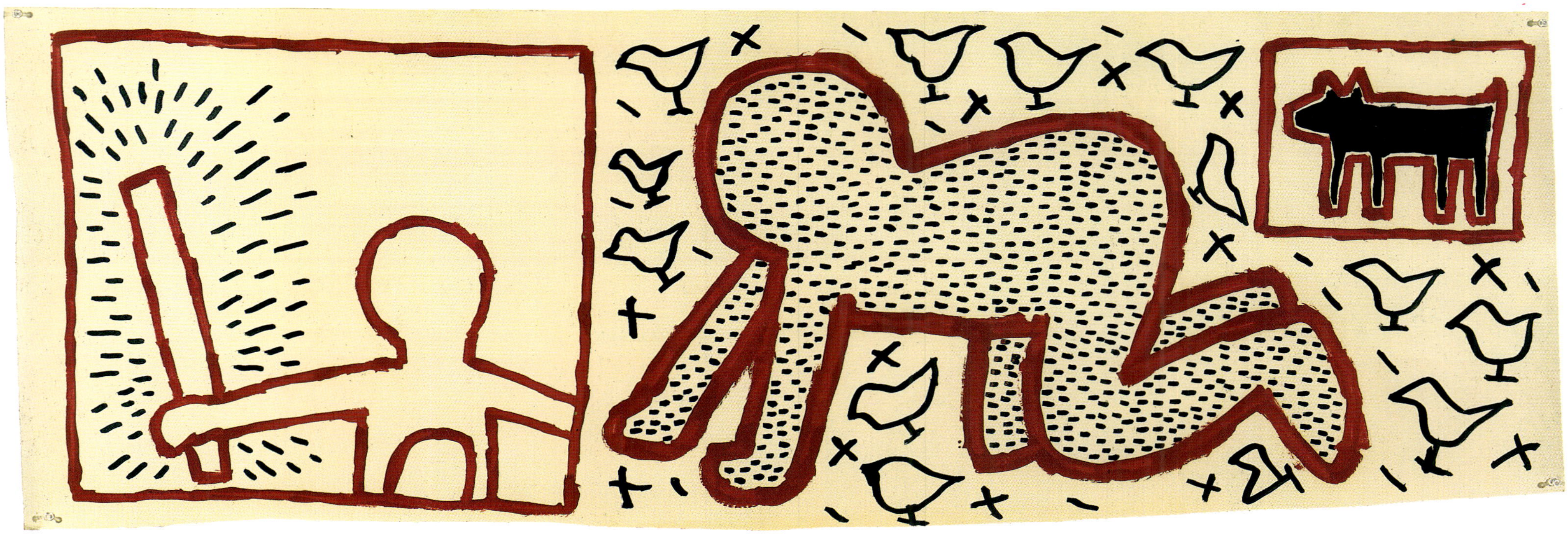

* **Ohne Titel**, 1980. Acryl auf Papier, 64 x 175 cm
Privatsammlung

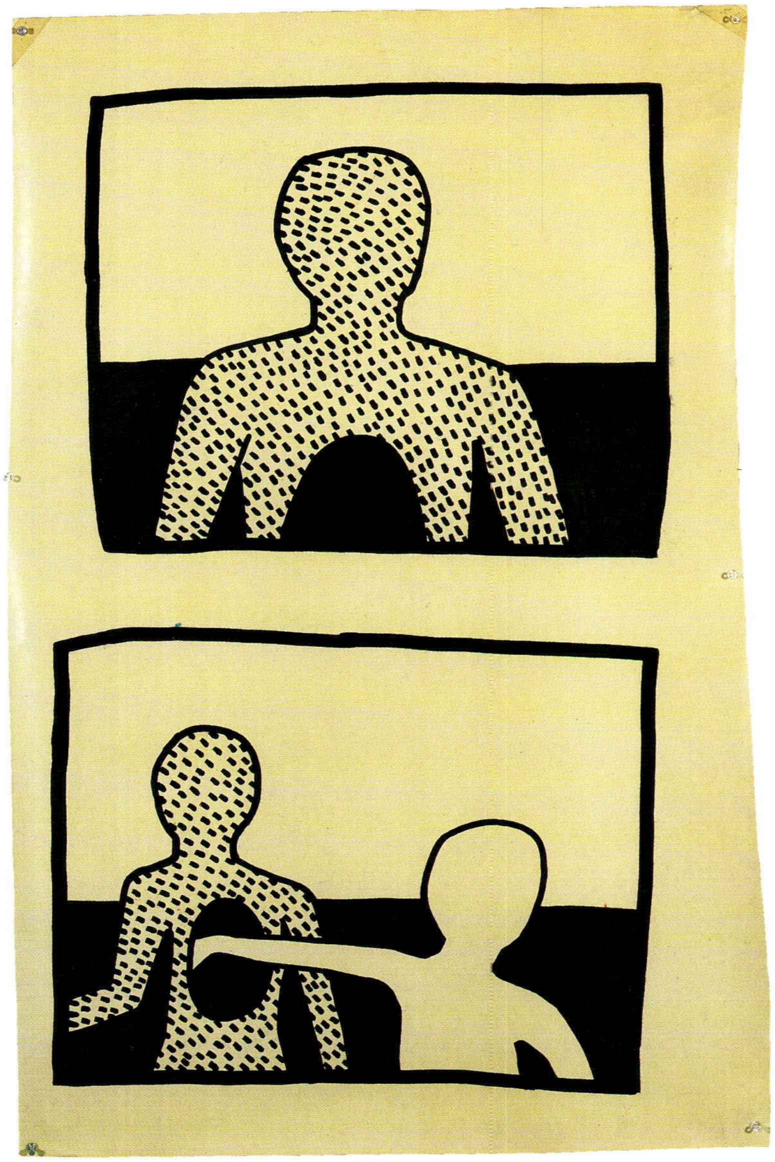

Ohne Titel, 1980. Sumi-Tusche auf Plakatwand, 122 x 77 cm
Privatsammlung

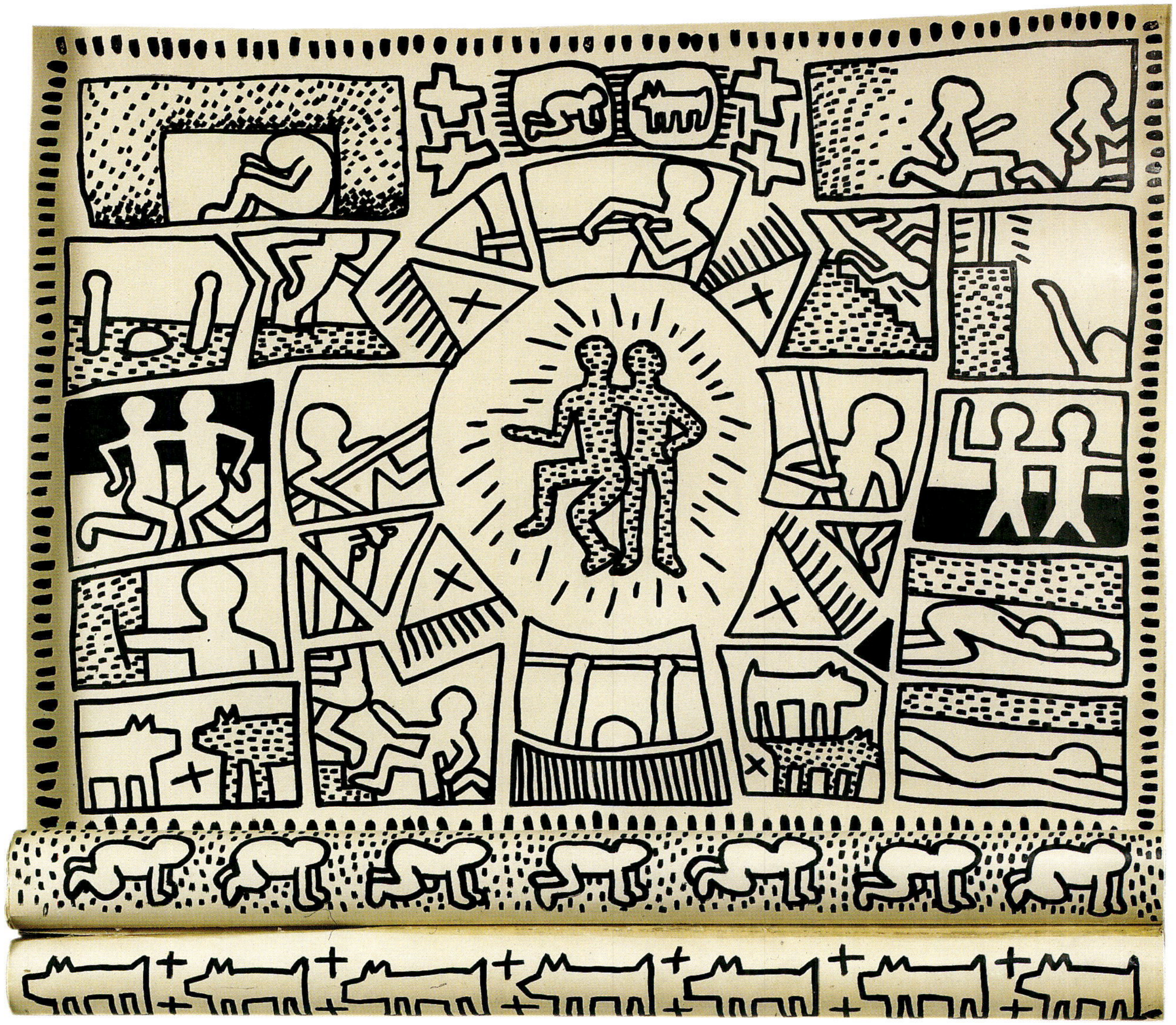

* **Ohne Titel**, 1980. Filzstift auf Papierrolle, 120 x 130 x 10 cm
Sammlung Familie Rubell

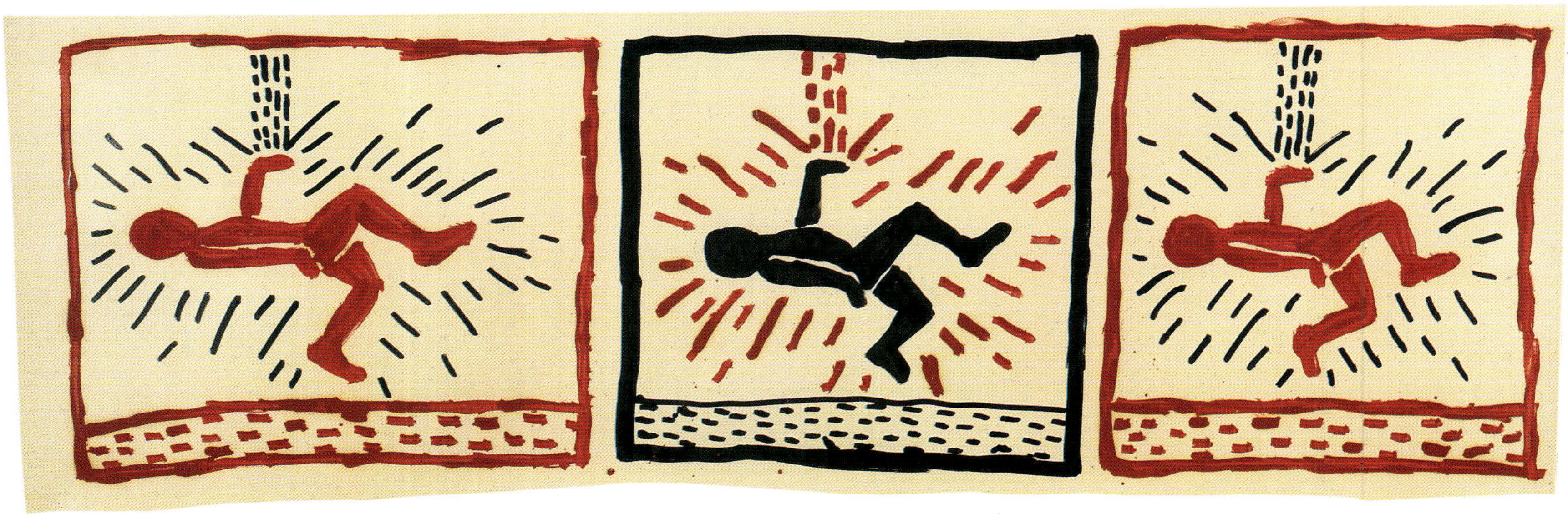

* **Ohne Titel**, 1980. Sumi-Tusche und Emailfarbe auf Eichenbrett, 60 x 175 cm
Sammlung Tony Shafrazi

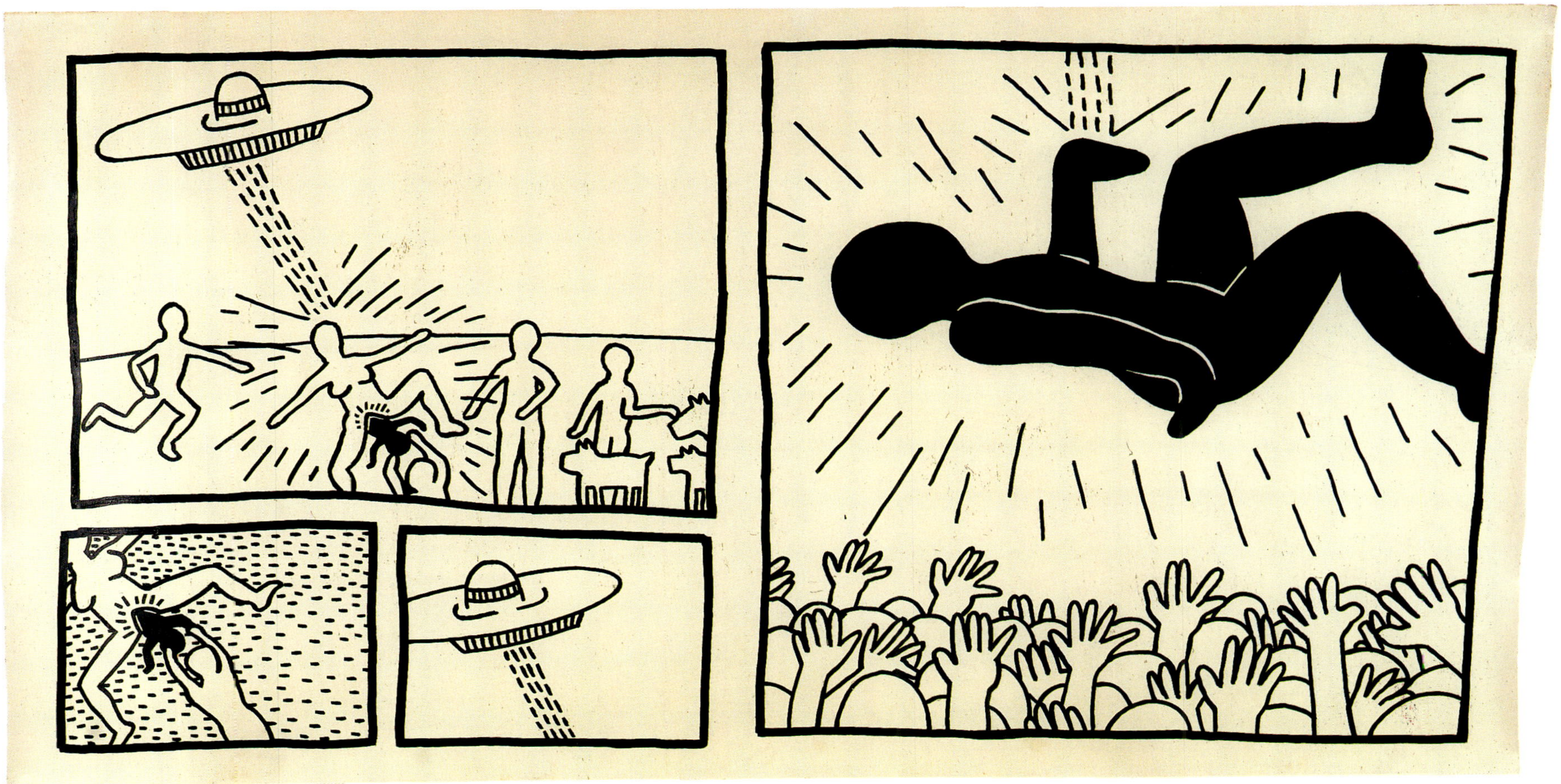

* **Zeichnungen für Fashion Moda im New Museum**, 1980. Sumi-Tusche auf Plakatwand, 122 x 233 cm
The Estate of Keith Haring, Courtesy André Emmerich Gallery, New York

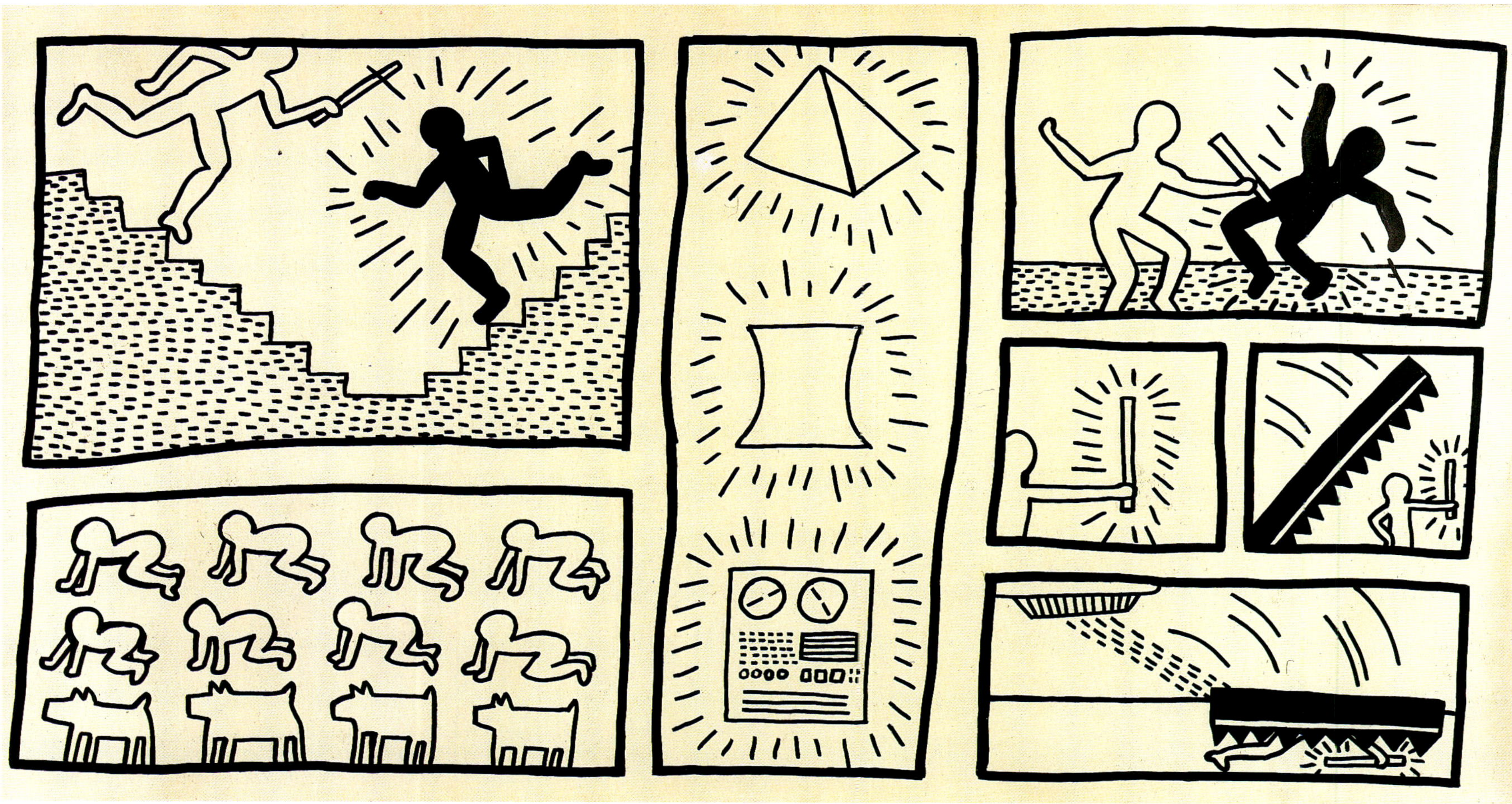

* **Zeichnungen für Fashion Moda im New Museum**, 1980. Sumi-Tusche auf Plakatwand, 122 x 230 cm
The Estate of Keith Haring, Courtesy André Emmerich Gallery, New York

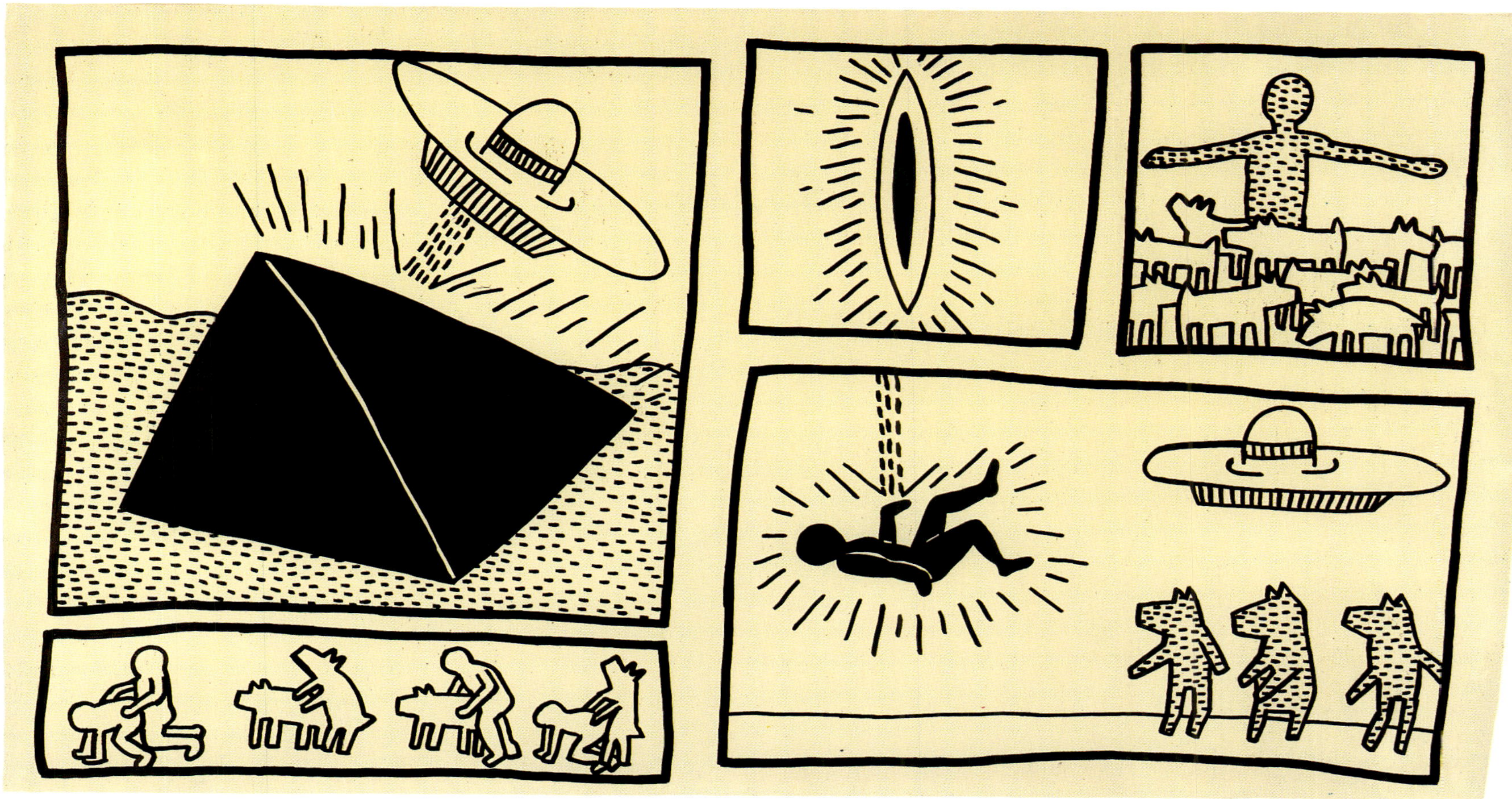

* **Zeichnungen für Fashion Moda im New Museum**, 1980. Sumi-Tusche auf Plakatwand, 122 x 228 cm
The Estate of Keith Haring, Courtesy André Emmerich Gallery, New York

KEITH HARINGS „AMERICAN BEAUTY"

DAVID FRANKEL

„Viele Frauen haben sich in Keith verliebt, und der Grund dafür war, daß er gewissermaßen den arche-typischen Mann verkörperte. Er hatte nämlich diese heroische Seite, hat stets für das Wahre, Gute und Gerechte gekämpft. Und er war immer noch ein richtiger Lausbub."

Carmel Schmidt[1]

Ich denke, daß Carmel Schmidt in ihren liebevollen Erinnerungen an ihren Freund Keith Haring implizit auch die starken kommunikativen Kräfte in seinem Werk anspricht, wenn sie seine männlichen Eigenschaften betont. An erster Stelle ist die nicht unbedingt explizite erotische Kraft zu nennen, die in der Energie der fließenden Linie immer zu spüren ist, und an zweiter sein Gerechtigkeitssinn. Die sinnliche Energie war angeboren, ein Teil seiner Persönlichkeit: Haring war ein Künstler, der bei der Arbeit sowohl seinen Körper als auch seinen Verstand einsetzte. Als Student sagte er einmal: „Das geht in Richtung auf ein Kunstwerk, das Musik, Performance, Bewegung, Konzept, Handwerk und eine Realaufzeichnung des Vorgangs in Form eines Gemäldes umfaßt."[2] Und das ist genau das, was er dann auch tun sollte. Auch sein Gerechtigkeitssinn war tief in seiner Persönlichkeit verankert und hatte drei Quellen: Zum einen hatte er seine Kindheit und Jugend in einer amerikanischen Kleinstadt verbracht, zum anderen verstand er sich als Schwuler und als Künstler als Außenseiter, der abseits des Mainstream stand, und schließlich war sein Gerechtigkeitssinn auch ein Erbe der Wertvorstellungen der 60er Jahre.

Energie muß ein Schlüsselbegriff für Haring gewesen sein: In all seinen Reden und Schriften klingt dieser Begriff wie ein Refrain an. Im Oktober 1978 notierte er in seinem Tagebuch: „Jede Sekunde von der Geburt an wird etwas erlebt; verschiedene Empfindungen, verschiedene Einschübe, verschiedene Richtungsvektoren von Kraft/Energie, die sich ständig um einen herum anordnen und wieder neu ordnen."[3] Über die schwarze Pop-Kultur dieser Jahre in New York schrieb er: „Es lag damals eine quirlige und ungezähmte Energie in der Luft ... und diese Energie nannte man Hip-Hop."[4] Zu einem seiner bekannten Motive äußerte er sich: „Die krabbelnden Babys stehen für Leben, Energie, Glück und die positive Seite der Menschheit."[5] Ein anderes häufig wiederkehrendes Motiv beschrieb er so: „Die Pyramiden stehen mit einer unbekannten Kraft im Zusammenhang [...] Vielleicht dachten die Menschen damals, daß sie in solchen Bauten ihre eigenen Energien unterbringen könnten."[6] Über eine Party, die er 1984 geschmissen hatte: „[...] die Atmosphäre ist derart energiegeladen, der Raum knistert geradezu vor Elektrizität."[7] Über sich selbst: „Diese Energie, sexuelle Energie, ist vielleicht der stärkste besondere Antrieb, den ich spüre – stärker als der zur Kunst? (!)."[8]

Wenn Harings Leben Energie verkörperte, so wurde sie in seiner Kunst verbildlicht, zum Beispiel durch die Bewegungsmarkierungen, die er nach dem Vorbild der Comics um seine laufenden Männchen verteilte, oder durch die kurzen geraden Linien um die Schnauzen seiner Hunde, die anzeigen, daß sie bellen – sichtbar gemachte akustische Vibrationen. In der polymorphen Perversität seiner Figuren – akrobatisch, ständig im Wandel und immer in Bewegung – liegt eine erotische Energie. Als Haring sich 1980, nachdem er eine Zeitlang anderen Medien den Vorzug gegeben hatte, wieder dem Zeichnen zuwandte, tauchten unbewußt entstandene Bilder von fliegenden Untertassen auf.

Reine Triebkraft, reine Energie ist amoralisch, so daß Harings strahlende Figuren zwangsläufig doppeldeutig sind. Für Wim Beeren vom Amsterdamer Stedelijk Museum war Haring ein paradoxes Phänomen: „ein großer junger Künstler im Nuklearzeitalter."[9] Für den New Yorker Lyriker Rene Ricard, der schon früh Harings Bedeutung erkannte, symbolisierten die Strahlen, die die krabbelnden Babys umgaben, das Licht – daher der Titel seines 1981 veröffentlichten *Artforum*-Artikels „The Radiant Child" (Das Kind im Strahlenkranz). Aber Ricard schrieb auch, daß Harings „arme kleine Kreaturen unter dem Bombardement radioaktiver Kommunikationen außer sich geratene, superschlaue Ikonen des Aufruhrs und des Chaos" sind.[10] Jeffrey Deitch spielte in einem später erschienenen Essay mit Ricards Titel und nannte seinen Aufsatz „The

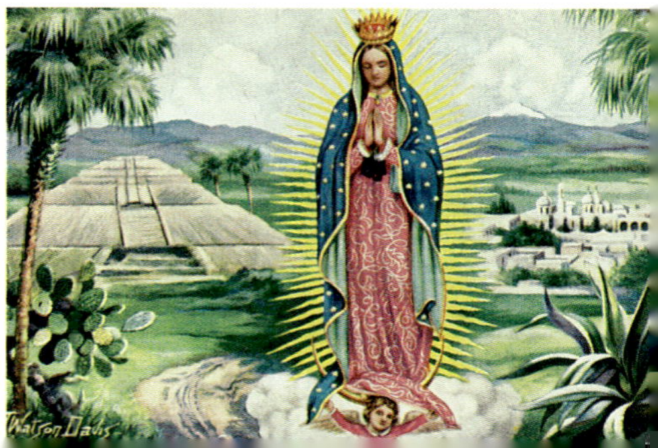

J. Watson Davis, **Unsere Muttergottes von Guadeloupe**, undatiert

GEGENÜBER Harings „Strahlenbaby"-Button, Erstauflage 1983

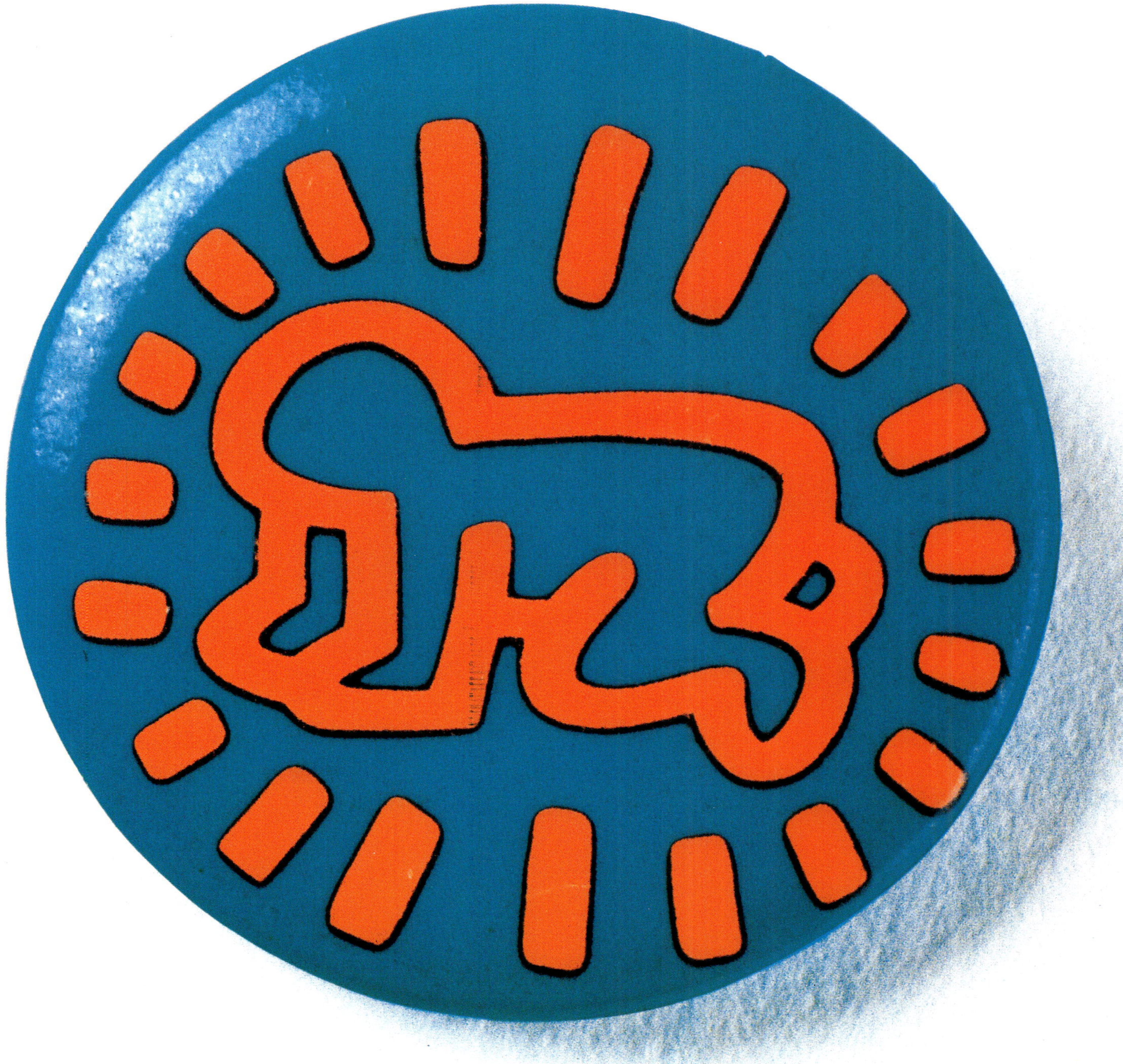

Radioactive Child“ (Das radioaktive Kind). Er wies darauf hin, daß Harings Heimatstadt Kutztown in Pennsylvania nur 65 Kilometer von dem radioaktiv kontaminierten Atomkraftwerk Three Mile Island entfernt lag.[11] Und als der Künstler selbst sich seine Gedanken über eine Welt „mit Telefon und Radio, Computern und Flugzeugen, Nachrichten aus aller Welt, Videobändern, Satelliten und Automobilen“ machte – alles von unsichtbarer Elektrizität angetrieben –, fügte er hinzu: „Ich habe eine Todesangst.“[12]

Wenn Haring die leuchtenden Stäben in den Händen seiner Figuren als Symbole körperlicher Kraft und politischer Macht deutete, heißt das nicht, daß Deitch falsch liegt, wenn er diese „energiegeladenen Stäbe“ mit Harings Pinselstrichen gleichsetzt.[13] Davon abgesehen hatte Haring seine Moralvorstellungen in sein Werk einbezogen.

> „Wir werden die Grateful Dead zu Gesicht kriegen!“
>
> Keith Haring, Tagebucheintrag, April 1977[14]

Je länger die 80er Jahre zurückliegen und je weiter das Periodisieren der Dekade voranschreitet, um so mehr wird Energie zu einem Schlagwort in der von Nostalgie beherrschten Gemengelage, die den Diskurs der Kunstwelt in der Ära v. Cr. – vor dem Crash – in Gang hielt.[15] In Wirklichkeit verfügten auch in den 80er Jahren nur wenige Künstler über ein ausreichendes Einkommen; aber einige, und zu ihnen zählte auch Haring, konnten tatsächlich mit ihren Werken Geld scheffeln. In seinen Tagebüchern wurde jetzt die U-Bahn, Stätte seines frühen Schaffens, allmählich von der Concorde verdrängt, was die Häufigkeit der Erwähnung angeht. Auch seine Ausführungen über die praktische Seite des Kunstgeschäfts wurden zunehmend nüchterner und kenntnisreicher.

Eine andere Energieform der 80er Jahre waren das Party- und Clubleben, und auch hier zählte Haring zu den Experten. Wenn möglich legte er seine Auslandsreisen so, daß er samstagnachts wieder in New York sein konnte – zur „gay night“ in der Paradise Garage, „eine Disko, bei der mir wirklich die Spucke wegblieb.“[16] Allerdings hatte dieser Ort für Haring nicht nur Unterhaltungswert: „Die ‚Garage‘“, notierte er, „… hat auf mein Leben unglaublich viel Einfluß gehabt, durch mancherlei ‚Umprägungs‘-Erfahrungen und Verwandlungen.“[17] Diese „Umprägungs“-Erfahrungen machten einen angeblich zu einem anderen Menschen. In den von Robert Farris Thompson eloquent dekodierten Figurenkonstellationen seiner Arbeiten tauchen immer wieder seine Beobachtungen von Tänzern und die Tänze auf, die er selbst in Diskotheken tanzte.[18] Dieser unersättliche Hunger nach visuellen Eindrücken war charakteristisch für Haring. Und trotz aller Wertschätzung für „große“ Maler der Vergangenheit und der Gegenwart, die sowohl in seinem Werk als auch in seinen Schriften und Interviews immer wieder zum Ausdruck kommt, war er ganz und gar in die amerikanische Alltagskultur integriert; er ließ sie in seine Kunst eingehen und wirkte mit seiner Kunst wiederum auf sie zurück.

Die Worte, mit denen Haring die Paradise Garage beschreibt, gehen zurück auf seine Kindheit und Jugend in Kutztown, Pennsylvania, und erinnern eher an die 60er oder 70er Jahre denn an die 80er. Natürlich herrschte in dem Club eine erotische Atmosphäre, und zudem gab es keine Rassenschranken[19]; vor allem aber war es, so der Künstler, „eine sehr spirituelle Erfahrung, ein starkes Erlebnis von Gemeinschaft“[20]. In einem Brief an den LSD-Papst Timothy Leary, mit dem er befreundet war, schrieb er: „Vielleicht weißt du nicht, wie wichtig die Paradise Garage ist, jedenfalls für mich und den Stamm von Leuten, die dort zusammen viele kollektive spirituelle Erlebnisse gehabt haben.“[21] „Gemeinsam“, „kollektiv“, „spirituell“, „Stamm“: Die Sprache verweist – wie die Person Learys – auf die 60er Jahre. Im Gespräch mit seinem Biographen John Gruen verglich Haring die Paradise Garage explizit mit einer anderen uramerikanischen Erfahrung, die gleichfalls in den 60er Jahren wurzelte: „Ich komm mir beinahe vor wie bei 'nem Grateful-Dead-Konzert.“[22] Dieser Vergleich war beileibe nicht zufällig, denn er hatte schon Leary gegenüber gesagt: „Ich ‚entdeckte' die Garage natürlich dank einem göttlichen ‚Zufall‘, so wie ich auch die Grateful Dead 1975 ‚entdeckte‘.“[23]

Haring wußte, was er den 60ern verdankte – die Alltags- und Trivialkultur, weniger dagegen ihre Kunstwelt. Was die „Kunst“ betraf, war er wählerisch: Er bewunderte Andy Warhol, aber der „Überrationalisierung“[24] der Minimal Art und der Konzeptkunst begegnete er skeptisch, und seine Arbeiten entstanden zum Teil als Gegenreaktion darauf. Über die Ereignisse und Ideen, die das amerikanische Alltagsbewußtsein der 60er Jahre prägten, schrieb er dagegen an Leary: „Ich meine, ich bin 1958 geboren, darum habe ich, als ich aufwuchs, von den Ereignissen Anfang der 60er Jahre nur aus einer seltsamen Mischung von Quellen etwas erfahren, die durch die schützende Aufsicht meiner Eltern gefiltert waren. Die meisten Informationen bekam ich aus dem Fernsehen, aus den Bildberichten in *Life* und auch durch manche Verbindungen zu aufgeklärten Verwandten. Es hat mich aber stark beschäftigt und interessiert und, glaube ich, auch beeinflußt zu einer Zeit, als meine Persönlichkeit und Ideologie in ihren ‚prägsamsten‘ oder beeindruckbarsten Stadien waren.“[25] Als Teenager hatte er eine Jesus-Freak-Phase durchlaufen, seine langen Haare zum Pferdeschwanz zusammengebunden, die Grateful Dead gehört und auf den Feldern um Kutztown LSD genommen. (Leary erzählte er, daß eine Zeichnung, die er mit fünfzehn Jahren auf seinem ersten Trip malte, „der Keim *aller* folgenden Arbeiten [war] und sich nun zu einer ganzen ‚ästhetischen Weltanschauung' (und Arbeitsweise) entwickelt [hat].“)[26] Als er Mitte der 80er Jahre Learys Autobiographie *Flashback* las, war er völlig fasziniert: „Je weiter ich in Learys Buch lese, desto mehr teile ich seine Gedanken und Vorstellungen der Kunst.“[27]

Harings politische Haltung, wie sie in seiner Kunst zum Ausdruck kommt, hatte Berührungspunkte mit dem Aktivismus der 60er. Wenn eine Gruppe von 1985 entstandenen Gemälden (sie zeigen die für Haring typischen merkmallosen Figuren mit comicartigen Falten und an Dalí erinnernde Verformungen) einen grotesken Eindruck macht, dann deshalb, weil diese „sozialkritische Motive“ (Aids, Rassismus) behandeln und Haring „die Verzweiflung und Hilflosigkeit der dargestellten Situation“ zeigen will.[28] Die Ahnung einer bevorstehenden

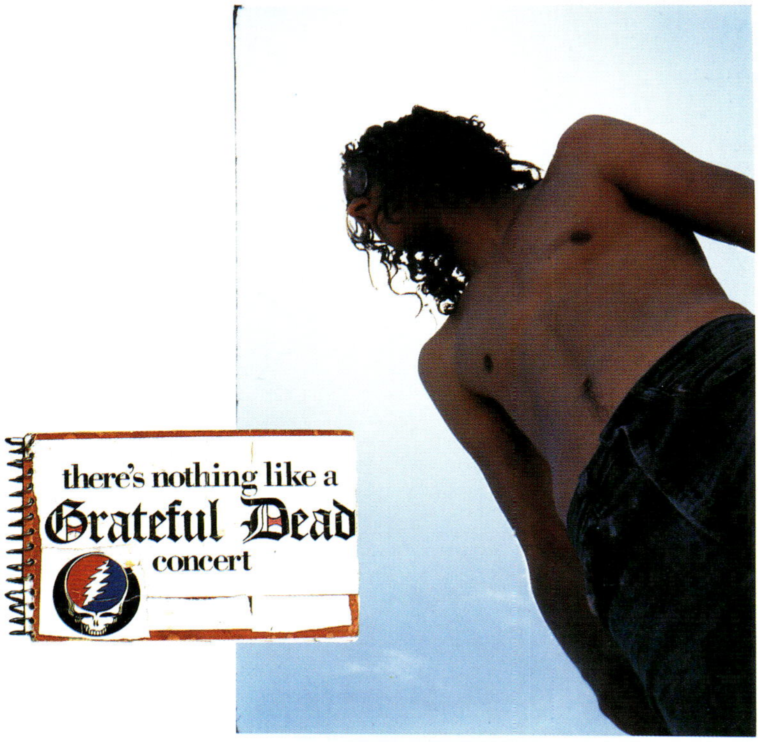

Keith Haring, 1976

Umschlag von Harings Tagebuch (vom 29. April 1977 bis 1. Juni 1977), in dem er seinen Trip per Anhalter durch die USA und den Besuch eines Grateful-Dead-Konzerts beschrieb

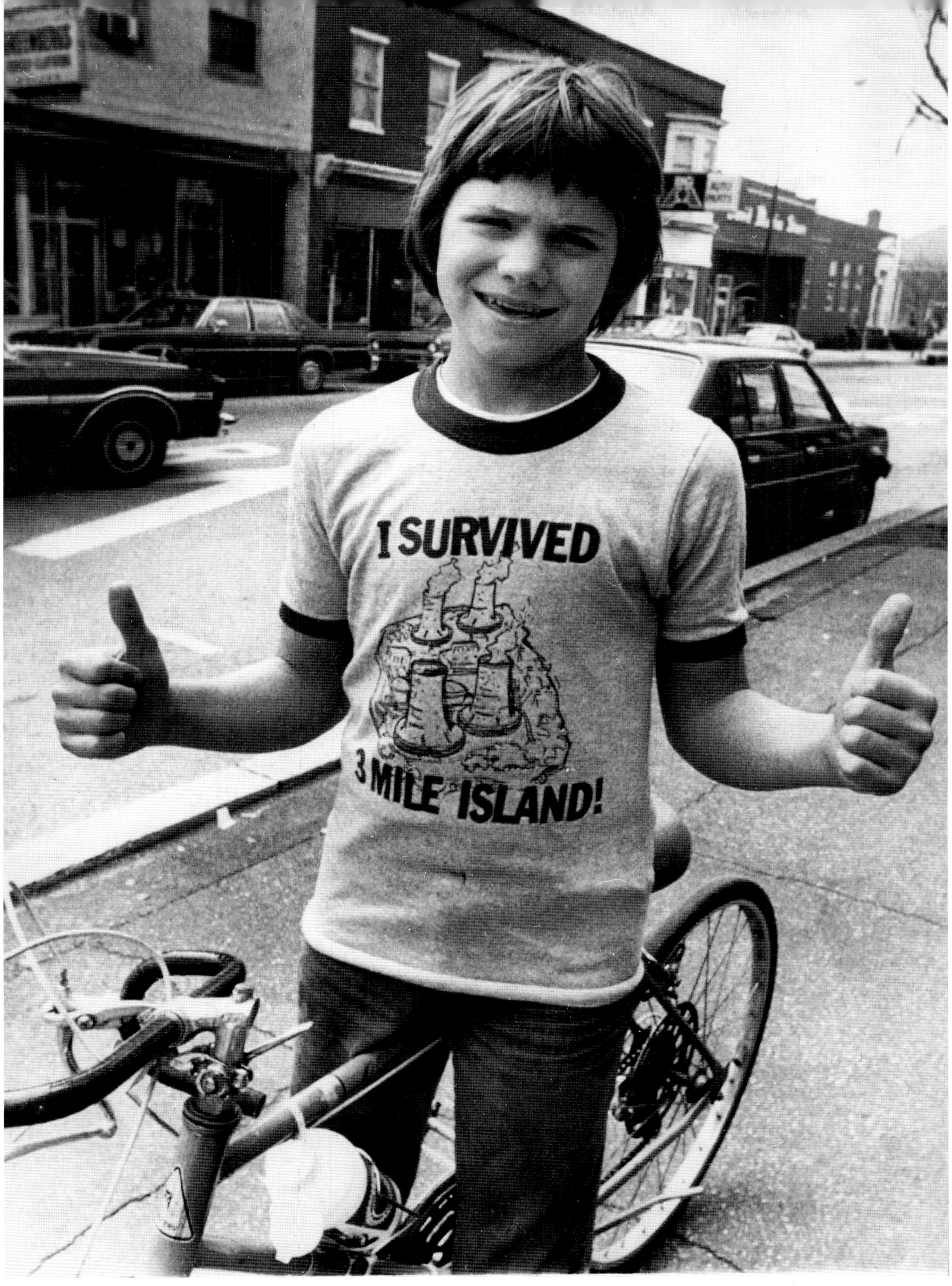

Apokalypse hat viele Vorläufer in den 60er Jahren, auch wenn Haring in seinen Bildern Atomkraft und Nuklearwaffen sowie später Aids thematisiert. Format, Standort und Material seiner Werke – der U-Bahn-Zeichnungen, der Wandmalereien und der Pop-Shop-Artikel – wurden von dem populistischen Wunsch nach breiter öffentlicher Wirkung bestimmt. Auch der in den frühen 80er Jahren getroffenen Entscheidung, mit Vinylfarbe auf Vinylplanen zu malen, liegt ein Widerstand gegen das elitäre Moment zugrunde, das Haring mit Öl auf Leinwand assoziierte.[29] In einem 1984 geführten Interview beschrieb Haring ein Problem, das sich ihm gestellt hatte: wie man den gefährlichen machtpolitischen Einfluß des Fernsehens in den Monaten vor der Präsidentschaftswahl darstellen könne. „Heute habe ich ein Bild gemacht, auf dem ein Fernseher mit Dollarnoten zu sehen ist. Und dann kommt ein Schlauch aus dem Fernseher, der durch den Kopf von irgend jemandem geht und auf der anderen Seite wieder rauskommt und sich schließlich in eine Hand verwandelt, die den Hebel der Stimmzählmaschine mit der Aufschrift ‚Wählt!' bewegt."[30]

Diese schematische Beschreibung wird dem visuellen Einfallsreichtum des Bildes nicht gerecht. Wie viele seiner Zeitgenossen in den 80er Jahren griff auch Haring überkommene visuelle Formen auf, aber er eignete sie sich nicht einfach an, sondern adaptierte sie vielmehr und führte sie auf geniale Art und Weise fort. Es war nicht etwa so, daß er statt Léger, Matisse, arabischen Ornamenten, Pierre Alechinsky, Frank Stella, Stuart Davis oder Walt Disney (um nur einige der Assoziationen zu nennen, die in seinem Werk offensichtlich sind) nur noch die Paradise Garage im Blick gehabt hätte. Vielmehr griff Haring alle diese Eindrücke auf, um sie dann mittels der Syntax seiner fließenden und rekombinierenden Linie neu zu formulieren. Von Warhol ungemein beeinflußt, beschäftigte er sich in seinen Tagebüchern immer wieder mit Fragen von „hoher" Kunst und Trivialkunst, Künstler und Publikum, Kunst und Kommerz. Es war ihm deutlich bewußt, daß er sich der Aufgabe verschrieben hatte, die Kunst der Welt von heute anzupassen. „Ich wundere mich immer wieder", schrieb er

Ein Bewohner von Middletown, Pennsylvania, ist nach der Evakuierung des Gebietes um das Atomkraftwerk Three Mile Island, das in Sichtweite von Harings Heimatstadt Kutztown lag, nach Hause zurückgekehrt.

einmal, „wie viele Künstler immer noch so arbeiten, als wäre die Kamera nie erfunden worden, als wenn es Andy Warhol nie gegeben hätte und als wenn sie noch nie etwas von Flugzeugen, Computern und Videogeräten gehört hätten."[31] Harings gesellschaftspolitische Anschauungen waren nicht etwas, das außerhalb seiner Kunst gestanden hätte, nicht einfach eine Thematik, der er sich als Künstler zugewandt hätte, sondern sie waren ein integraler Bestandteil nicht nur der Bildersprache seiner Kunst, sondern auch ihrer Form und ihres Gehalts.

Diese Anschauungen stellten Haring in die Tradition der amerikanischen Demokraten und Populisten. Aber es waren die 60er Jahre, so erzählte er es Leary, die ihm diese Traditionen nahegebracht hatten, wenngleich ihm Ende der 70er Jahre bewußt war, daß der Hippie-Kultur, zu der er sich auch gezählt hatte, „die Luft ausgegangen" war.[32] In sein Tagebuch schrieb er 1979: „Sitze im ZUG, mir gegenüber Hippies. Mir wird übel. Was habe ich seit damals gelernt?" Nicht mehr in der Dekade aufgewachsen, in der es ausreichte, lange Haare zu haben, um eine Gemeinschaft zu bilden, wußte er, selbst als er dieser Generation noch nacheiferte, daß „es schon zu spät [war]".[33] Die Herausforderung, der er sich stellte und die er bewältigte, nutzte Keith Haring, um das entstandene Vakuum mit neuer Energie zu füllen.

> „Also sagten wir zueinander: ‚Mach es selbst und tu es.'"
> Keith Haring, 1986[34]

> „Glücklich bin ich nur, wenn ich arbeite."
> Keith Haring, Tagebucheintrag, Juni 1987[35]

Die Wurzeln für Harings Ethik in den Werten der Generation seiner Kindheit zu suchen, heißt nicht, ihn als Protagonisten der Baby Boomers zu vereinnahmen; er wußte sehr wohl, daß er jene Generation hinter sich gelassen hatte. Auch wenn er dieselben Erfahrungen – „gemeinsam", „kollektiv", „spirituell", „Stamm" – sowohl in den Konzerten der Grateful Dead in den 70ern als auch in den 80ern in der Paradise Garage gemacht hatte, und auch wenn die Wertskala, die er an diese Erfahrungen anlegte, eindeutig von der Woodstock-Rhetorik geprägt war, so kannte er doch den Unterschied – er wußte, daß die Garage „keine Hippie-Klamotte ist, sondern sich in einer urbanen, zeitgenössischen Umgebung"[36] befand. Harings Stärke war es, diesen Kulissenwechsel zu nutzen, um ein neues Gemeinschaftsgefühl zu schaffen – mittels einer Internationalisierung des Publikums für seine Kunst.

Auf politischer Ebene manifestierte sich das Ende der 60er Jahre in Watergate und im Ende des Vietnamkriegs; in der Alltagskultur erst Mitte und Ende der 70er Jahre mit dem Siegeszug des Punk-Rocks. Die Künstler- und die Musikerszene in Downtown New York waren aufeinander eingespielt. Parallel zum Punk formte sich eine neue Bewegung in der Kunst. Als es sich zeigte, daß Museen und Galerien für diese neue Kunst noch nicht reif waren, schuf sie sich selbst andere Foren.

Wenn wir uns an die 80er Jahre nur als eine Ära dekadenten Überflusses erinnern, vergessen wir die „Do it yourself"-Seite dieser Dekade, die zumindest in ihrer ersten Hälfte nicht zu übersehen war: Kunst schoß überall – in den U-Bahnen und Straßen New Yorks und im East Village – wie Unkraut aus dem Boden, erfinderisch, widerstandsfähig, nicht loszuwerden, manchmal schön und manchmal nicht. Haring spielte hierbei eine entscheidende Rolle. Wenn nun nach der wirtschaftlichen Rezession und der Galerien-Krise der 80er Jahre Kunst durch eine Phase der *Slacker*-Imitationen und der Zurückweisung taumelt, dann liefert Keith Haring sicherlich ein Modell dafür, wie man einem solchen Interregnum begegnen kann: mit innovativer Energie und unablässiger Arbeit.

Anmerkungen

1. Carmel Schmidt, in: John Gruen, *Keith Haring. Die autorisierte Biographie* (Wilhelm Heyne Verlag, München, 1991), S. 52.
2. Keith Haring, *Keith Haring Tagebücher* (S. Fischer Verlag, Frankfurt a. M., 1997), S. 15.
3. Ebd., S. 7.
4. Gruen, *Keith Haring*, S. 90.
5. Paul Donker Duyvis, „Every Station Is My Gallery: Interview with Keith Haring" in: *Keith Haring 1986: Paintings, Drawings and Velum*, Ausstellungskatalog (Amsterdam, Reproductie Afdeling, Stedelijk Museum, 1986), S. 46.
6. Ebd.
7. Gruen, *Keith Haring*, S. 120.
8. Haring, *Keith Haring Tagebücher*, S. 70.
9. Wim Beeren, „Preface" in: *Keith Haring 1986*, S. 3.
10. Rene Ricard, „The Radiant Child", *Artforum* 20 (Dezember 1981), S. 42.
11. Jeffrey Deitch, „The Radioactive Child", in: *Keith Haring 1986*, S. 15.
12. Haring, *Keith Haring Tagebücher*, S. 76.
13. Vgl. Haring, zitiert nach Duyvis, „Every Station Is My Gallery", S. 46, und Jeffrey Deitch, „The Radioactive Child", S. 11.
14. Haring, *Keith Haring Tagebücher*, S. 2.
15. Die kurzen Erörterungen über die allgemeinen Charakteristika bestimmter Zeiträume in diesem Beitrag sind cum grano salis zu verstehen. Fredric Jameson warnt davor, Konzepte und Gewohnheiten zu „periodisieren". Vgl. Frederic Jameson, *Postmodernism, or, the Cultural Logic of Late Capitalism* (Durham, North Carolina; Duke University Press, 1991), S. 3-4
16. Gruen, *Keith Haring*, S. 88.
17. Haring, *Keith Haring Tagebücher*, S. 105.
18. Siehe auch Robert Farris Thompson, „Einleitung", in: *Keith Haring Tagebücher*, S. xx-xxxii, und ‚Requiem for the Degas of the B-Boys: Keith Haring", *Artforum*, 28 (Mai 1990), S. 135-141.
19. „Diese Vielfalt von unterschiedlichen Menschen, die harmonisch zusammenarbeiten und -leben, hat mir an New York immer am besten gefallen." Haring, undatiertes Statement in den Archiven der Keith Haring Foundation. Haring sprach auch explizit davon, daß ihn die weiße Kultur, in der er aufgewachsen war, befremdete. Vgl. zum Beispiel seine dementsprechenden Bemerkungen in Gruen, *Keith Haring*, S. 88:„... ich fühlte von Anfang an eine stärkere Affinität zur Kultur der Schwarzen als zur Kultur der Weißen."
20. Ebd., S. 89.
21. Haring, *Keith Haring Tagebücher*, S. 105.
22. Gruen, *Keith Haring*, S. 89.
23. Haring, *Keith Haring Tagebücher*, S. 105.
24. Duyvis, „Every Station Is My Gallery", S. 46.
25. Haring, *Keith Haring Tagebücher*, S. 104.
26. Ebd., S. 105.
27. Gruen, *Keith Haring*, S. 144.
28. Ebd., S. 133. Michael Stewart war ein junger Schwarzer, der in Polizeigewahrsam starb; er war wegen Graffiti-Malereien in der New Yorker U-Bahn festgenommen worden.

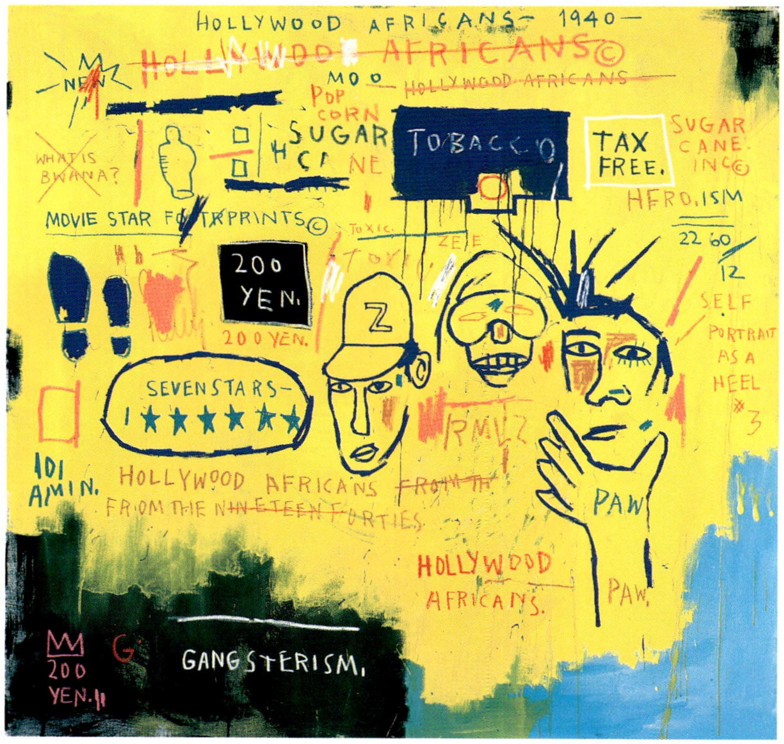

Jean-Michel Basquiat: **Hollywoods Afrikaner**, 1983. Acryl und Mischtechnik auf Leinwand, 213 x 213 cm. Whitney Museum of American Art, New York, Schenkung Douglas S. Cramer 84.23

GEGENÜBER Zeitungsausschnitte und Collagen von Haring, um 1979–1980

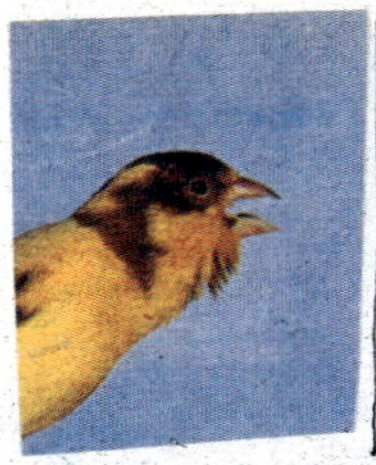

I TALKED LOUD.

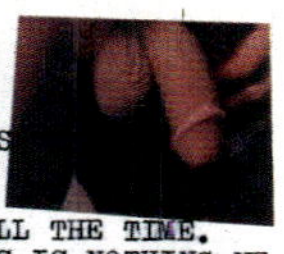

TONIGHT I'M
ALL RIGHT.I
NEVER REALIZ
ED THAT IT IS
ALWAYS THIS W
AY.THEY SAID
IT HAPPENS ALL THE TIME.
THEY SAID THIS IS NOTHING NE
W,IT HAPPENS ALL THE TIME.

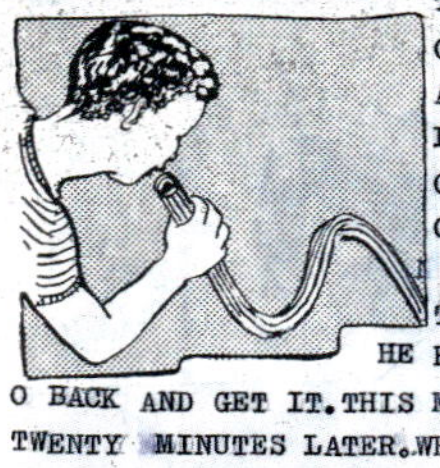

HE LOOKED AT HIS WATCH AND
REALIZED HE WAS LATE FOR AN
APPOINTMENT.HE SAID HE WOULD
TRY TO GET THERE ON TIME.HE
CALLED THEM ON THE TELEPHONE
AND TOLD THEM HE WOULD BE A
LITTLE LATE.THEY SAID THEY W
OULD WAIT FOR HIM.HE RUSHED
OUT THE DOOR AND FORGOT HIS
NOTEBOOK.HE WAS HALFWAY TO
THE TRAIN WHEN HE REALIZED
HE HAD FORGOTTEN IT.HE HAD TO G
O BACK AND GET IT.THIS MEANT HE WOULD BE ANOTHER
TWENTY MINUTES LATER.WHEN HE GOT BACK TO THE HOUSE
HE CALLED THEM AGAIN.THIS TIME THEY WERE ANGRY.THEY
HAVE ALREADY WAITED A HALF HOUR.HE SAID HE WOULD TR
Y TO GET THERE AS FAST AS
POSSIBLE.HE BORROWED MONE
Y TO TAKE A TAXI.HE GOT
THERE JUST IN TIME TO SE
E THEM LEAVING.HE RAN IN
SIDE BUT NOBODY AT ALL W
AS LEFT INSIDE.HE WENT
BACK OUTSIDE TO TALK TO
THE REST OF THE PEOPLE
WHO WERE ABOUT TO LEAVE.

HE SAID HE COULD HEAR ME.

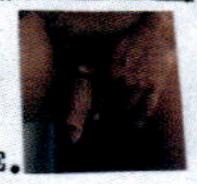

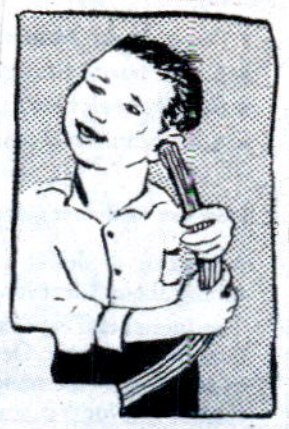

SOME PEOPLE ARE REALLY GOOD AT IT SHE SAID.SOME
PEOPLE GET IT RIGHT THE FIRST TIME.SOME PEOPLE
LEARN REALLY FAST.IT IS NATRAUL TO LEARN BY INSTIN
CT.SOME OF OUR ACTIONS ARE GUIDED BY OUR SENSES.
HE SAID I DID IT REALLY GOOD SHE SAID.HE TOLD ME
THAT NOT EVERYONE
CAN DO THIS.
HE SAID HE LI
KED IT.I TOLD
HIM THAT I W
OULD DO IT FO
R HIM ANYTIME
HE WANTED ME
TO.SOMEONE S
AID THAT HE
DID IT TO HI
S FREIND.I
THINK HE LEA
RNED IT FROM
ME.HE USED
MY METHOD.I
GOT REALLY
UPSET WHEN I
HEARD THAT
HE WAS DOING

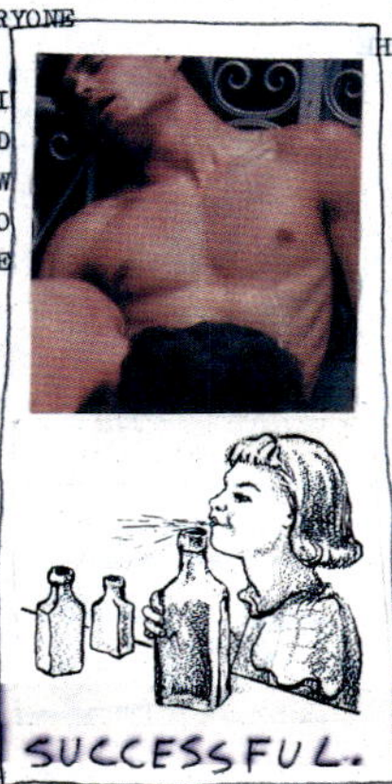

I CAN DO THIS.
HE SAID THAT I
WAS REALLY GOOD
AT THIS.I HEARD
THAT NOW HE WAS
DOING IT WITH
HIS FRIEND.HE
SAID HE LIKES
IT THAT WAY.HE
SAID THAT I CAN
ONLY DO AFEW
THINGS.I THINK
THAT SOUNDS RID
ICULOUS.ALL THE
Y REALLY WANT
IS THE SAME THI
NG.I THINK I CA
N DO IT BETTER
THAN HIS
STUPID NEW
BOYFRIEND.

IT WITH THAT GUY WHO I USED TO GO OUT WITH.HE MAKES
ME SICK SHE SAID. HE SAID THAT HE WAS MORE SUCCESS
FUL.SHE SAID THAT SHE WAS TIRED OF BEING IN THE PO
SITION OF SERVITUDE.SHE DIDN'T ACCEPT HIS ARGUEMENT
ABOUT HIS PERSONAL FREEDOM.SHE DECIDED TO NEVER SEE
HIM AGAIN.SHE LEFT A NOTE ON THE TABLE.THE NOTE
SAID SHE WAS LEAVING FOR GOOD AND SHE HOPED HE WO
ULD BE SUCCESSFUL NOW.

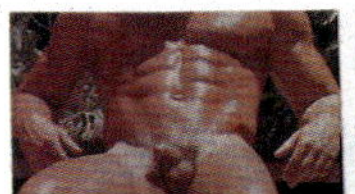

WE TOLD THEM TO WAIT FOR

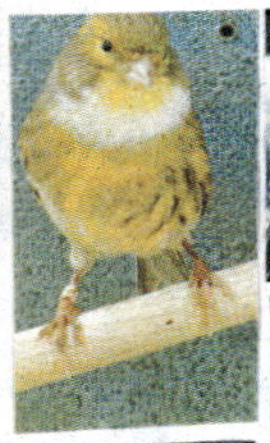

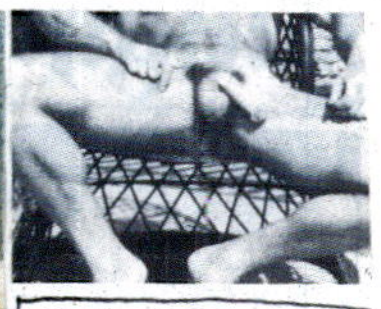

THEY SAID THAT THEY COULDN'T

SOMETIMES IT SEEMS
LIKE THEY ARE DOING THESE THINGS TO CONFUSE US.
THERE ARE OTHER POSSIBILITIES HE SAID.SOMETIMES IT
APPEARS THAT THESE OTHER THINGS ARE NO BETTER THAN
THE THINGS WE HAVE NOW.THERE ARE OBVIOUS SIMILARITI
ES.IN THE BACK OF YOUR HEAD.YOU STILL RETAIN THE
MEMORIES FROM THAT INCIDENT WHICH CHANGED YOU.THESE
THINGS ARE SOMETIMES SO OBVIOUS THAT WE DON'T SEE
THEM.SOMETIMES IT TAKES A REAL BIG SHOCK TO MAKE US
SEE THESE THINGS.I THINK THIS IS REALLY SERIOUS,SHE
SAID.YOU MADE ME THINK OF THE OTHER THINGS.YOU MADE
ME THINK OF THE THINGS I HAD TRIED TO DO.THINGS CHAN
GE SO FAST THAT SOMETIMES THE CHANGES ARE HIDDEN.TH
EY TOLD US TO REMEMBER THE THINGS THAT HAVE HAPPENED
AS IF WE'RE REALLY SUPPOSED TO BELIEVE IT.THEY ALWAY
S TELL US THE SAME STORY SHE SAID.REPETITION IS THE
KEY TO LEARNING HE SAID.REPETITION IS THE ESSENCE
OF FORM.ITS GOOD SHE SAID.THE PEOPLE IN THE STREET
SAY THAT IF THIS CONTINUES WE ARE GOING TO BECOME
DEPENDANT.YOU DO WHAT YOU WANT THEY TOLD US.WE DON'T
HAVE A BIG CHOICE,THOUGH.WE DO WHAT THEY WANT US TO
WANT TO DO.THEY TELL US WHAT TO DO AND HOW TO DO IT
AND WE JUST DO IT.IT'S NOT THAT WE REALLY LIKE IT.

HE IS STARTING TO TALK LIKE...

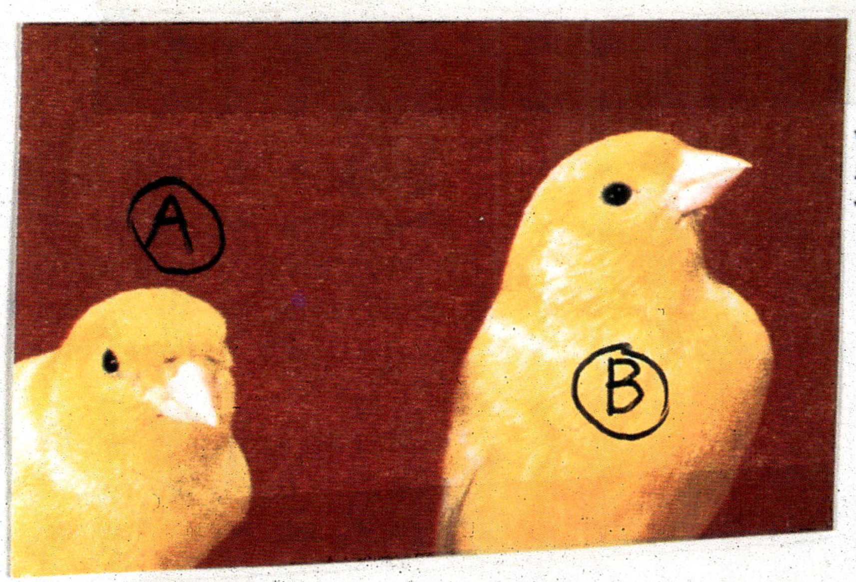

WHEN EVER WE ARE TOG
ETHER I ALWAYS LOOK
AT EVERYONE ELSE TO
SEE IF THEY ARE LOOK
ING AT US.I ALWAYS
SIT AT A TABLE BY THE
WINDOW.THE PEOPLE IN
THE STREET SAY THAT
IF THIS CONTINUED I
WOULD BE DEPENDANT.

IF PEOPLE SPEND ALL OF THEIR TIME TOGETHER THEY
BEGIN TO ACQUIRE SIMILAR GESTURES.IT IS DIFFICULT
TO ATTRIBUTE THEM TO EITHER INDIVIDUAL.RATHER,IT
SEEMS THAT BOTH PERSONALITIES INFLUENCE EACH OTH
ER AND A NEW,THIRD PERSONALITY IS CREATED.THIS
NEW THING IS OFTEN DEVELOPED WITHOUT THE KNOWLE
DGE OF EITHER PERSON.IF CONFRONTED WITH THIS PHEN
ONEMA EACH INDIVIDUAL TRIES TO CLAIM RESPONSIBILI
TY FOR THE INFLUENCE.IT IS OFTEN THE UNDERLYING
ISSUE IN MANY SEPARATIONS.I DON'T WANT TO ACT LIK
E THAT.DO I RELLY ACT LIKE THAT? YES YOU REALLY
DO,I THINK YOU GOT IT
FROM HIM.HE ALWAYS
ACTS LIKE THAT.YOU
ARE REALLY STARTING TO
ACT LIKE HIM ALOT
LATELY.I EVEN

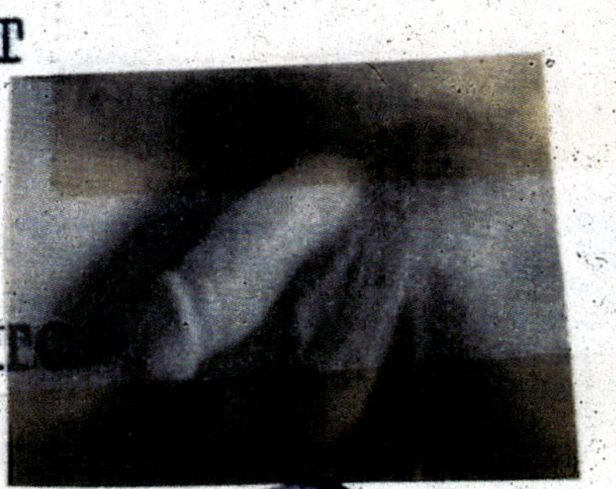

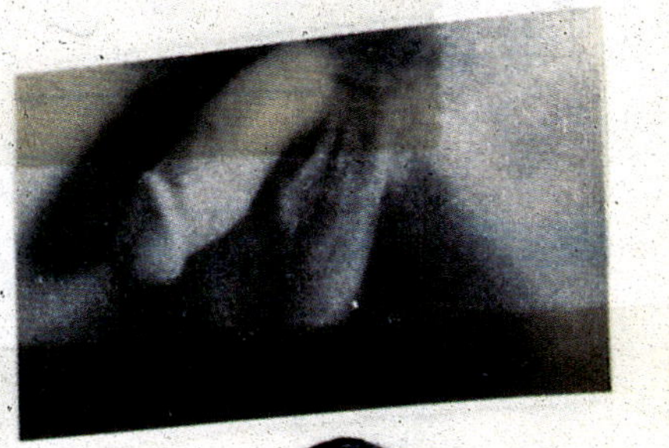

A B

THINK YOU ARE STARTING TO LOOK LIKE HIM.I NOTICED
THE OTHER DAT THAT YOU WERE AT MY HOUSE,YOU SAID
SOMETHING IN RESPONSE TO ONE OF MY QUESTIONS
THAT SOUNDED AS IF YOU HAD BEEN LISTENING TO HIM
ANSWER THOSE QUESTIONS THE OTHER NIGHT AT HOME.

I TOLD HIM TO STOP FOLLOWING...

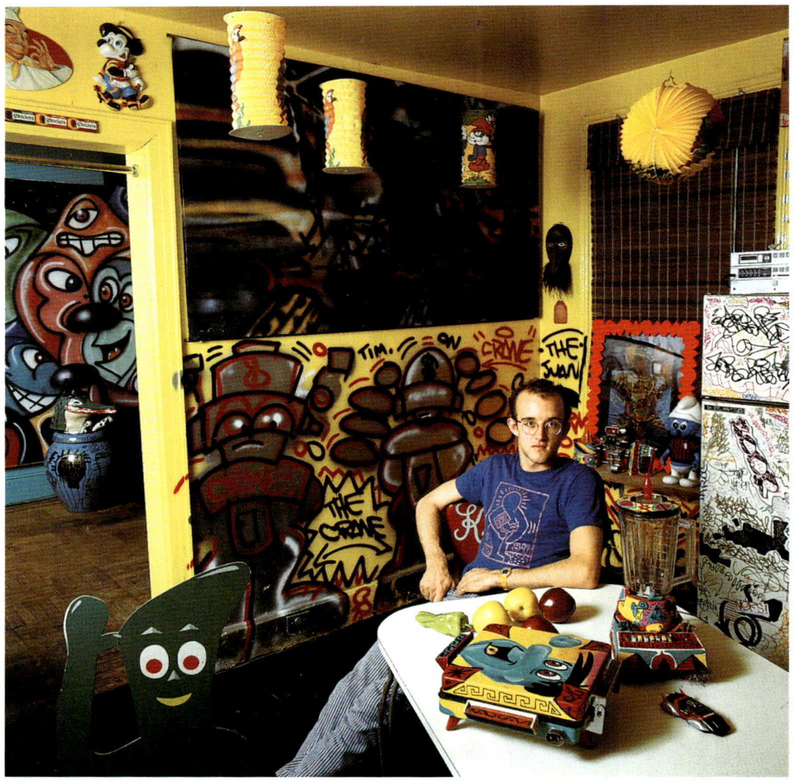

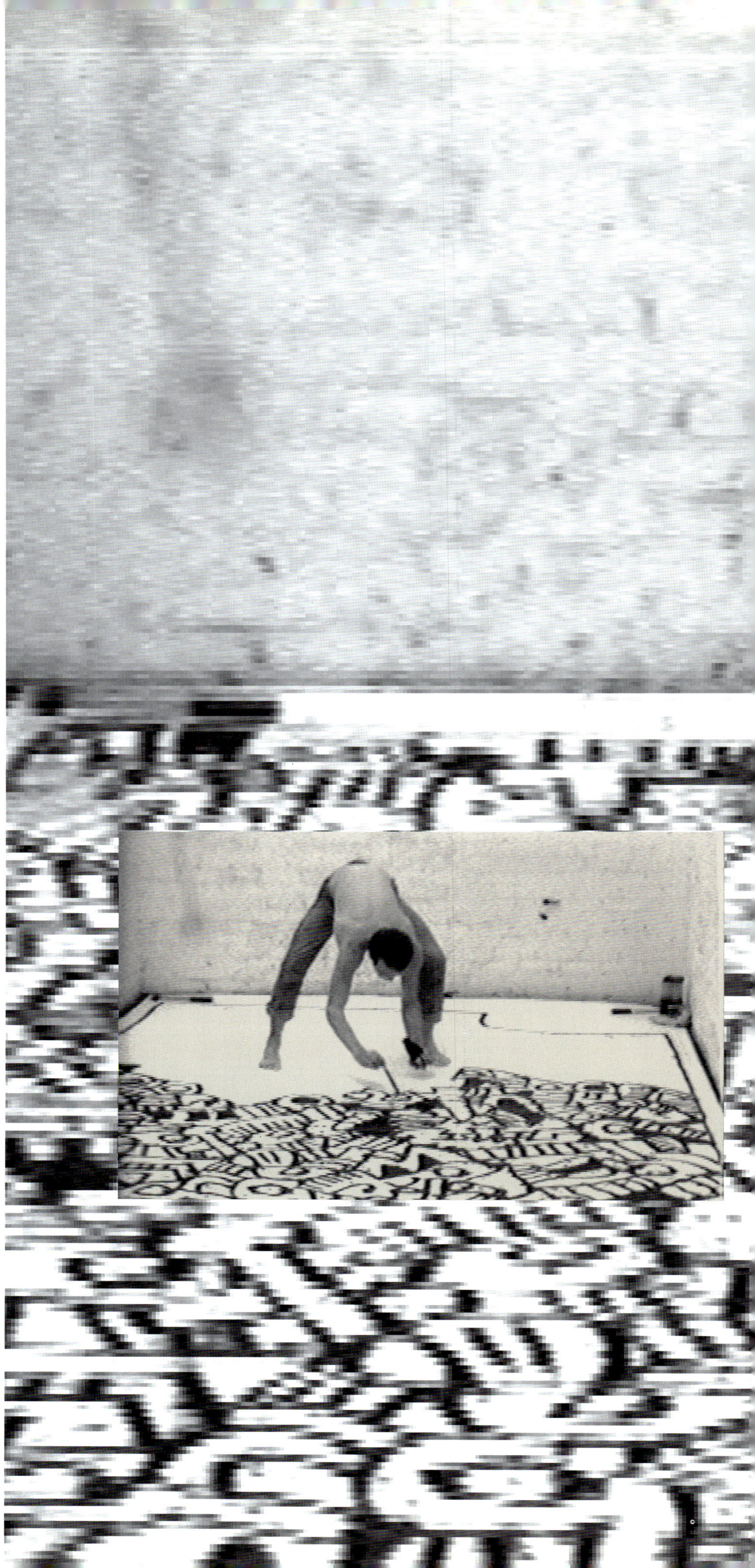

29. Haring äußerte sich einige Male über diesen Effekt, zum Beispiel: „Ich sehe die U-Bahn als das beste Ausstellungsforum. Jeder kann die Bilder sehen.“, zitiert nach Duyvis, „Every Station Is My Gallery“, S. 46; und: „Was mich bei Leinwand immer störte, war dies Gefühl, daß sie schon einen bestimmten Wert darzustellen schien, ehe man sie überhaupt anrührte. Ich fand, daß ich dabei nicht die gleiche Freiheit hatte, wie wenn ich auf Papier arbeitete, weil Papier unprätentiös war, leicht verfügbar und nicht so teuer. Zudem verkörperte Leinwand für mich diesen ganzen historischen Kram – und blockierte mich einfach psychologisch.“, Gruen, *Keith Haring,* S. 85.

30. Cliff Fyman, „Interview with Keith Haring“, 26. September 1984, S. 82. Das Manuskript befindet sich in den Archiven der Keith Haring Foundation.

31. Haring, „Keith Haring by Keith Haring“, 12. Januar 1984. Das Manuskript befindet sich in den Archiven der Keith Haring Foundation.

32. Gruen, *Keith Haring,* S. 44.

33. Haring, *Keith Haring Tagebücher,* S. 3–54.

34. Duyvis, „Every Station Is My Gallery“, S. 45.

35. Haring, *Keith Haring Tagebücher,* S. 160.

36. Gruen, *Keith Haring,* S. 89.

LINKS Haring in seinem New Yorker Apartment, 1984
RECHTS Standfoto eines Videofilm, in dem Haring sich selbst beim Malen in einer Ecke filmte, School of Visual Arts, New York 1979

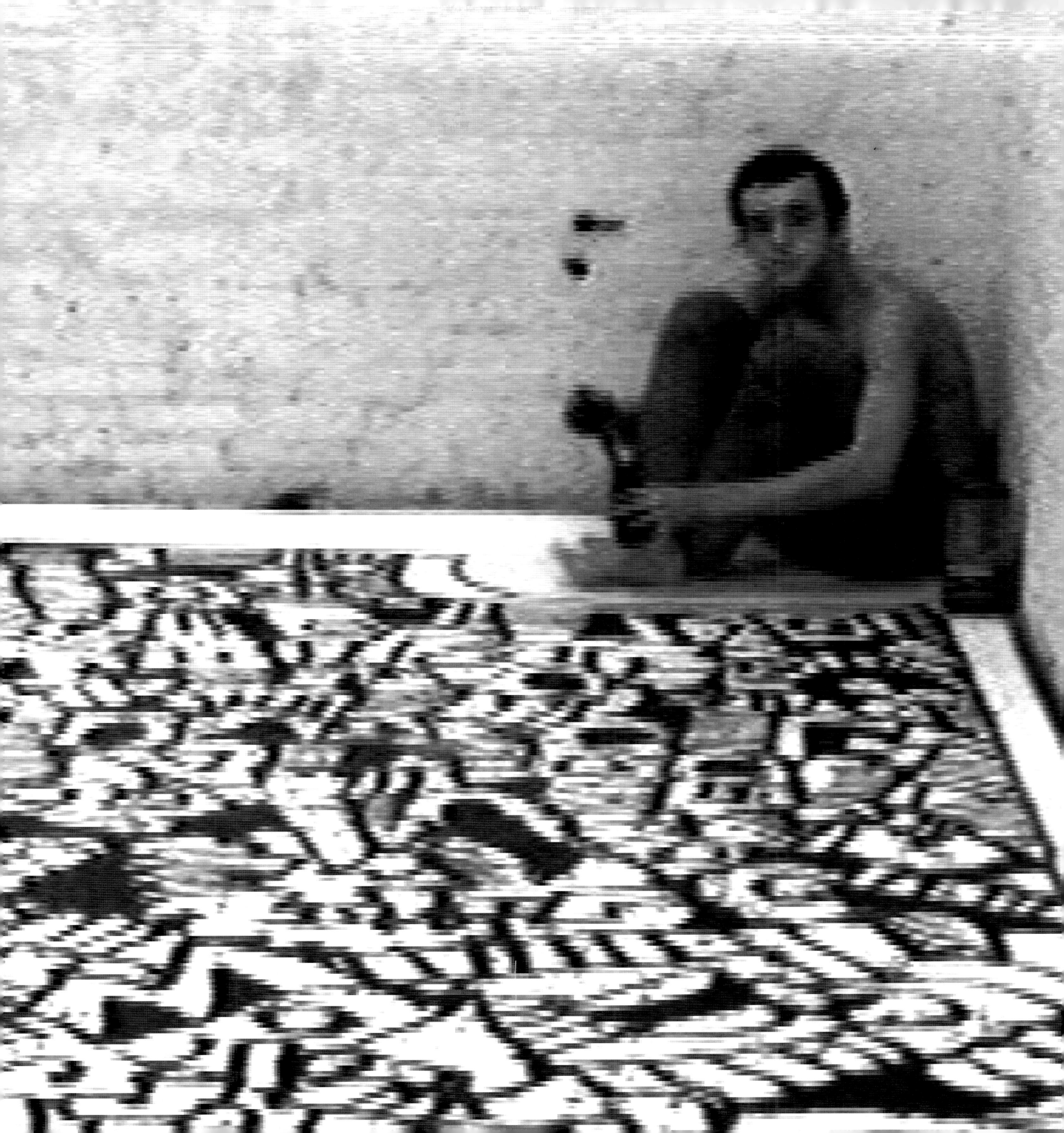

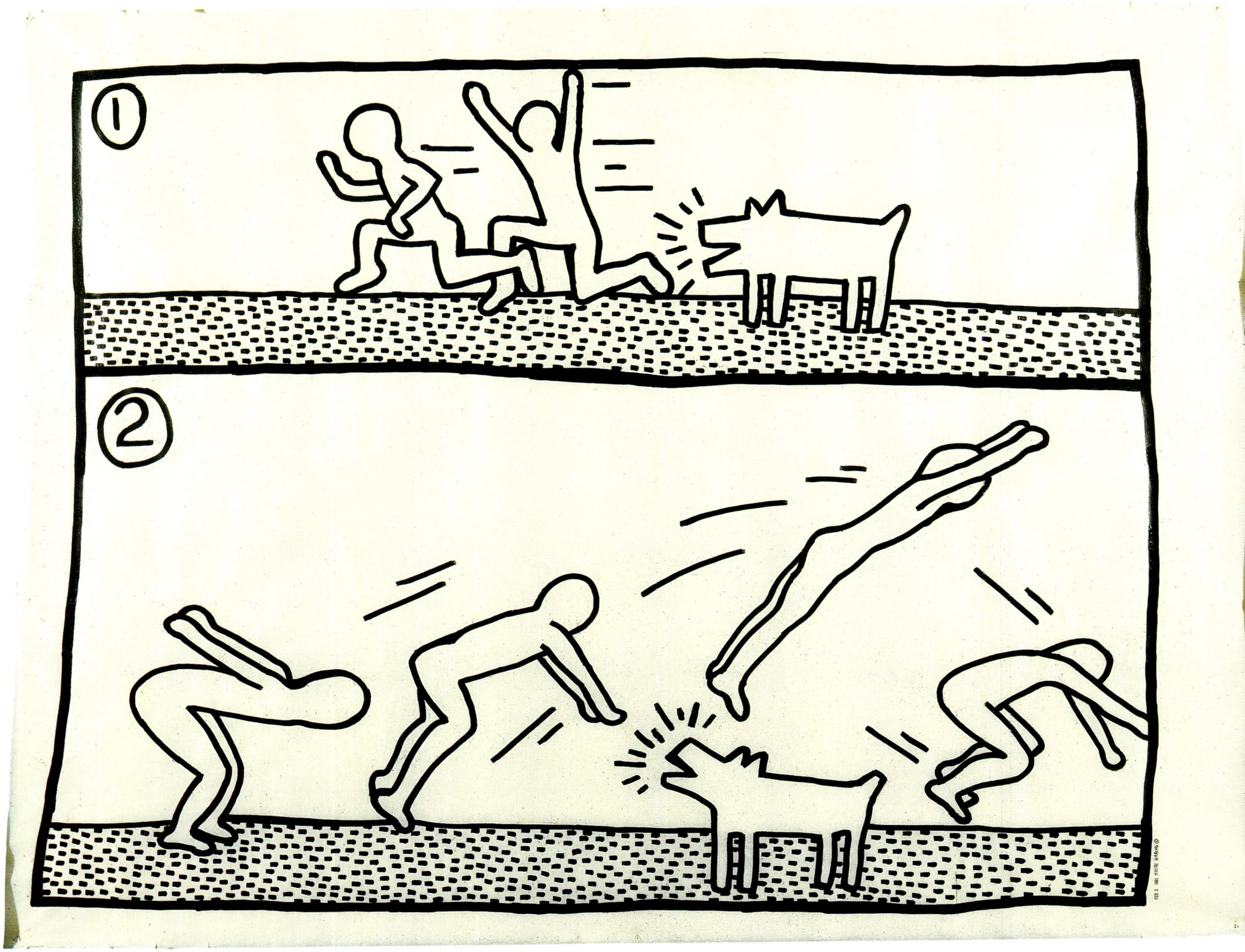

Ohne Titel, 1981. Sumi-Tusche auf Velinpapier, 107 x 135 cm
Privatsammlung, Courtesy Tony Shafrazi Gallery, New York

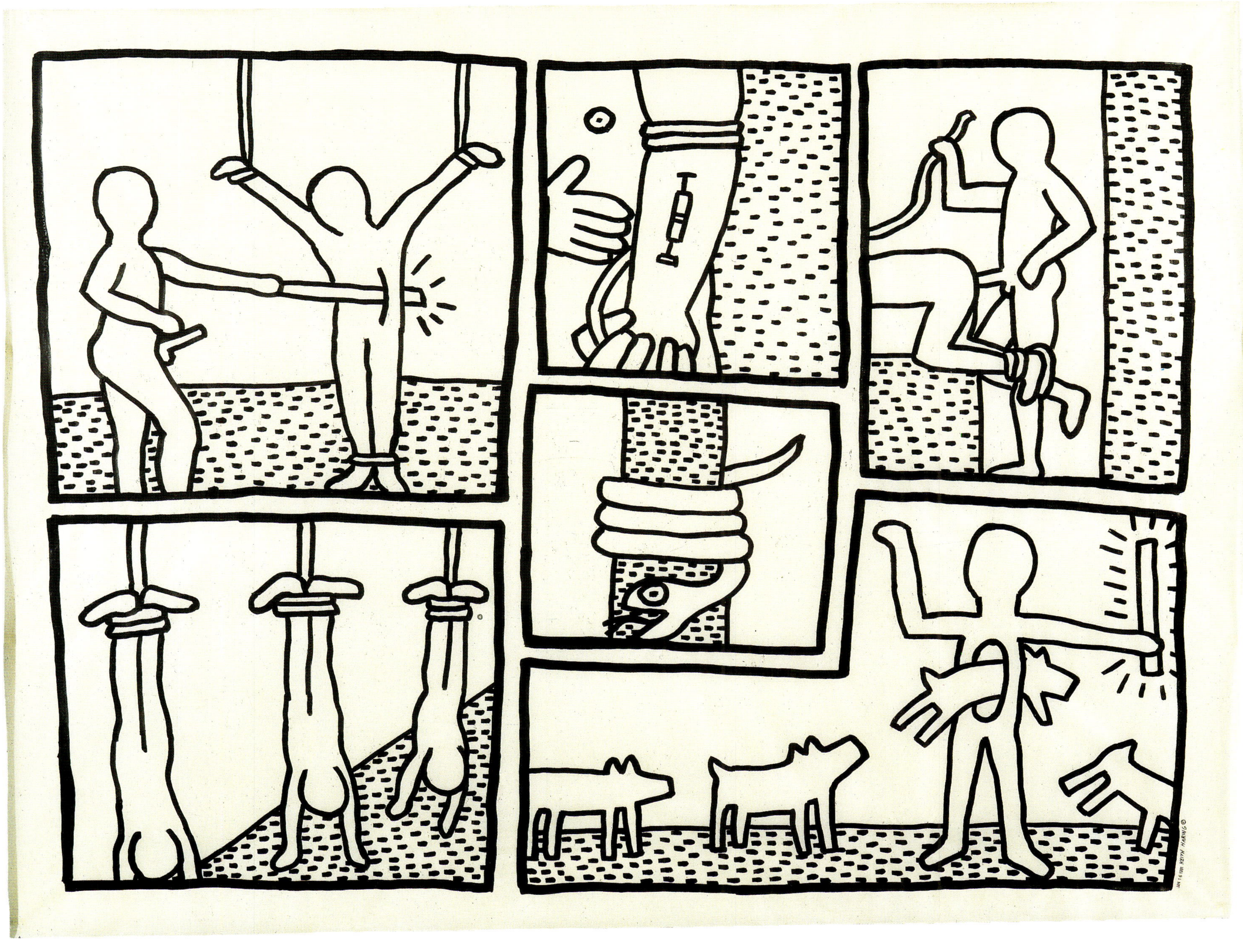

* **Ohne Titel**, 1981. Sumi-Tusche auf Velinpapier, 107 x 137 cm
Privatsammlung, Courtesy Tony Shafrazi Gallery, New York

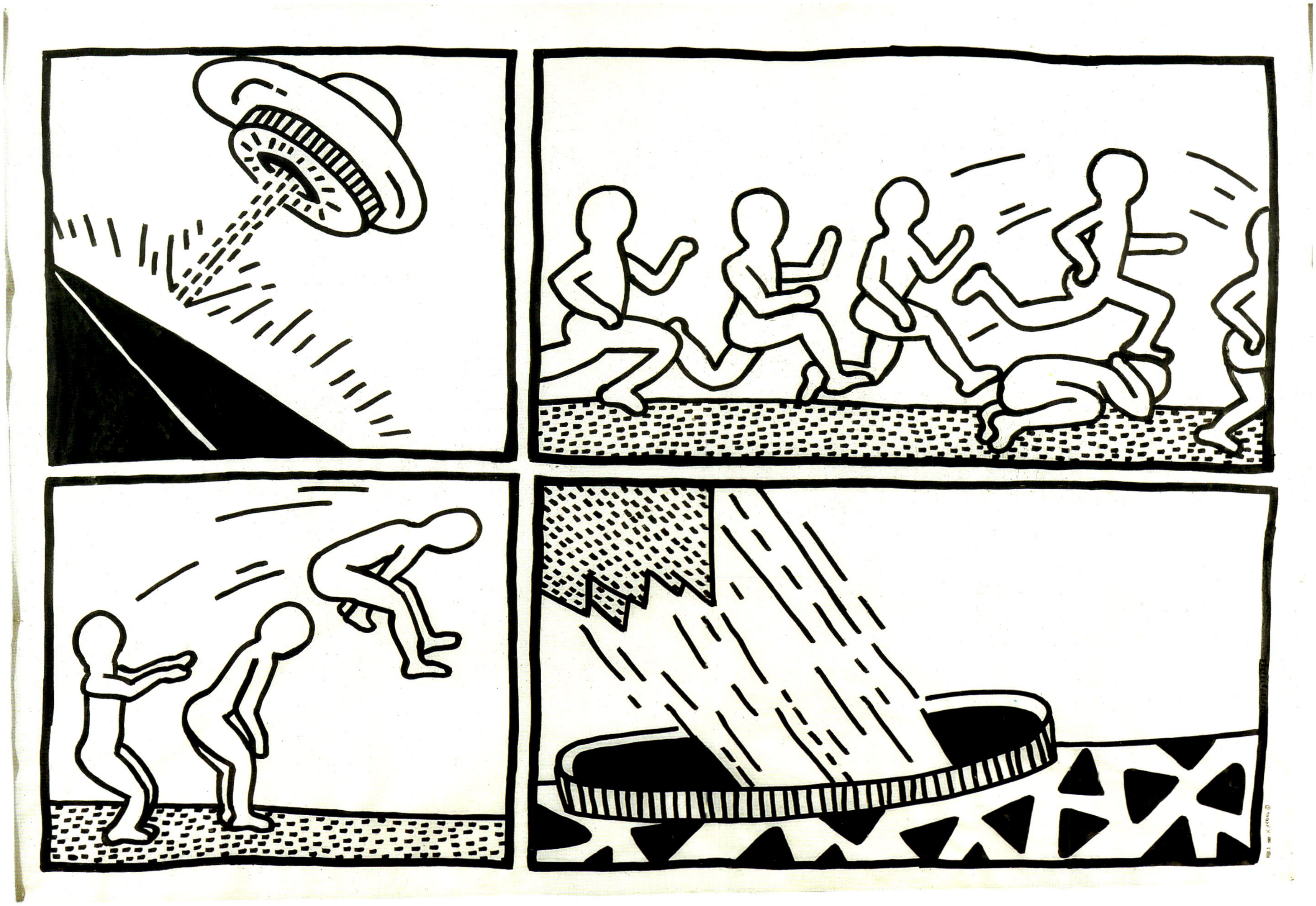

Ohne Titel, 1981. Sumi-Tusche auf Velinpapier, 104 x 146 cm
Privatsammlung, Courtesy Tony Shafrazi Gallery, New York

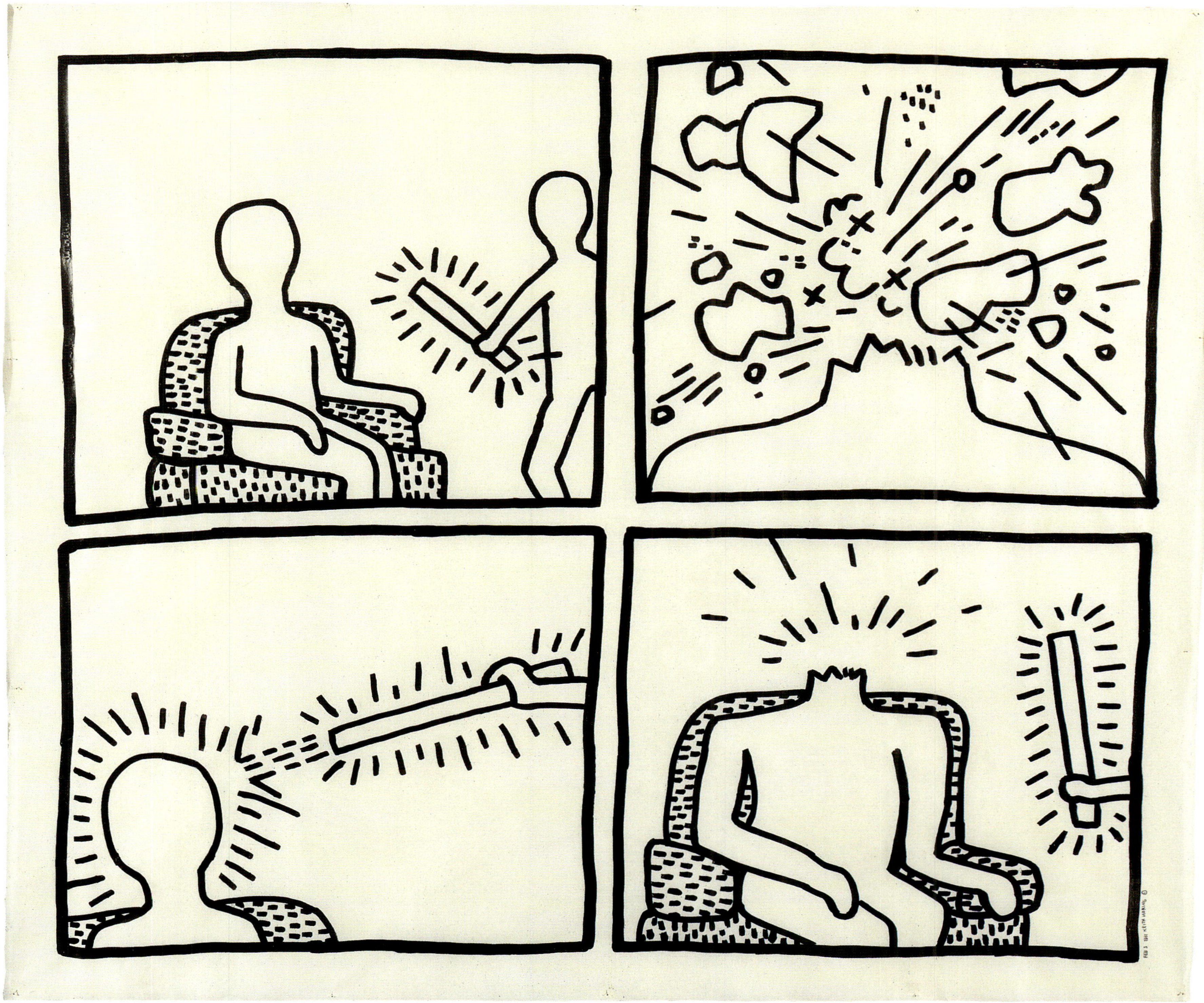

Ohne Titel, 1981. Sumi-Tusche auf Velinpapier, 107 x 125 cm
Privatsammlung, Courtesy Tony Shafrazi Gallery, New York

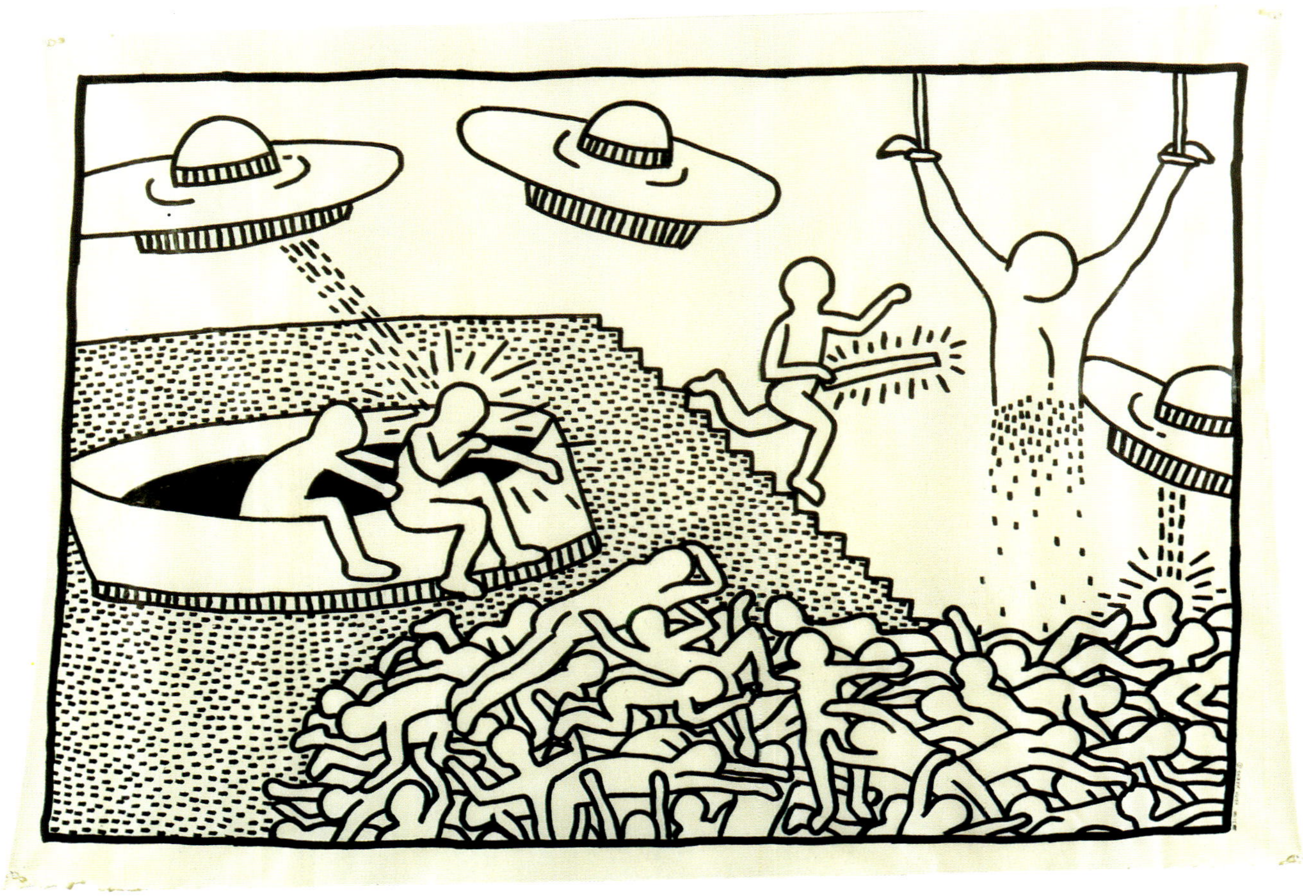

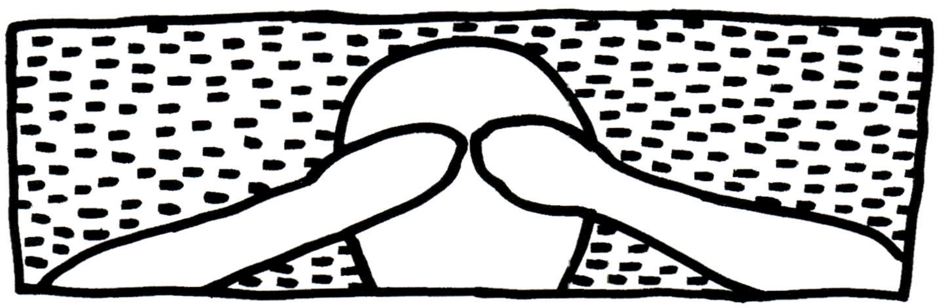

Ohne Titel, 1981. Sumi-Tusche auf Velinpapier, 106 x 152 cm
Privatsammlung, Courtesy Tony Shafrazi Gallery, New York

* **Ohne Titel**, 1980. Sumi-Tusche auf Papier, 23 x 64 cm
Sammlung Janet und Martin S. Blinder

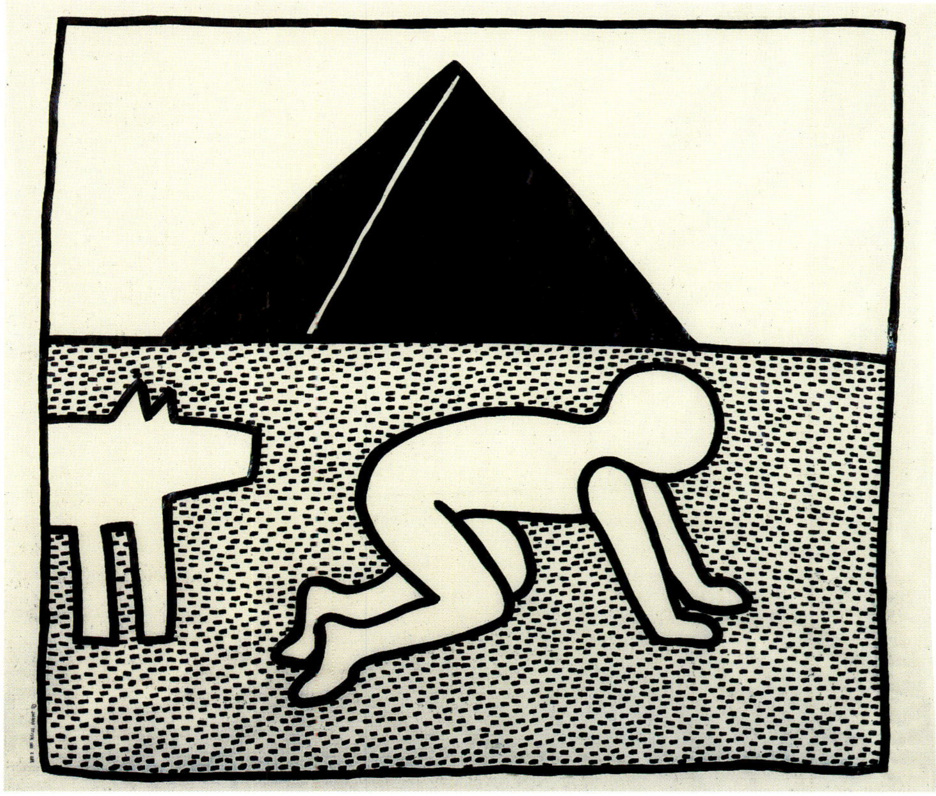

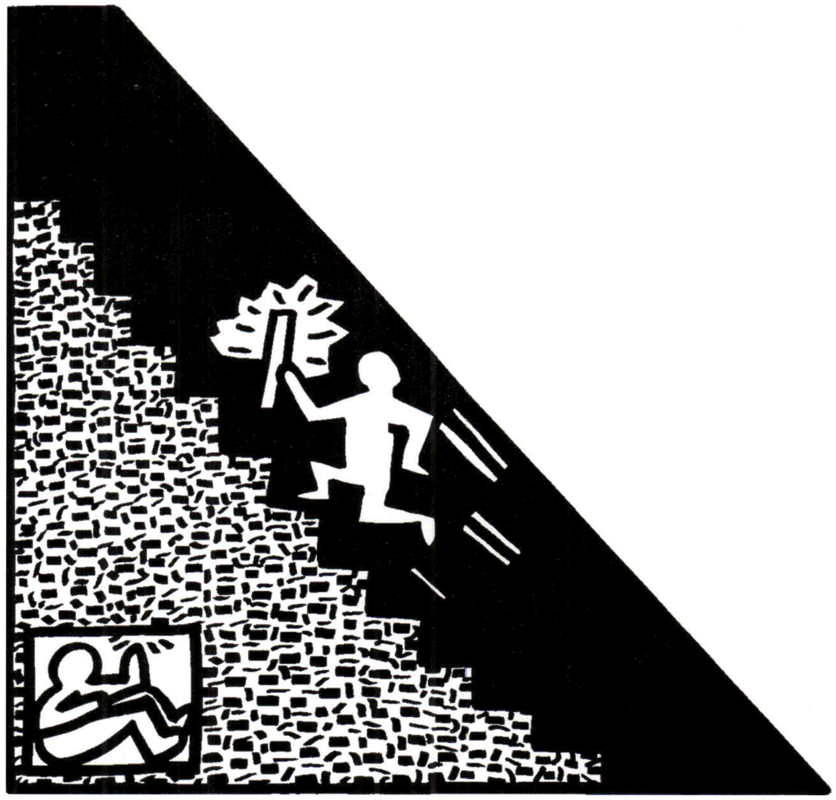

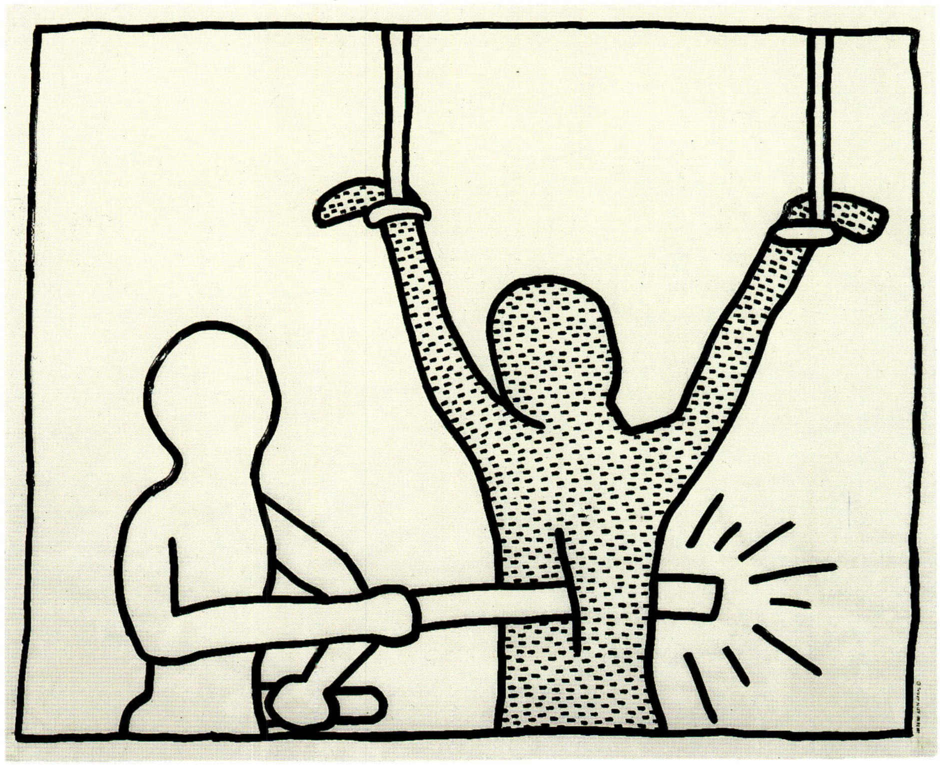

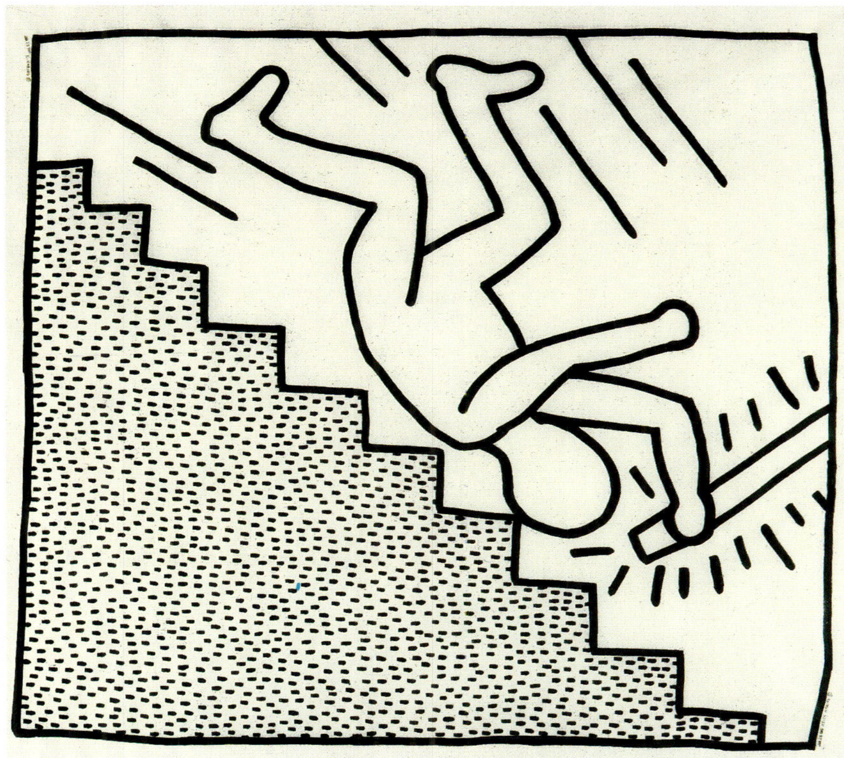

Ohne Titel, 1981. Sumi-Tusche auf Velinpapier, 106 x 119 cm
Privatsammlung, Courtesy Tony Shafrazi Gallery, New York

* **Ohne Titel**, 1981. Sumi-Tusche auf Velinpapier, 106 x 133 cm
Privatsammlung, Courtesy Tony Shafrazi Gallery, New York

Ohne Titel, 1981. Sumi-Tusche auf Masonit, 88 x 89 cm
Sammlung Tony Shafrazi

Ohne Titel, 1981. Sumi-Tusche auf Velinpapier, 105 x 117 cm
Privatsammlung, Courtesy Tony Shafrazi Gallery, New York

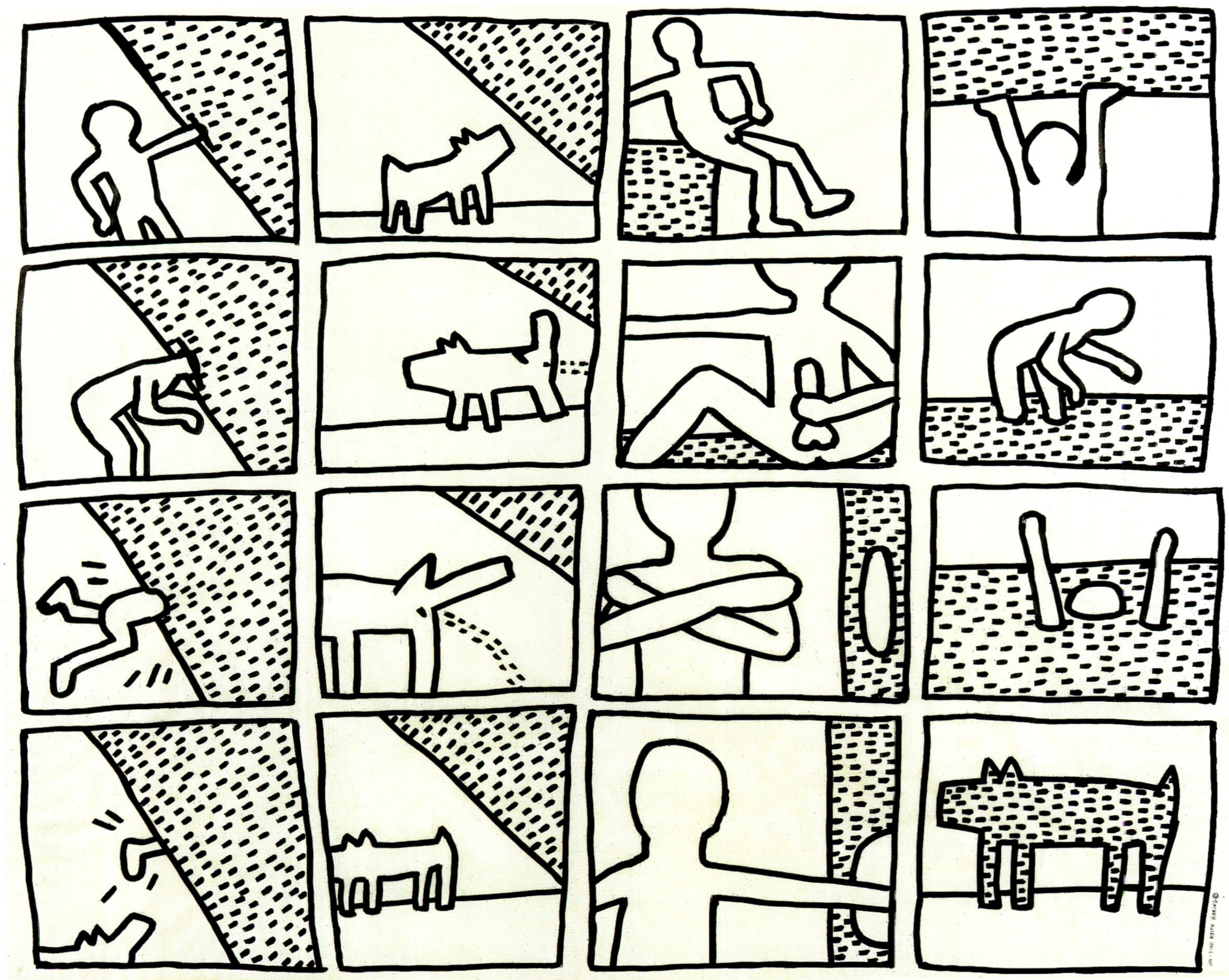

* **Ohne Titel**, 1981. Sumi-Tusche auf Velinpapier, 108 x 130 cm
Privatsammlung

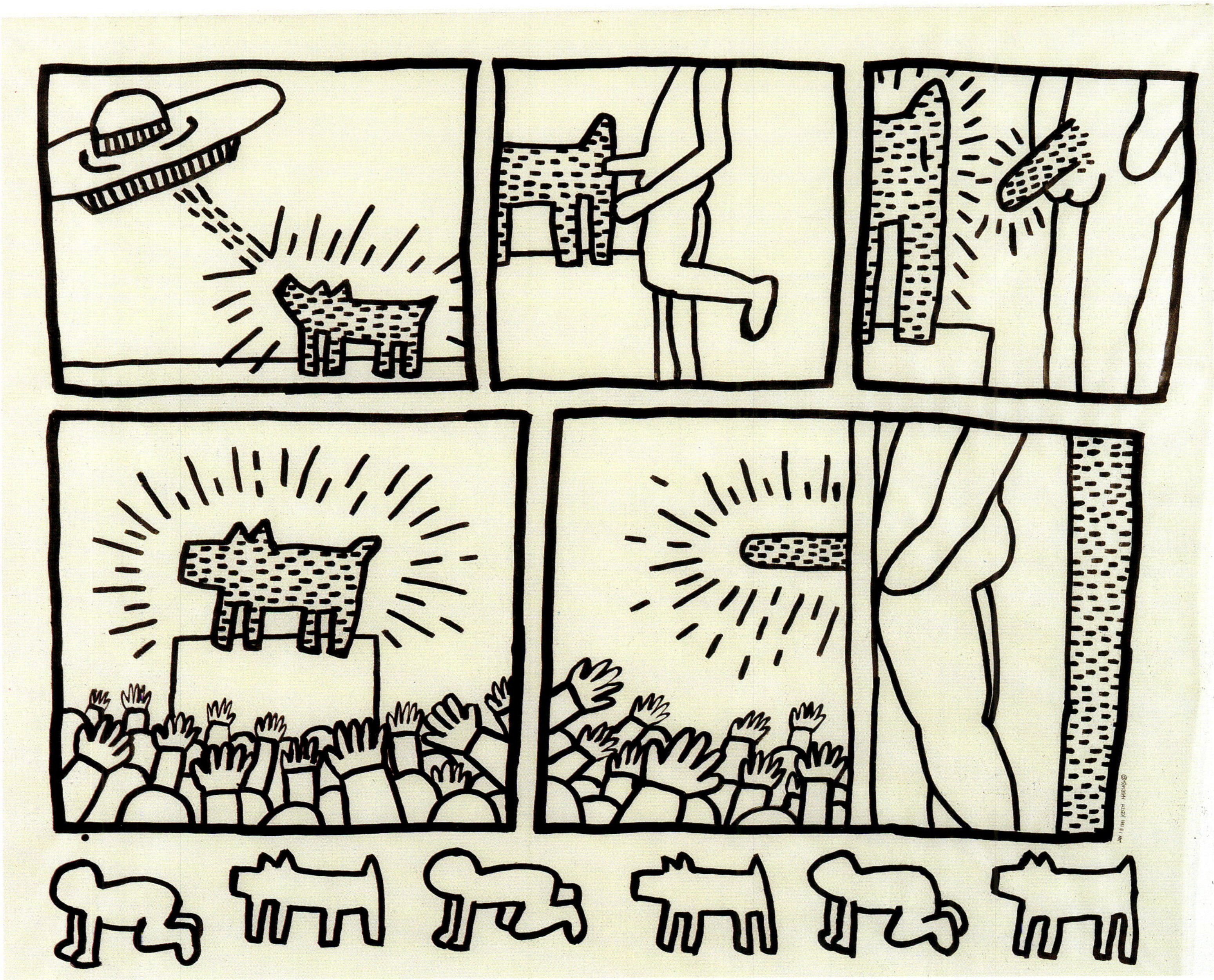

* **Ohne Titel**, 1981. Sumi-Tusche auf Velinpapier, 109 x 122 cm
Privatsammlung, Courtesy Tony Shafrazi Gallery, New York

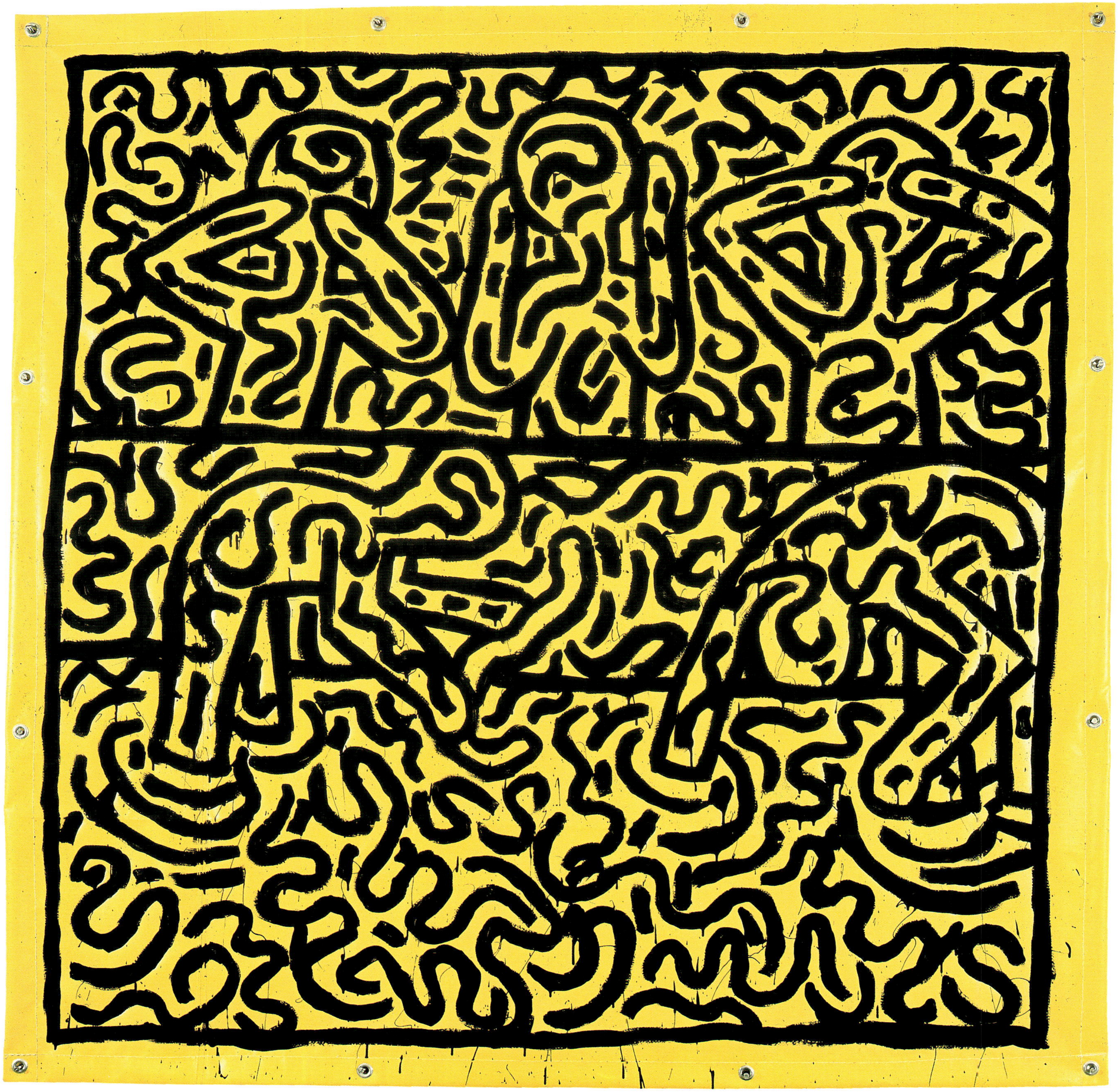

* **Ohne Titel**, 1981. Vinyltusche auf Vinylplane, 183 x 183 cm
Privatsammlung

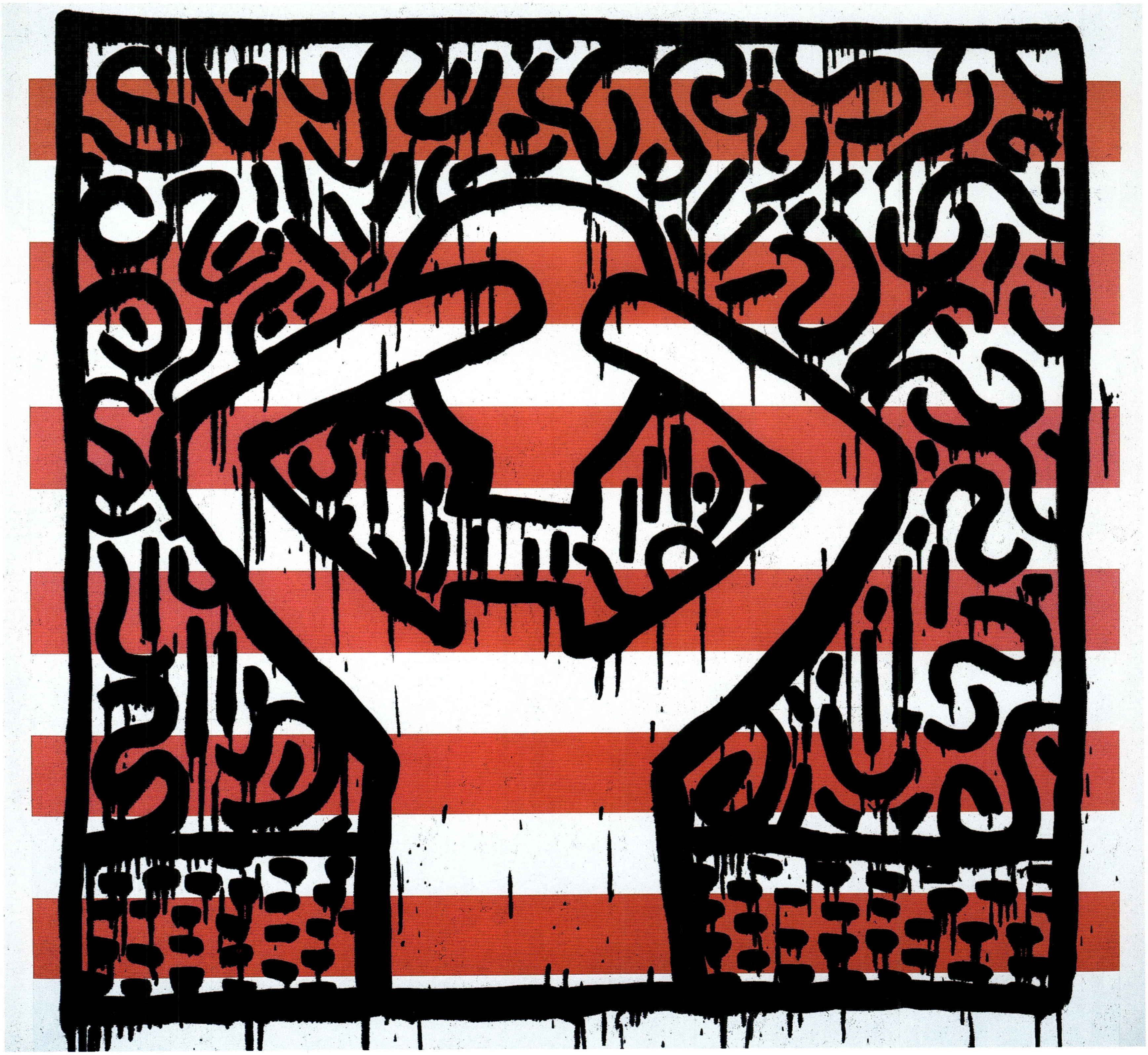

* **Ohne Titel**, 1981. Acryl auf Vinyl, 127 x 127 cm
Privatsammlung, Courtesy Annie Plumb Gallery, New York

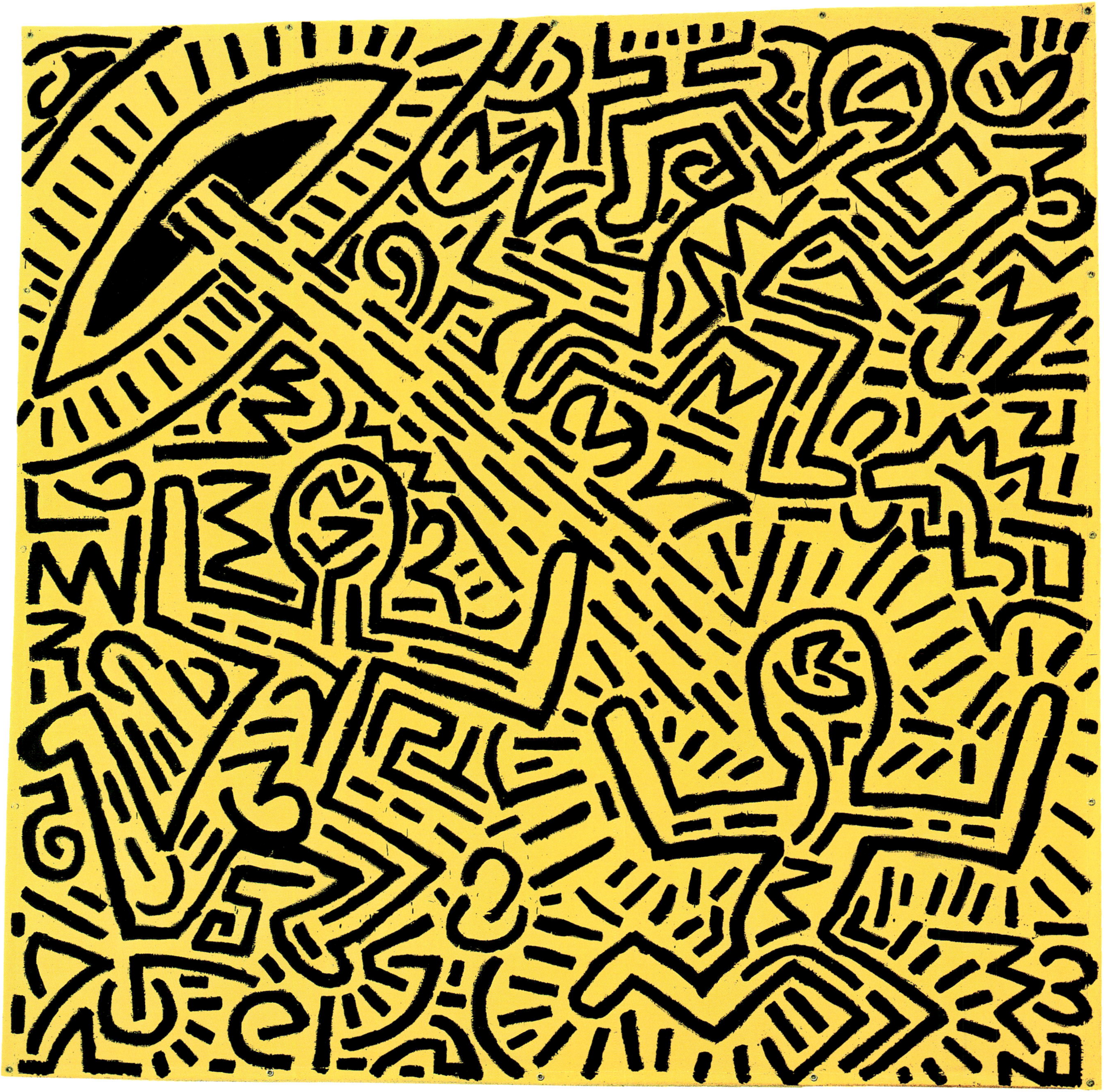

Ohne Titel, 1981. Vinylfarbe auf Vinylplane, 366 x 366 cm
Lannan Foundation, Los Angeles

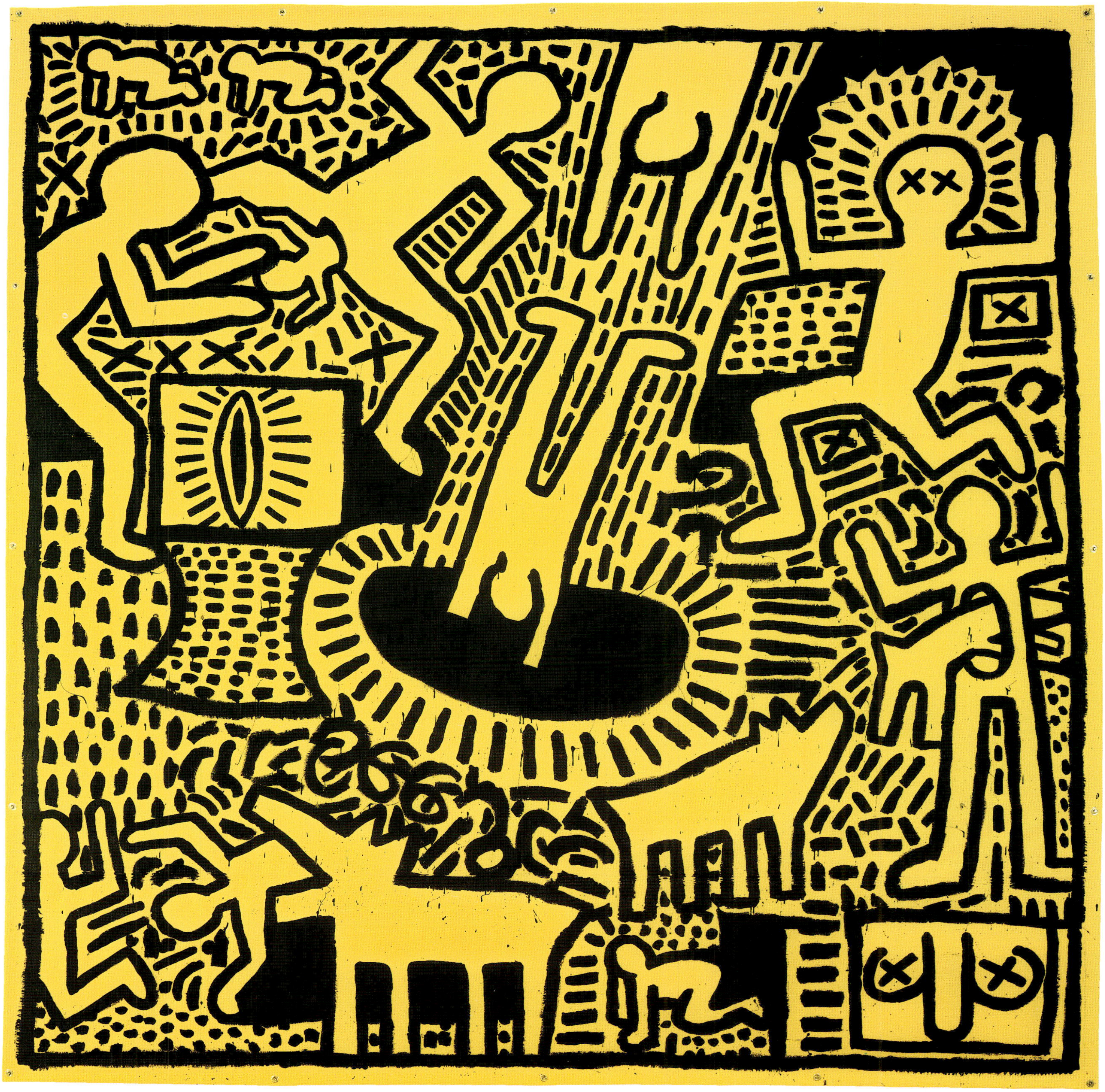

* **Ohne Titel**, 1981. Vinylfarbe auf Vinylplane, 366 x 366 cm
Galerie Bruno Bischofberger, Zürich

WARUM DIE HUNDE BELLEN 1982

JEFFREY DEITCH

[1997: Es war ein Hochgefühl, sich in Keiths Umkreis zu befinden. Keith selbst strahlte ebenso viel Energie wie seine überschwenglichen Figuren aus. Seine Kunst war nicht einfach nur etwas, das man sich ansah, sie war eine ganzheitliche Erfahrung. Keiths Charisma und sein nachgerade missionarischer Eifer, mittels Kunst die Welt zu verbessern, zog eine immer größere werdende Gefolgschaft an. Keith vermittelte uns immer das Gefühl, in seine künstlerische Projekte aktiv eingebunden zu sein und damit dazu beizutragen, die Aussagekraft seiner Werke zu verstärken. Nach 15 Jahren habe ich jetzt diesen Aufsatz wiedergelesen, immer noch kann ich Keiths unbändige Lebenskraft spüren. Die Hunde bellen noch.]

Tausende frustrierter Pendler müssen den Eindruck bekommen, der Teufel schicke sich an, in New Yorks Infrastruktur einzudringen. Daß etwas nicht stimmte, fiel erstmals vor zwei Jahren auf, als plötzlich überall in Manhattan auf Laternenmaste geklebte Schlagzeilen im Stil der *New York Post* auftauchten. An jeder Ecke schallten einem so prophetische Aufreißer wie „heroischer Cop erschlägt Reagan" oder „Papst anstelle befreiter Geisel" erschossen entgegen. Immer gut sichtbar plaziert, müssen sie sich in das Bewußtsein einer Unmenge vorbeieilender Passanten eingegraben haben. Mindestens ein loyaler Bürger sah sich veranlaßt, stundenlang durch die Stadt zu laufen und die anstößigen Parolen wie besessen wieder abzukratzen.

Kurz darauf tauchten plötzlich unter der Erde unzählige mysteriöse Kreidezeichnungen auf. Flink auf jene schwarzen Papierbögen geworfen, mit denen die Anzeigenfirmen die alten Werbeplakate an den Wänden der U-Bahnstationen überklebten, verbreiteten sie sich

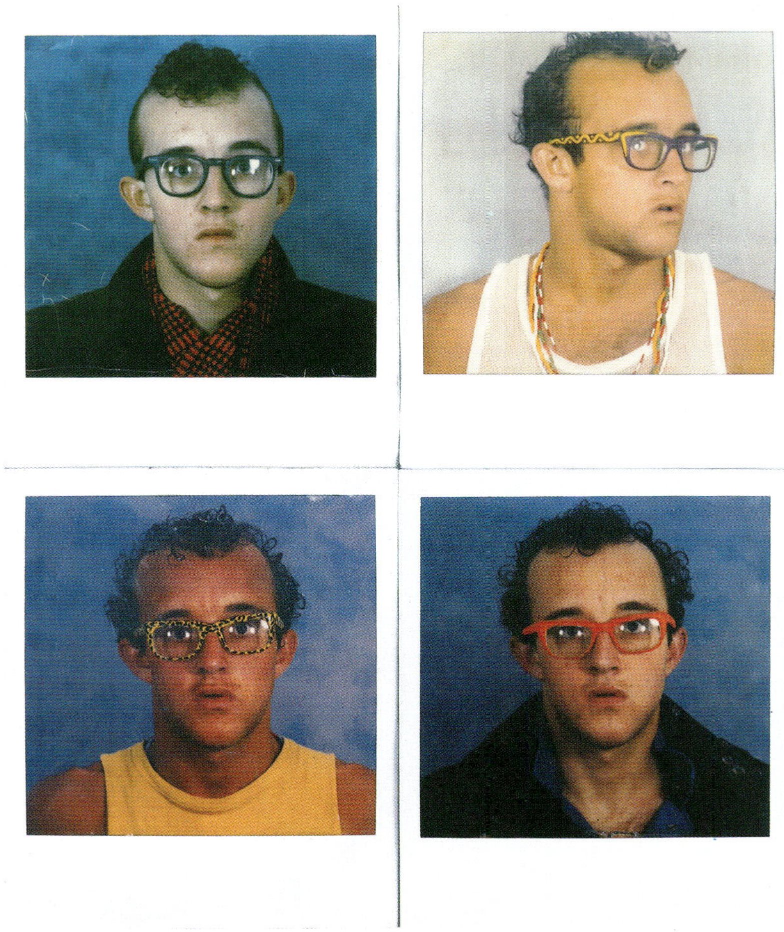

Haring mit von Kenny Scharf bemalten Brillen, New York 1980/81. In dieser Zeit wechselte und photographierte Haring seine Brille wöchentlich.

Erstveröffentlichung in *Keith Haring*, Ausstellungskatalog (Tony Shafrazi Gallery, New York 1982), S. 17–20.

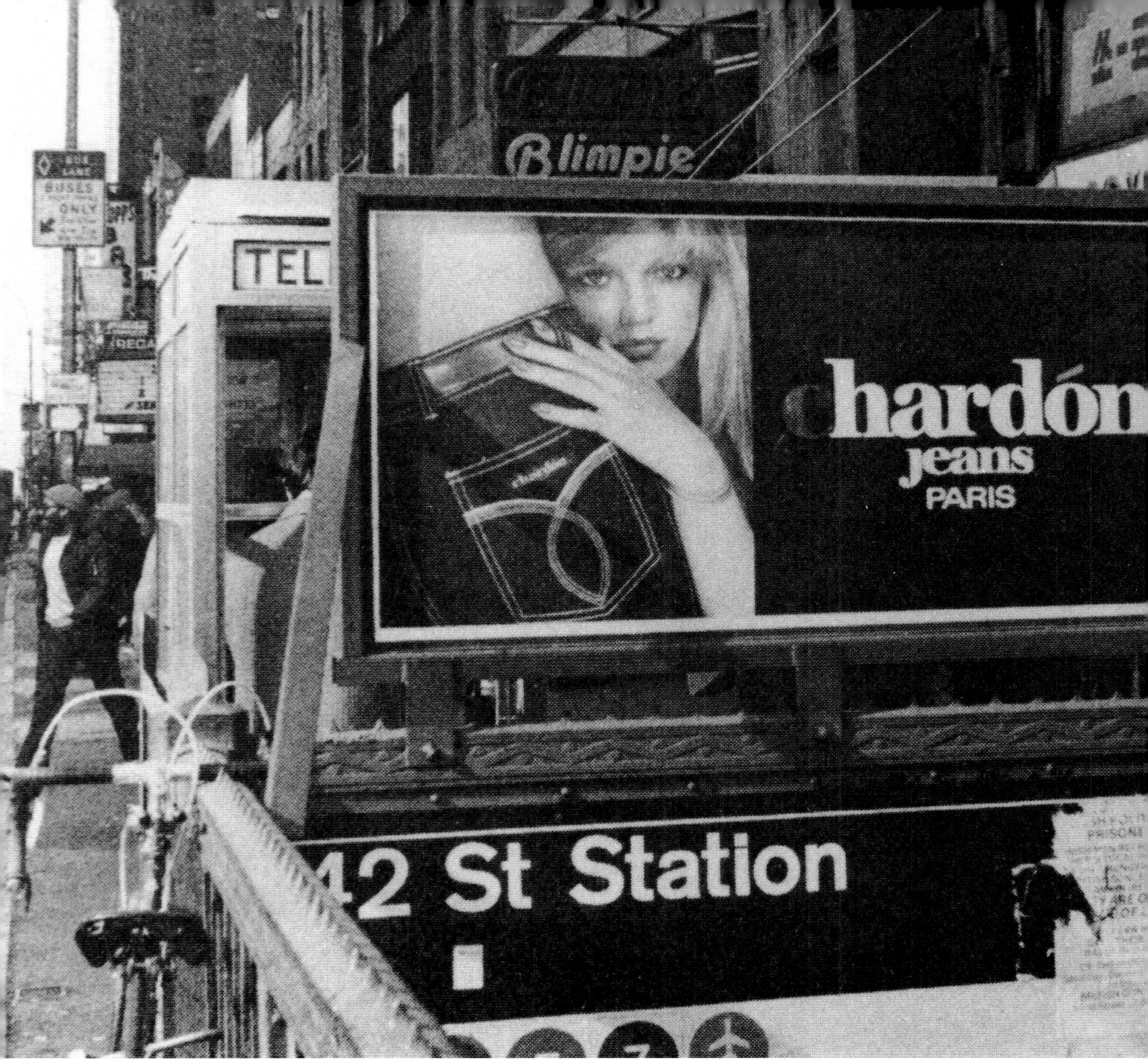

Eine von Haring veränderte Werbung für Chardon Jeans, New York 1980

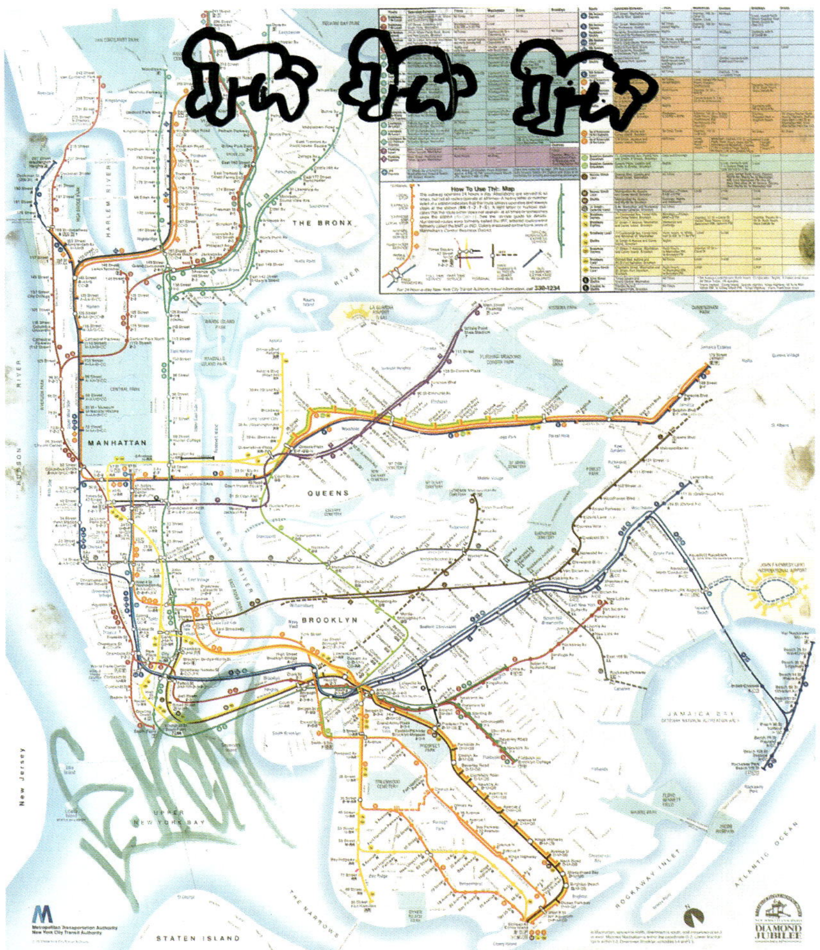

* **Ohne Titel**, um 1981/82. Sumi-Tusche auf einem U-Bahn-Fahrplan, 70 x 57 cm

Muna Tseng Dance Projects, Estate of Tseng Kwong Chi

SEITEN 81–82 Das Papier entspricht in etwa jenem, mit dem Haring alte Werbeanzeigen in den Untergrundstationen abdeckte. In den frühen 80er Jahren malte Haring mit Kreide auf diesem Papier.

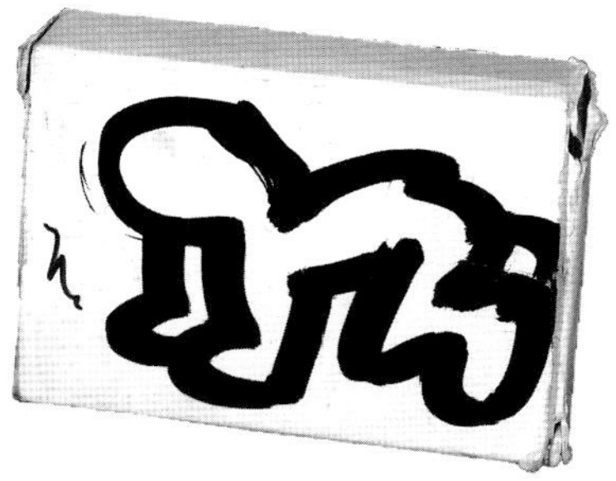

* **Ohne Titel**, um 1981/82. Filzstift auf Kreideschachtel, 7 x 12 x 2,5 cm
Sammlung Kermit und Lisa Oswald

rasch in nahezu dem gesamten Netz. Die aneinandergereihten kriechenden Babys und stilisierten Hunde wirkten auf den ersten Blick so frisch und ausgelassen wie in Disney Comics. Aber wenn sie einmal Eingang in die eigene optische Wahrnehmung gefunden hatten, enthüllten die Zeichnungen nach und nach ihre subversive Dimension und ließen das Vorgefühl einer mentalen Explosion und einer drohenden Katastrophe aufkeimen. Tagtäglich studierten Tausende U-Bahn-Fahrgäste jene Zeichnungen, die sich als Comic gaben und in denen sich unverhohlene Erotik und Zeichen der Zerstörung vermischten.

Und plötzlich sieht man sie auch über der Erde, die Hunde und Babys, die sich im Stadtbild wie Kaninchen vermehren. Man sieht sie sogar auf den kleinen Buttons, die die jugendlichen Rumtreiber tragen.

Haben diese seltsamen Bilder einen mysteriösen Beschützer? Die Zeichnungen in der U-Bahn könnten verletzlicher nicht sein, lediglich Kreide auf Papier, aber erstaunlicherweise werden sie so gut wie nie angerührt. Während fast jede Frank Perdue- oder Benhill-Overhaul-Reklame ein beständiges Ziel für Angriffe jeglicher Art ist, bleiben sie unangetastet. Eine unbekannte Macht hält gegnerische Kräfte in Schach.

Die New Yorker, die sich des exzentrischen Erscheinungsbildes ihrer Stadt bewußt sind, fragen sich, was um alles in der Welt dort unten los ist. Welcher geheime Kult überzieht Woche um Woche systematisch alle U-Bahn-Stationen mit neuen Bildern und hinterläßt überall Strahlenbabys? Passanten mit manichäischen Neigungen müssen darin ein Werk des Teufels sehen: Satan verstärkt seinen Zugriff auf das Bewußtsein der Schutzlosen. Es muß sogar Leute geben, die diese Bilder anbeten und nachts in die U-Bahn-Schächte hinabsteigen, um sie zum Gegenstand obskurer religiöser Riten zu machen. Eine neue Obsession hat sich des Lebens in einer Stadt voller besessener Männer und Frauen bemächtigt. Der Künstler Keith Haring hat ein Phänomen hervorgebracht, das nicht nur unzählige Oberflächen vereinnahmt, sondern auch den Weg in das Bewußtsein Tausender Menschen gefunden hat. Genau wie die verrückte Alte, die „Betet!" in jede öffentliche Telefonzelle der Stadt ritzt, wie Luciano Pavarotti auf der Bühne der Metropolitan Opera, ist Haring ein fester Bestandteil der Kultur von New York geworden.

Haring hat New York sein Markenzeichen aufgedrückt, aber das allein macht nicht seine eigentliche Leistung aus. Im Zeitalter der Unterhaltungsindustrie ist es keine große Leistung mehr, die allgemeine Aufmerksamkeit zu erlangen. Heute genügt es, auf riesigen Plakaten nach einer Heiratskandidatin zu suchen, um zum Tagesgespräch zu werden. Die einfache Tatsache, daß Haring seine Kunst auf die Straße trägt, macht diese Kunst noch nicht interessant. Allein schon ein Blick auf die zahlreichen Nachahmer Harings, die mittlerweile fast jede freie Ecke in SoHo zugekleistert haben, zeigt, daß es nicht ausreicht, an „die Öffentlichkeit zu gehen", um so quasi automatisch Kunst von Bedeutung zu schaffen. Heute kann man der Massenkultur so einfach seinen Stempel aufdrücken, daß der bloße Akt als solcher nichts Besonderes mehr ist. Wir wissen doch alle, daß inzwischen jeder für fünfzehn Minuten ein Held sein kann.

Aber gerade in einer Zeit, in der eine breite Medienöffentlichkeit nichts Außergewöhnliches mehr ist, verblüfft es, daß Haring zu den wenigen Künstlern zählt, die die Möglichkeit, sich vom breiten Durchschnitt abzuheben, zu ihrem Vorteil zu nutzen wissen und sich unmittelbar auf das Publikum einlassen. An die Öffentlichkeit zu gehen bedeutet für Haring nicht, Kompromisse einzugehen oder die Integrität seiner Kunst zu verwässern. Sein öffentliches Auftreten eliminiert im Gegenteil viele Barrieren, die andere Künstler eingrenzen. Haring hat nie darauf warten müssen, daß ihm jemand eine Ausstellung anbietet. Sein schöpferisches Potential ist grenzenlos, und seine Kunst sprudelt nur so aus ihm hervor, gleichgültig, wo er sich gerade befindet, ob auf der Straße, in der U-Bahn oder auf einem Schulhof. Auch Galerieausstellungen sind nie ein Problem gewesen, er organisiert einfach seine eigenen – im Club 57, dem Mudd Club oder in irgendeiner anderen Räumlichkeit, die geeignet und gerade frei ist.

Es überrascht, wie viele Künstler noch immer im Sumpf der Kunstwelt steckenbleiben; im Gegensatz zu Haring geht es ihnen nur darum, die richtigen Leute zu treffen, in der richtigen Galerie ausgestellt zu werden usw. Es ist bestürzend, daß so viele Künstler meinen, ihre Zukunft läge in den Händen anderer Leute. Vielleicht vergraben sich manche Künstler aber auch deshalb weiterhin im inneren Zirkel der Kunstszene, weil er eine bequeme Zuflucht vor der Realität ist. Gemeinsam mit den Graffiti-Sprayern, die ihn sicherlich beeinflußt haben, hat Haring die Kunstwelt an ihr schier unglaubliches Potential erinnert: Hat ein Künstler genügend Energie, kann er mit seiner Kunst „die Erde überziehen".

Harings ungebremste Entschlossenheit, seine Kunst an die Öffentlichkeit zu bringen, ist von einer ansteckenden Dynamik, aber dieser Aspekt stellt nur den Ausgangspunkt für eine ästhetische Betrachtung dar. Sein Gespür für den richtigen Ort ist genauso sicher wie das eines gewieften Immobilienspekulanten. Die Laternenmasten waren in ihrer genialen Einfachheit die denkbar effizientesten Flächen für Harings verstörende Parodien auf *New York Post*-Schlagzeilen. Ihre Positionierung ohne jegliche Konkurrenz durch andere Flugblätter oder Plakate war nachgerade genial. Die Flugblätter hingen oft monatelang dort, ohne überklebt zu werden, ständig im Blickfeld der vorbeieilenden Passanten. Sein unterirdischer kontextueller Triumph waren dann die U-Bahn-Zeichnungen. Wie seltsam, daß die für die U-Bahn-Werbung verantwortliche Agentur die abgelaufenen Anzeigen so ordentlich und akkurat mit diesen sauberen mattschwarzen Bögen überklebt, und wie seltsam, daß, diese schwarzen Freiflächen jahrelang nie wirklich wahrgenommen worden waren. Haring weiß sich solche auf den ersten Blick obskuren, im nachhinein so überzeugenden Flächen genauso effektiv für seine Zwecke nutzbar zu machen wie Daniel Buren, der Kontextspezialist der Kunstwelt. Für seine jüngsten Anschläge Ecke Houston Street/Bowery hat Haring sich nicht einfach irgendeine Wand ausgesucht. Er hat sie auf ein seltsames, tafelartiges Mauerrechteck gemalt, das ohne ersichtlichen Grund auf diesem winzigen dreieckigen, ungenutzten Grundstück aus dem Boden ragt. Die fast schon bizarre Nutzlosigkeit der von den benachbarten Gebäuden losgelösten Mauer verleiht der Arbeit eine ganz besondere Qualität. Harings mit Abstand innovativsten Ausstellungsflächen waren jedoch seine Brillengestelle. Im regelmäßigen Wechsel ermöglichte er seinen Künstlerfreunden Einzelausstellungen auf seinen Brillen. Allein schon Haring auf der Straße zu begegnen war ein Kunsterlebnis.

Haring wählt nicht nur die Flächen, sondern auch seine Materialien sehr sorgfältig aus, z. B. Kreide für seine U-Bahn-Zeichnungen: Dies denkbar vergänglichste Material trifft auf einen der ungeschütztesten Orte in New York. Selbst bewaffnete Polizisten fühlen sich in der New Yorker U-Bahn nicht immer sicher. Die Tatsache, daß Harings sicher ausgeführte, aber verletzliche Zeichnungen einem so brutalen Umfeld standhalten, erhöht ihre Wirkung beträchtlich. Sie wären nicht annähernd so aussagekräftig, wenn er sie in einem beständigeren Material – wie etwa Sprühfarbe – ausgeführt hätte.

Abgesehen von Harings brillantem Gespür für den Kontext und das Material sind es natürlich die Motive, die sein Werk so außergewöhnlich machen. Oberflächlich betrachtet sind seine Zeichnungen kindlich einfach, eher Zeichen als wirkliche Zeichnungen. Sie müssen schnell hingeworfen werden und sind für ein hastig vorbeieilendes Publikum gedacht. Haring kann eine Zeichnung in nur zwei Minuten ausführen, um dann den Bahnsteig runterzulaufen und gleich eine weitere zu zeichnen. Seine Zeichnungen sind für das Erfassen innerhalb eines Sekundenbruchteils konzipiert. Ein Pendler läuft an drei oder vier von ihnen vorbei und nimmt sie wahr, wie ein Leser eine Zeitungsseite überfliegt. Wenn ein Expreßzug durch die Regionalbahnhöfe donnert, werfen dösende Fahrgäste durch das Fenster einen flüchtigen Blick auf die Kreidezeichnungen. Freilich gibt es auch Passagiere, die ein ausgeprägteres ästhetisches Bewußtsein haben und die Zeichnungen tagtäglich eingehend studieren.

Haring ist einer der wenigen Künstler der auf die Pop Art folgenden Ära, die den Comic in die Bildende Kunst zu integrieren wußten. Er parodierte nicht einfach nur Mickymaus-Zeichnungen, son-

GEGENÜBER Haring bemalt eine Werbefläche in der New Yorker U-Bahn, um 1983/84

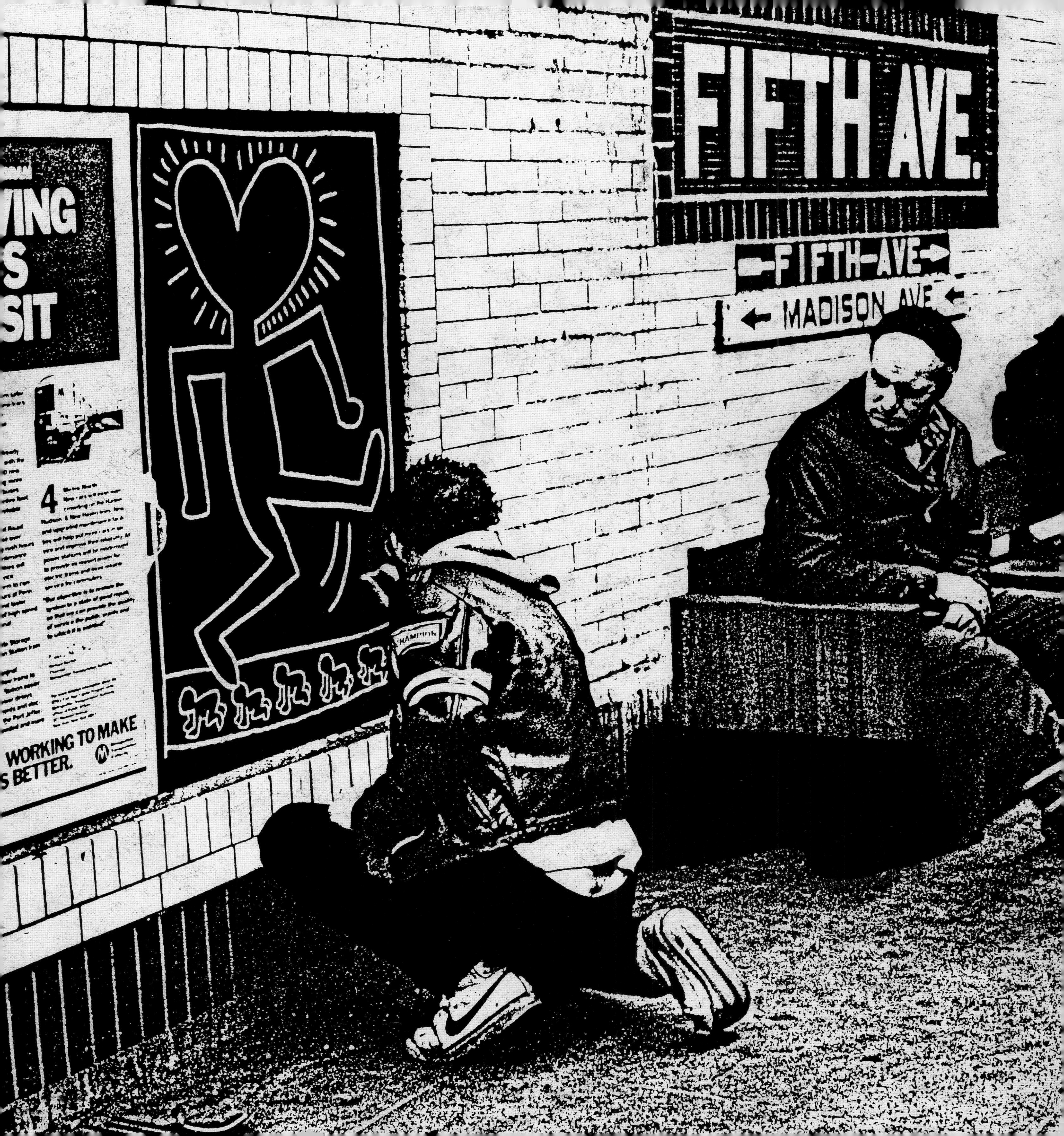
FIFTH AVE.
FIFTH AVE
MADISON AVE
WORKING TO MAKE
S BETTER.

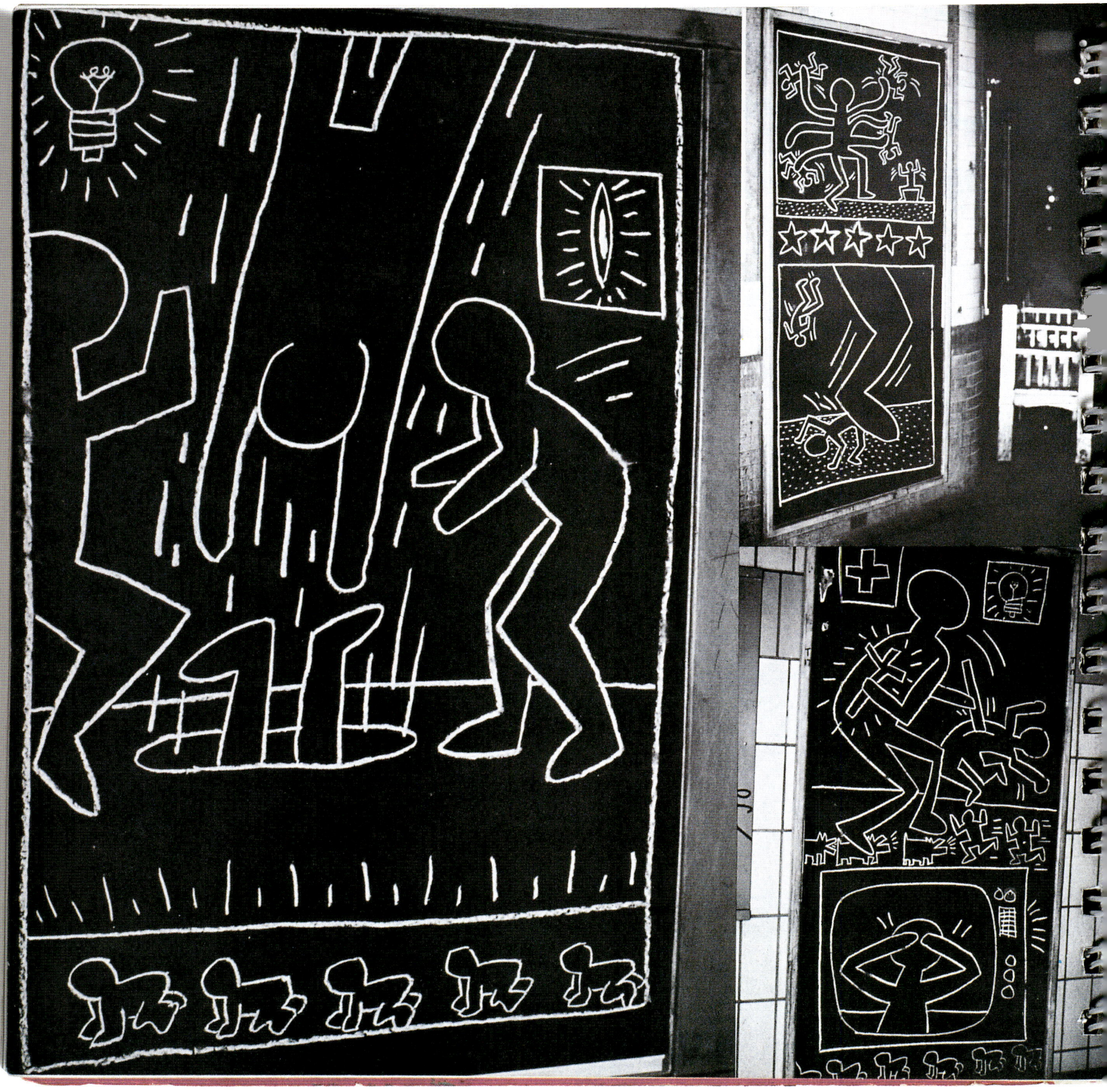

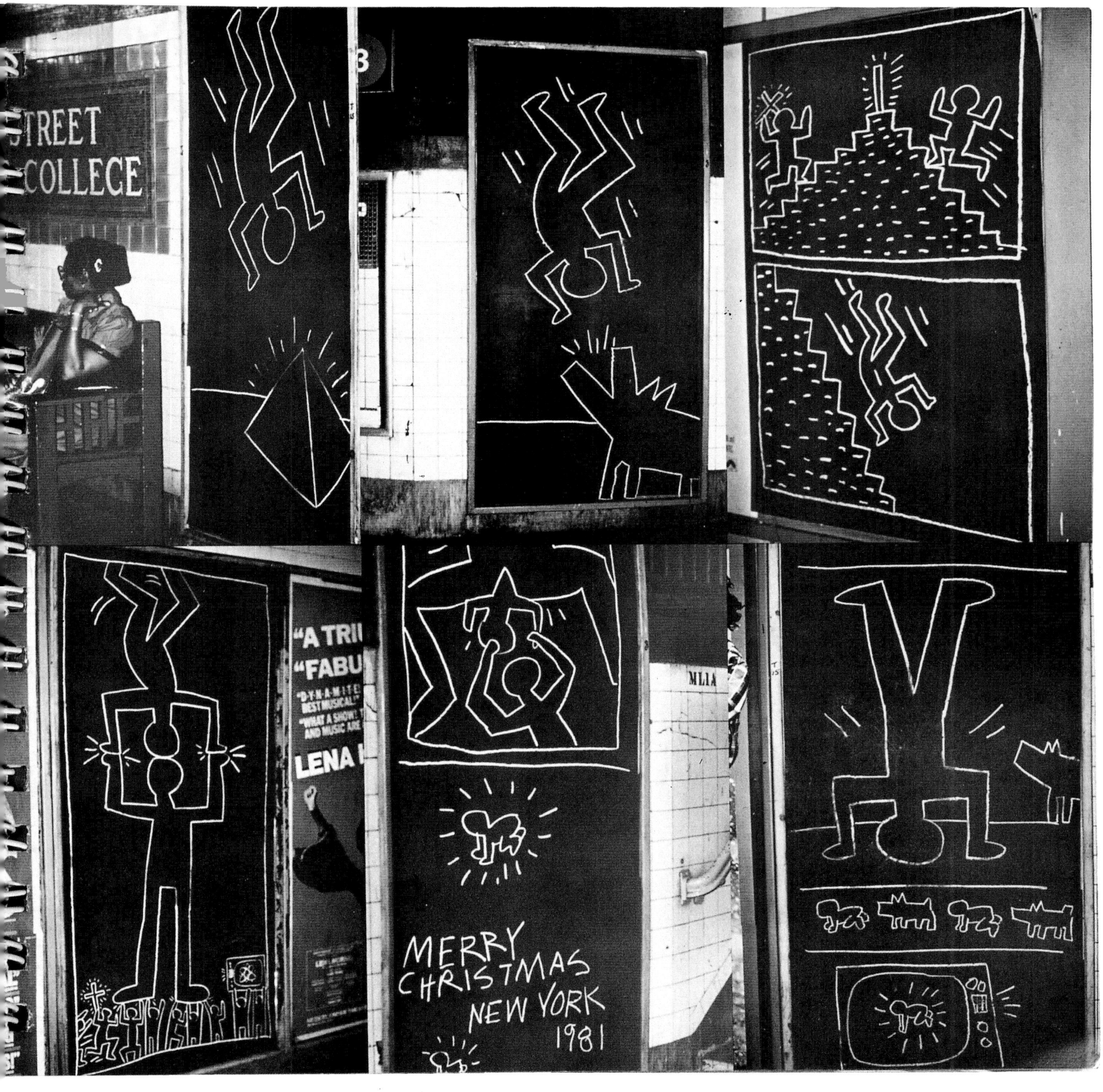

Harings U-Bahn-Zeichnungen aus *Keith Haring*, Katalog (Design Dan Friedman) seiner Einzelausstellung in der Tony Shafrazi Gallery, Mercer Street, New York 1982

dern wandelte die Techniken der Zelluloidanimation in eine überaus effiziente Kommunikationsform um. Indem er seine Motive immer in unterschiedlichen Kontexten wiederholte, schuf Haring eine riesige Comic-Ausstellung, die die ganze Stadt überzieht. Natürlich gliche New York City auch ohne Haring einem gigantischen Comic, aber genau deswegen sind seine Arbeiten dieser Stadt um so angemessener.

Der Gedanke liegt nahe, Harings Arbeiten von einem semiotischen Standpunkt aus zu analysieren. Das pummelige krabbelnde Baby zum Beispiel steht nicht einfach nur für ein Baby, sondern für die Verletzbarkeit des Menschen an sich, aber auch für eine grenzenlose Freiheit, wie sie mit dem sich entwickelnden Selbstbewußtsein und der polymorphen Sexualität eines Babys assoziiert werden kann. Ähnlich läßt sich das ganze Inventar der Formensprache Harings analysieren. Er hat seine Motive einsichtig gewählt und mit Sensibilität gegenüber ihren Bedeutungsebenen und sexuellen Konnotationen ausgearbeitet. Es sind nicht nur Zeichnungen, sondern Symbole. Die verschiedenen Bedeutungsebenen, die die einzelnen Figuren umgeben, machen allerdings nur einen Teil des künstlerischen Prozesses aus.

Die volle Wirkung seines Werkes resultiert aus der Kombination der Elemente Kontext, Material, Bildsprache sowie ihrer Infiltration des urbanen Bewußtseins. Die einzelnen Ausschnitte können völlig unschuldig wirken, aber in ihrer Gesamtheit entwickeln Harings Arbeiten eine bedrohliche Qualität, vermitteln ein Gefühl von drohender Gewalt, sexueller Explosion. Sie sind ein Schaubild des kollektiven Unbewußten der Stadt – einer Stadt, die sich unbeschwert gibt, der aber nur um Haaresbreite das Schicksal erspart bleibt, sich in die Welt des „jeder frißt jeden" von Harings Bild zu verwandeln. Seine Darstellung eines überdimensionalen Atoms, das über einen Fernsehbildschirm springt, illustriert unsere befremdliche Lebenslage besonders gut. An der Oberfläche macht das Leben noch Spaß, aber darunter kriecht das Schreckgespenst der nuklearen Katastrophe heran. Wir können immer noch unbeschwert herumtollen wie Harings krabbelnde Babys, aber das Bellen der Hunde kommt näher.

Zyniker sehen in Harings öffentlichem Werk primär eine clevere, kostenlose Werbung für seine „echte" Kunst, die in den Galerien verkauft wird. Man kann natürlich auch den umgekehrten Standpunkt einnehmen und in seinen Arbeiten für Galerien lediglich eine Geldquelle sehen für seine „eigentlichen" Arbeiten – die im öffentlichen Raum. Tatsächlich ist Harings Ansatz aber sehr viel komplexer. Wie Andy Warhol oder Christo hat er sich von den Restriktionen des traditionellen Künstlerbildes befreit und versucht, seine Rolle selbst zu definieren. Indem er Madison Avenue [Sitz der Werbebranche], Walt Disney, systemische und kontextuelle Kunst zusammenbringt uand mit dem Rhythmus des Graffiti-Beats unterlegt, kreiert Haring mehr als nur gute Gemälde und Zeichnungen. Er bringt nicht nur Kunst hervor, er kommuniziert auf eine vollkommen zeitgenössische Art und Weise.

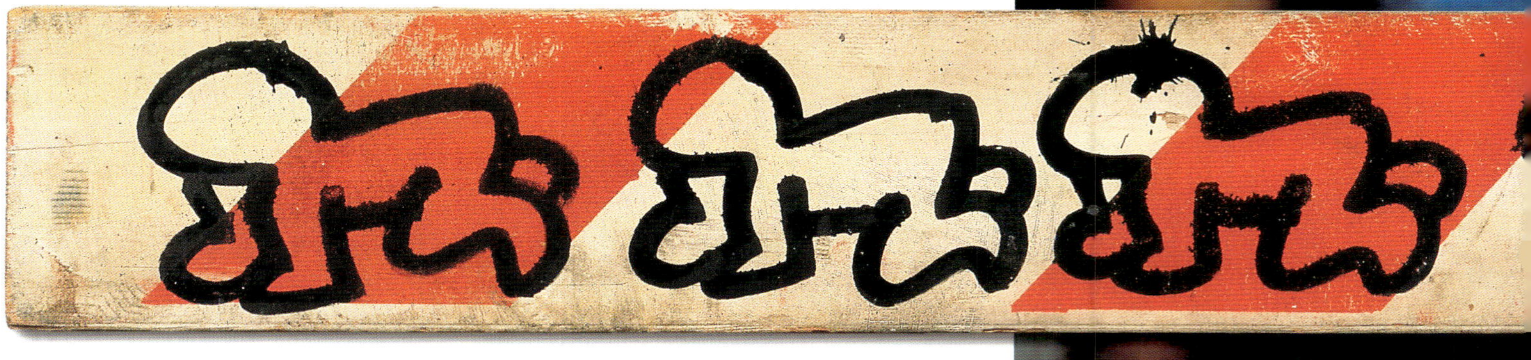

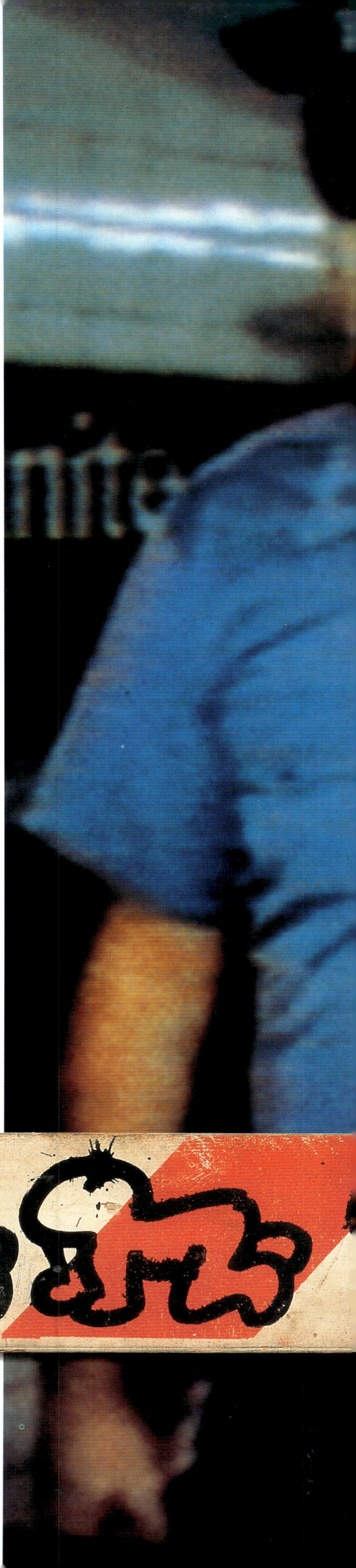

* **Ohne Titel**, 1981. Filzstift auf einer hölzernen Polizeiabsperrung, 18 x 182 x 5 cm. Sammlung Annette und Melvyn N. Klein

RECHTS Standfoto aus einem Video über die Festnahme Harings in der New Yorker U-Bahn wegen „kriminellen Unfugs", 1982

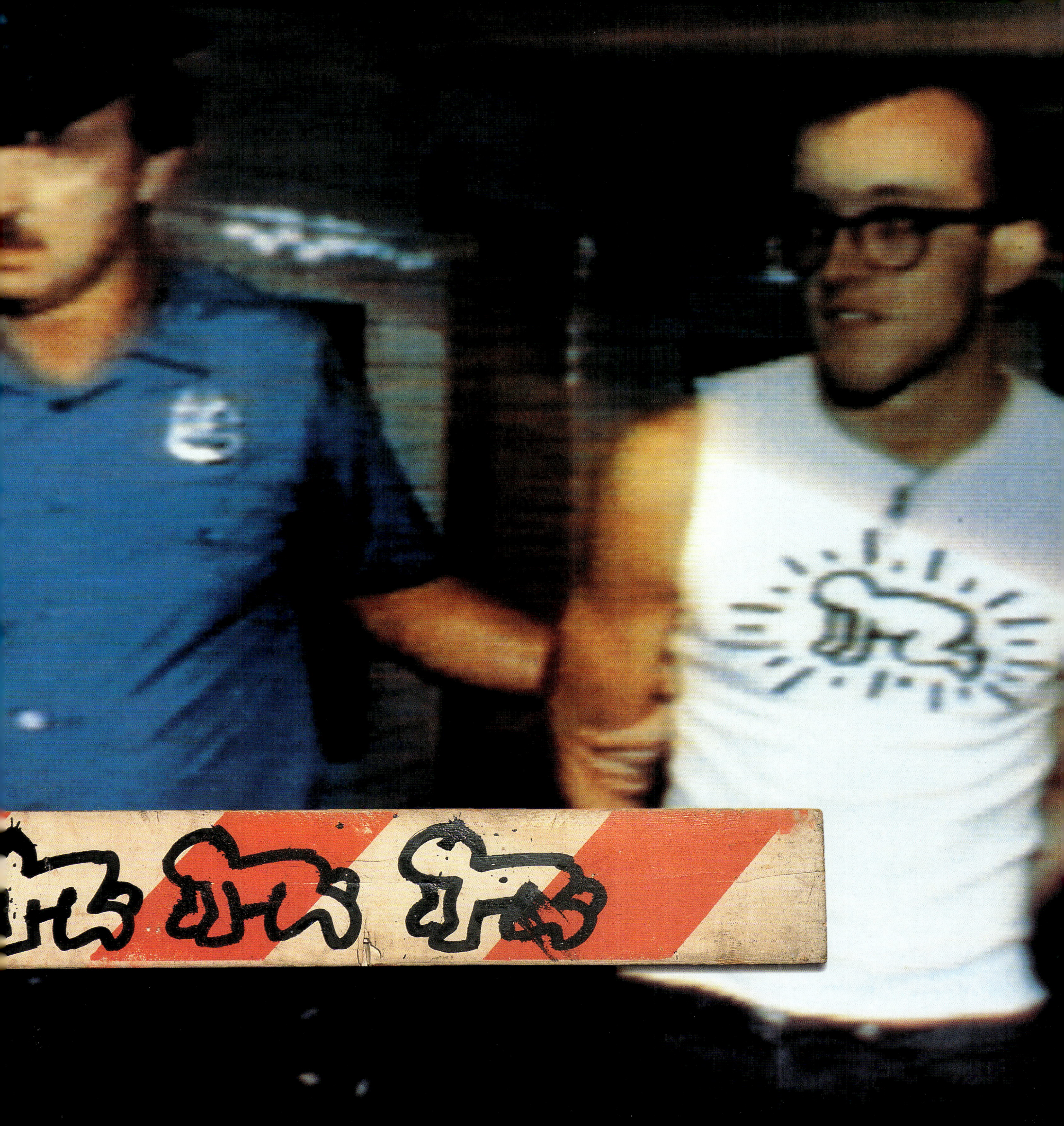

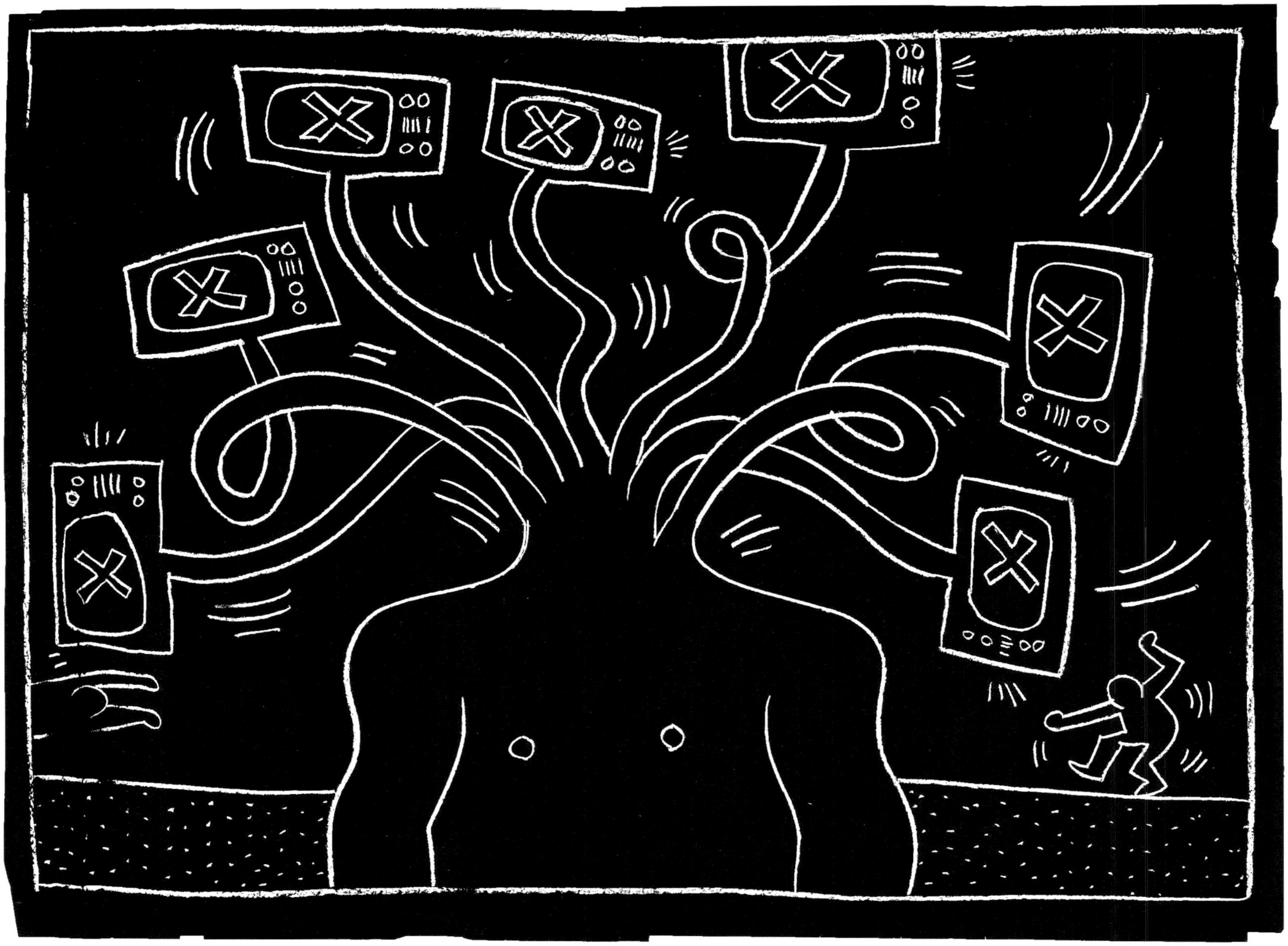

* **Ohne Titel**, 1985. Kreide auf Papier, 114 x 152 cm
Brant Foundation, Greenwich, Connecticut

GEGENÜBER * **Ohne Titel**, 1984. Kreide auf Papier, 203 x 107 cm
Sammlung Michael und Cynthia Sweeney

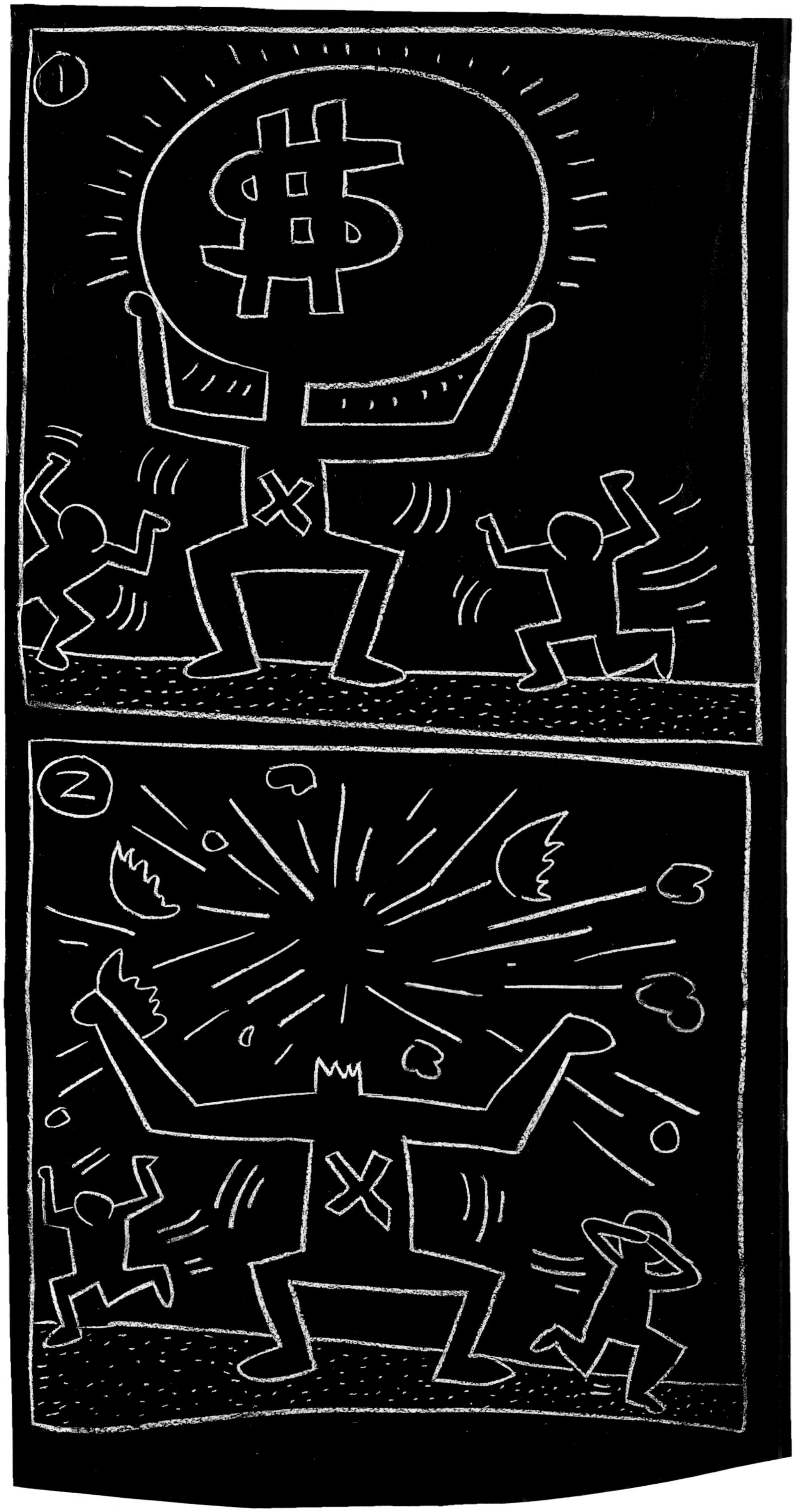
1
2

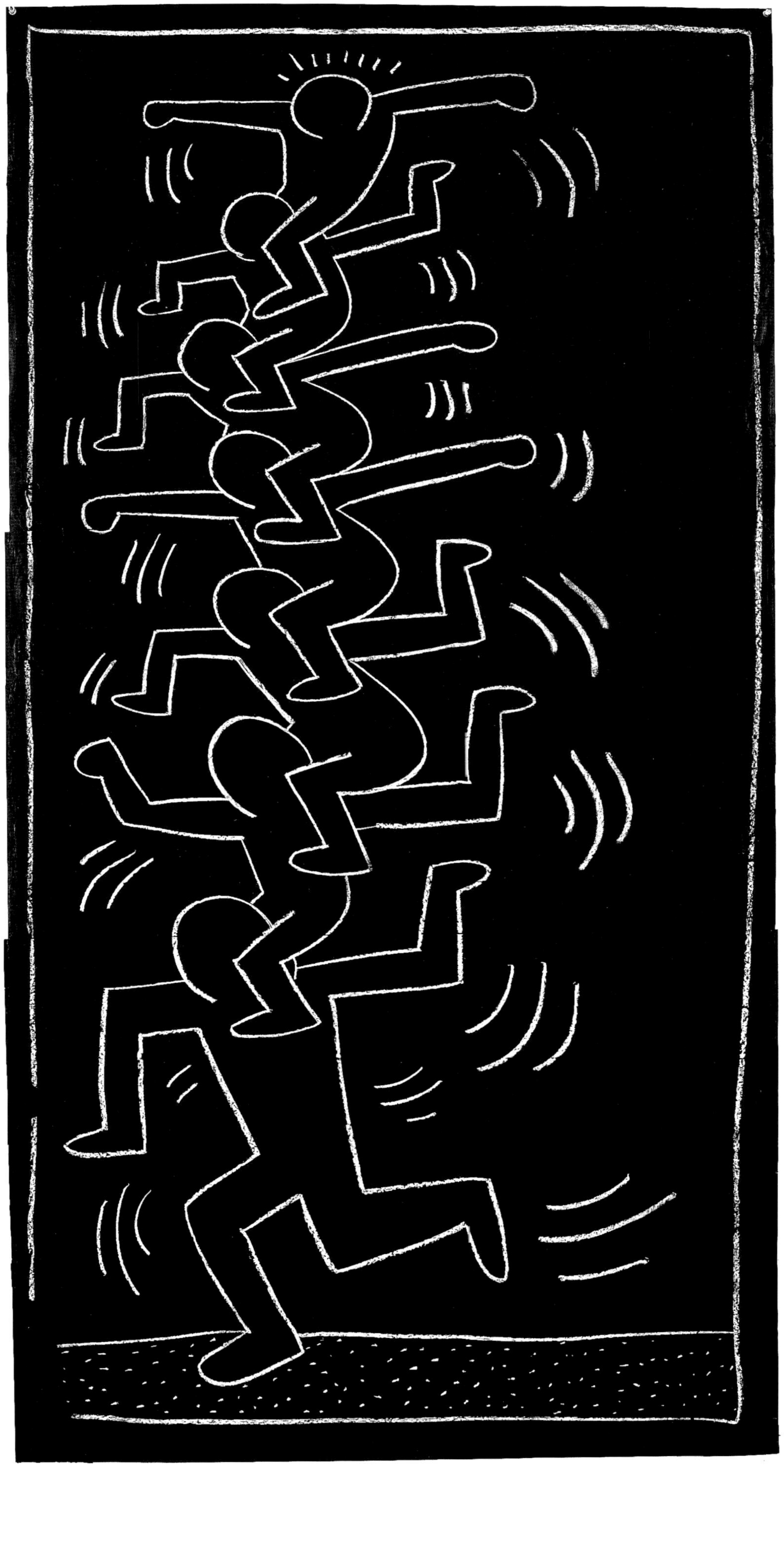

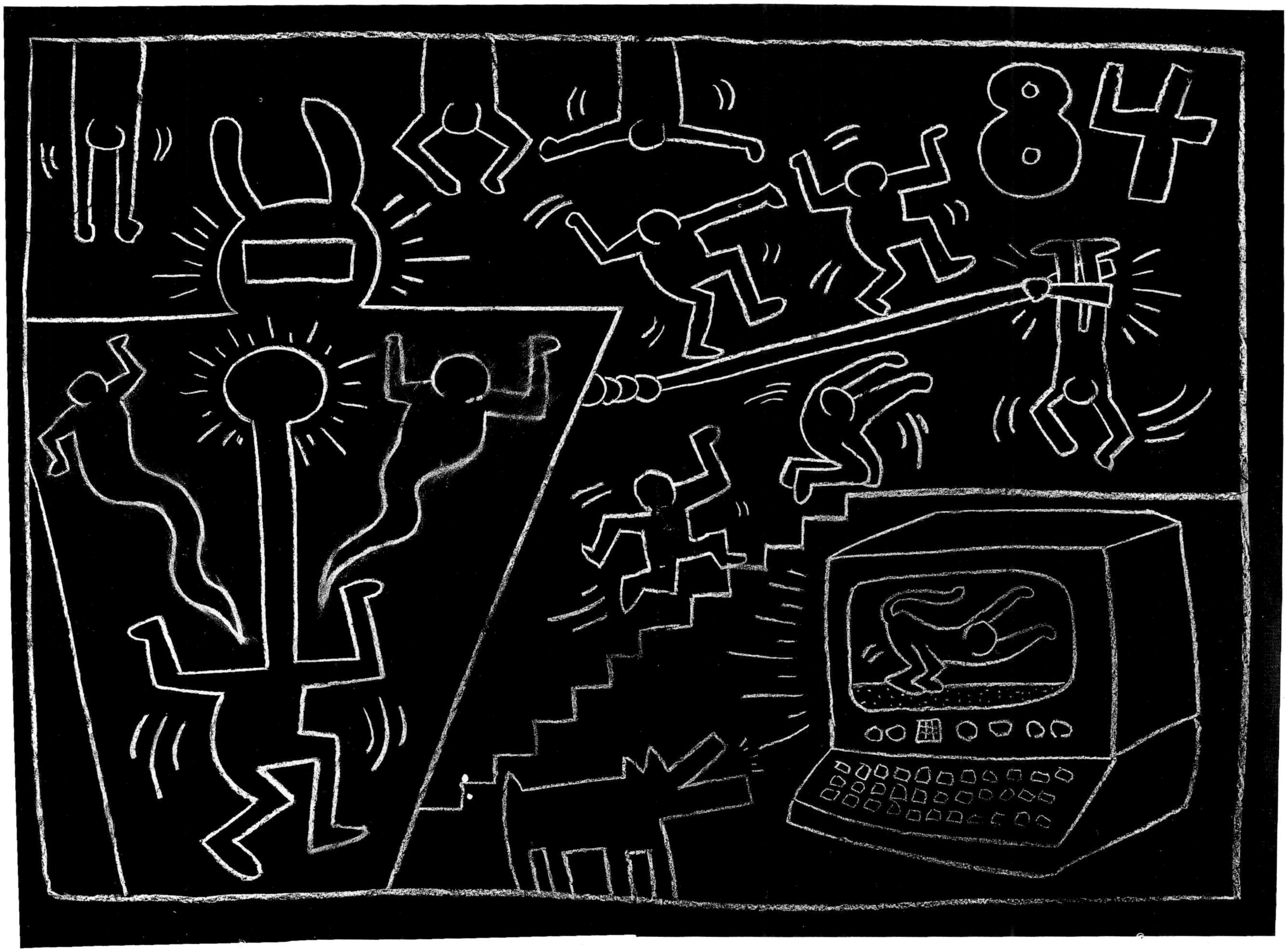

* **Ohne Titel**, 1984. Kreide auf Papier, 114 x 152 cm
Sammlung Michael und Cynthia Sweeney

GEGENÜBER * **Ohne Titel**, 1984. Kreide auf Papier, 203 x 107 cm
Sammlung Michael und Cynthia Sweeney

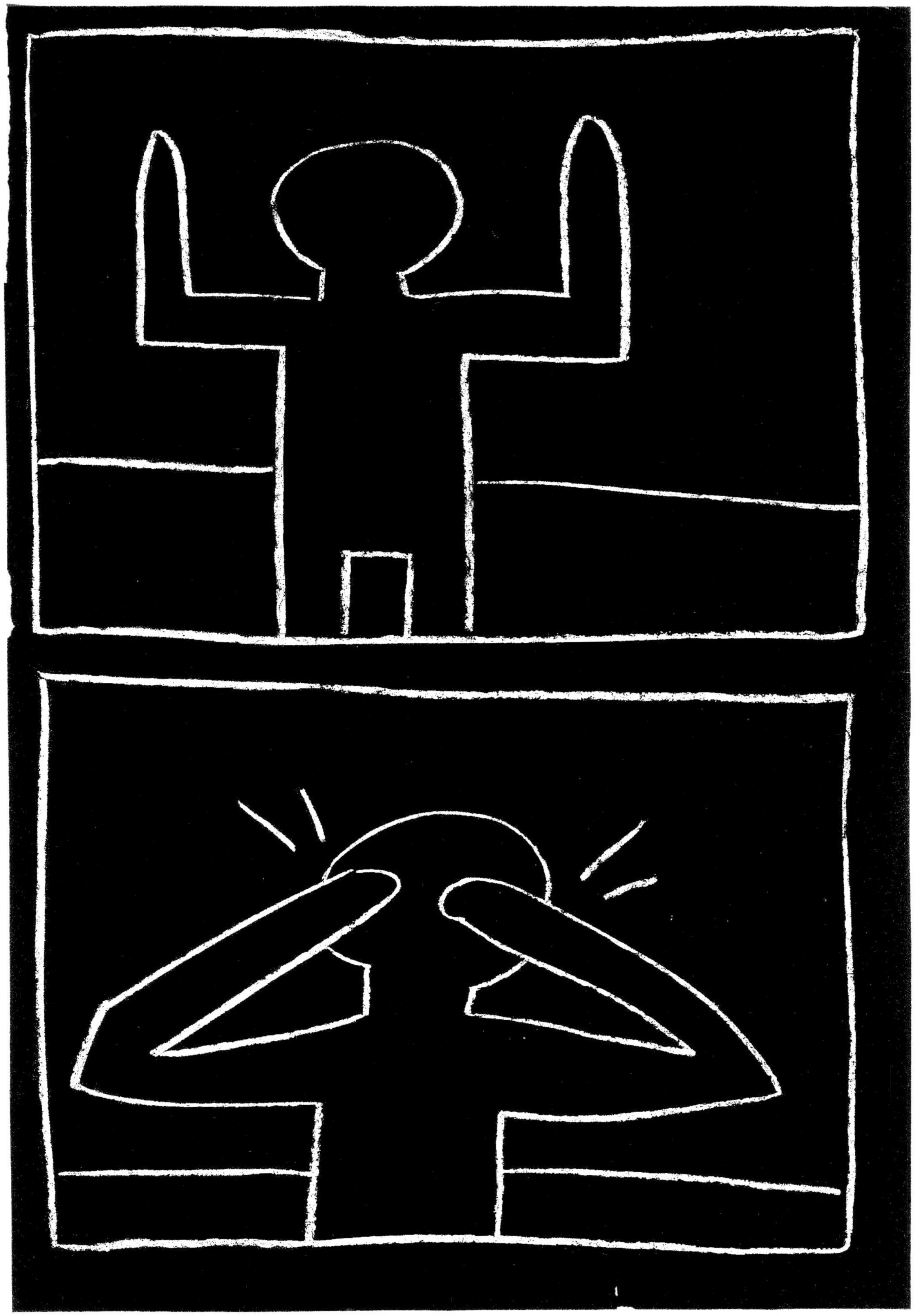

* **Ohne Titel**, 1981. Kreide auf Papier, 114 x 76 cm
Tony Shafrazi Gallery, New York

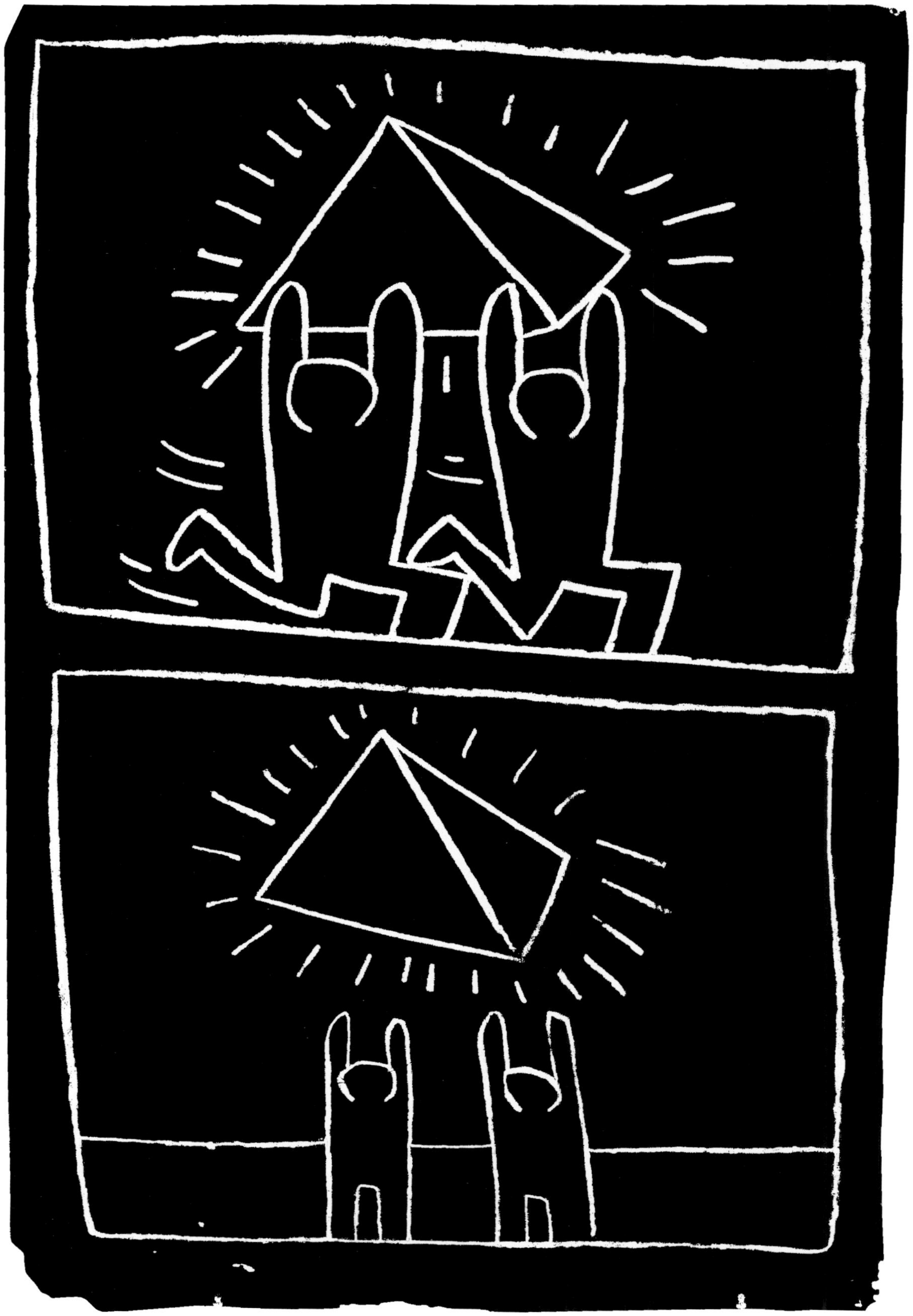

* **Ohne Titel**, 1982. Kreide auf Papier, 225 x 117 cm
Sammlung Larry Warsh

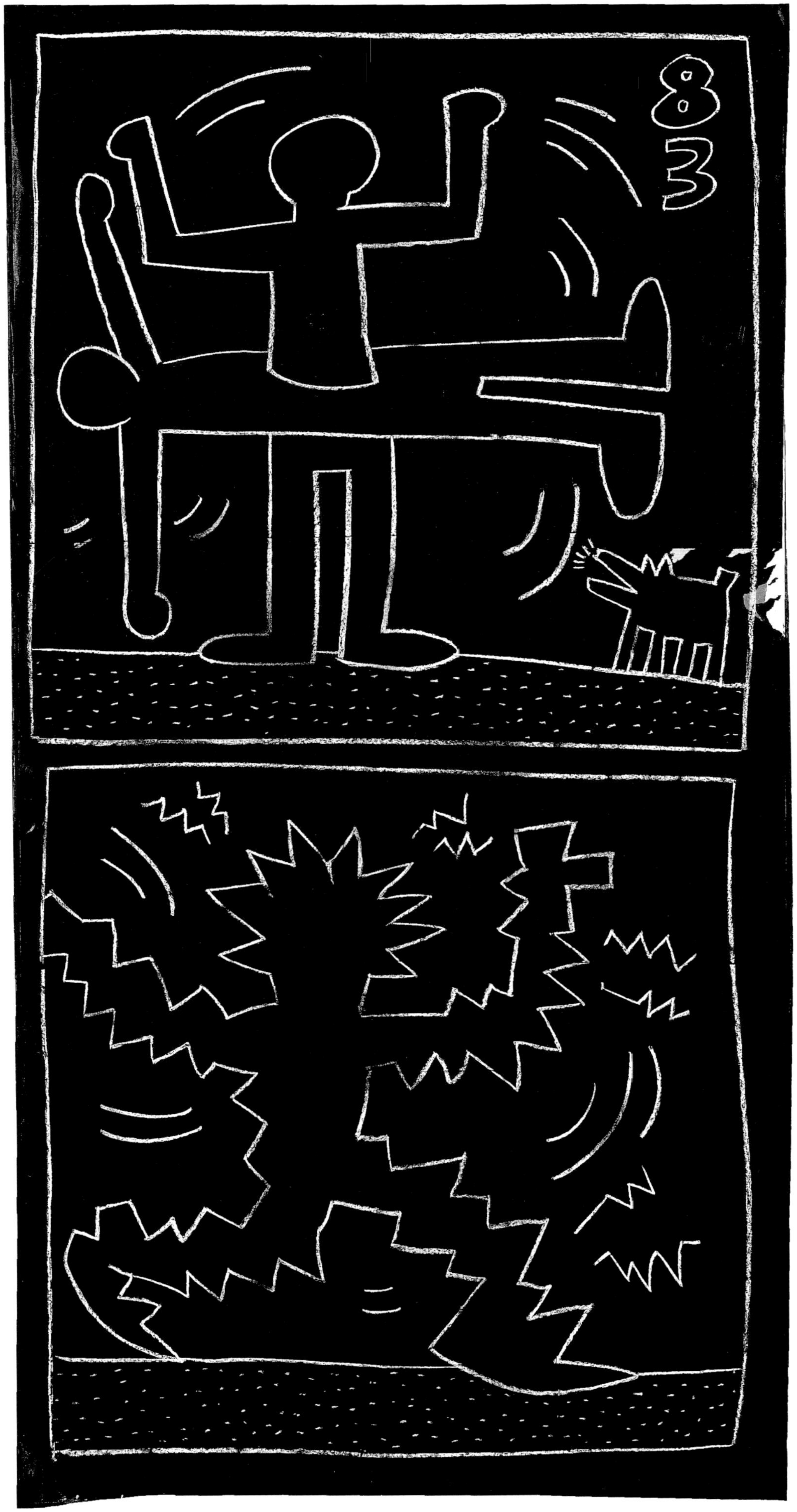
8
3

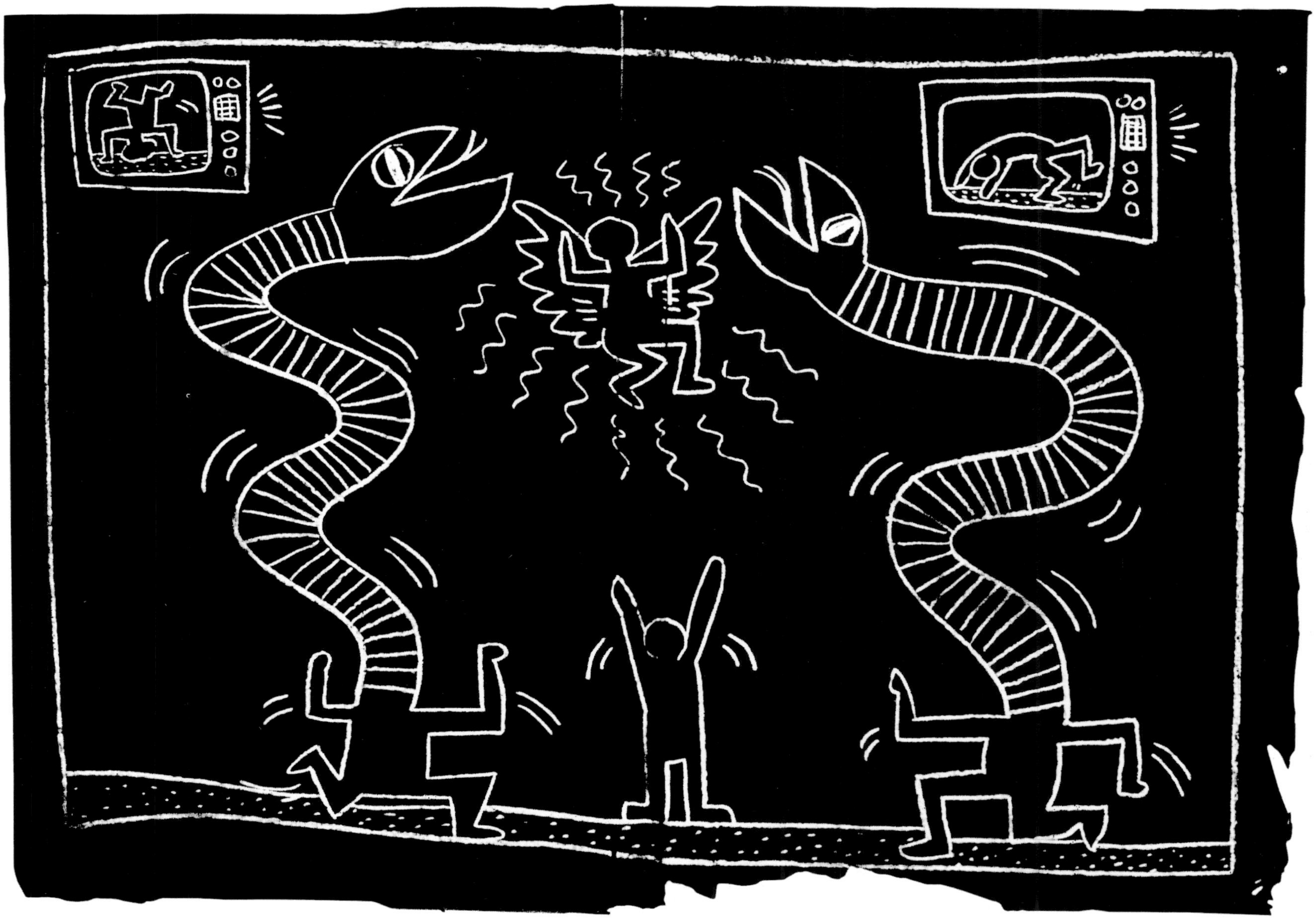

* **Ohne Titel**, 1982. Kreide auf Papier, 114 x 152 cm
Sammlung Larry Warsh

GEGENÜBER * **Ohne Titel**, 1983. Kreide auf Papier, 225 x 117 cm
Sammlung Larry Warsh

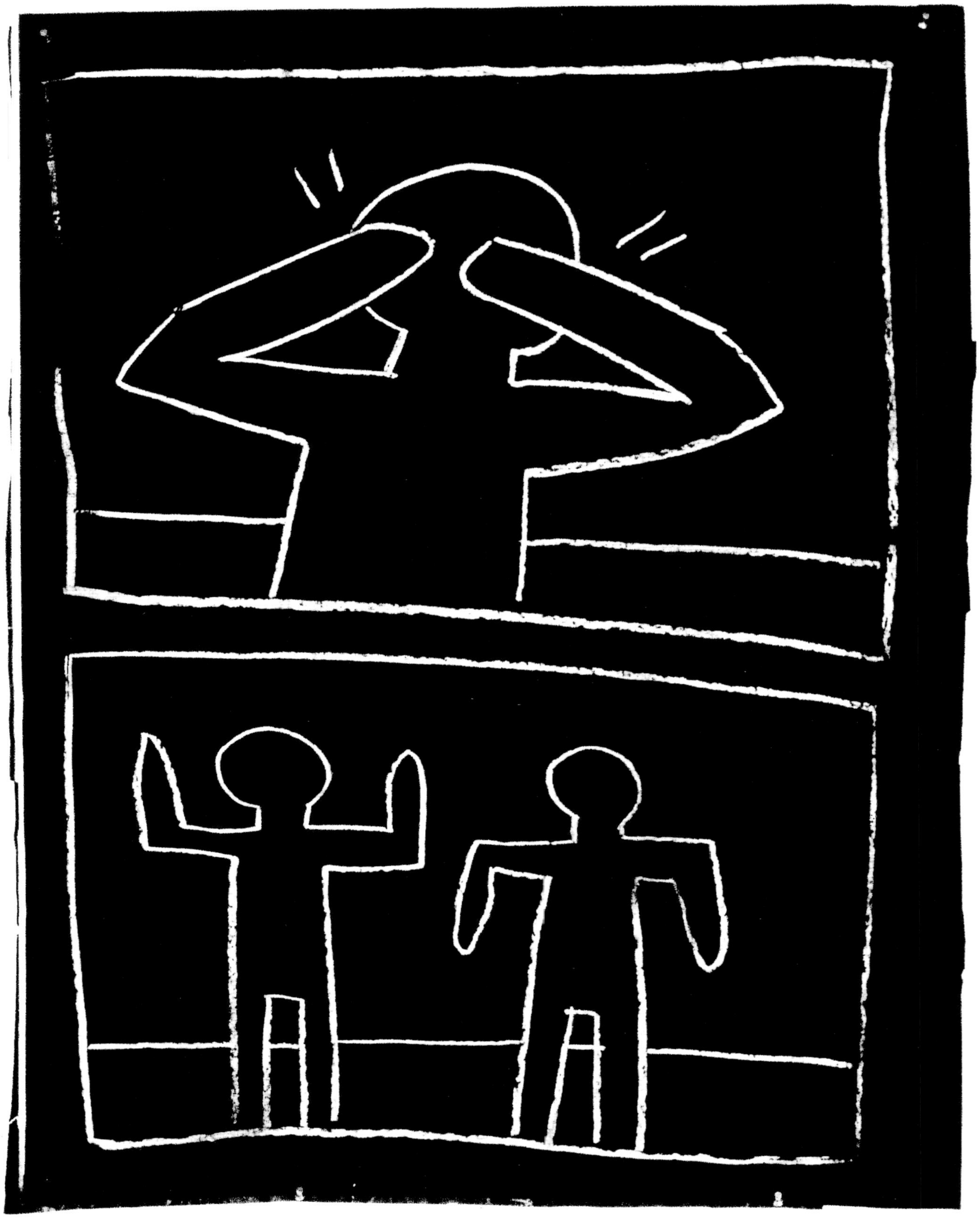

Ohne Titel, 1982. Kreide auf Papier, 225 x 117 cm
Sammlung Larry Warsh

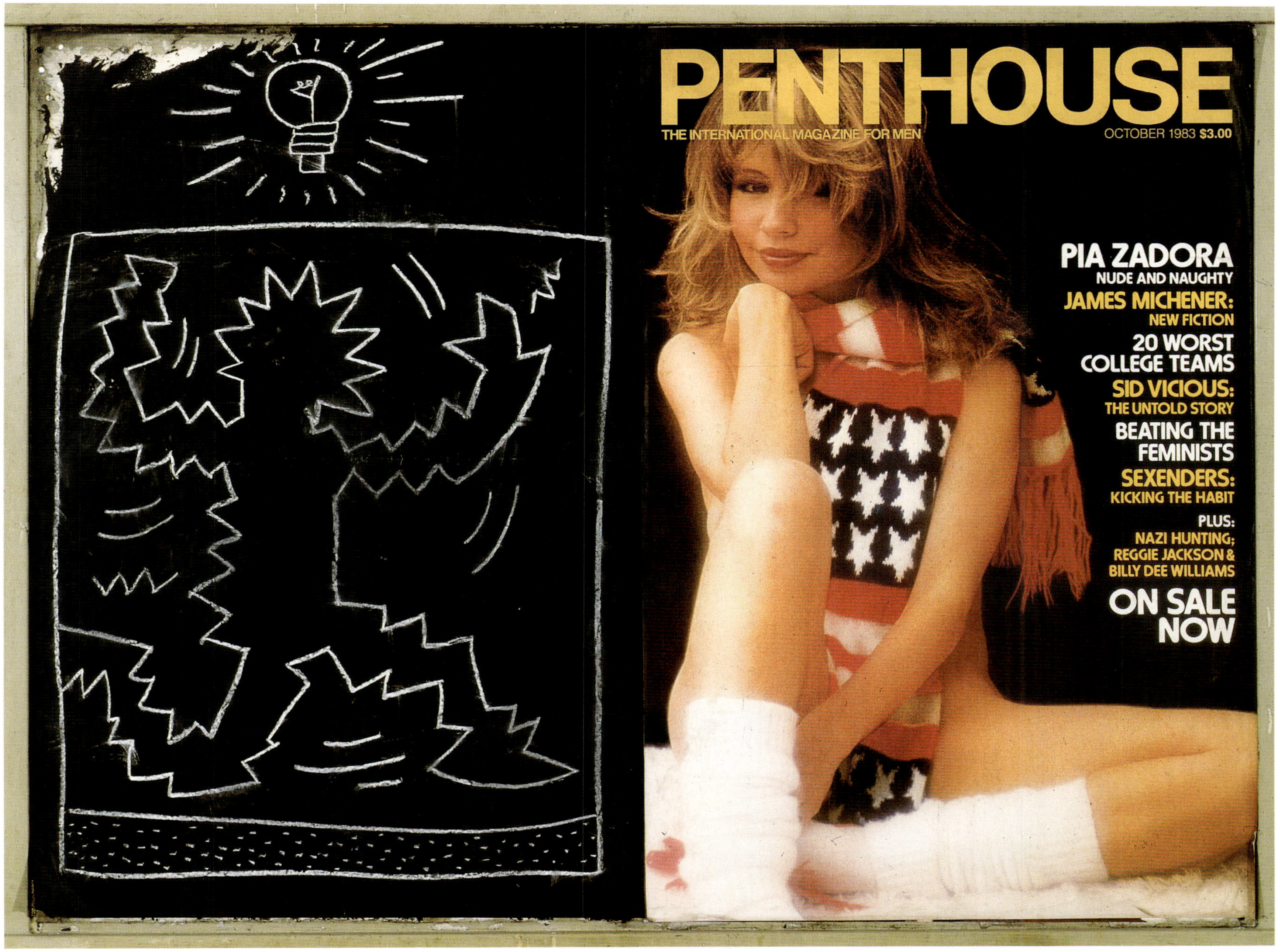

* **Ohne Titel**, 1983. Kreide auf Papier im Fiberglasrahmen, 125 x 173 cm
Sammlung Tony Shafrazi

Dezember 1978
Meine Kunst zu definieren, hieße ihre Absicht vereiteln. Einzig legitim ist nicht die *„individuelle* Definition", die individuelle Deutung, eine ganz und gar persönliche Reaktion, die nur als Meinung zu werten ist. Die letztlich gültige Bedeutung meines Werkes kennt niemand, denn es gibt sie nicht.

Es gibt keinen Gedanken.
Es gibt keine Definition.
Das Kunstwerk bedeutet nichts.
Es ist allein dazu da, in individueller Reaktion verstanden zu werden.

Diese Environments sind nicht nur für „Kunstsachverständige". Jeder kann sie erleben, überall. Diese Kunst ist universal und kann alle Lebensbereiche angehen.

Eben bin ich ins Flugzeug nach Nizza gestiegen. Ich find' es komisch, auf wie viele verschiedene Arten mein Name auf den Bordkarten geschrieben wird, aber das ist die beste. Ich kenne schon Harding, Harving usw., aber hier steht nun Harinck. Sieht aus und hört sich an wie eine Verbindung von *Inc.* [Aktiengesellschaft] und *ink* [Tusche]; das hab ich gerne.

Keith Haring, *Tagebücher*, (S. Fischer Verlag GmbH,
Frankfurt a. M. 1997), S. 26 und 184

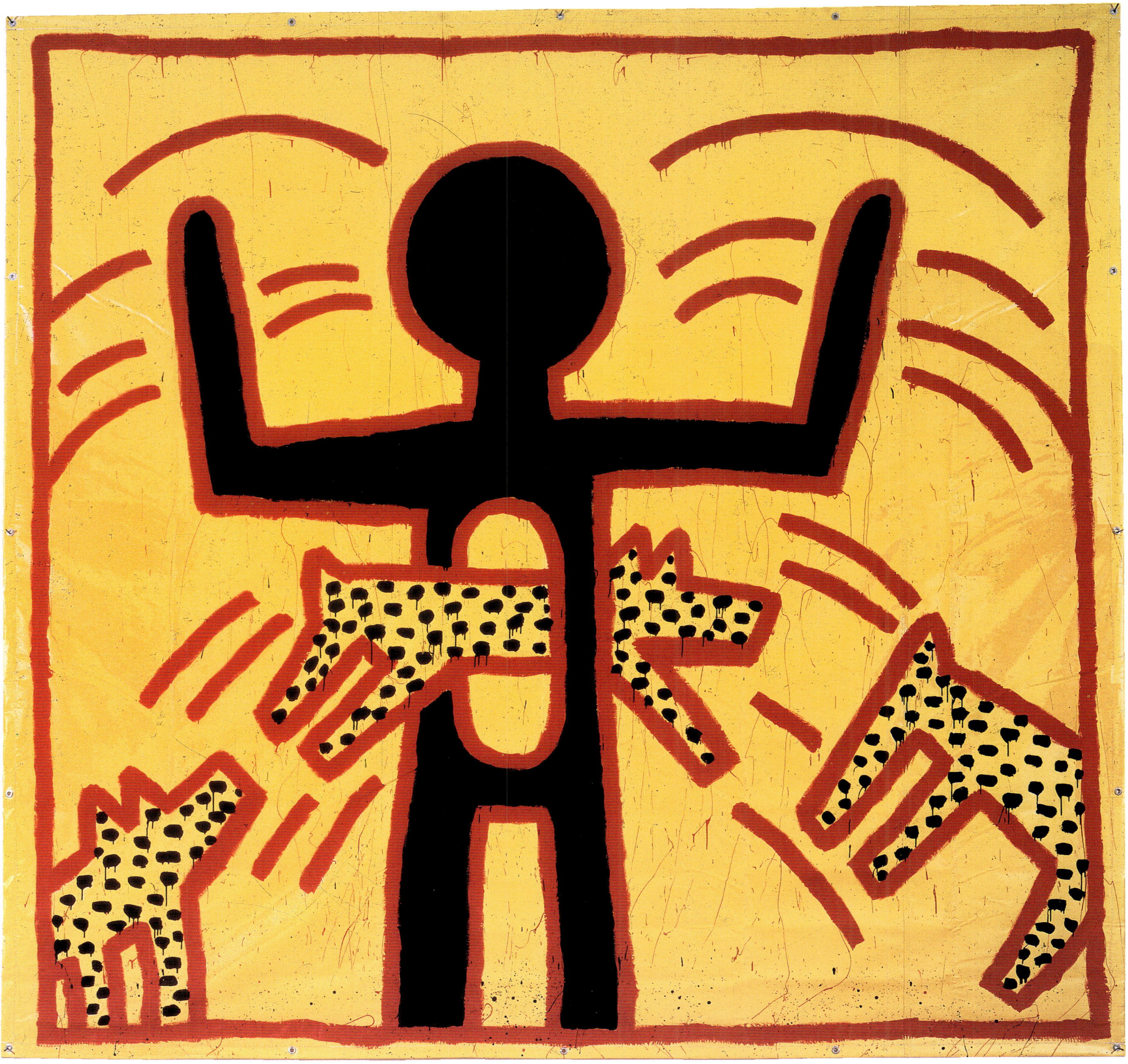

* **Ohne Titel**, 1982. Vinylfarbe auf Vinylplane, 366 x 366 cm
Sammlung Tony Shafrazi

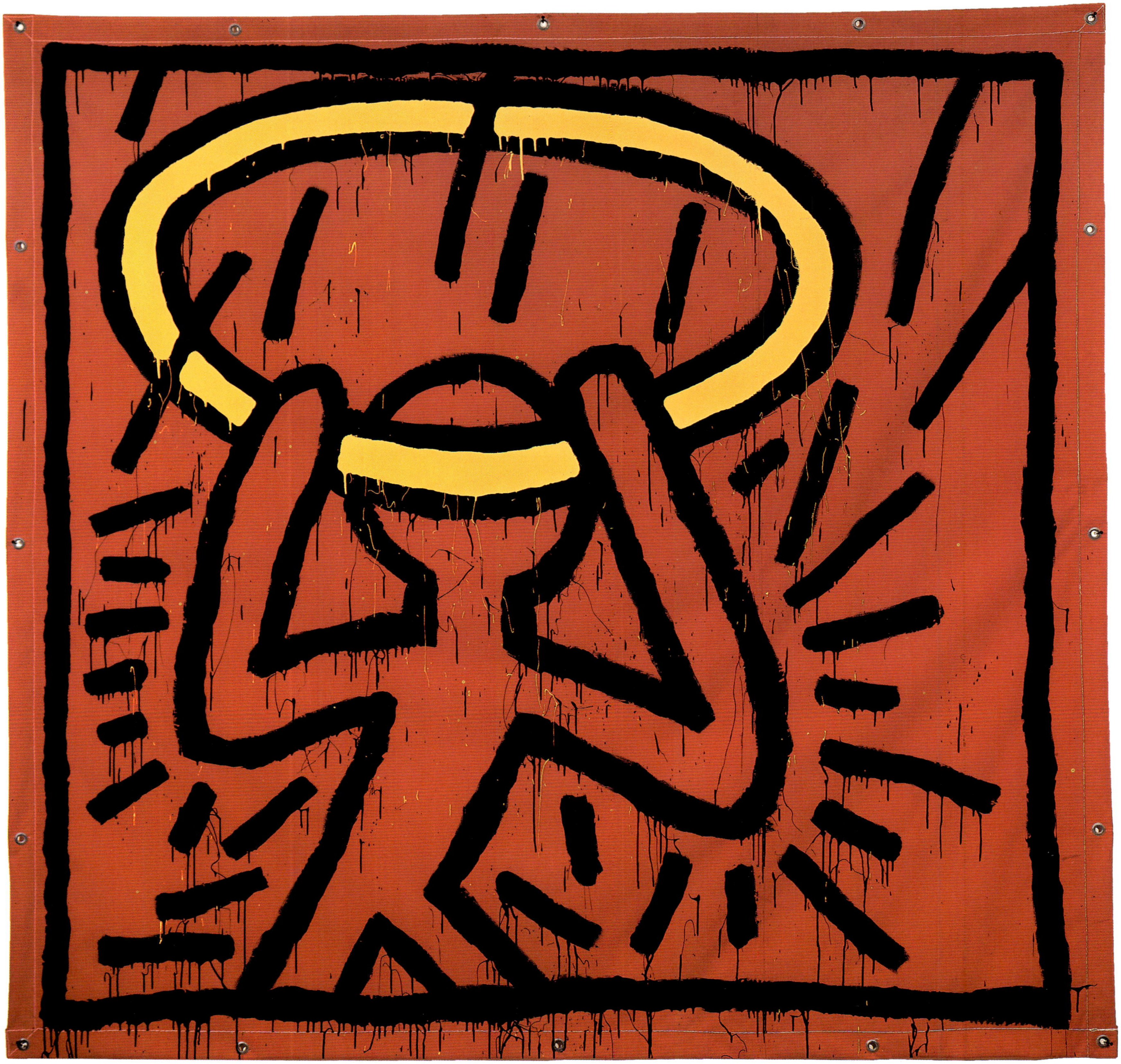

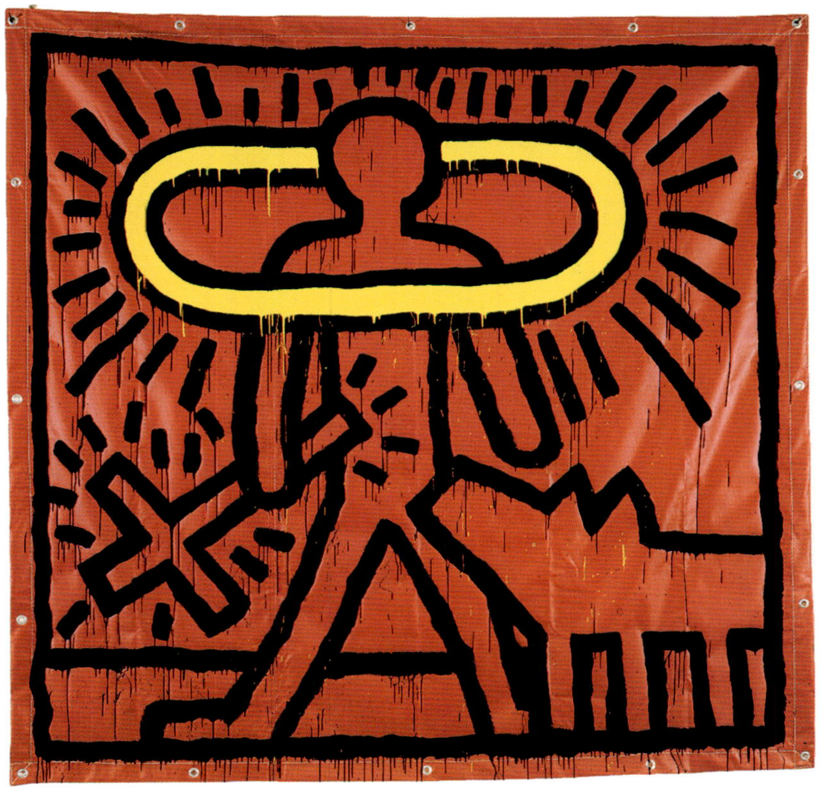

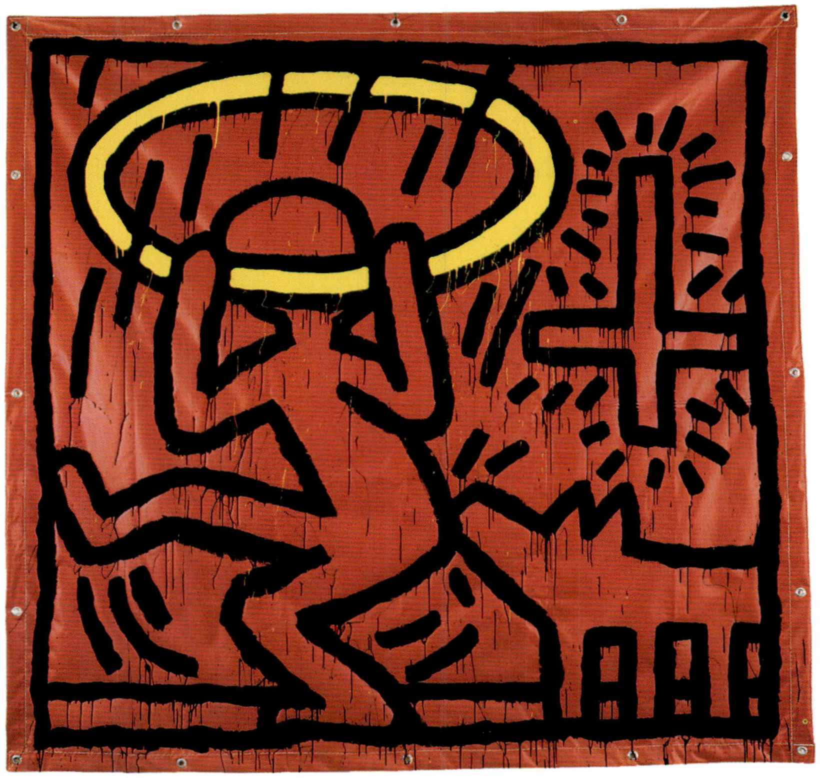

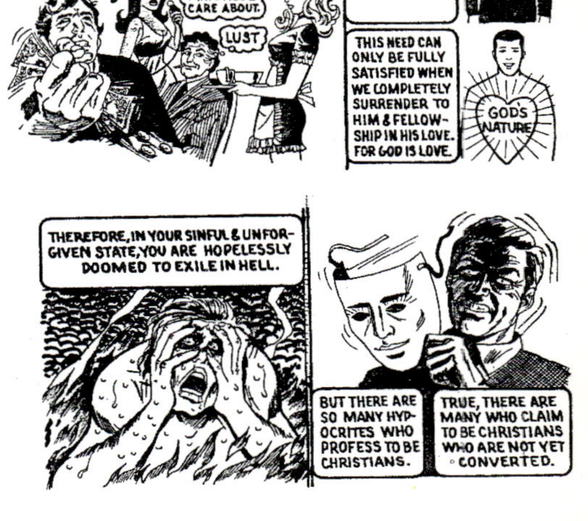
BUT JUST LIKE ADAM & EVE, MANKIND HAS FAILED TO APPRECIATE GOD'S LOVE FOR THEM. WE HAVE ALL CHOSEN RATHER TO SATISFY OUR OWN LUSTS & DESIRES…THIS HAS SEPARATED US FROM GOD.
I'M A HIT, & THAT'S ALL I CARE ABOUT.
LUST
GOD CREATED WITHIN US THE SAME GREAT NEED FOR LOVE THAT IS IN HIM.
THIS NEED CAN ONLY BE FULLY SATISFIED WHEN WE COMPLETELY SURRENDER TO HIM & FELLOWSHIP IN HIS LOVE. FOR GOD IS LOVE.
GOD'S NATURE
THEREFORE, IN YOUR SINFUL & UNFORGIVEN STATE, YOU ARE HOPELESSLY DOOMED TO EXILE IN HELL.
BUT THERE ARE SO MANY HYPOCRITES WHO PROFESS TO BE CHRISTIANS.
TRUE, THERE ARE MANY WHO CLAIM TO BE CHRISTIANS WHO ARE NOT YET CONVERTED.

OBEN LINKS * **Ohne Titel**, 1982. Vinylfarbe auf Vinylplane, 213 x 213 cm
Sammlung Angela Ho

OBEN RECHTS **Ohne Titel**, 1982. Vinylfarbe auf Vinylplane, 213 x 213 cm
Verbleib unbekannt

GEGENÜBER * **Ohne Titel**, 1982. Vinylfarbe auf Vinylplane, 213 x 213 cm
Sammlung Mark Chason und Mariana Botero Chason

RECHTS Cartoon von Garry Ashton, 1979

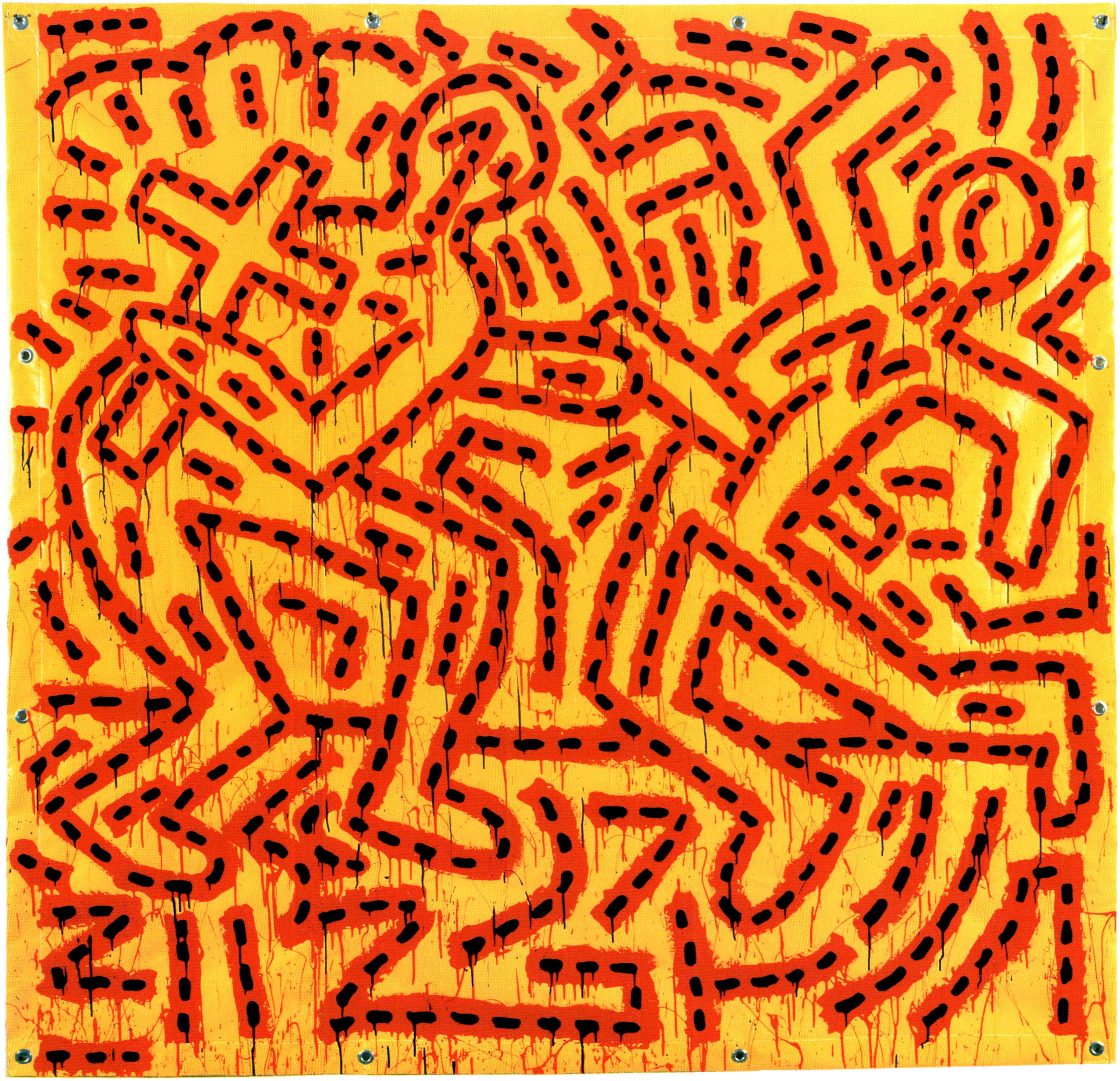

* **Ohne Titel**, 1981. Vinylfarbe auf Vinylplane, 183 x 183 cm
Sammlung Kamran Diba, Courtesy Musée d'Art Moderne et Contemporain, Genf

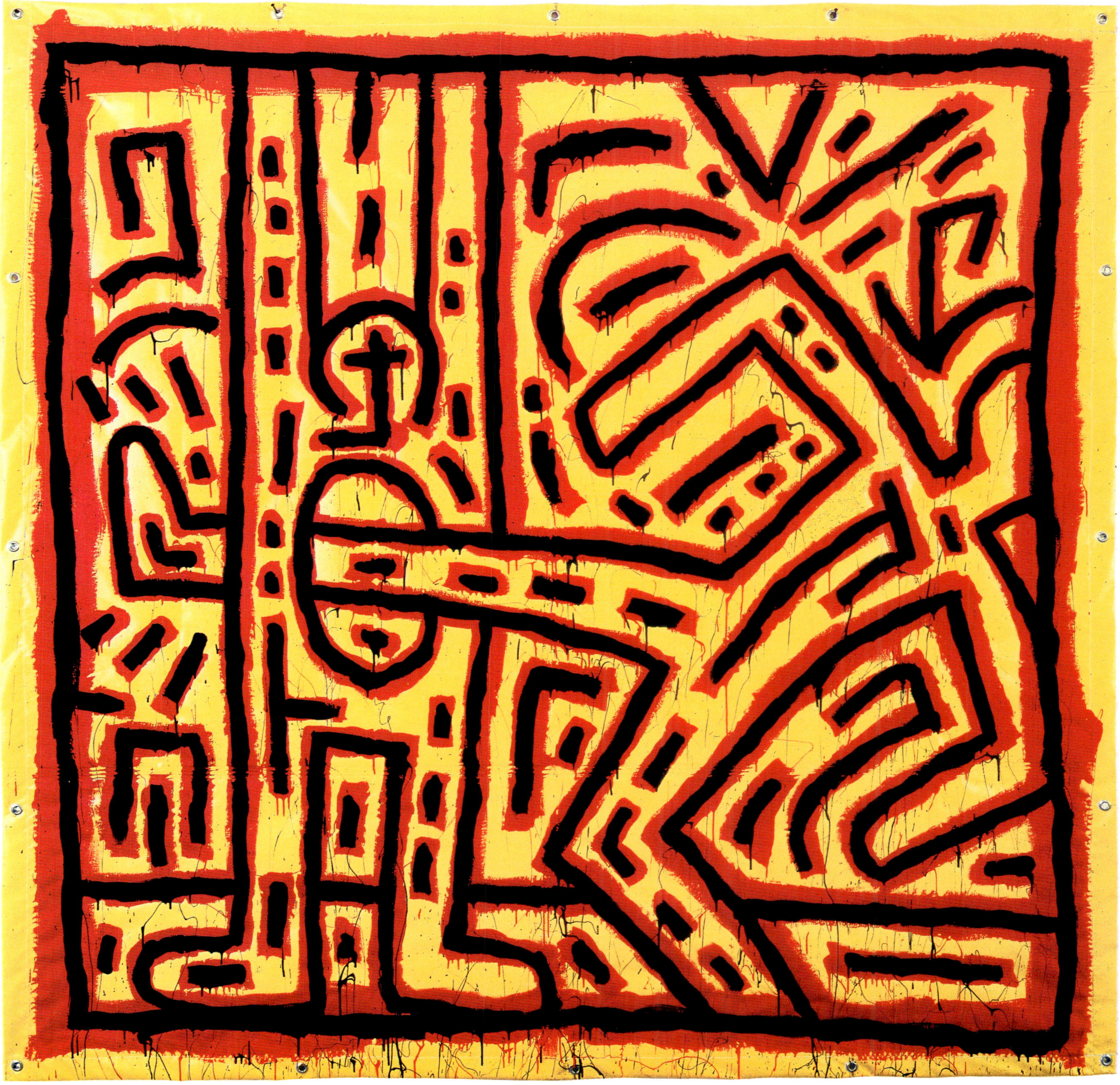

* **Ohne Titel**, 1981. Vinylfarbe auf Vinylplane, 244 x 244 cm
Sammlung John Kneller

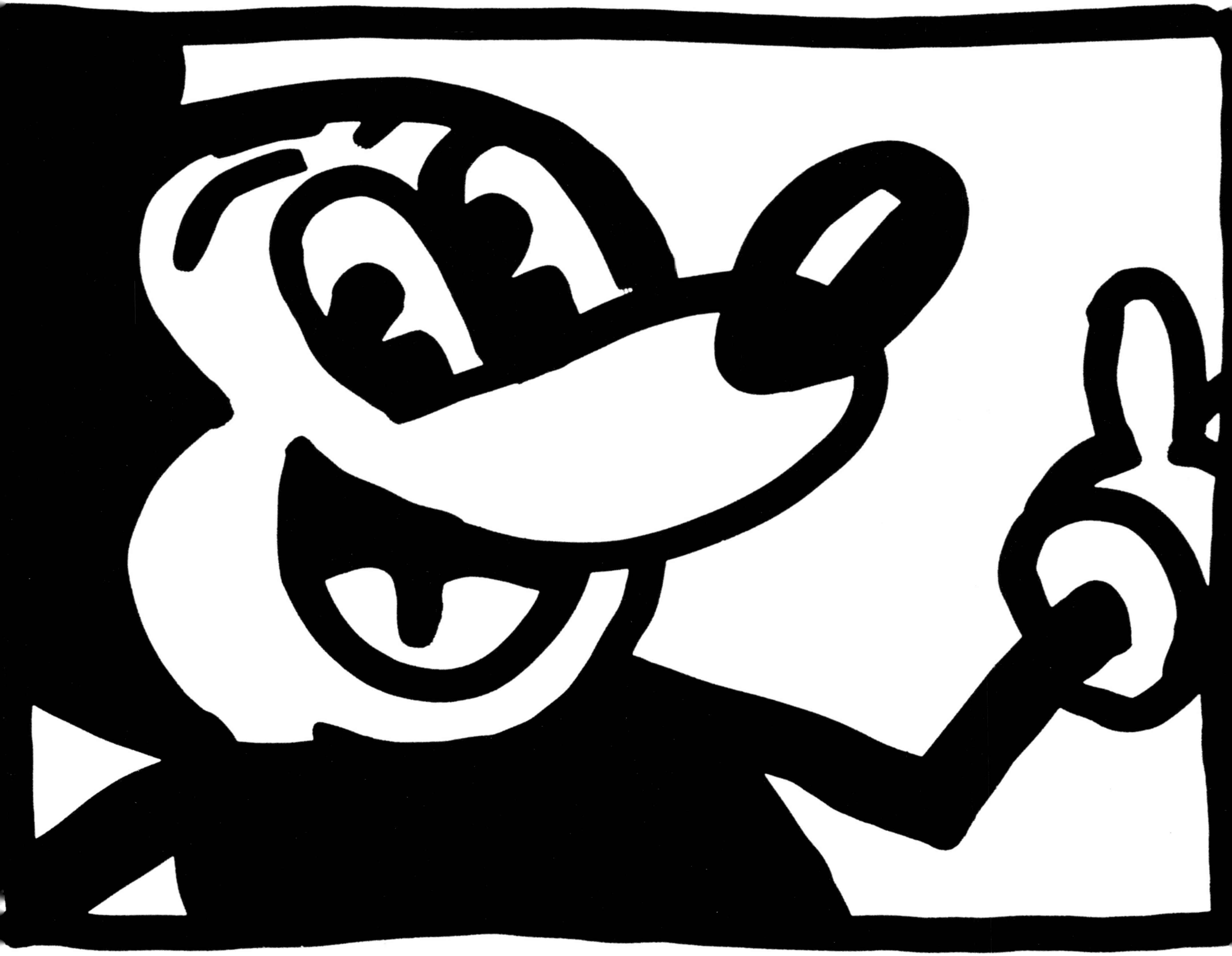

* **Ohne Titel**, 1981. Sumi-Tusche auf Papier, 51 x 66 cm
Sammlung Tony Shafrazi

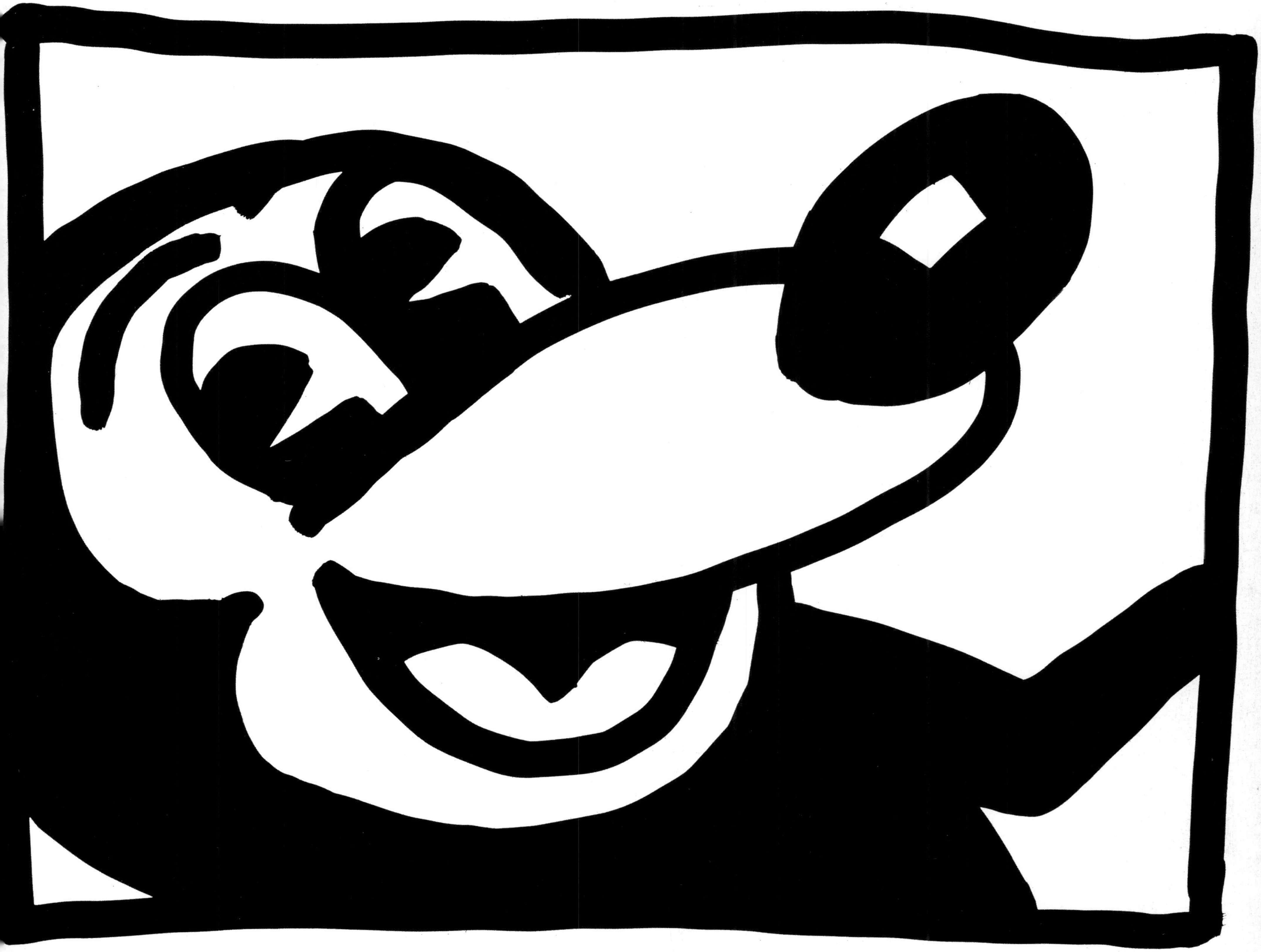

* **Ohne Titel**, 1981. Sumi-Tusche auf Papier, 51 x 66 cm
Sammlung Tony Shafrazi

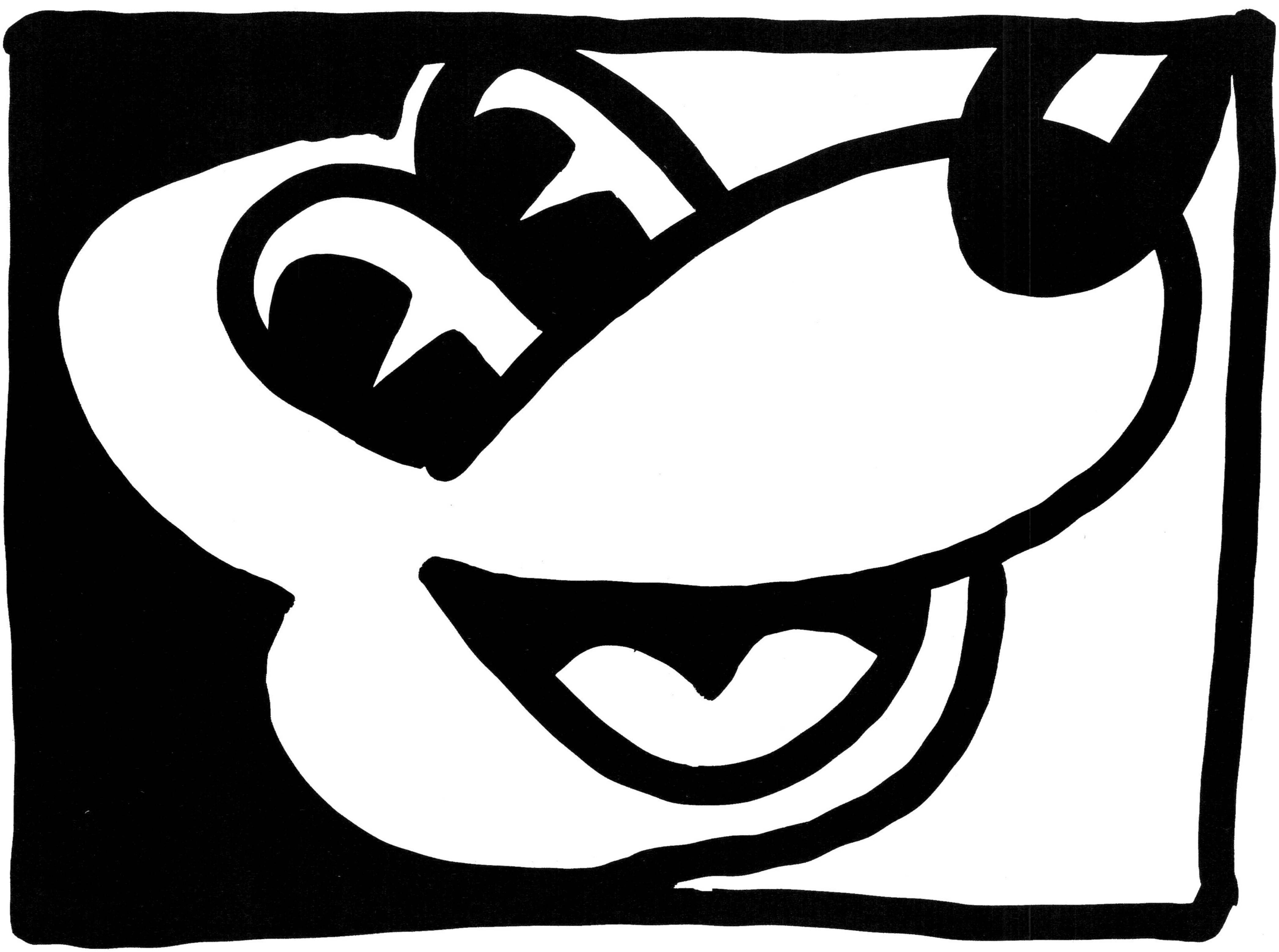

* **Ohne Titel**, 1981. Sumi-Tusche auf Papier, 51 x 66 cm
Sammlung Tony Shafrazi

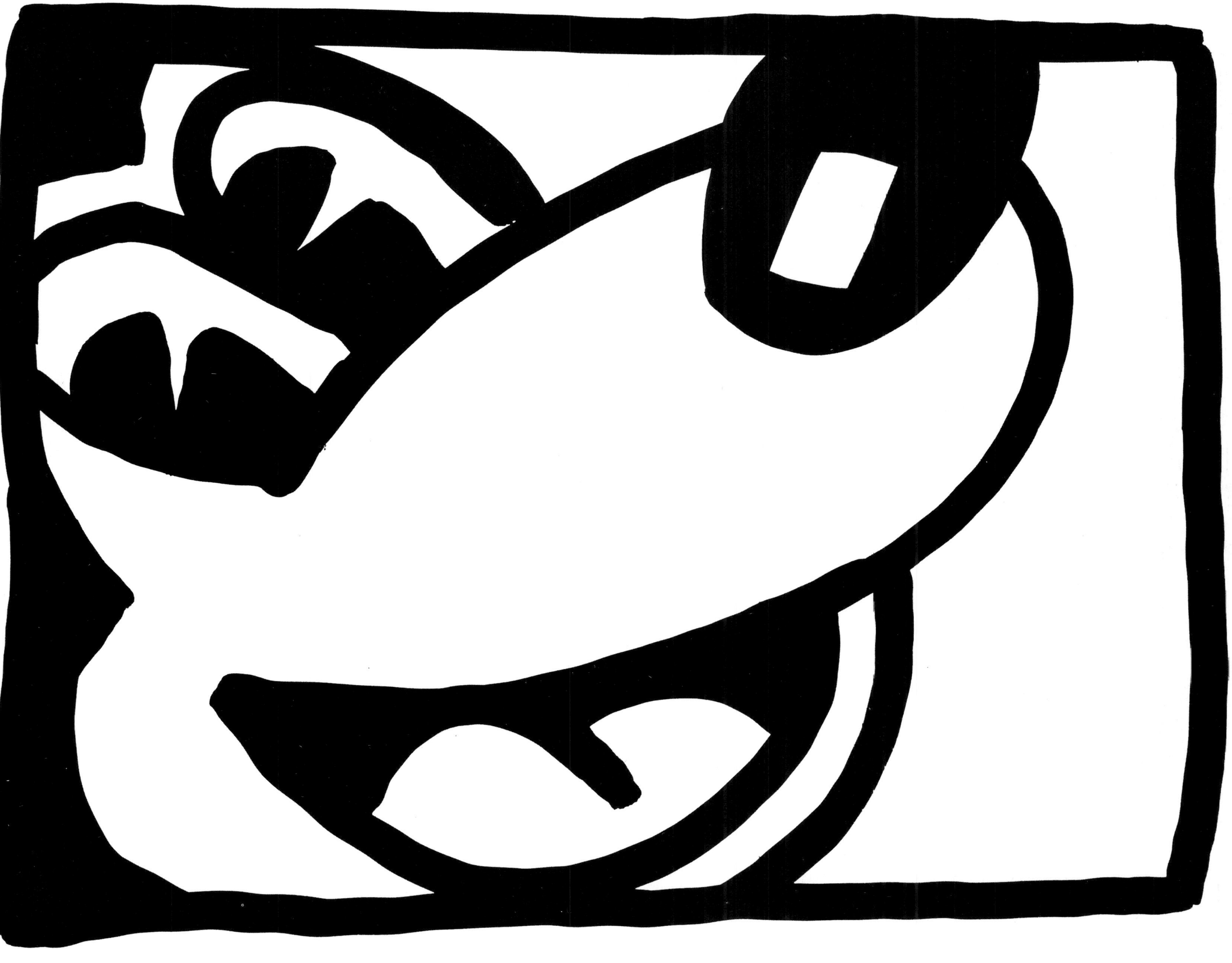

* **Ohne Titel**, 1981. Sumi-Tusche auf Papier, 51 x 66 cm
Sammlung Tony Shafrazi

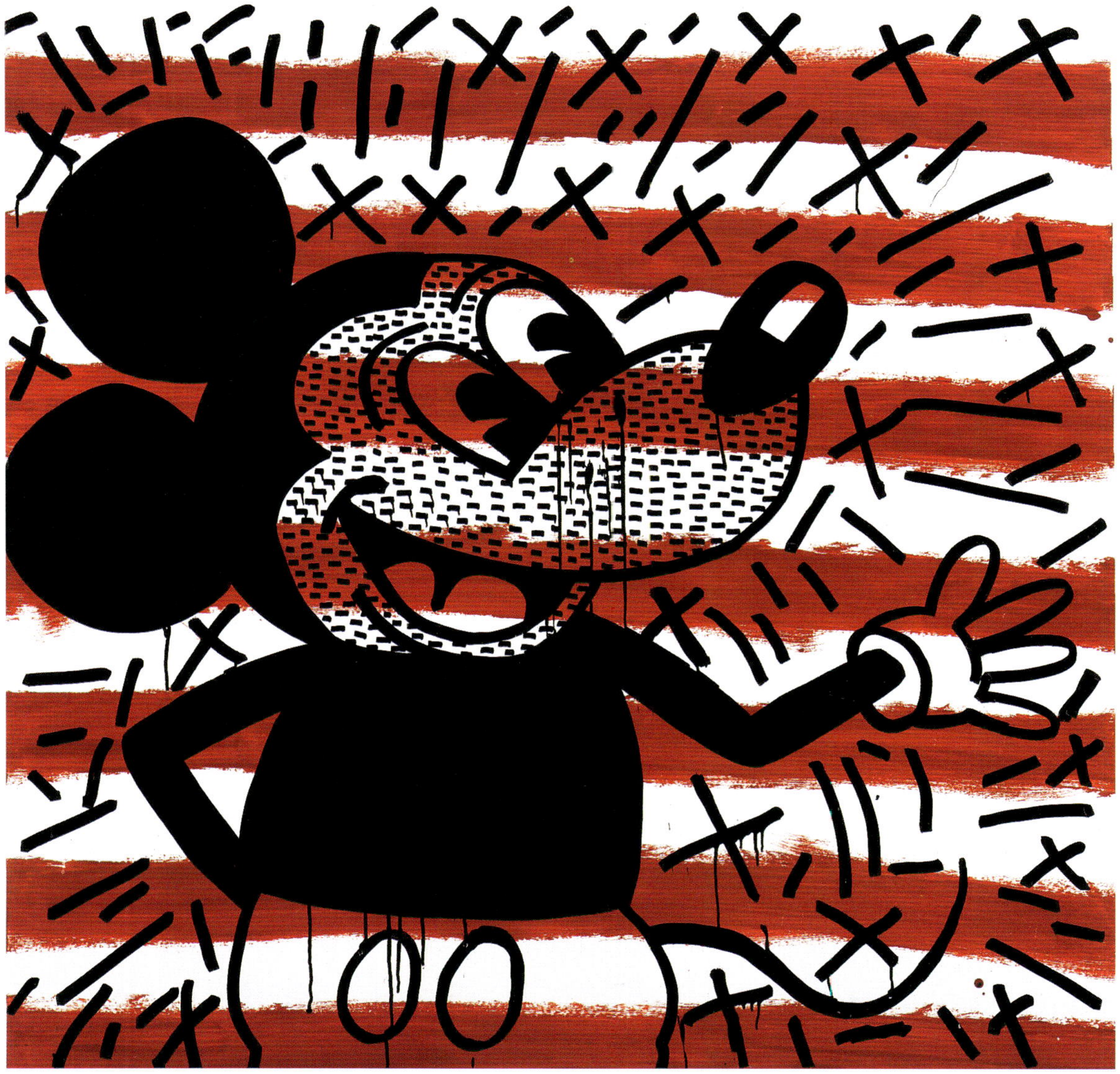

Ohne Titel, 1981. Sprühfarbe auf Masonit, 122 x 122 cm
Sammlung Familie Rubell

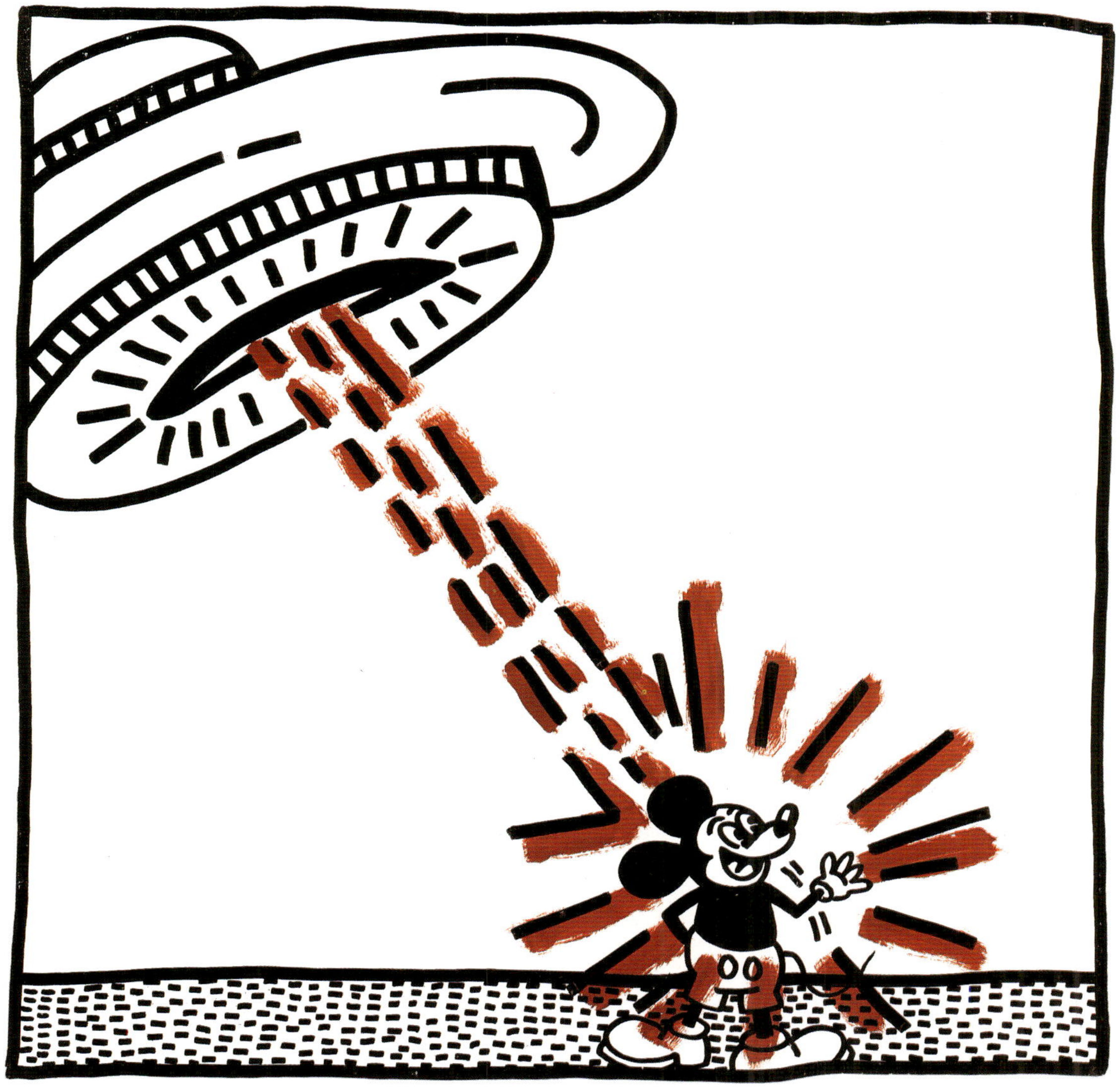

* **Ohne Titel**, 1981. Sprühfarbe auf Masonit, 122 x 122 cm
Sammlung Familie Rubell

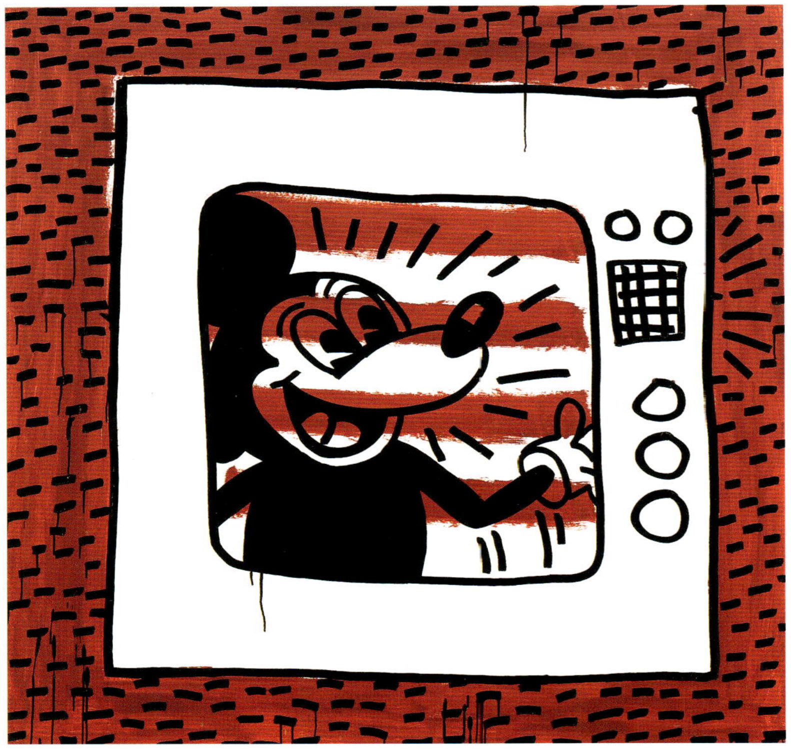

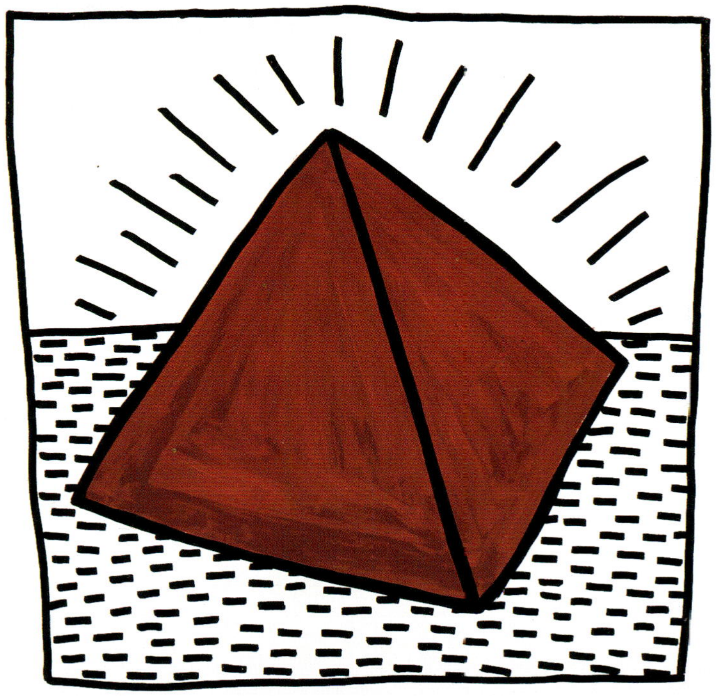

* **Ohne Titel**, 1981. Sprühfarbe auf Masonit, 122 x 122 cm
Sammlung Familie Rubell

Ohne Titel, 1981. Sprühfarbe auf Masonit, 122 x 122 cm
Sammlung Familie Rubell

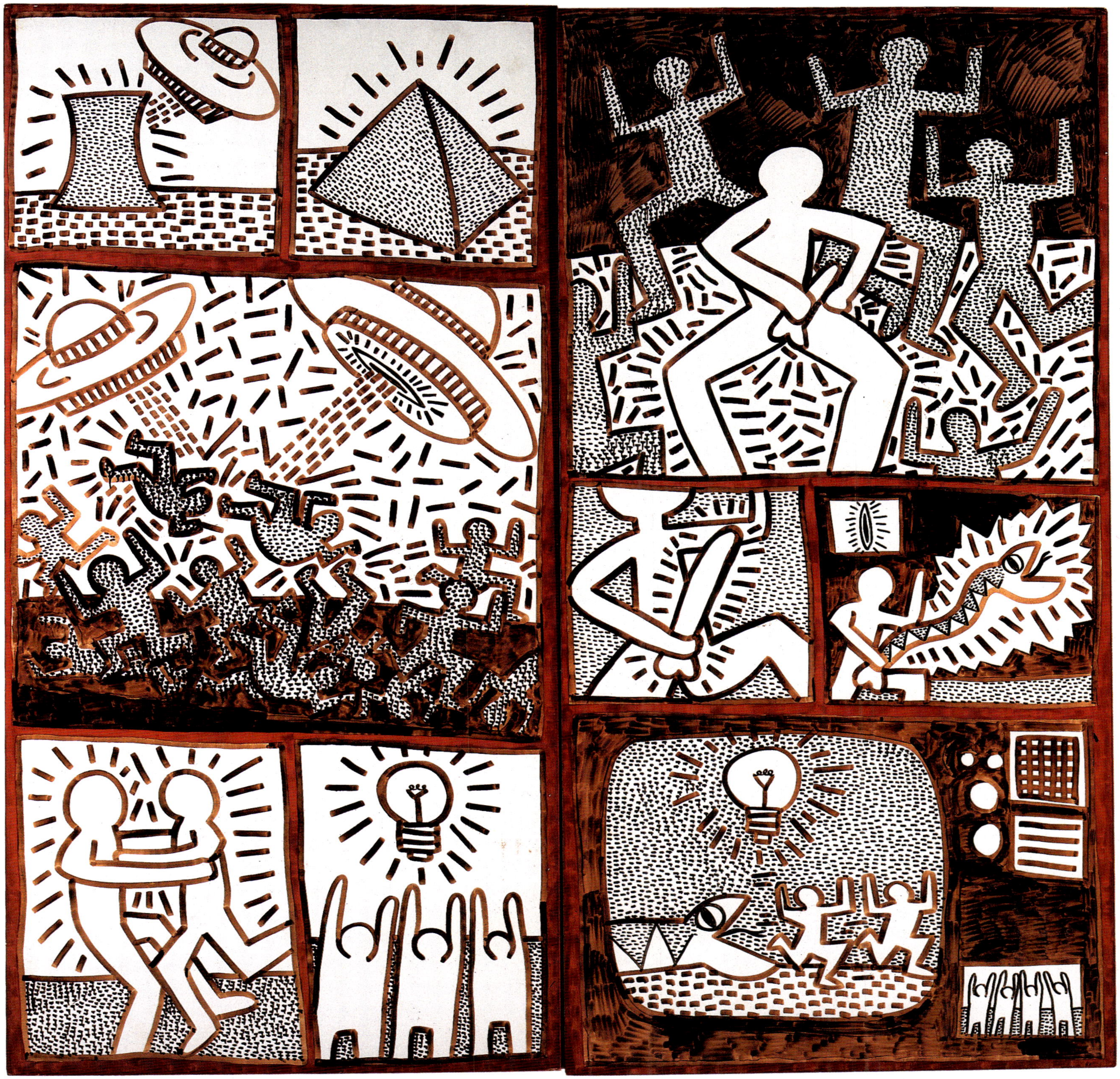

* **Ohne Titel**, 1981. Filzstift auf Masonit, zwei Paneele, jeweils 244 x 122 cm
Sammlung Familie Rubell

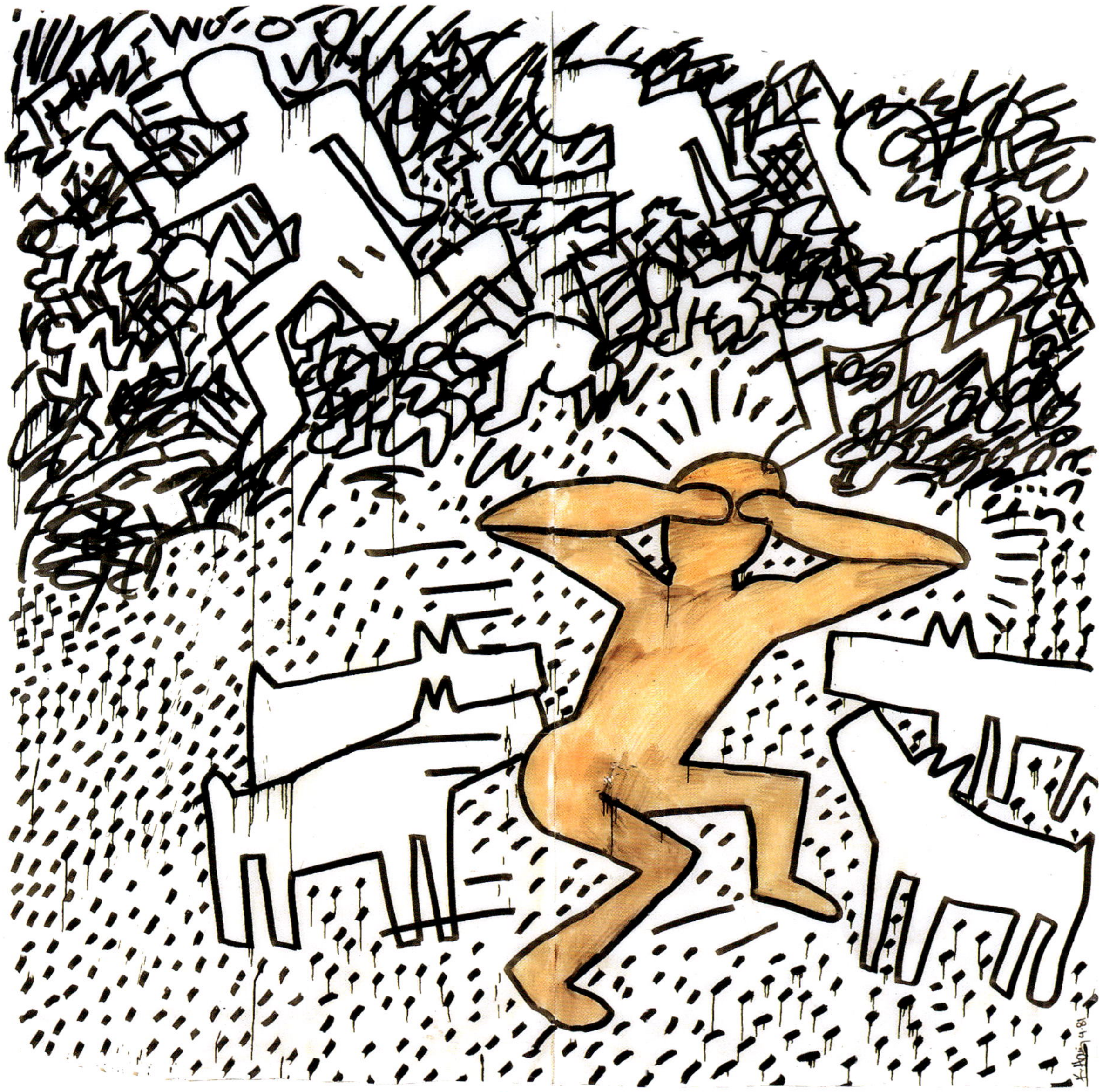

Ohne Titel, 1981, Filzstift auf Zellophan. 206 x 206 cm
Sammlung Familie Rubell

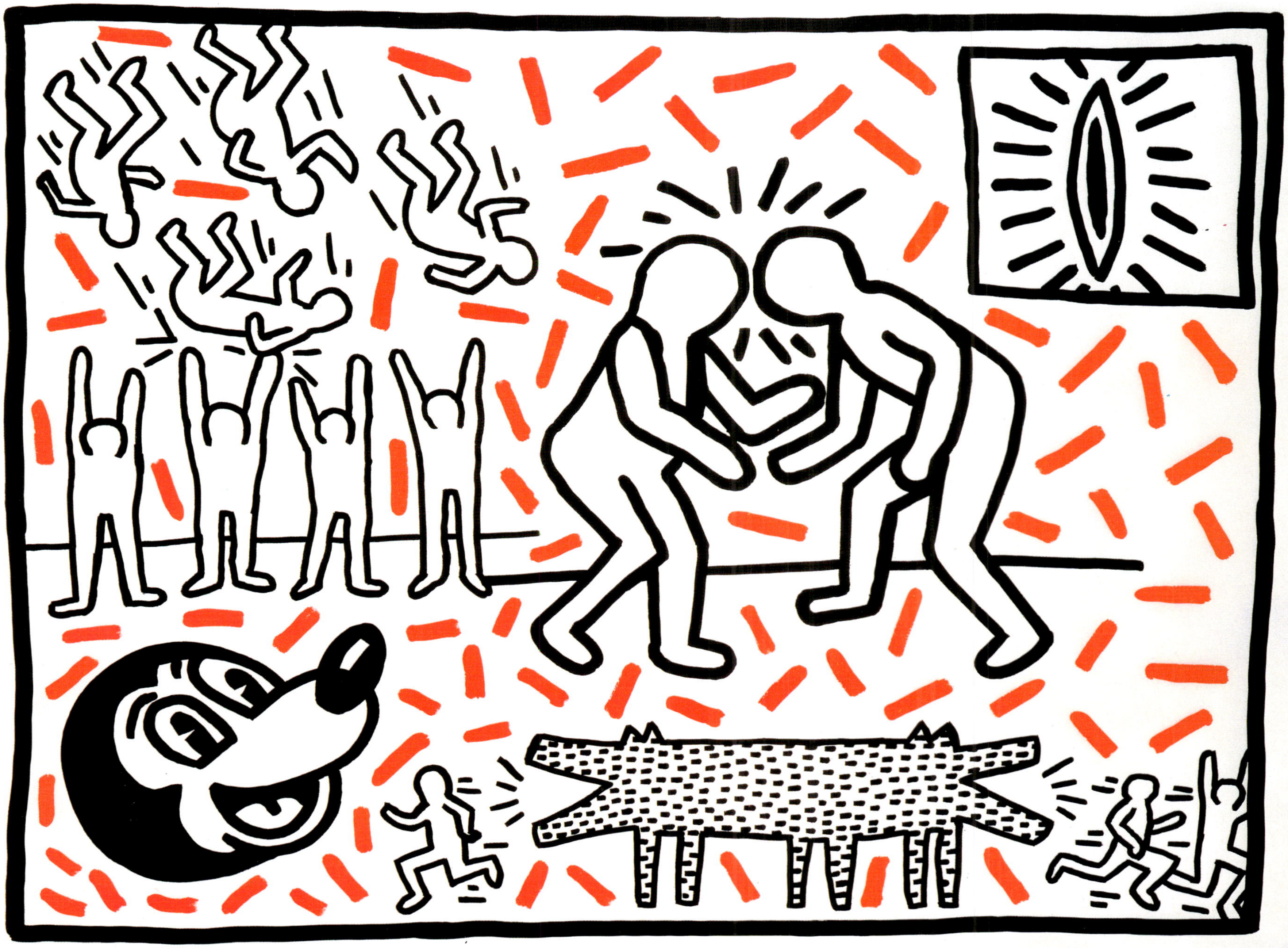

* **Ohne Titel**, 1981. Acryl und Sumi-Tusche auf Papier, 96 x 126 cm
Galerie Bruno Bischofberger, Zürich

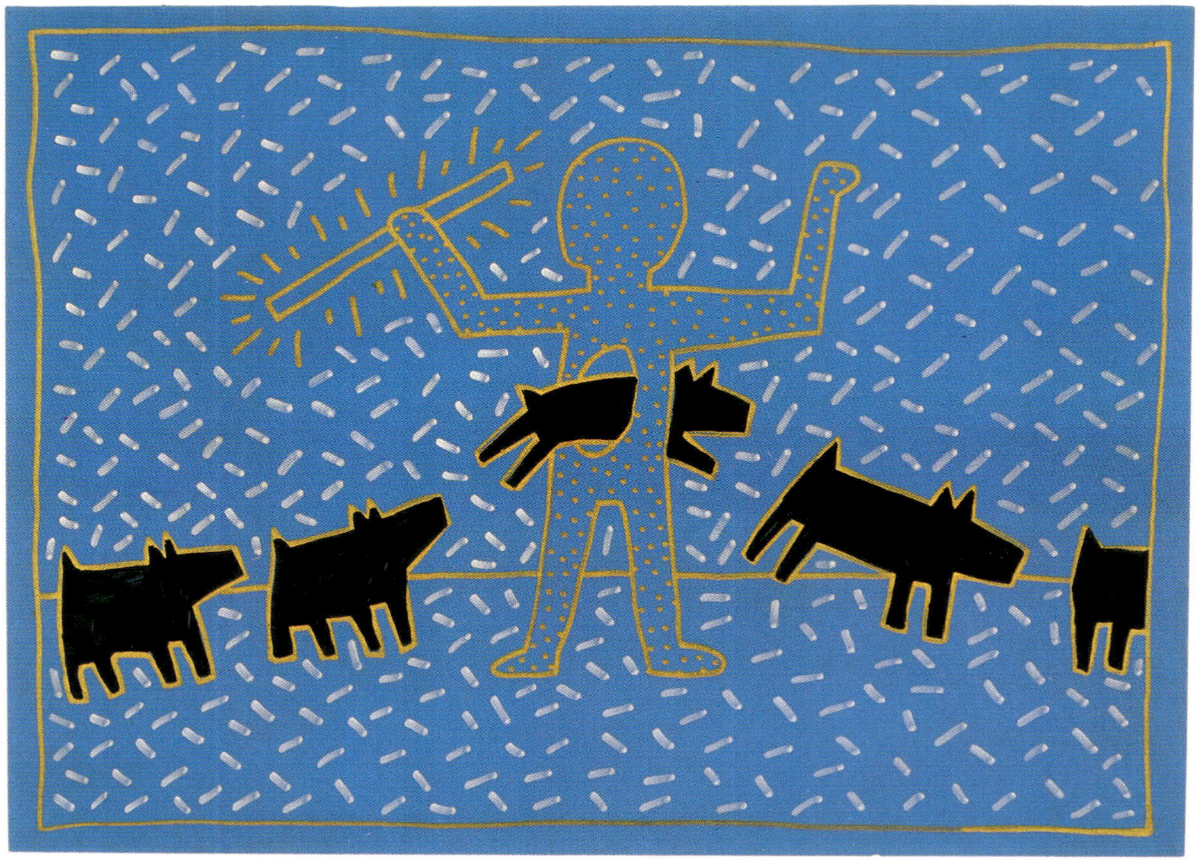

* **Ohne Titel**, 1981. Filzstift auf Plastik, 46 x 61 cm
Sammlung Tony Shafrazi

GEGENÜBER OBEN * **Ohne Titel**, 1981. Filzstift auf Plastik, 46 x 61 cm
Sammlung Vince Aletti

GEGENÜBER UNTEN * **Ohne Titel**, 1981. Filzstift auf Plastik, 86 x 91 cm
Sammlung Vince Aletti

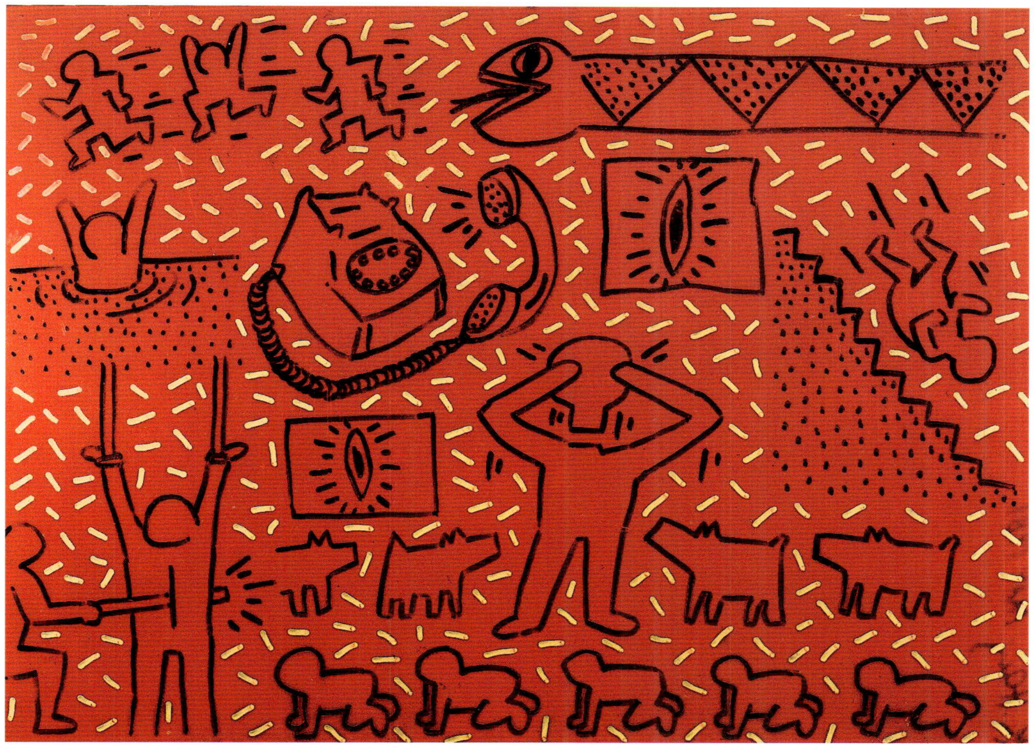

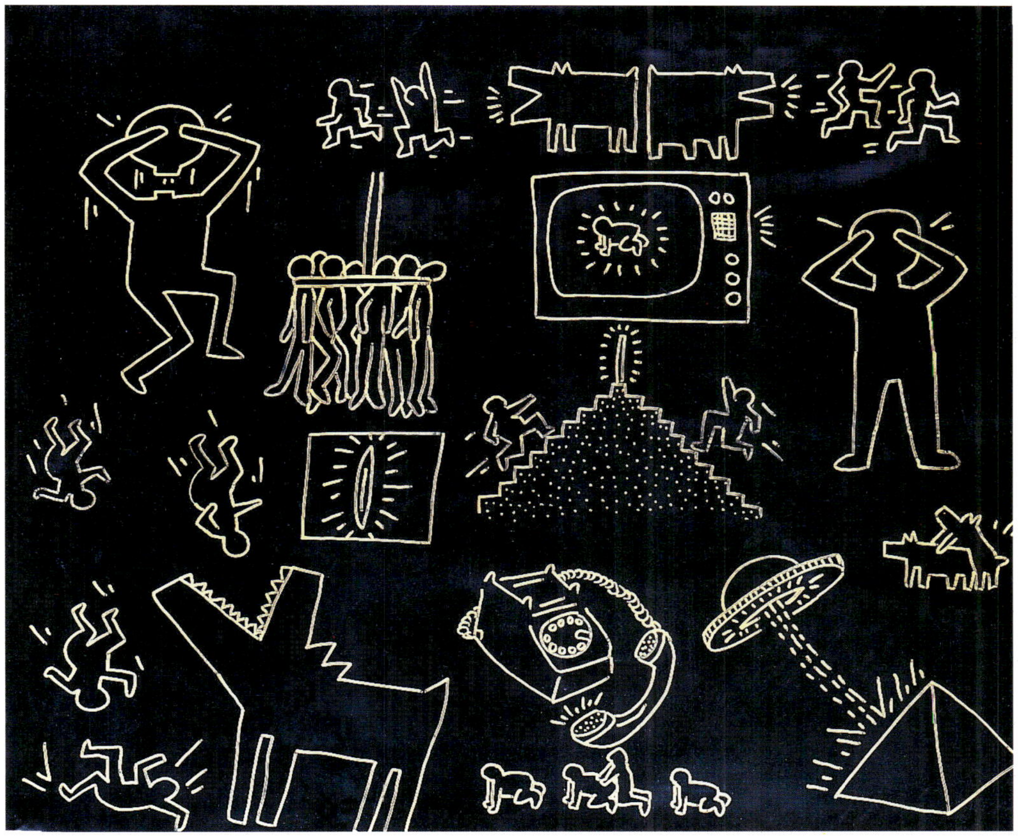

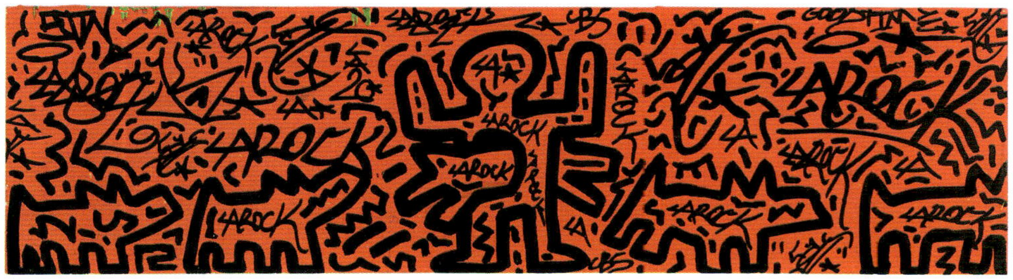

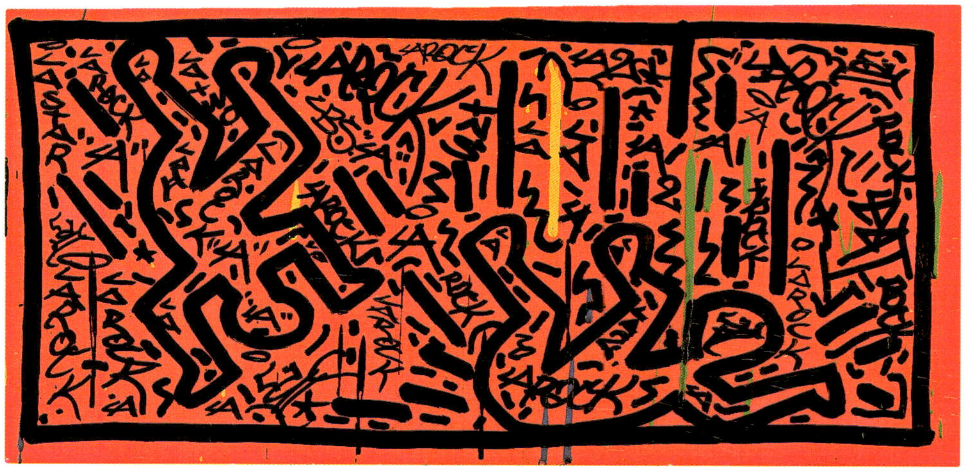

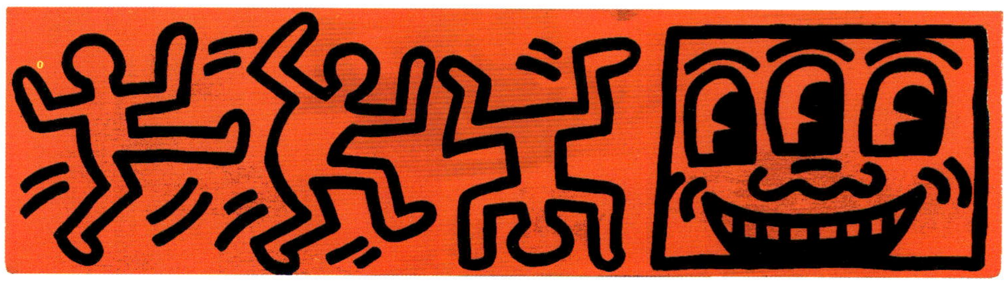

* **Ohne Titel**, 1982. Fluoreszierende Emailfarbe und Filzstift auf Karton, 23 x 82 cm
Privatsammlung

* **Ohne Titel**, 1982. Filzstift auf Fiberglasbrett, 31 x 61 cm
Sammlung Familie Rubell

* **Ohne Titel**, 1981. Acryl und Filzstift auf Holz, 32 x 113 cm
Sammlung Kermit und Lisa Oswald

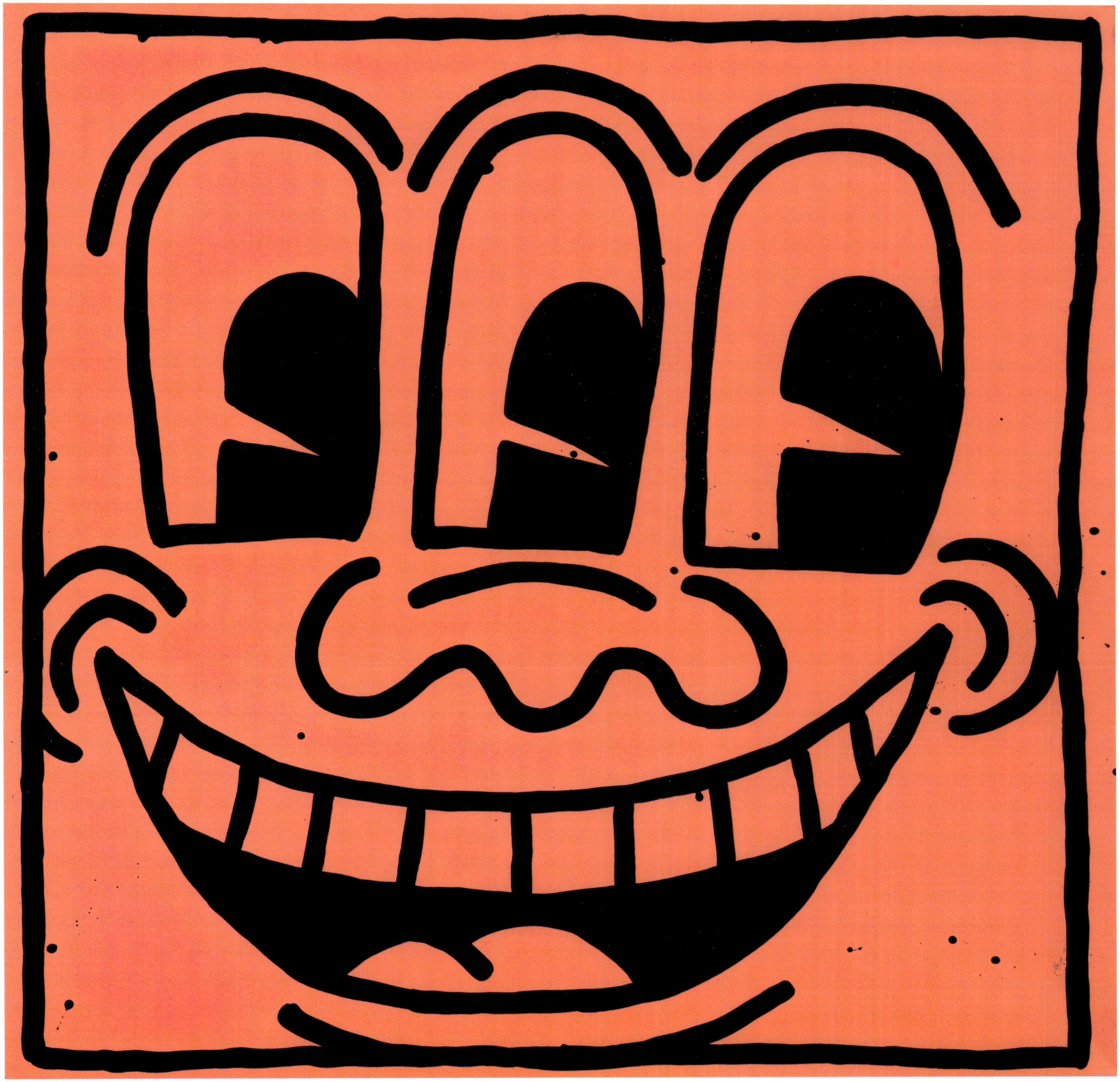

* **Ohne Titel**, 1981. Emailfarbe auf Metall, 122 x 122 cm
Brant Foundation, Greenwich, Connecticut

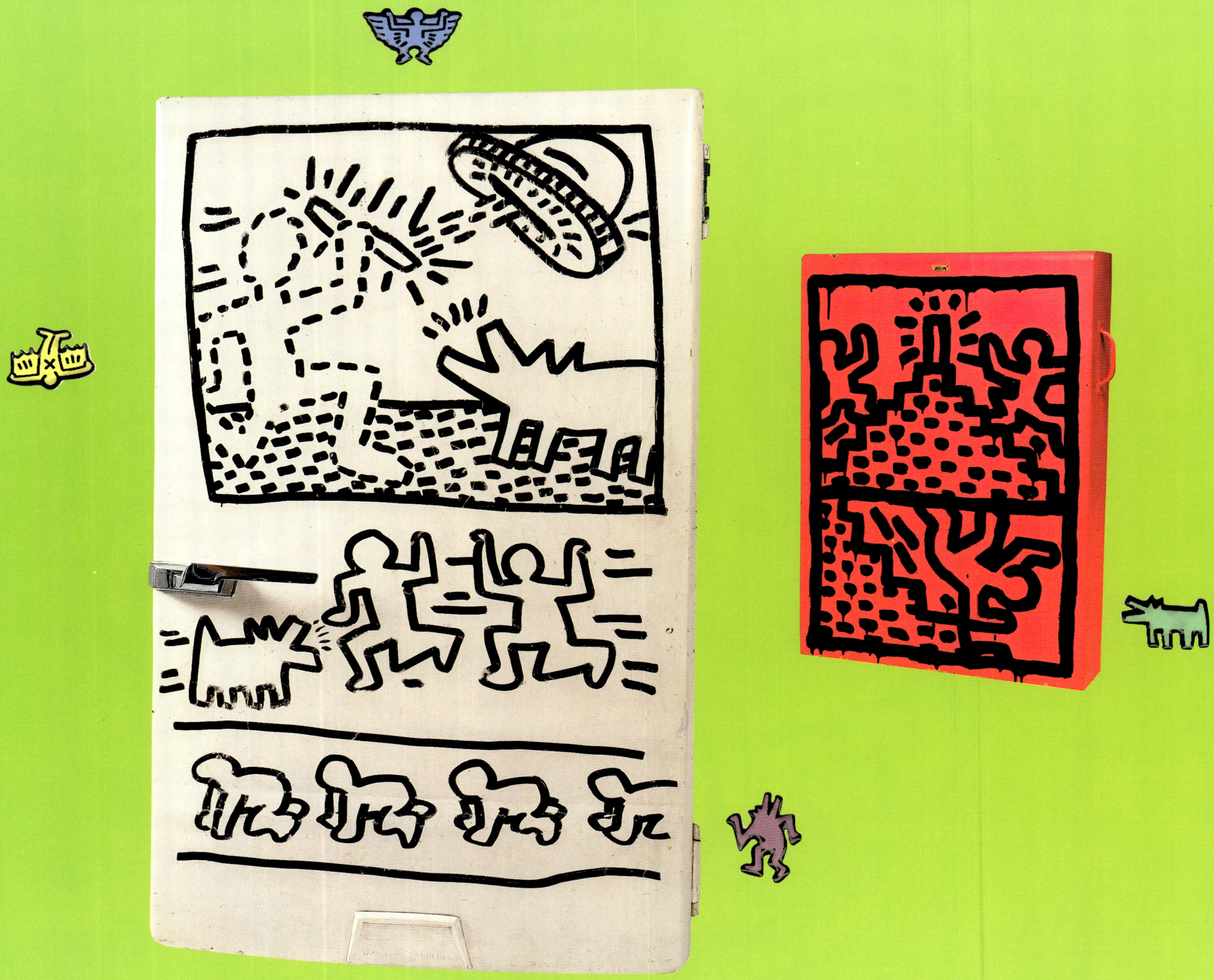

LINKS * **Ohne Titel**, 1981. Filzstift auf Kühlschranktür, 127 x 76 x 6 cm. Sammlung Raffi Arslanian

RECHTS * **Ohne Titel**, 1982. Emailfarbe auf Metallplatte, 90 x 64 x 14 cm. Sammlung Tony Shafrazi

Die Magnete hat Haring für den Pop Shop entworfen, 1986

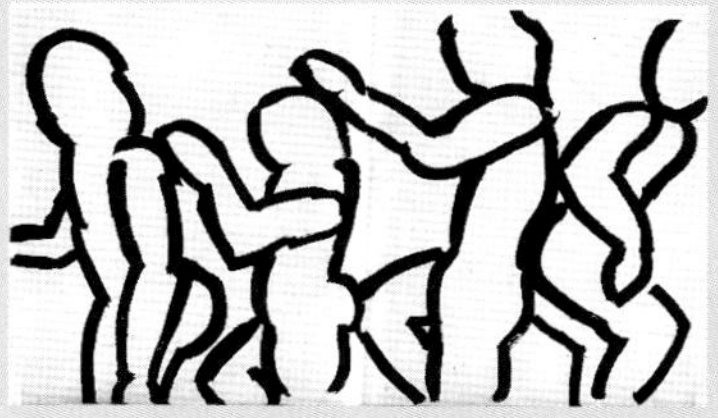

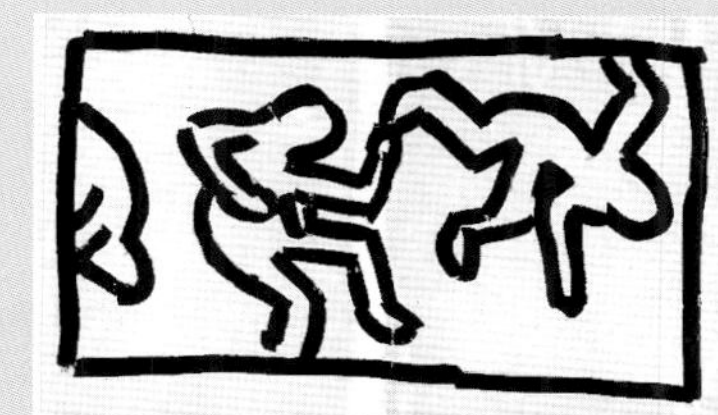

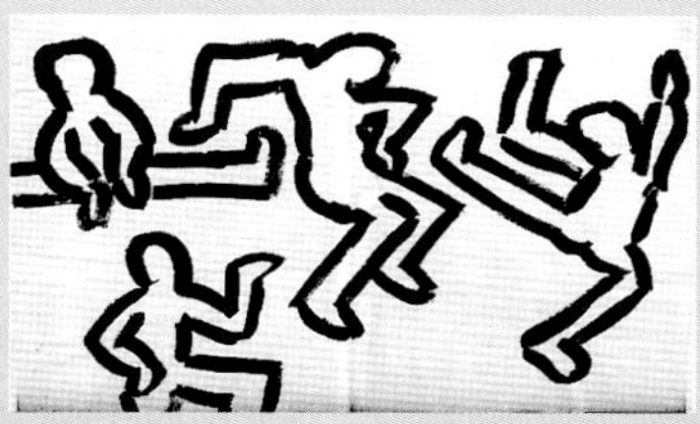

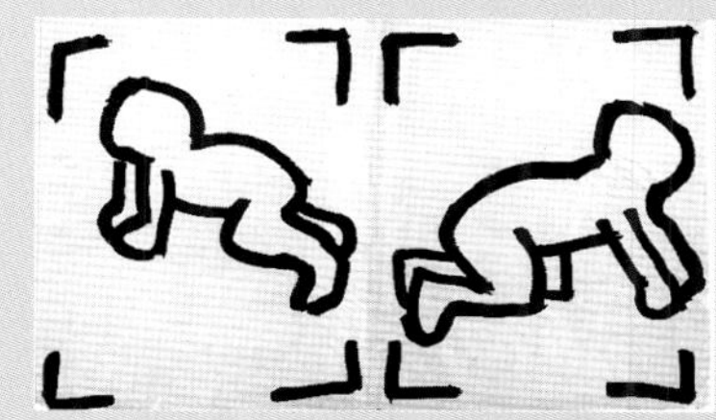

OBEN, ALLE VIER **Ohne Titel**, undatiert. Sumi-Tusche auf Papier, 34 x 58 cm. The Estate of Keith Haring

MITTE * **Ohne Titel**, 1981. Filzstift auf rostfreiem Stahl, 19 x 90 cm. Sammlung Kermit und Lisa Oswald

UNTEN * **Ohne Titel**, 1981. Filzstift auf Thermoplastik, 14 x 132 cm. Sammlung Kermit und Lisa Oswald

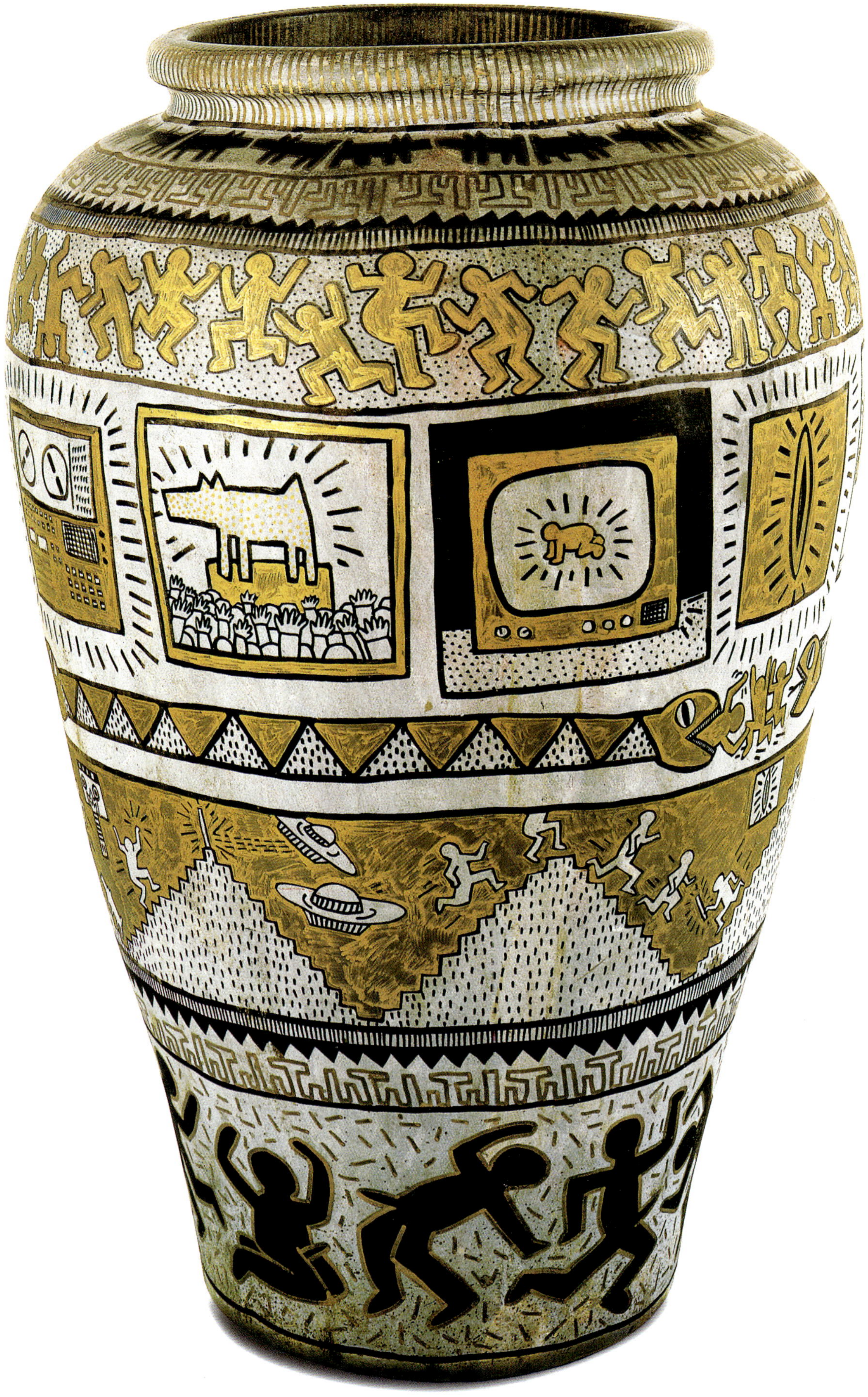

* **Ohne Titel**, 1981. Filzstiftmarker und Emailfarbe auf Fiberglasvase, 102 x 64 x 64 cm
Sammlung Justin Warsh

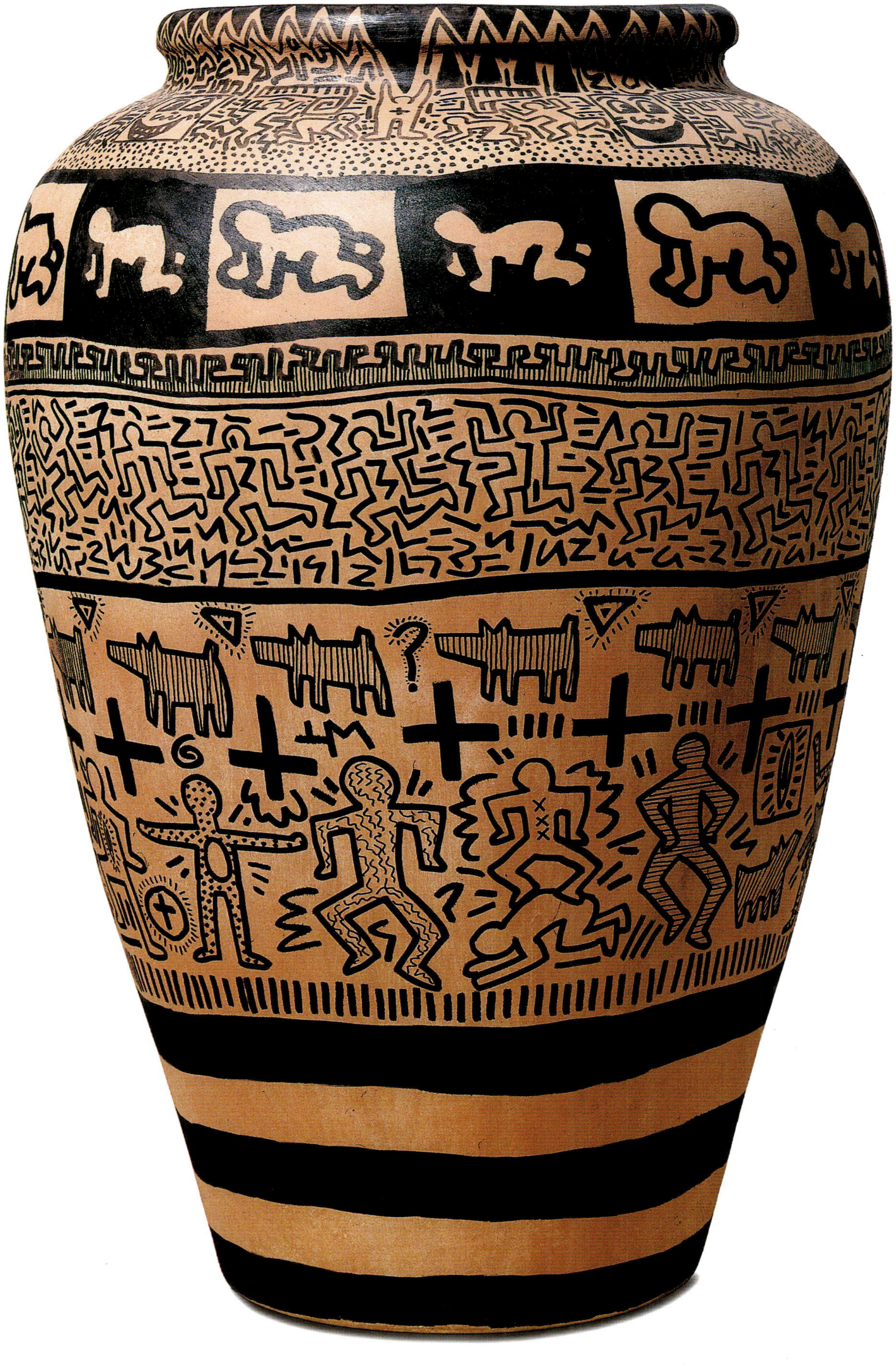

Ohne Titel, 1981. Filzstiftmarker auf Fiberglasvase, 101 x 65 x 64 cm
The Art Institute of Chicago, Schenkung der Lannan Foundation, Los Angeles

DIE BESTEN JAHRE UNSERES LEBENS

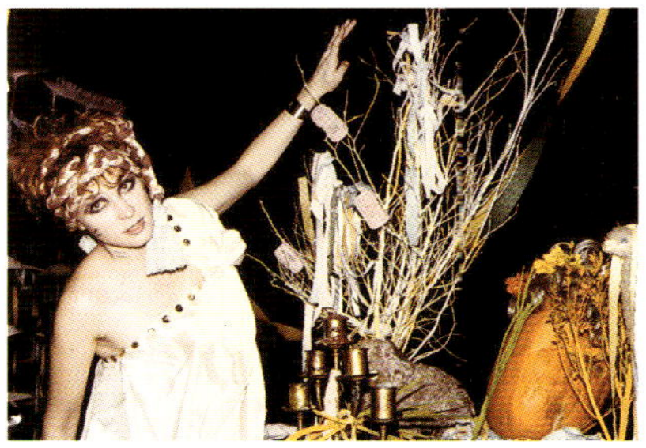

ANN MAGNUSON

Zum ersten Mal begegnete ich Keith bei einer Dichterlesung im Club 57. Das St. Mark's Poetry Project hatte im Sommer 1979 im Keller der polnischen Kirchengemeinde am St. Mark's Place Nr. 57 Quartier bezogen. Bis Keith ans Mikrofon trat, saß ich zusammengesunken auf einem Stuhl hinter der Theke und fühlte mich von dem üblichen Geschwätz der alten Garde zu Tode gelangweilt.

Was meine Aufmerksamkeit erregte, war nicht Keiths Lyrik – ein verschlüsseltes Mantra FAT BOY LICK BOY FAT FAT LICK BOY FAT LICK FAT LICK BOY, das er ad nauseam wiederholte –, sondern die aufgebrachten Schreie des bärtigen Publikums. Von den Buhrufen keineswegs entmutigt, fuhr Keith ungerührt fort. Je häßlicher die Menge wurde, um so schöner klang Keiths Lyrik in meinen Ohren. Benommen und trotzig zugleich hielt Keith durch, bis sein langer schlaksiger Körper von Hunderten unsichtbarer Pfeile hämischer Hippie-Verachtung bedeckt war.

Schließlich verließ er die Bühne und kam an die Theke. Wenn ich mir meine Locken nicht gerade hätte abrasieren lassen, ohne weiteres hätte ich seine Füße mit meinen Haaren gewaschen. Statt dessen lud ich ihn zu einem Bier ein.

„Ich finde, du warst heute abend der Beste auf der Bühne", sprudelte es aus mir heraus, und bevor es mir richtig klar war, war ich schon mitten im Gespräch mit einem verwandten Geist, während mich eine riesige Welle des Enthusiasmus für Kunst-um-der-Kunst-Willen forttrug: Meine naive Lebensfreude, die mir verbitterte Collegeprofessoren ausgetrieben hatten, kam mit jedem Satz Keiths voller Kraft zurück. Er sprach über Burroughs, Brion Gysin und *Cut-up*-Hörspielkassetten, über Devo und seinen Unterricht an der SVA, seinen Umzug ins East Village. Ich erzählte von meinem Idol Alfred Jarry und davon, daß ich wie die Dadaisten leben wollte, über die ich gelesen hatte. Keith notierte sich Namen und Buchtitel. Eine Woche später kam er wieder in den Club 57. Er hatte tatsächlich alle Bücher gelesen, über die wir gesprochen hatten, und verwickelte mich umgehend in eine leidenschaftliche Diskussion darüber, daß es unsere Aufgabe sei, uns selbst die besten Jahre unseres Lebens zu schaffen.

„Mein Kunstlehrer gab mir heute einen Fragebogen zum Ausfüllen", erzählte er bei unserem zweiten Treffen. „Eine Frage war: ‚Wer ist dein Lieblingskünstler?' Ich habe dich eingetragen." Mich? Weil ich einen Club führte? Na ja, im East Village gilt das wohl als eine Form von Kunst.

Aber Keith meinte es ernst; er lächelte, und in diesem Augenblick hat er mehr für mich getan als irgendeiner meiner Lehrer.

Keith hatte *die* Gabe: Er schaffte es, daß du dich gut fühltest, wenn du mit ihm zusammen warst. Meine eigene Familie hat mich nie in der Form ermutigt, wie Keith und die anderen neuen Mitglieder unserer New Yorker Familie es taten. Wahrscheinlich ist das auch der Grund, warum wir alle in den *Big Bad Apple* [nach New York City] gezogen sind.

Egal, wie berühmt Keith wurde, er behielt immer diesen Ausdruck des „all-American boy" bei, diesen „bin-gerade-mit-dem-Bus-aus-Kutztown-gekommen"-Enthusiasmus. Selbst als er längst um den Globus jettete und mit Baronen, Prinzessinnen und Disko-Queens per du war, schaute er immer wieder bei mir rein, erinnerte mich an unsere erste Begegnung und daran, weswegen der Club 57 für uns ein Zuhause gewesen war.

Uns allen gemeinsam war die Angst, wieder in unser altes Leben zurückkehren zu müssen. Ich konnte Keith viel besser verstehen, nachdem ich als Gastkünstlerin an das College seiner Heimatstadt Kutztown eingeladen worden war, im Zusammenhang mit demselben Programm, das ihn ursprünglich mit jener Welt bekannt gemacht hatte, die er schließlich erobern sollte.

Es war nicht allzu schwierig, sich Keith in Pennsylvania Dutch Country vorzustellen, wie er mit einem Grateful-Dead-T-Shirt bekleidet in den Kornfel-

Ann Magnuson im Club 57, New York GEGENÜBER IM UHRZEIGERSINN VON OBEN LINKS NACH UNTEN RECHTS Zeitungsausschnitt, um 1980; Einladung zu „Video à Go Go", Club 57, New York 1980; Bild aus dem Cartoon „The Jetsons", Hanna-Barbera Productions; Haring bei einer Performance im Club 57, New York 1980; Veranstaltungskalender des Club 57, August 1980; Flugblatt für „Tribute to Gloria Vanderbilt", Club 57, 1980; Veranstaltungskalender des Club 57, März 1980; Kenny Scharf, **Ohne Titel**, 1980. Collage, 22 x 28 cm. The Estate of Keith Haring MITTE Flugblatt für die „Xerox Show", Club 57, New York 1980

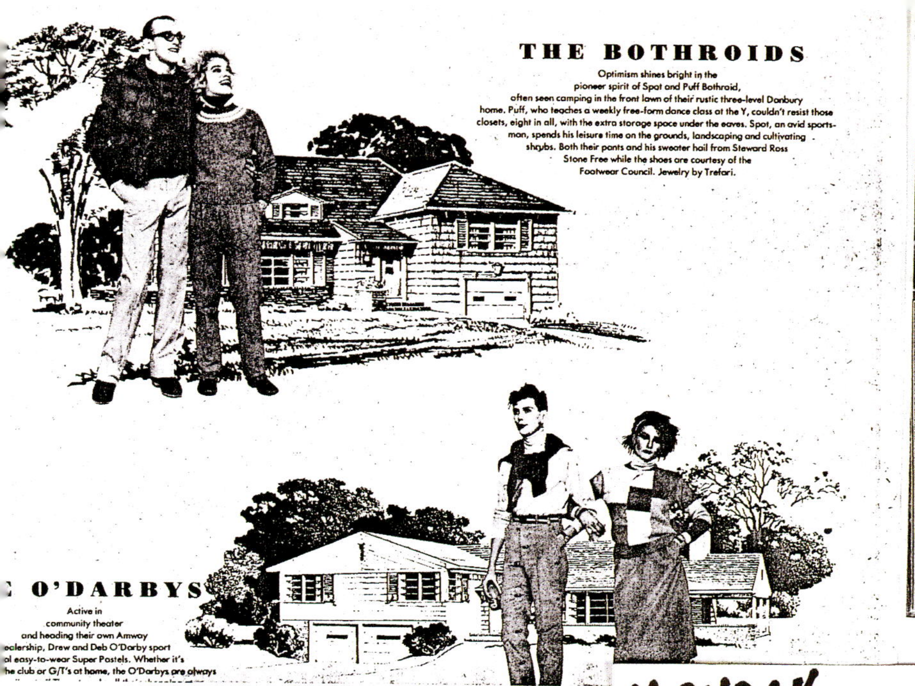
THE BOTHROIDS
Optimism shines bright in the pioneer spirit of Spot and Puff Bothroid, often seen camping in the front lawn of their rustic three-level Danbury home. Puff, who teaches a weekly free-form dance class at the Y, couldn't resist those closets, eight in all, with the extra storage space under the eaves. Spot, an avid sportsman, spends his leisure time on the grounds, landscaping and cultivating shrubs. Both their pants and his sweater hail from Steward Ross Stone Free while the shoes are courtesy of the Footwear Council. Jewelry by Trefari.
O'DARBYS

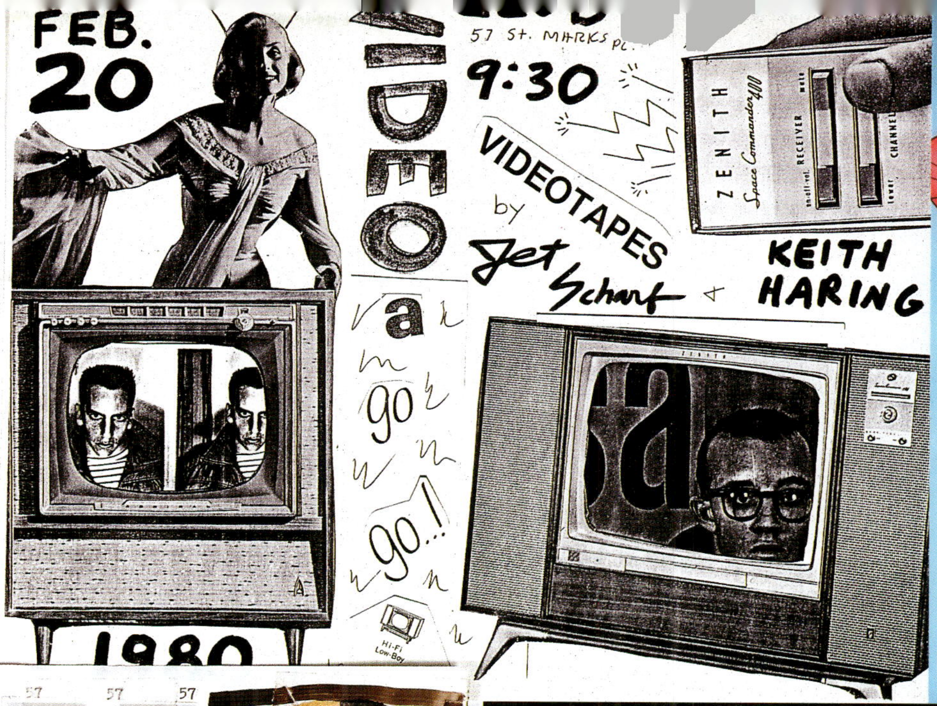
FEB. 20
VIDEO
9:30
VIDEOTAPES
by
Jet Scharf
KEITH HARING
ZENITH
1980

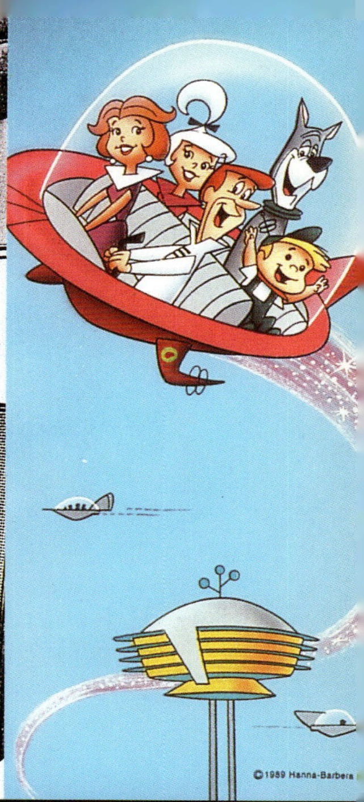
©1989 Hanna-Barbera

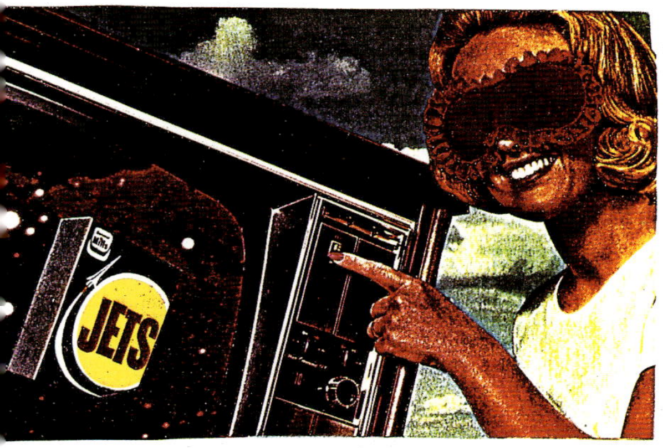
JETS

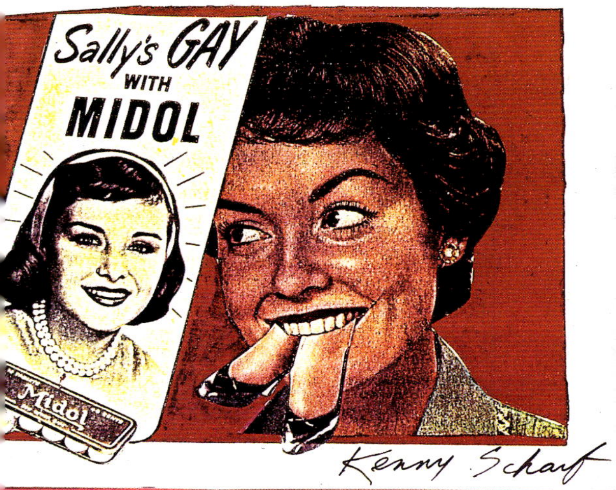
Sally's GAY WITH MIDOL
Midol
Kenny Scharf

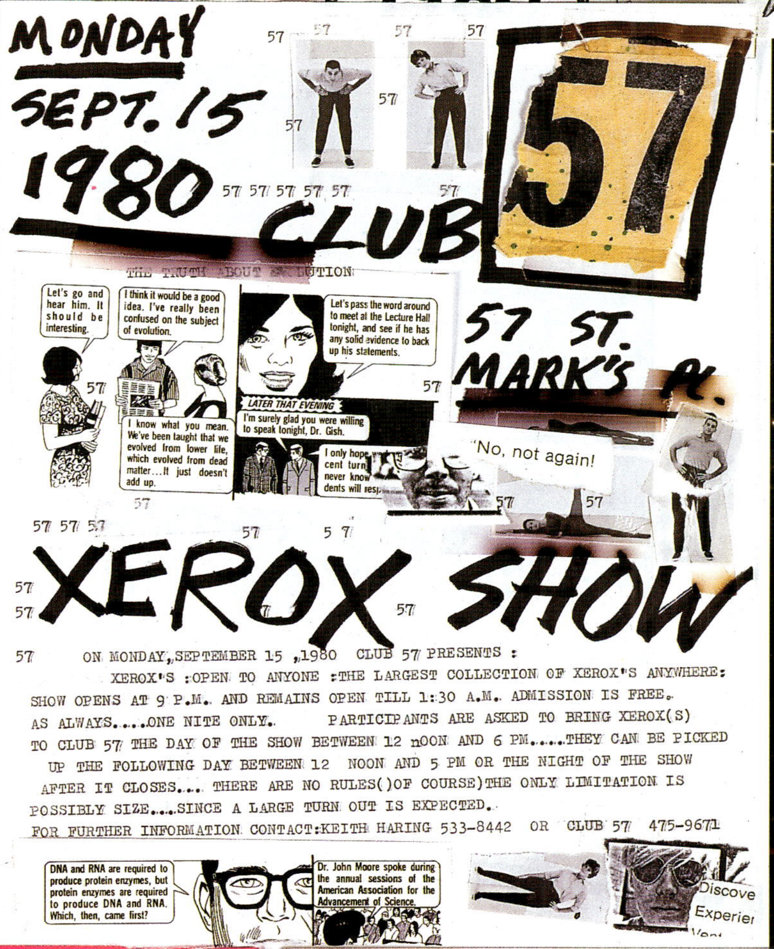
MONDAY
SEPT. 15
1980
CLUB 57
57 ST. MARK'S PL.
"No, not again!
XEROX SHOW
ON MONDAY, SEPTEMBER 15, 1980 CLUB 57 PRESENTS :
XEROX'S :OPEN TO ANYONE :THE LARGEST COLLECTION OF XEROX'S ANYWHERE:
SHOW OPENS AT 9 P.M. AND REMAINS OPEN TILL 1:30 A.M. ADMISSION IS FREE.
AS ALWAYS.....ONE NITE ONLY. PARTICIPANTS ARE ASKED TO BRING XEROX(S)
TO CLUB 57 THE DAY OF THE SHOW BETWEEN 12 nOON AND 6 PM.....THEY CAN BE PICKED
UP THE FOLLOWING DAY BETWEEN 12 NOON AND 5 PM OR THE NIGHT OF THE SHOW
AFTER IT CLOSES.... THERE ARE NO RULES()OF COURSE)THE ONLY LIMITATION IS
POSSIBLY SIZE....SINCE A LARGE TURN OUT IS EXPECTED.
FOR FURTHER INFORMATION CONTACT:KEITH HARING 533-8442 OR CLUB 57 475-9671
DNA and RNA are required to produce protein enzymes, but protein enzymes are required to produce DNA and RNA. Which, then, came first?
Dr. John Moore spoke during the annual sessions of the American Association for the Advancement of Science.

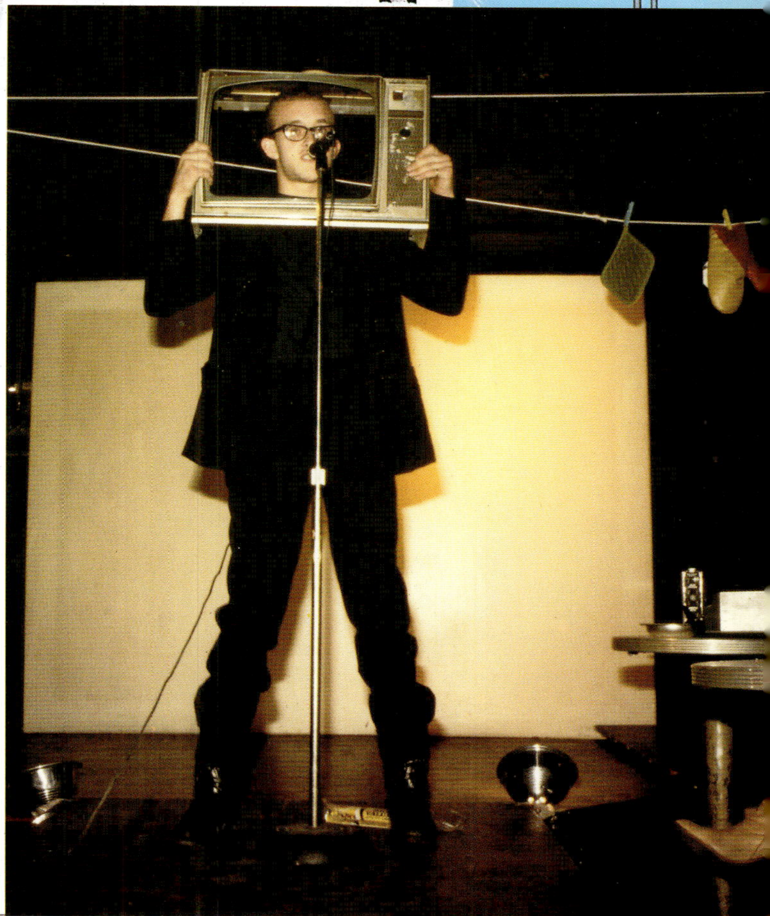

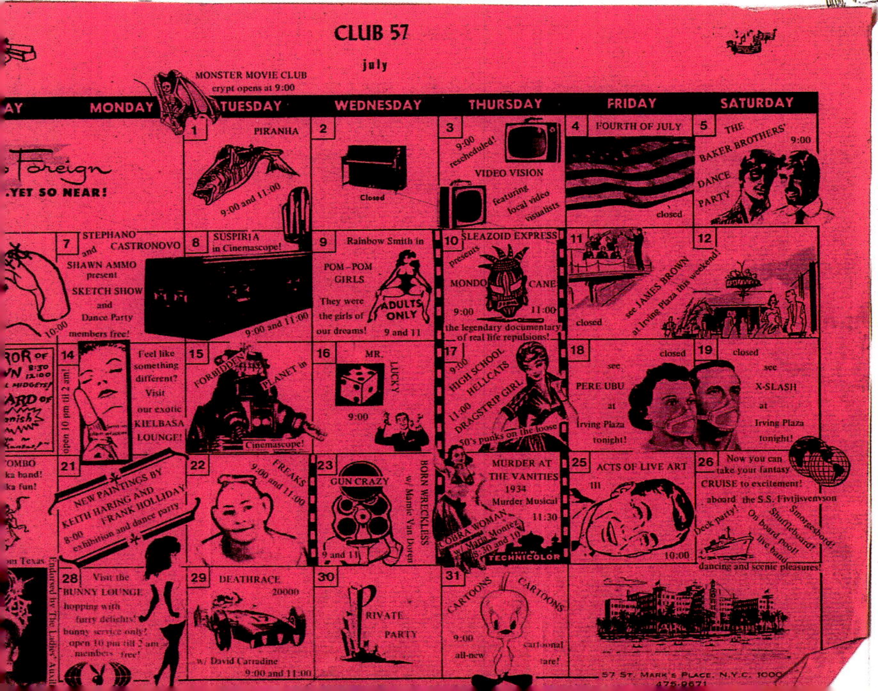
CLUB 57
july
MONDAY
TUESDAY
WEDNESDAY
THURSDAY
FRIDAY
SATURDAY
57 ST. MARK'S PLACE, N.Y.C.

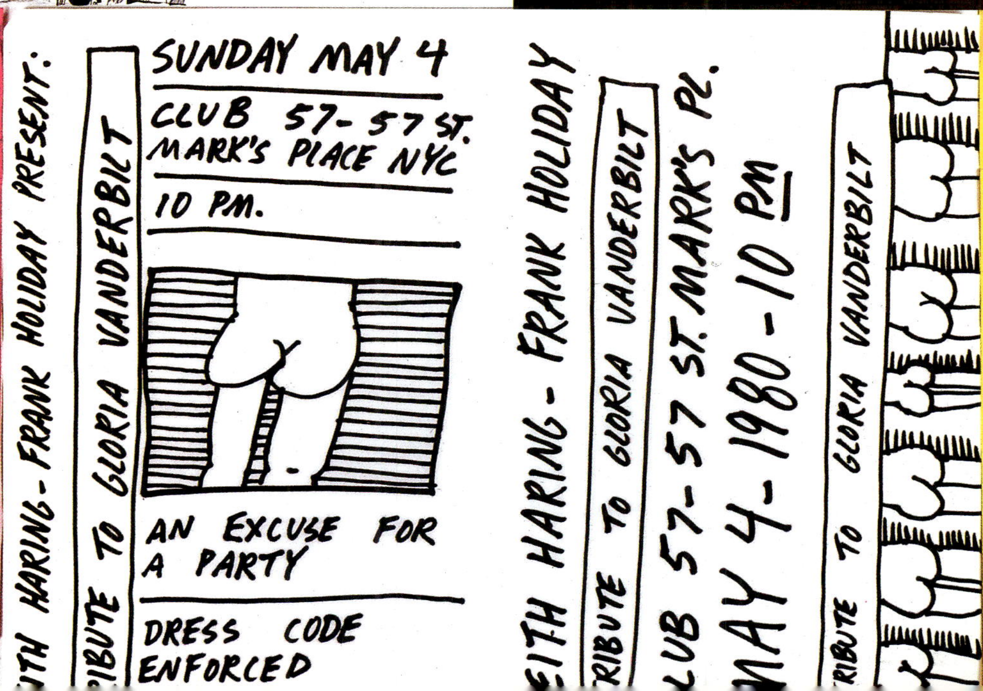
KEITH HARING - FRANK HOLIDAY PRESENT:
TRIBUTE TO GLORIA VANDERBILT
SUNDAY MAY 4
CLUB 57 - 57 ST. MARK'S PLACE NYC
10 P.M.
AN EXCUSE FOR A PARTY
DRESS CODE ENFORCED
KEITH HARING - FRANK HOLIDAY
TRIBUTE TO GLORIA VANDERBILT
CLUB 57 - 57 ST. MARK'S PL.
MAY 4 - 1980 - 10 PM
TRIBUTE TO GLORIA VANDERBILT

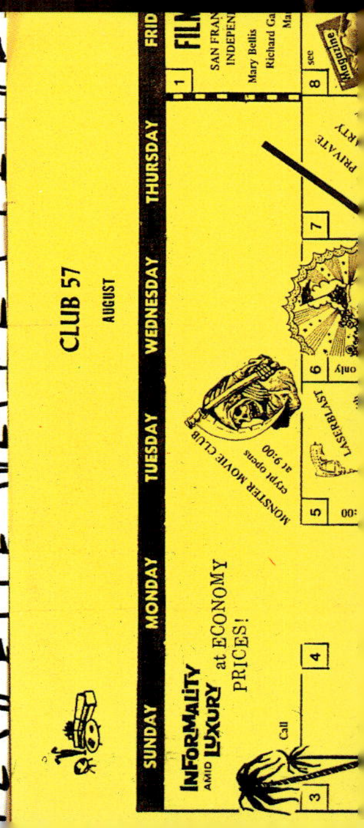
CLUB 57
AUGUST
SUNDAY
MONDAY
TUESDAY
WEDNESDAY
THURSDAY
FRIDAY

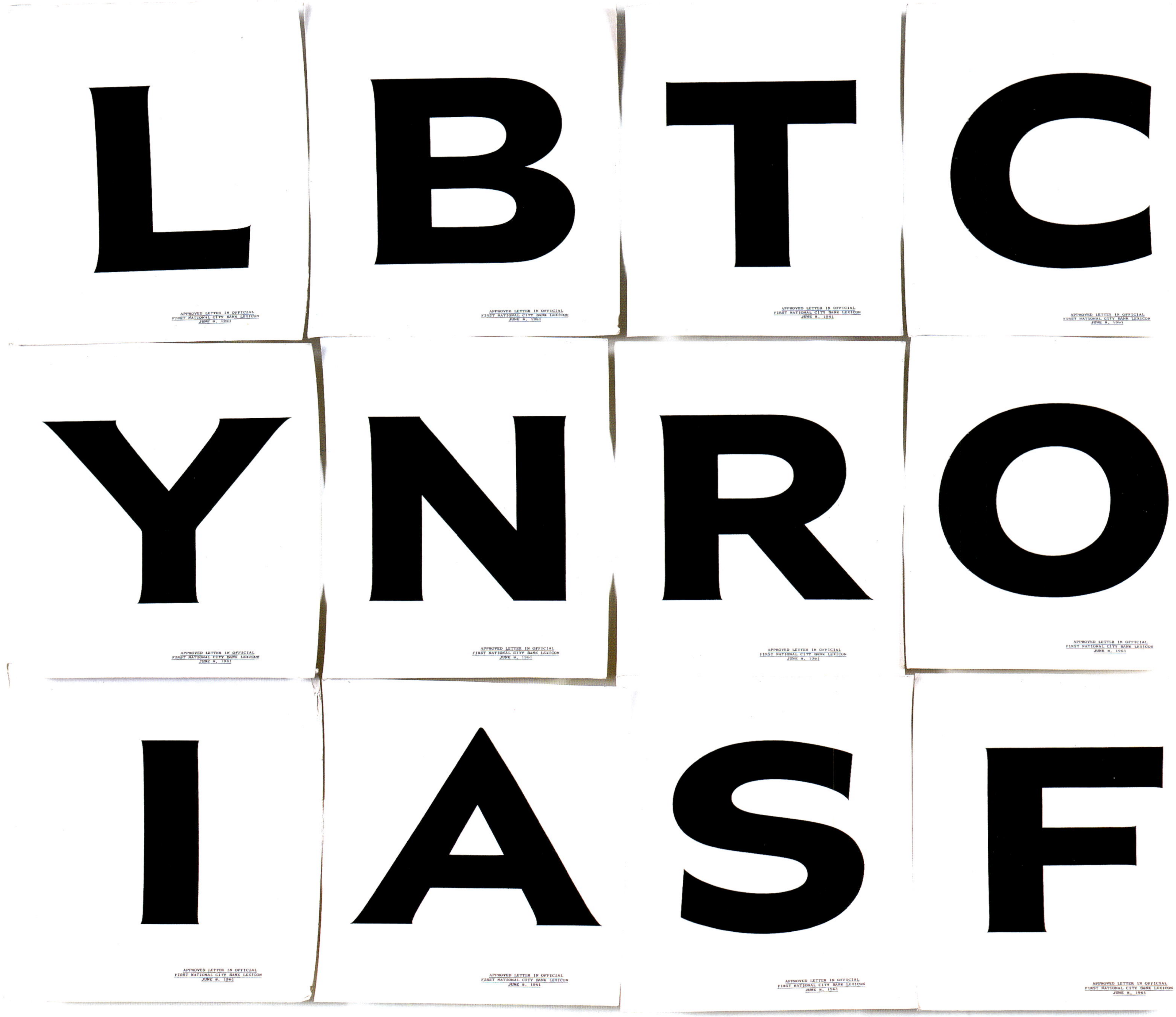

UNTEN **Lick Fat Boys**, 1979. Standfotos aus einem Studentenvideo. OBEN Buchstaben des Official First National City Bank Lexicon, 8. Juni 1961

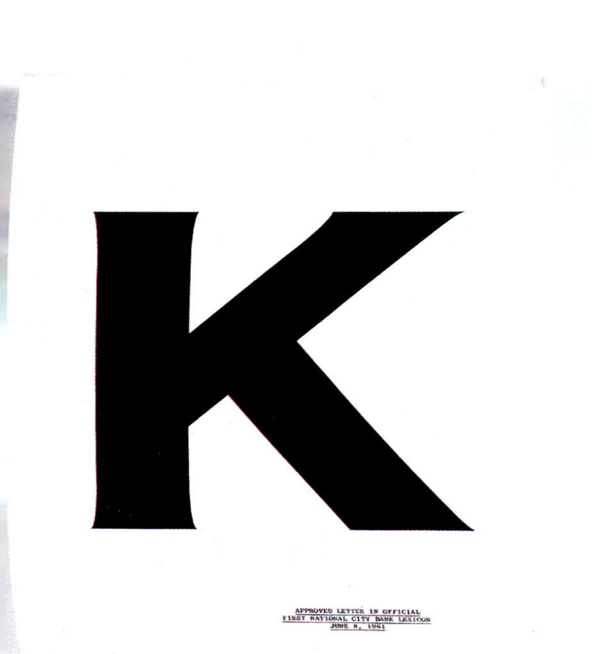

LICK BOYS FAT LICK
ART IF ART LICK
LICK NO NO ART
LICK ART IF ART
ART NO NO LICK
ART AS BOY IF
BOY IF ART AS
IF BOY AS ART
AS ART IF BOY
SIN NO ART AS
ART AS SIN NO
AS ART NO SIN
NO SIN AS ART
IF LICK NO FAT
NO FAT IF LICK

How to Read Super Fast

Electronic device makes it possible to digest up to 800 words per minute

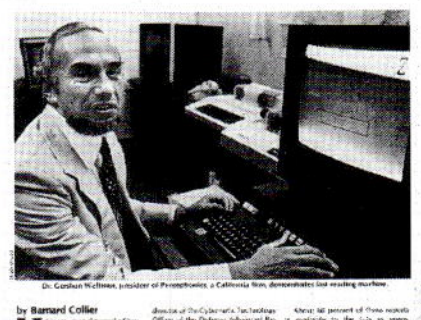

by Barnard Collier

DEAR JANICE DEAR KERMIT DEAR LARRY,THIS LETTER IS THREE LETTERS. [illegible]
ONE LETTER TO THREE DIFFERENT PEOPLE AT THE SAME TIME. THIS LETTER IS GOING TO
BE XEROXED AND SENT TO THREE PEOPLE.THE INFORMATION IN THIS LETTER MAY OR MAY
NOT APPLY TO YOU,INDIVIDUALLY,HOWEVER ALL OF THE INFORMATION IS AVAILABLE TO EA
CH OF YOU.YOU WILL KNOW WHAT I AM SAYING TO YOU PERSONALLY.LARRY AND JANICE LIVE
IN CALIFORNIA IN DIFFERENT CITIES.KERMIT LIVES IN PENNSYLVANIA.I CAN TALK TO ALL
OF YOU AT THE SAME TIME EVEN THOUGH YOU LIVE IN DIFFERENT PLACES.ISN'T THE MODER
N WORLD WONDERFUL?I HAD THIS REAL NEAT EXPERIENCE TODAY I WANT TO TELL YOU ABOUT.
I HAVE THIS FRIEND WHO LIVES IN THE EAST VILLAGE WHO WORKS AS A COUNSELOR WITH
RETARTED ADULTS ON WEEKENDS.HE SHOWED ME THIS TABLET TODAY THAT HE HAD TAKEN FRO
M A RETARDED WOMAN.SHE IS NON-VERBAL.SHE CAN MAKE SOUNDS BUT CAN'T FORMULATE WOR
DS.EVERY PAGE OF THIS TABLET IS FILLED WITH LETTERS AND NUMBERS WRITTEN ON EVERY
LINE.SHE LEAFS THROUGH THE NEWSPAPER AND HURRIEDLY COPIES LETTERS.THE AMAZING TH
ING IS THAT THEY ARE ALL VERY NEAT AND ORDERLY BUT THEY VERY RARELY SPELL WORDS.
AFTER STUDYING THIS TABLET FOR AWHILE I STARTED
TO NOTICE SEVERAL COINCIDENCES AND LITTLE WORDS.
MANY SHORT WORDS WERE REPEATED,IMPLYING THAT NOT
ALL OF THE LETTERS WERE COMING FROM THE NEWSPAPER
IT WAS THE MOST INTRIGUING PIECE OF WRITING I HAV
E READ RECENTLY.I WANT TO COPY XEROX THE TABLET
AND STUDY IT FURTHER,HOWEVER,MY FRIEND,JONNY RU
DO HAS DONE AFEW DRAWINGS THAT ARE LARGE REPRODU
CTIONS OF SOME OF THE PAGES FROM THE TABLET SO HE
HAS BECOME SOMEWHAT POSSESIVE ABOUT THE TABLET.T
HIS SEEMS TO BE AN INTERESTING PROBLEM ABOUT ART
THAT IS MADE TO BE ART BY THE VIRTUE OF AN IDEA.
THINGS THAT ARE CALLED"ART"SIMPLY BY ACKNOWLEDGE
MENT OF A N ART CONTEXT ARE INHERENTLY OPPOSED T
O THE NOTION OF POSSESION. A PROBLEM COMPOUNDED BY
THE MARKETING OF READY MADES BY MARCEL DUCHAMP.I
DON'T AGREE WITH THIS IDEA THAT THE QUALITY OR
VALIDITY OF AN "ART IDEA" CAN BE DIRECTLY RELATED
TO THE TIMING OR "ORIGINATOR" OF AN IDEA.ALL

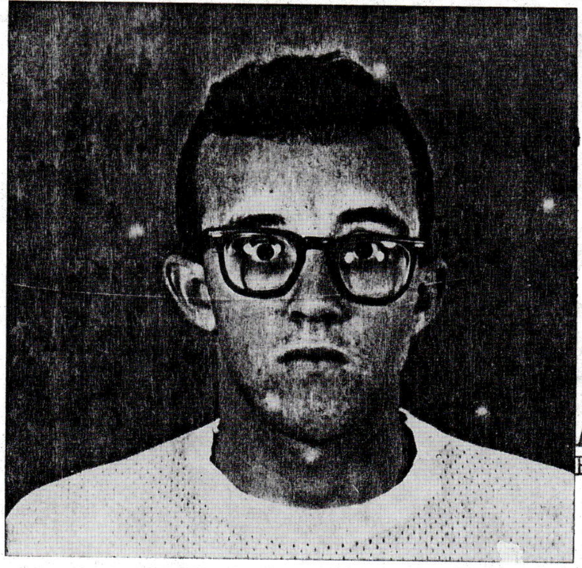

INFORMATION IS AVAILABLE TO EVERYONE.THIS IS THE MODERN WORLD.EVERYONE CAN KNOW
EVERYTHING AT THE SAME TIME.DIFFERENT THINGS ARE HAPPENING AT THE SAME TIME. THE
SAME THINGS CAN ALSO HAPPEN AT THE SAME TIME.PIECES OF THE SAME THING.ITS THE SA
ME THING.IM STILL TALKING ABOUT THE SAME THING.I TOOK THE PAPERS TO DENISE AND
SHE WAS HAPPY AND SAID HELLO.WHEN ARE YOU COMING TO THE EAST COAST?I SAW GREGG
KOESTER AT CLUB 57 AND WE TALKED FOR AWHILE.I ALSO SAW JOSEPH EGANN'S SHOW AT
SPERRONE WESTWATER FISCHER.IT WAS ONE OF THE BEST THINGS I'VE SEEN RECENTLY.BY
BEST I MEAN MOST INTERESTING OR INSPIRING THINGS SEEN IN A GALLERY.IT SEEMS TH
AT MOST OF MY INFORMATION/INSPIRATION IS NOT COMING FROM WORK IN THE MUSEUMS OR
GALLREIES LATELY BUT FROM THE STREET AND DAILY EXPERIENCE AND CONVERSATION.THAN
KS FOR THE GREAT SEASONS GREETINGS I RECEIVED IN THE MAIL.I CAN'T WAIT TILL YOU
COME TO THE EAST COAST.HOW IS EMILY?I WOULD LIKE A XEROX OF THAT STORY I GAVE YOU
WHEN I WAS IN KUTZTOWN,I HAVE HAD SEVERAL MORE INSIGHTS INTO IT SINCE IT WAS BE
ING DECIPHERED ON THURSDAY MORNING BY LISA'S FRIEND.SHE UNCOVERED PIECES OF THE
STORY THAT I WASN'T EVEN AWARE OF.IT SEEMS TO BE THE NATURE OF MY WORK RIGHT NOW
OR MAYBE ALWAYS HAS BEEN BUT ESPECIALLY IN THE WRITINGS AND VIDEO TAPES-THAT TH
E DETAILS ONLY BECOME CLEAR IN RELATIVE PROPORTIONS TO THE AMOUNT OF ENCOUNTERS
WITH THE WORK.I MEAN THAT THEY ARE DONE SPONTANEOUSLY AND CONSCIOUSLY BUT APPEAR
VERY CHAOTIC AT FIRST.THE"MEANING" COMES AFTER SEVERAL ENCOUNTERS WITH THE ORIGI
NAL EXPERIENCE.THIS LETTER IS THREE LETTERS. THIS LETTER IS ONE LETTER TO THREE
PEOPLE IN THREE DIFFERENT PLACES AT THE SAME TIME. YOU MIGHT GET THIS LETTER AT
DIFFERENT TIMES BUT IT WAS WRITTEN THEY WERE WRITTEN AT THE SAME TIME.DIFFERENT
PIECES OF THE SAME THING. PIECES OF THE SAME THING AT DIFFERENT TIMES CAN STILL
BE THE SAME THING. THIS LETTER IS BEING WRITTEN ON DECEMBER 28 1979 IN A SMALL
GREEN ROOM AT 193 SECOND AVENUE APARTMANT#6 NEW YORK CITY 10003 BY KEITH
HARING.IT WAS MAILED THE FOLLOWING DAY.THE COPY YOU ARE READING IS A XEROX
COPY.

December 28/79 K. Haring

OBEN Gedicht von Haring unter Verwendung neu zusammengestellter Buchstaben des Official First National City Bank Lexicon, um 1980/81; Zeitungsartikel, *Parade*, 23. Dezember 1979; Ein Brief von Haring an drei Personen

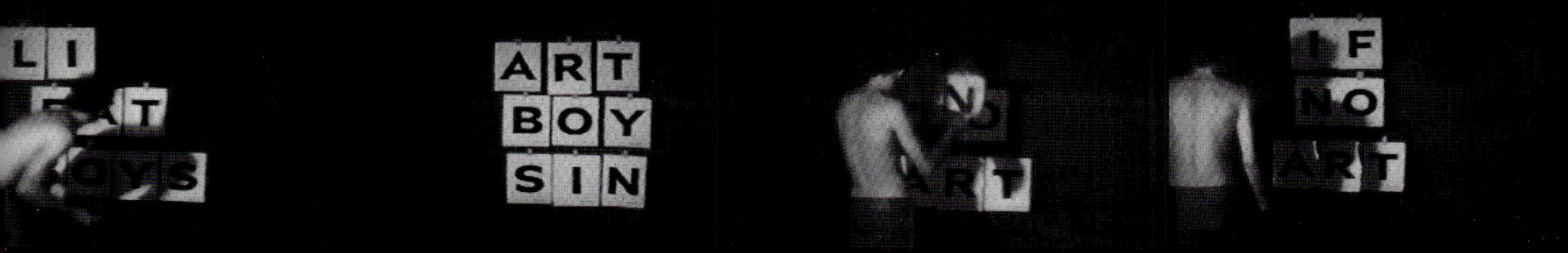

dern seine erste Drogenerfahrungen machte.

War Keith Haring, der Star Mitte der 80er Jahre, jemals einer von diesen rotwangigen Studenten, die ich in Kutztown traf – kulturell ausgehungert, erfrischend naiv, rührend konfus und verzweifelt auf der Suche nach einer Möglichkeit, von dort wegzukommen? Klar! Waren wir das nicht alle? Inzwischen hat jede Stadt ihre alternative Szene mit Coffee Shop, Buchladen und Online-Boutique. Aber damals in den 70ern gab es für all die verkrachten Existenzen nur einen Fluchtweg, und du warst zu allem bereit, nur um eine Fahrkarte – einfach, versteht sich – nach Gotham City [New York] zu bekommen.

Keith, John Sex, Wendy Wild, Kenny Scharf, Tseng Kwong Chi und Hunderte anderer entstiegen dem Bus in Port Authority oder dem Flugzeug in La Guardia, um wie eine Fledermaus aus der Hölle nach Manhattan in die Clubs, Galerien und Second-Hand-Läden zu eilen, wo unsere neue Familie uns erwartete.

Plötzlich alle Erinnerungen zurück. Ich sehe sie noch vor mir auf dem Bürgersteig, Hunderte Downtown-Freaks, die verzweifelt Einlaß in die Tony Shafrazi Gallery suchten, in der genauso viele schillernde Gestalten auf die Wände gezeichnet waren wie im Publikum vertreten. Kunst und Publikum waren eins: ein einziger verrückter Wirbel von gestylten Armen, Beinen und wilden Frisuren, knalligen Outfits und Kostümen. Alle waren zu haben: Man verliebte sich genauso schnell wie man wieder Schluß machte, hatte Sex, feierte das Leben und flirtete mit dem Tod; inspirierte einander und kupferte ungeniert voneinander ab, war überall eingeladen; las seinen Namen in der Zeitung, bis endlich auch die eigenen Eltern auf einen aufmerksam wurden, bis man endlich dazugehörte.

Damals nahm man von zu vielem zu schnell eine Überdosis; man fragte sich nie, ob man vielleicht ein Alkoholproblem hatte und stritt das Drogenproblem ab; man kümmerte sich nicht darum, ob man vielleicht schon HIV-positiv war und kämpfte gegen die Apartheid in Südafrika genau wie um einen freien Tisch in einem Szene-Lokal und hoffte, bei der nächsten Show alle auszustechen. Jeder wollte bemerkt werden, täuschte vor, cool zu sein; tanzte die Nacht durch und versuchte mitzuhalten, sich all die Gesichter und Namen zu merken, bevor sie ineinander verschmolzen wie ein Tiger, der seinen eigenen Schwanz jagt und sich dann in eine große Butterlache verwandelt, aus der Little Black Sambo eine ordentliche Portion auf seine Pfannkuchen klatschte – genau das herzhafte Frühstück, nach dem wir begierig verlangten, um den Kater von morgen zu mildern.

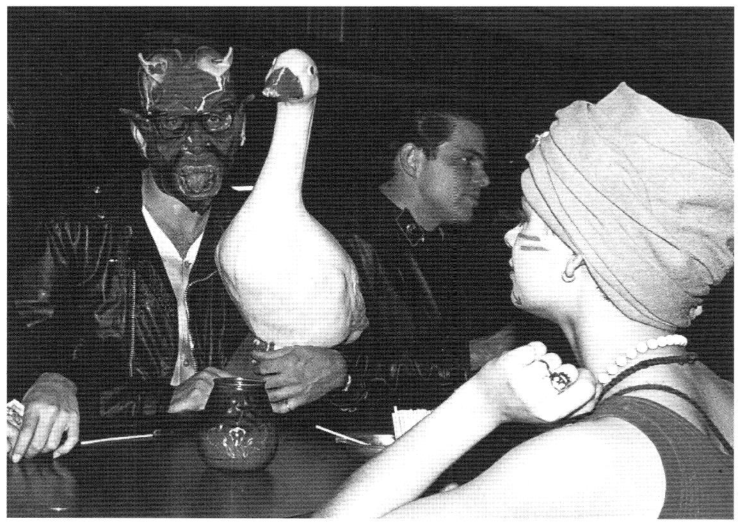

Gott mag ja im Detail stecken, aber in meiner Erinnerung sind die Details verschwommen. Dennoch schwirren bruchstückhafte Erinnerungen vorbei wie Keiths Strahlenbabys und seine bellenden Hunde. Zwischen Anzeigen für langweilige Mainstream-Filme und Couchgarnituren grüßten einen an jeder Downtown-Haltestelle Keiths U-Bahn-Zeichnungen – personifizierte Steinzeichen, die Erholung versprachen von der uringetränkten Trümmerlandschaft der Lower East Side, unserer privaten Boheme. Wen störte es, daß unsere Welt recycelt und wieder aufgebaut worden war aus den Resten, die übriggeblieben waren auf dem Fußboden des Schneideraums einer vergangenen Boheme? Der Heilige William von Burroughs hatte Schere und Spritze an die nachfolgende Generation der Helden-Anbeter übergeben. Eine neue Generation aus den Vorstädten geflohener Kunststudenten war angetreten, um in der SVA Krach zu schlagen.

Die Slogans, die ich damals, als das East Village populär wurde, auf den Gehsteigen las, brachten mich immer zum Lachen. „Clones Go Home" stand da an der Grenze zwischen East und West Village als Warnung an alle Marlboro-Männer aus dem West Village – Verfasser der Warnung war eine Gruppe namens Fags Against Facial Hair, die keine der neureichen Marlboro-Männer aus dem West Village dulden wollte. Hinter den Fags Against Facial Hair verbarg sich natürlich Keith.

An einem anderen Tag beobachtete ich einen Mann, zweifelsohne ein sehr aufgebrachter Republikaner, der die getürkten *New-York-Post*-Schlagzeilen von den Laternenmasten am St. Mark's Place riß. Es handelte sich bei den Schnipseln um eine neu zusammengestellte *New-York-Post*-Überschrift, die nun lautete „Heroischer Cop erschlägt Reagan". Ich kicherte, weil ich wußte, daß Keith wieder zugeschlagen hatte.

Ich kann mich noch an einen Abend erinnern, an dem ich so gelacht habe, daß ich mir die Hosen naß machte. Keith hatte eine Videokunst-Vorführung im Club 57 organisiert. Ich weiß nicht mehr, was mir am besten gefiel – sein „Salute to Gloria Vanderbilt", das Keith mit stark rot geschminkten Lippen zeigte, wie er sich schamlos vor den Fischaugen der Kamera schändete; oder doch eher „A Tupperware Party", das Keiths Mutter in ihrer Kücher zeigte, überblendet von dem Torso eines jungen Mannes, der sich im Bett einen runterholte. Die Einstellungen, in denen sie „Sofort aufhören!" rief, wurden wiederholt, während der Hund der Familie einen Salto schlug. Glaubt mir, es war zum Brüllen.

Schon bevor er zum Graffiti-Künstler wurde, war Keith überall. „Ich nannte ihn ‚The Mayor' [den Bürgermeister]", erzählte mir Kenny Scharf, „weil er jeden kannte." Sein Studio an der Ecke 1st Avenue und 9th Street in der P.S. 122 stand allen offen, und jedesmal, wenn du dort warst, gingst du voller Energie und Inspiration wieder fort.

Als Keith seine erste „Club 57 Invitational"-Ausstellung organisierte, konnte jeder mitmachen. Die Schwarzlicht-Ausstellung, die er als nächstes kuratierte, war ein solcher Erfolg, daß wir sie einen Tag länger offen hielten – etwas, was noch nie bei einer unserer „Laß-uns-von-heute-abend-auf-morgen-früh-eine-Ausstellung-machen"-Veranstaltungen vorgekommen war. Die Ausstellung erotischer Kunst war sogar ein noch größerer Erfolg; unter den Besuchern waren Kunstkritiker und echte Käufer.

Alles, was Keith tat, machte er mit Freude und verschmitztem Humor. Obwohl jeder von uns über einen gewissen Ehrgeiz verfügte, war keiner so zielstrebig und methodisch um Erfolg bemüht wie Keith. Dennoch wirkte es immer so, als wenn sein Ruhm aus dem Nichts käme. An einem Tag sah ich ihn selbstzufrieden einen riesigen Schwanz auf eine gestohlene Buswerbung malen, auf der Brooke Shields für Calvin Klein warb, und am nächsten Tag schaltete ich *Live at Five* ein und sah ihn Uptown auf einer Party mit Shields und Andy Warhol.

Es muß etwa 1984 gewesen sein, als die Uptown-Yuppies die Downtown-Szene entdeckten; den goldenen Tagen von Warhols Factory nicht unähnlich, stießen die Unter- und die Oberschicht zusammen. Wie Ameisen in ihrer Kolo-

Haring und Freunde auf einer Halloween Party mit Harings weißer Plastikente, die er ein „zentrales geheiligtes Objekt der Anbetung" nannte, Club 57, New York 1980

GEGENÜBER OBEN „The Gang's All Here", um 1980. Das Photo von Tseng Kwong Chi zeigt im Uhrzeigersinn von links oben:
Katy K., Haring, Carmel Johnson, John Sex, Bruno Schmidt, Samantha McEwen, Jean Dubose, Dan Friedman, Tseng Kwong Chi, Min Thometz, Tereza Goncalves und Kenny Scharf

MITTE **Clones Go Home**, 1980. Gepudertes Pergament und Graphit auf Papier, 51 x 66 cm. The Estate of Keith Haring

UNTEN Photos (von oben nach unten) von Kenny Scharf, Drew Straub, Min Thometz und Haring, um 1980

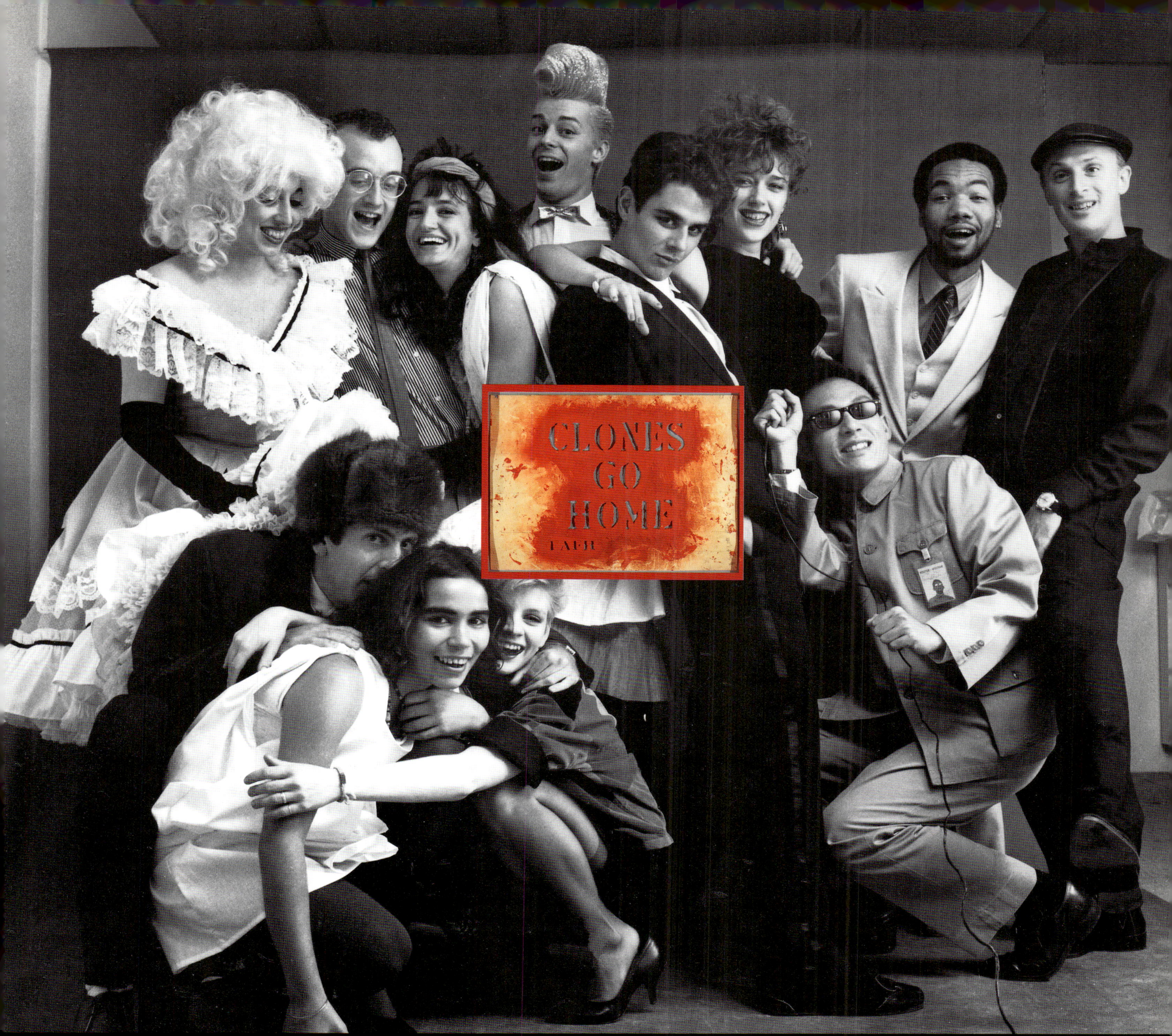
CLONES
GO
HOME

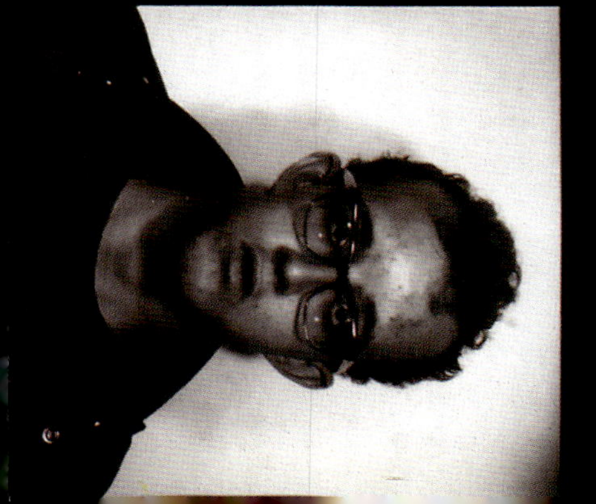

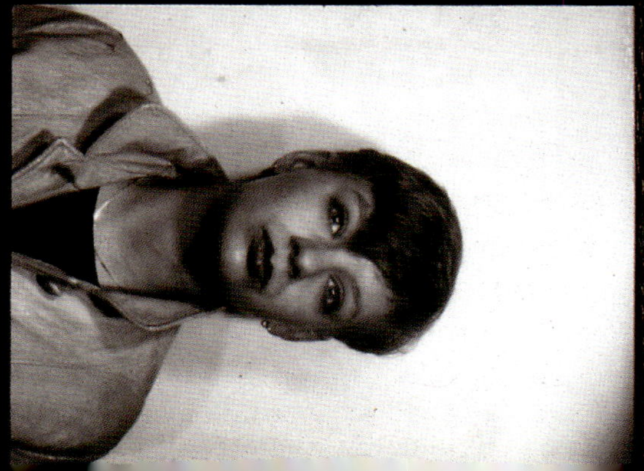

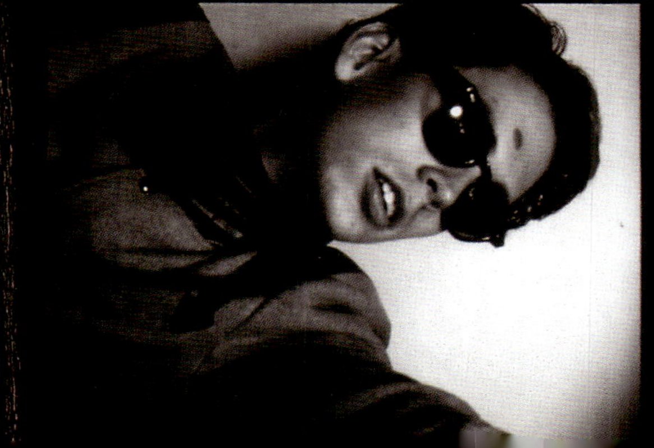

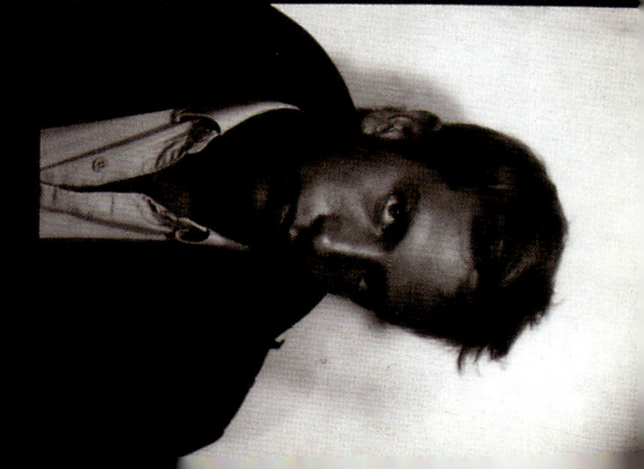

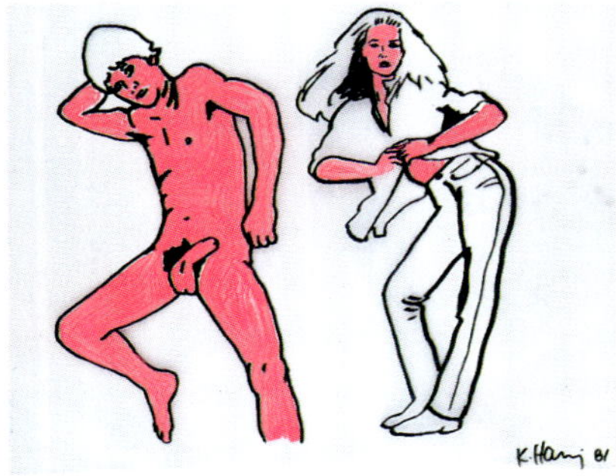

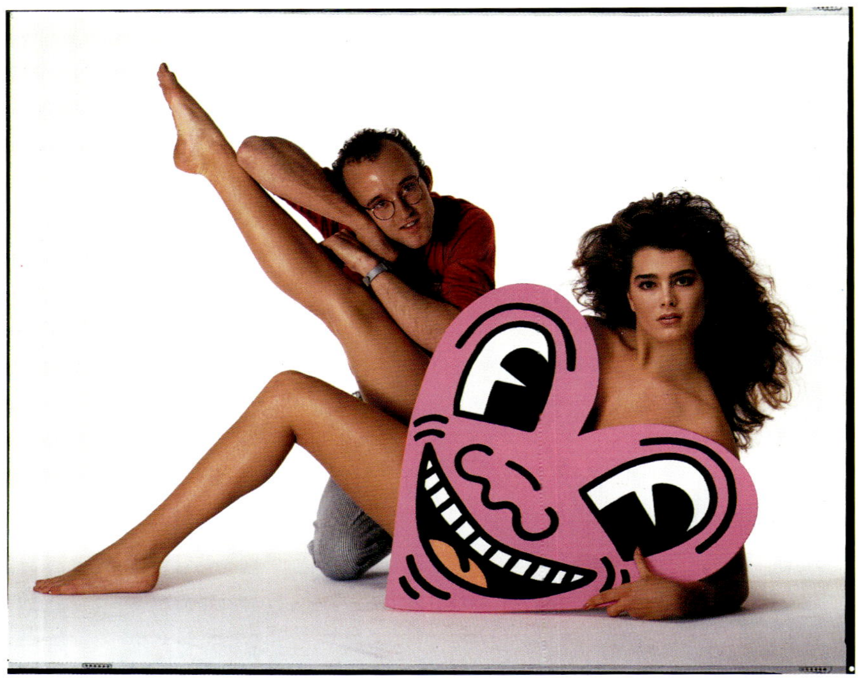

nie rannten wir kreuz und quer durch die Stadt und hüpften wie Gummibälle auf der Energie, Kreativität und natürlich vor allem dem Sex. Sex war wichtiger als der Kontostand. Homo-, hetero- oder zeitweise bisexuell – jeder lebte seine Phantasien aus, gleichsam ein fluoreszierendes Remake von „La Dolce Vita“. Statt durch antike italienische Villen streiften wir durch die heruntergekommenen Lagerhäuser am Pier, statt Kinder mit Visionen der Heiligen Jungfrau Maria zu jagen, huldigten wir zu Füßen der B-52s [einer Rockgruppe] und tanzten uns in religiöse Ekstase.

Tanz war unser heidnischer Ritus, und das Paradise Garage, der erste schwule, multikulturelle Tanzclub, wurde Keiths Parthenon. Seine alljährliche „Party of Life“ war genau das. Wenn man sah, wie Keith Hof hielt inmitten der Horden von Break Dancern, Straßenjungen und puertorikanischen Strichern, die die Muskeln ihrer ohnehin schon perfekt gestählten Körper spielen ließen, konnte man kaum glauben, daß Keith einmal ein Hardcore Deadhead gewesen war. Aber vielleicht war der Unterschied auch gar nicht so groß. Vielleicht war ein Konzert der Grateful Dead Keiths erste „Party of Life“ gewesen.

Ich versuchte, in diesen frenetischen Jahren Tagebuch zu schreiben, aber es war unmöglich. Sich die Zeit zum Schreiben zu nehmen bedeutete, sich selbst kostbarer Momente zu berauben, in denen man kreativ sein, auf eine Party gehen, Beziehungen knüpfen oder sich einfach erholen konnte. Sogar Keith, der damit beschäftigt war, eine Rolodex-Kartei anzulegen, schrieb zwischen 1980 und 1986 fast nichts nieder. Von den paar wenigen Einträgen, die ich in dieser Zeit machte, sticht einer besonders hervor. Ich hatte wieder einmal einen Kater, nachdem ich nächtelang von einer Galerie zur nächsten und dann in den nächsten Club geeilt war, und kritzelte: „Ich muß meinen Kram in Ordnung bringen und irgend etwas Vernünftiges tun. Ich will nicht in der Gosse enden mit dem Rest dieser Leute.“

Mittlerweile war es 1982, und Keith war eine Berühmtheit. Und reich (auf jeden Fall nach Downtown-Maßstäben). Wie waren alle von seinem Erfolg begeistert. Und warum auch nicht? Gratis „Cristal“ bei Mr. Chow für alle. Und die Gelegenheit, unseren Idolen von Angesicht zu Angesicht gegenüber zu stehen – Timothy Leary, William Burroughs, David Bowie, Andy Warhol, Chuck Scarborough! Jeder Tag war wie der erste Ausflug nach Disneyland. Oder Weihnachten.

Aber auch die Panik war uns auf den Fersen. Wie der kleine verkrüppelte Junge, der nicht mit dem Rattenfänger mithalten konnte, rief in jedem von uns eine furchtsame Stimme: „Bin ich es, der zurückbleiben wird?“ Unsere Kameradschaft wich der Konkurrenz. Und als Reagan seine zweite Amtsperiode antrat, war das ganze East Village dem Kunstgeschäft zum Opfer gefallen. Oder sah so etwa das Kunstgeschäft aus?

Auch wenn Keith sich immer mehr von uns entfernte, war er doch da, wenn man ihn brauchte. Für einige von uns stellte er die Kaution, wenn sie ihre Miete nicht mehr zahlen konnten, oder steckte dem einem oder anderen einen Schein zu. Und immer kam er zu unseren Geburtstags- oder Weihnachtsparties und brachte eines seiner Bilder mit Widmung als Geschenk mit. Manchmal hielt er auch im Vorbeifahren an und winkte einen glücklichen Passagier in seine Limousine, um ihn zu einem jener sagenumwobenen Events mitzunehmen, entweder zu BAM, wo seine wunderbaren Bühnenbilder für Arnie Zane und Bill T. Jones zu sehen waren, oder hinter die Bühne des Madison Square Garden, wo man John F. Kennedy Jr. neben Madonnas kaltem Delikatessenteller nervös von einem Fuß auf den anderen treten sehen konnte. Ein anderes Mitglied der Familie, Tseng Kwong Chi, ernannte sich selbst zu Keiths offiziellem Hoffotografen, als Keith begann, der Port-Authority-Polizei aus dem Weg zu gehen. Er folgte Keith durch die New Yorker U-Bahn (er wußte vom ersten Augenblick an, daß ein Buch gemacht werden sollte) und begleitete ihn gelegentlich auf Trips nach Tokio, Paris, Mailand und noch weiter. Er dokumentierte jede Bewegung und brachte Keith vermutlich auch bei, das bessere Leben zu genießen. Kwong war als Connoisseur schlechthin bekannt.

Zum chinesischen Neujahrsfest versammelte uns Kwong alljährlich um einen großen Tisch in seinem Lieblingslokal in Chinatown, wo wir uns durch Berge unaussprechlicher und manchmal auch ungenießbarer Delikatessen arbeiteten, bis wir schließlich lachend die eisbedeckten Straßen entlangschlitterten durch den Dunst von fünf Millionen Feuerwerkskörpern. Keith war mit von der Partie – ein weiteres kicherndes Mitglied der Familie. Na ja, vielleicht war er inzwischen eher so etwas wie der Vater. Es endete immer damit, daß er die Rechnung bezahlte, denn Kwong bestellte für uns immer die teuersten Gerichte, und keiner von uns verdiente so viel wie Keith.

Auch, als man ihm mitteilte, daß er Aids hatte, hat er keine Zeit damit verschwendet, sich zu beklagen. Er wurde einfach nur noch geschäftiger und begegnete der Krankheit mit mehr Mut und Würde als irgend jemand sonst. Es ist kaum zu glauben, aber Kenny schwört, daß mehrere seiner Freunde aus den besseren Kreisen Keith fallengelassen haben wie eine heiße Kartoffel, als das *Rolling-Stone*-Interview erschien, in dem er sich öffentlich zu seiner Aids-Erkrankung bekannte.

Mich hat Keiths Eloquenz so berührt, daß ich das Interview fotokopierte und allen meinen Freunden schickte. Jedesmal, wenn ich in den folgenden Monaten und Jahren auf eine Kopie stieß, mußte ich weinen. Ich wünschte mir so sehr, die Dinge wären anders gelaufen.

Aber dennoch bin ich glücklich, Keith gekannt zu haben, dessen Energie mich mit Achtung erfüllte, erst recht, nachdem die Krankheit sich bemerkbar machte. Zum letzten Mal traf ich ihn in SoHo auf der Straße. Zuerst erkannte er mich nicht. Aber dann leuchtete sein Gesicht mit freudigem Enthusiasmus auf, und er schaffte es wieder, daß ich mich toll fühlte: „Ann, Du wirst immer jünger und jünger.“

Abgesehen davon, daß er dünner geworden war, hatte er sich kaum verändert. Er machte mich begeistert mit einem niedlichen puertorikanischen Jungen bekannt, dem ich noch nie zuvor begegnet war, und nach einem kurzen Austausch über dies und das trennten sich unsere Wege wieder – sicher würden wir

Ohne Titel, 1981. Filzstift auf Acetat, 48 x 60 cm. The Estate of Keith Haring. Ein Photo für eine Calvin-Klein-Jeanswerbung, das Richard Avedon gemacht hatte, inspirierte Haring zu diesem Bild.
Haring und Brooke Shields, aufgenommen von Richard Avedon am 14. Dezember 1984, drei Jahre nachdem Haring Shields auf dem oben abgebildeten Bild gemalt hatte.
GEGENÜBEN OBEN LINKS Die letzte Nacht im Paradise Garage, New York 1987. OBEN RECHTS * **Ohne Titel**, 1985 (Detail). Acryl und Öl auf Leinwand, 305 x 458 cm. Sammlung Asher B. Edelman
UNTEN LINKS Badezimmerdekoration von Haring, Fun Gallery, New York 1983 UNTEN RECHTS Haring und Juan Rivera, Brasilien 1986

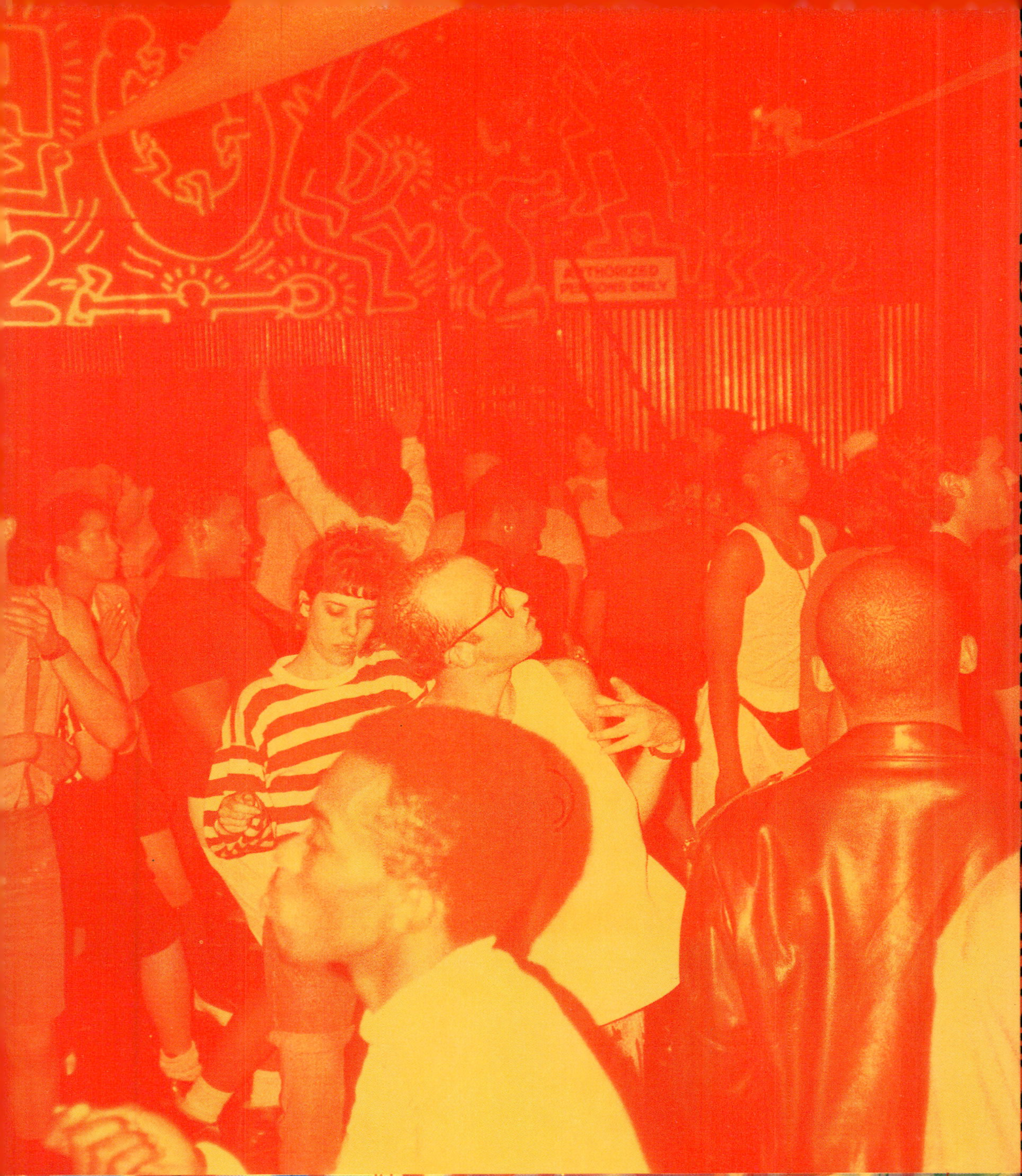

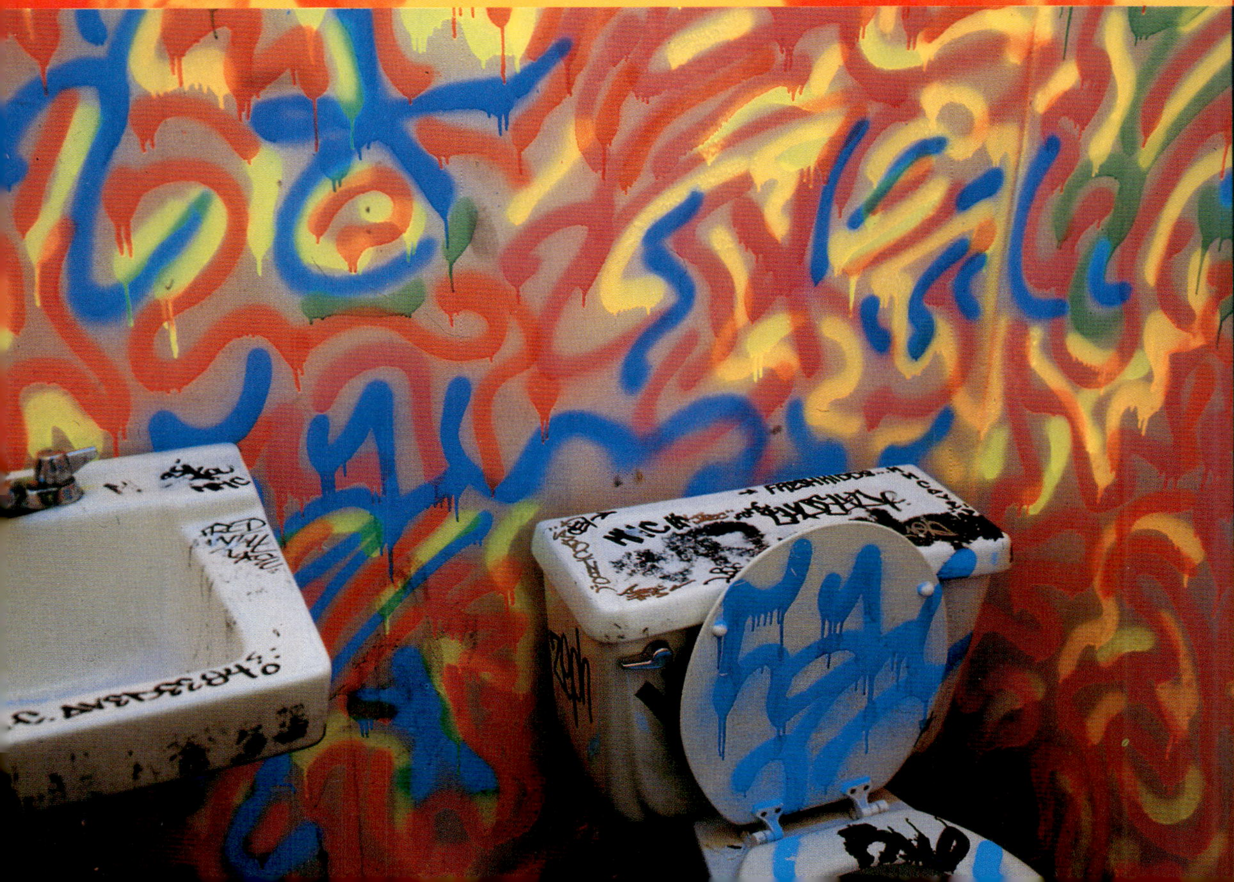
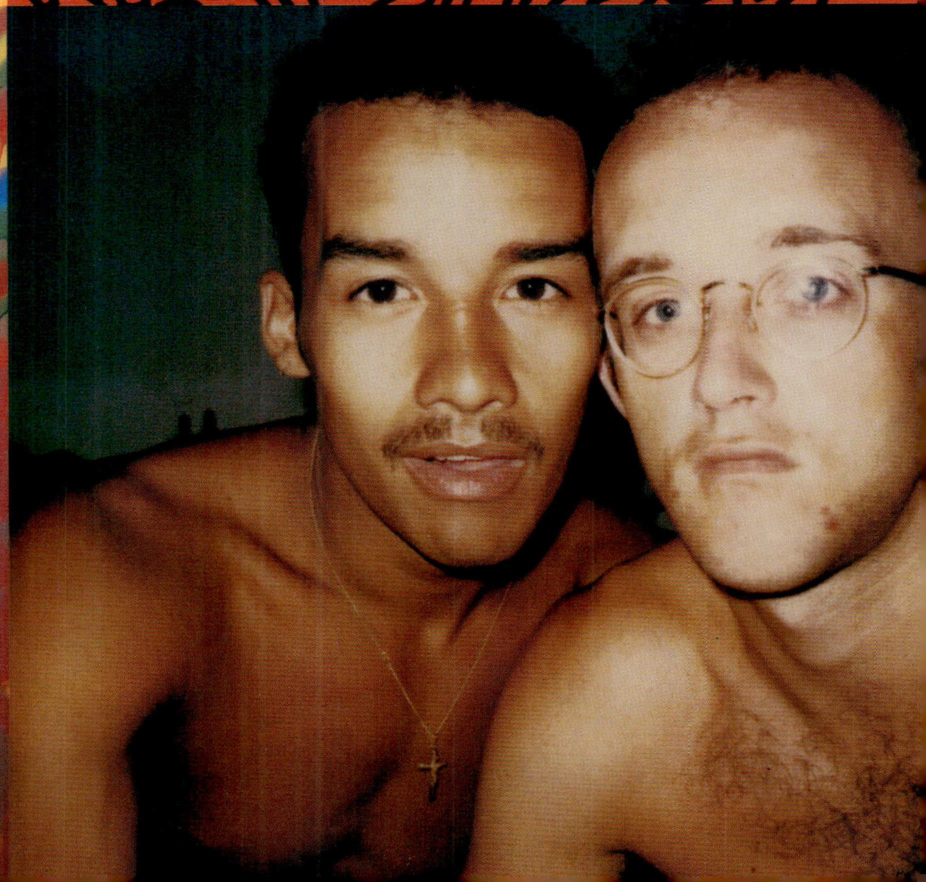

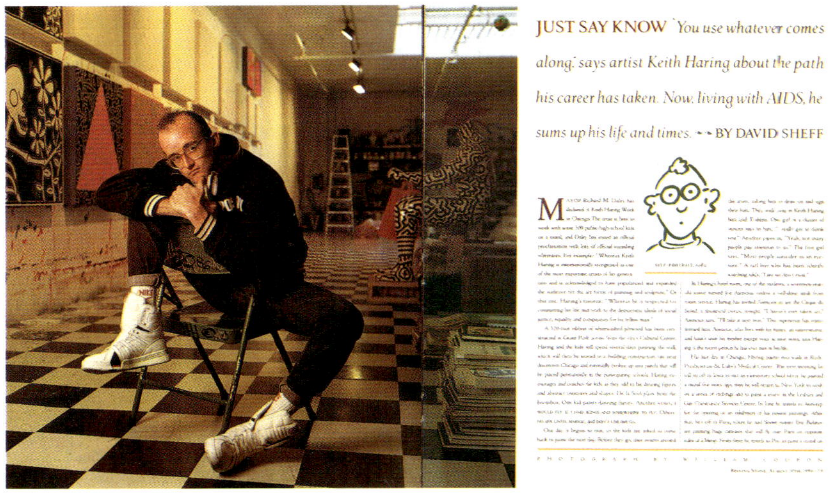
JUST SAY KNOW 'You use whatever comes along,' says artist Keith Haring about the path his career has taken. Now living with AIDS, he sums up his life and times. BY DAVID SHEFF

einander wieder einmal auf der Straße begegnen, bei einer Ausstellung oder bei seiner nächsten „Party of Life".

Ich sollte sein Gesicht erst auf der Trauerfeier wiedersehen. Ich saß benommen da und blickte auf eine weitere Kanzel, sah sein Foto und hörte in einer weiteren Kirche eine weitere Lobeshymne auf einen weiteren meiner verstorbenen Freunde. Aber es war nicht einfach irgendeine weitere Kirche – ich war in der Cathedral of St. John the Divine, saß Ellbogen an Ellbogen mit Bürgermeister Dinkins, Jessye Norman und anderen Persönlichkeiten und der unvermeidlichen Pressemeute.

War es gestern gewesen, als ich einen Flug auf Keiths Kometen zum Andy-Warhol-Superstar-Memorial erwischt hatte? Oder letztes Jahr? Vor drei Jahren? Oder hatte ich es nur im Fernsehen gesehen oder geträumt?

„Kenny, weißt du, wie sehr Keith sich jetzt langweilen würde?" Es schien, als wäre ich mitten in einem Alptraum, als ich darauf wartete, daß die Reihe an mich käme, die Grabrede vorzutragen, während Dennis Hopper im Hintergrund monoton seine Rede herunterspulte.

Kenny und ich hatten unsere Rede so angelegt wie eine jener von Sonny and Cher inspirierten spontanen Performances, die wir immer im Club 57 veranstaltet hatten. Keith kam immer zu diesen Performances, und sein lachendes Gesicht im Publikum feuerte uns an, uns noch lächerlicher zu benehmen.

Wir erzählten von Keiths Auftritten als Go-Go-Tänzer; davon, wie sie ihn auf einer seiner Lesungen durch Zwischenrufe störten. Wir erinnerten an ihn und an die Plastikente, die er eine Woche lang als „zentrales heiliges Objekt der Anbetung" mit sich herumtrug; daran, daß er soviel einfach weggab und wie er jeden in seiner Welt willkommen hieß, egal ob bei der Eröffnung des Pop Shops oder wenn er Spielplätze in den Armenvierteln bemalte.

Wir fanden, daß die Kirche, in der sich all die Berühmtheiten eingefunden hatten, weniger wie ein Gotteshaus wirkte als vielmehr, na ja ... wie die Oskarverleihung. Keith würde das gefallen haben.

Obwohl das Publikum bei unseren gespielten Nominierungen (bester Go-Go-Tänzer: Keith; bester Künstler: Keith; unser bester Freund: Keith) applaudierte und uns hinterher einige Mitglieder unserer New Yorker Familie dankten, weil wir der Trauerhallenstimmung unser Lachen entgegengesetzt hatten, fühlte ich mich schlecht – krank vor Trauer.

Die einzige Kirche, in der ich sein wollte, war die, in die Kenny sein Atelier im P.S. 1 verwandelt hatte. Wir zogen uns in seine psychodelische Enklave zurück, vollführten die entsprechenden Rituale, legten eine Hymne von Jimmi Hendrix auf und zelebrierten unsere eigene Messe. Ich erinnere mich immer noch an Keith, wie er in der Ecke saß und seine Plastikente im Arm hielt, während wir aus dem The Mamas and the Papas Song „Monday, Monday" ein einziges Geheul machten, so daß es wie ein Rudel heulender Hyänen klang, das einen tibetanischen Gebetsgesang jaulte. Jeder fiel ein, und wir lachten bis zum Morgengrauen.

Der Artikel über Haring, in dem er darüber spricht, wie es ist, HIV-positiv zu sein, *Rolling Stone*, 10. August 1989
GEGENÜBER Haring, Kutztown, Pennsylvania, 1971

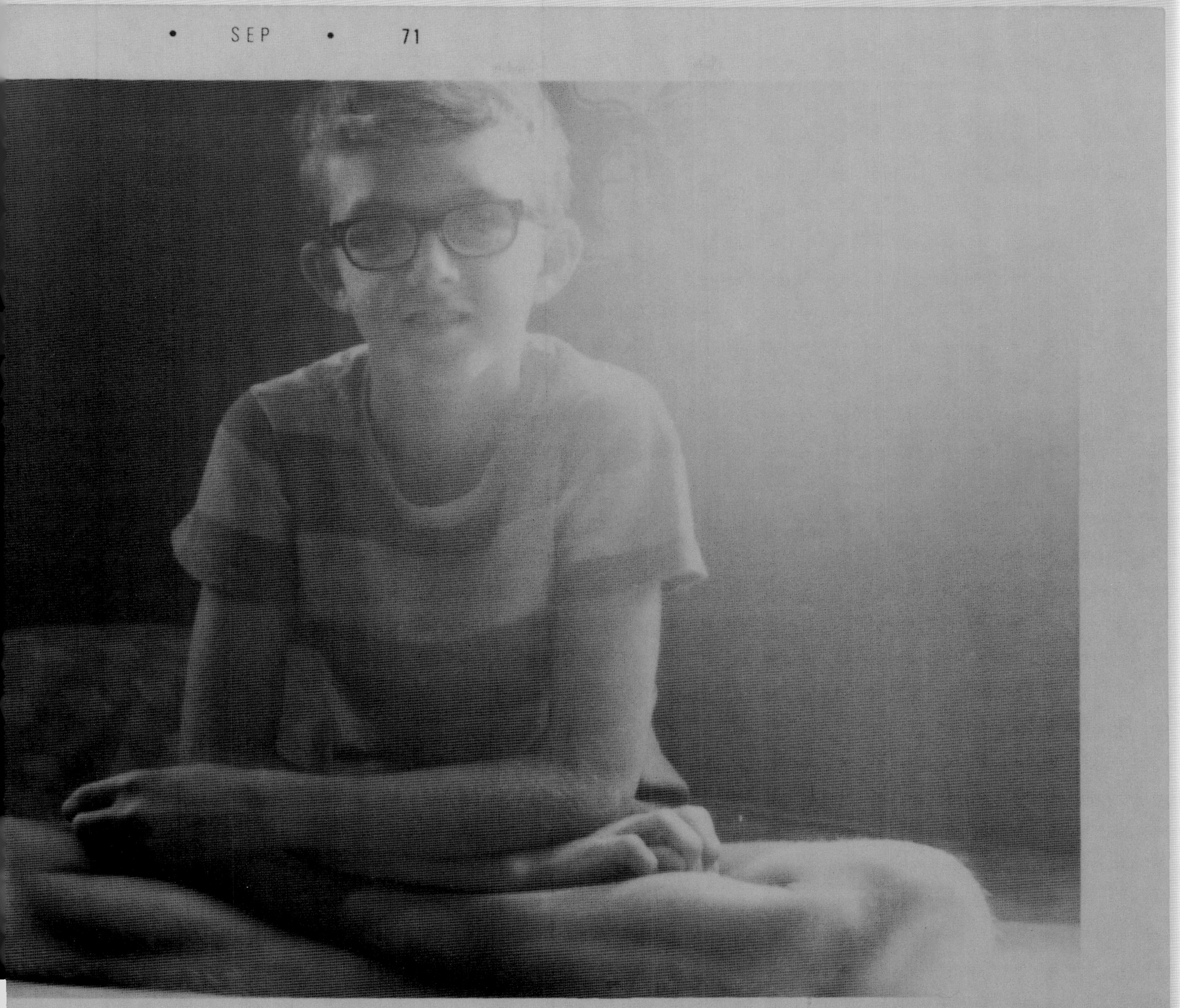
• SEP • 71

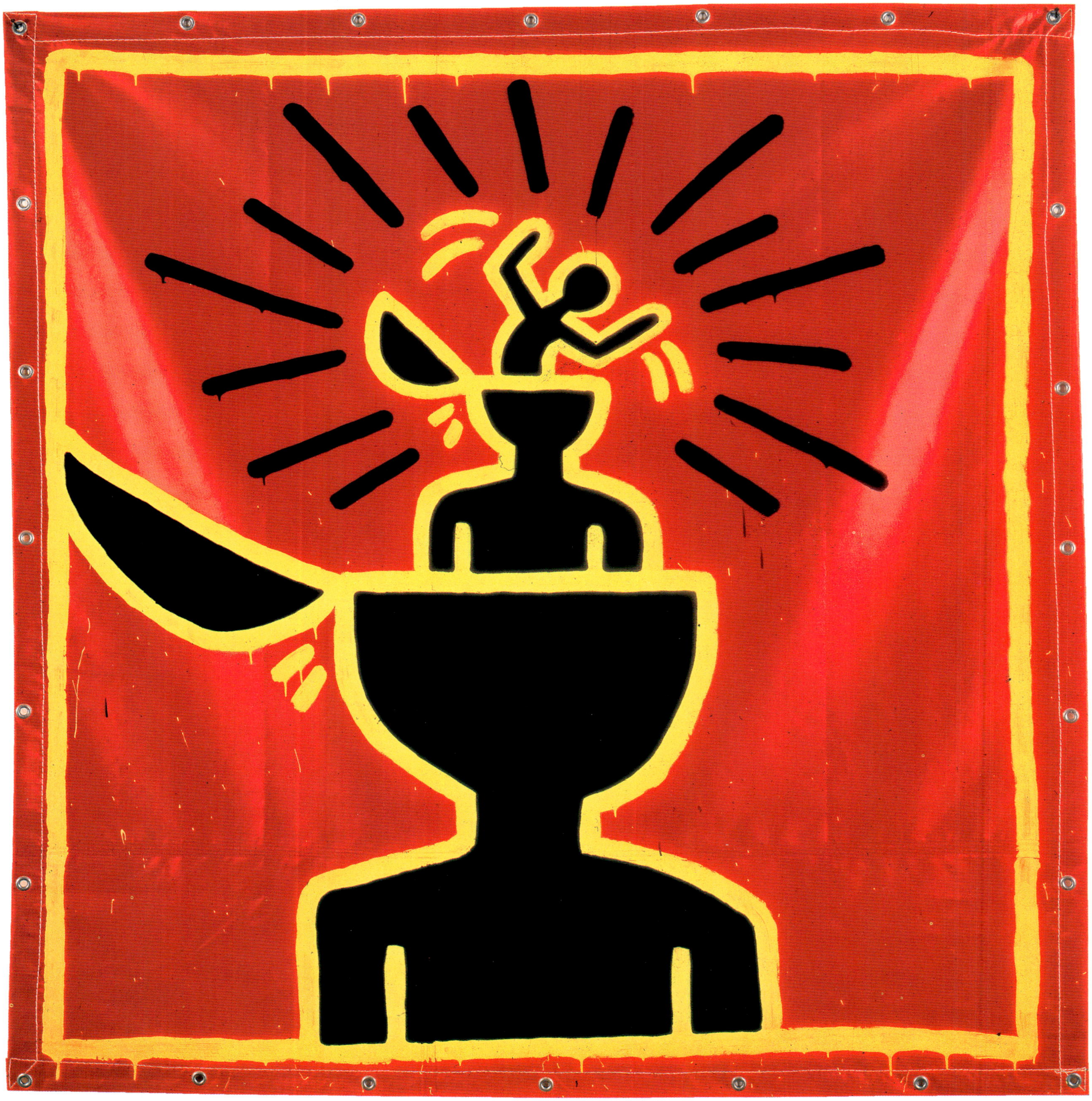

Ohne Titel, 1982. Vinylfarbe auf Vinylplane, 183 x 183 cm
Privatsammlung

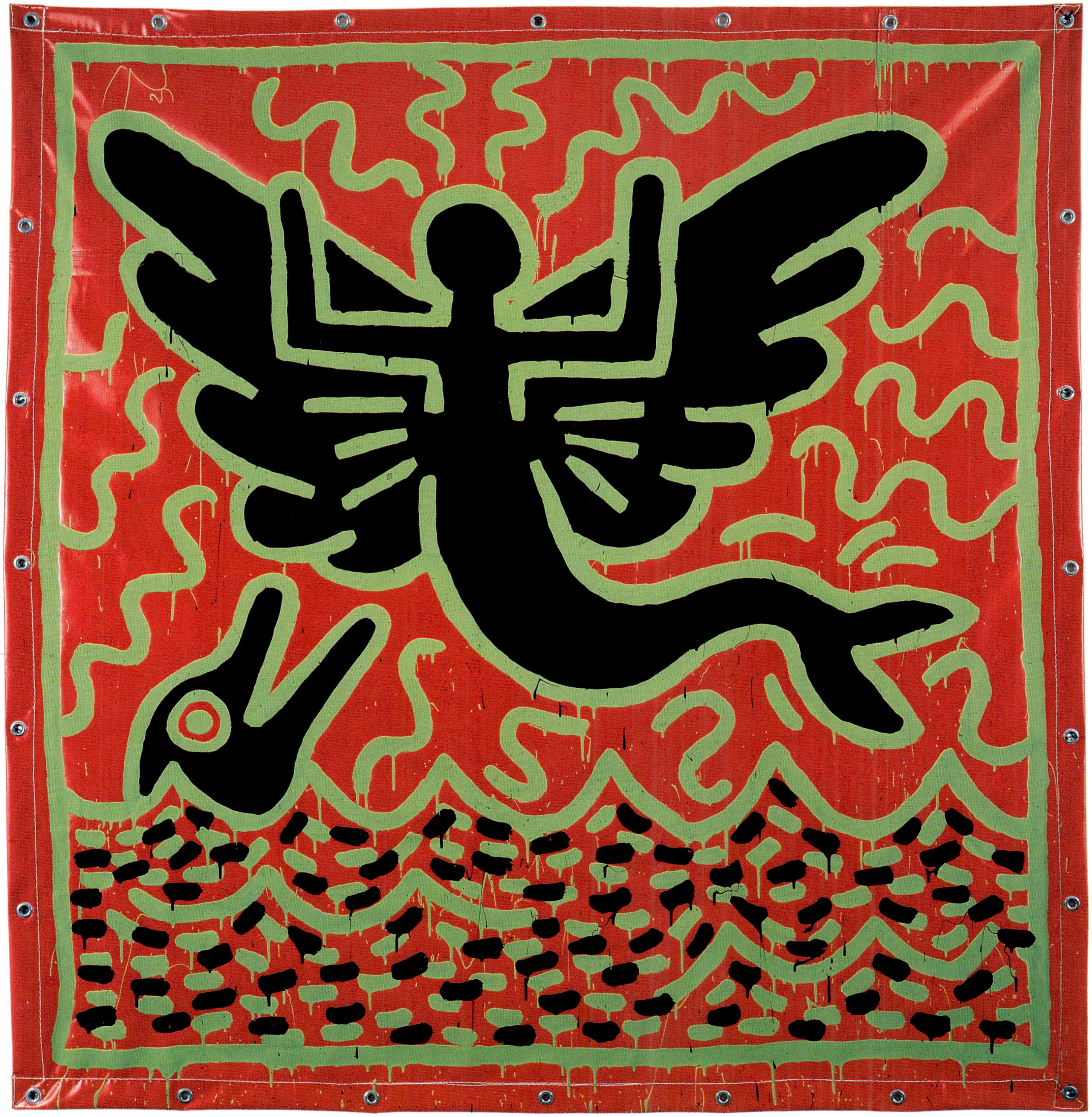

Ohne Titel, 1982. Vinylfarbe auf Vinylplane, 183 x 183 cm
Staatliche Museen zu Berlin – Preußischer Kulturbesitz, Nationalgalerie, Sammlung Marx

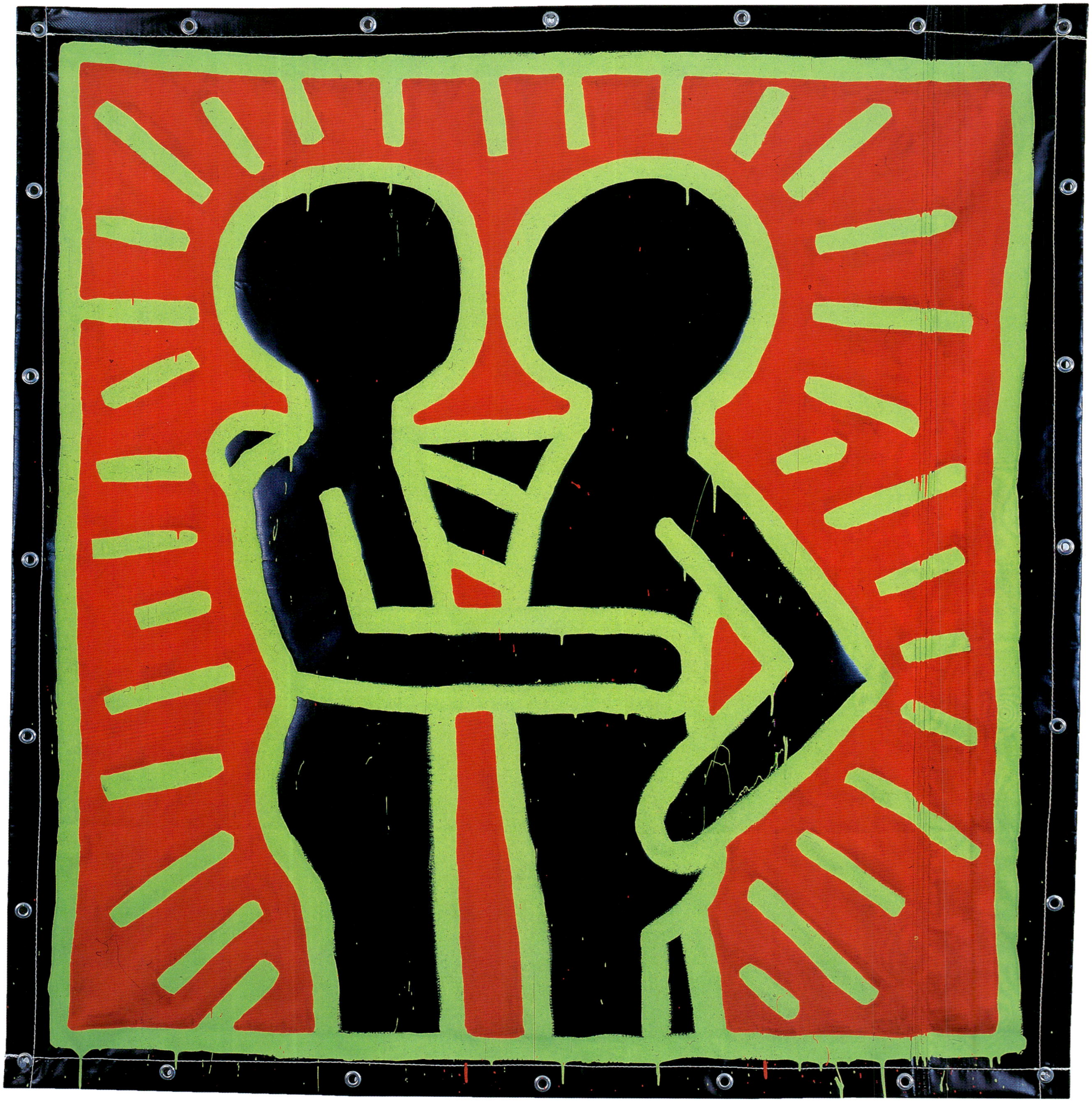

* **Ohne Titel**, 1982. Vinylfarbe auf Vinylplane, 183 x 183 cm
Sammlung Rita Cecchi Gori

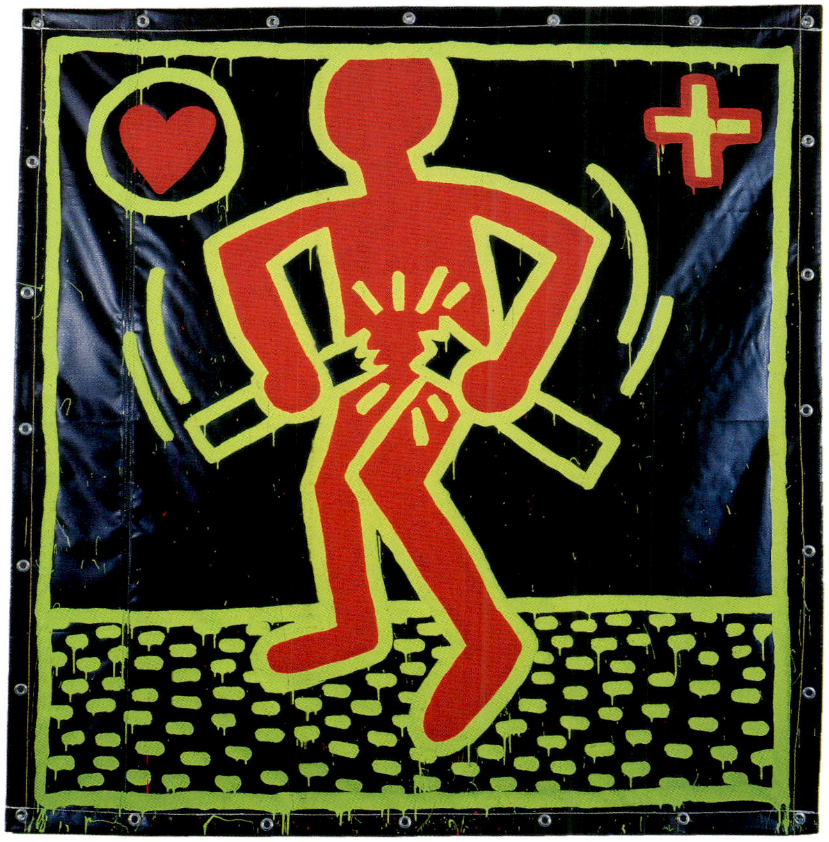

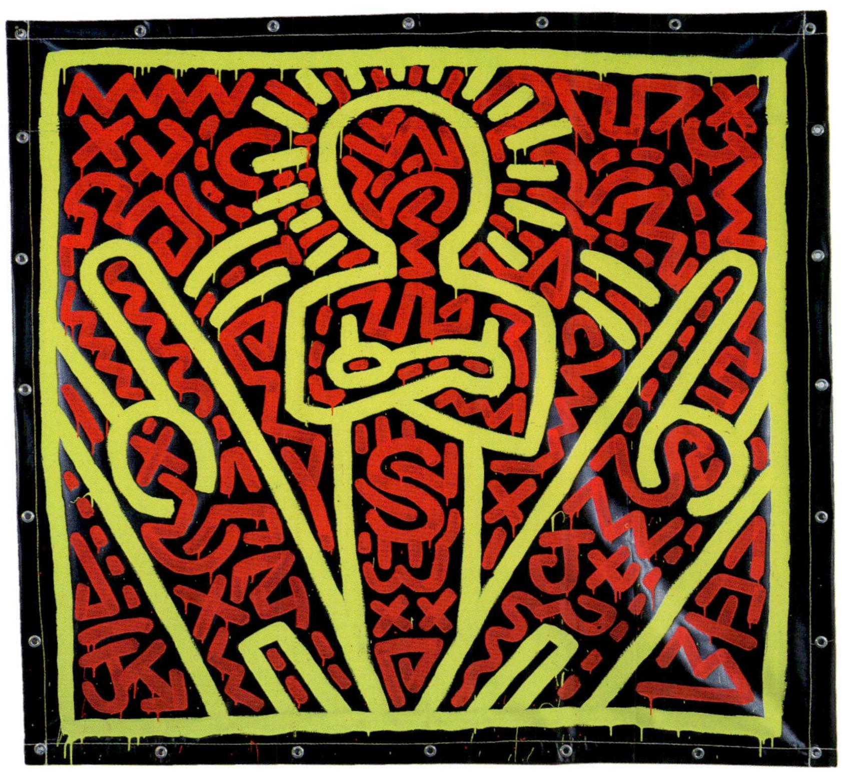

* **Ohne Titel**, 1982. Vinylfarbe auf Vinylplane, 183 x 183 cm
Privatsammlung

* **Ohne Titel**, 1982. Vinylfarbe auf Vinylplane, 183 x 183 cm
Sammlung Doris Hillman

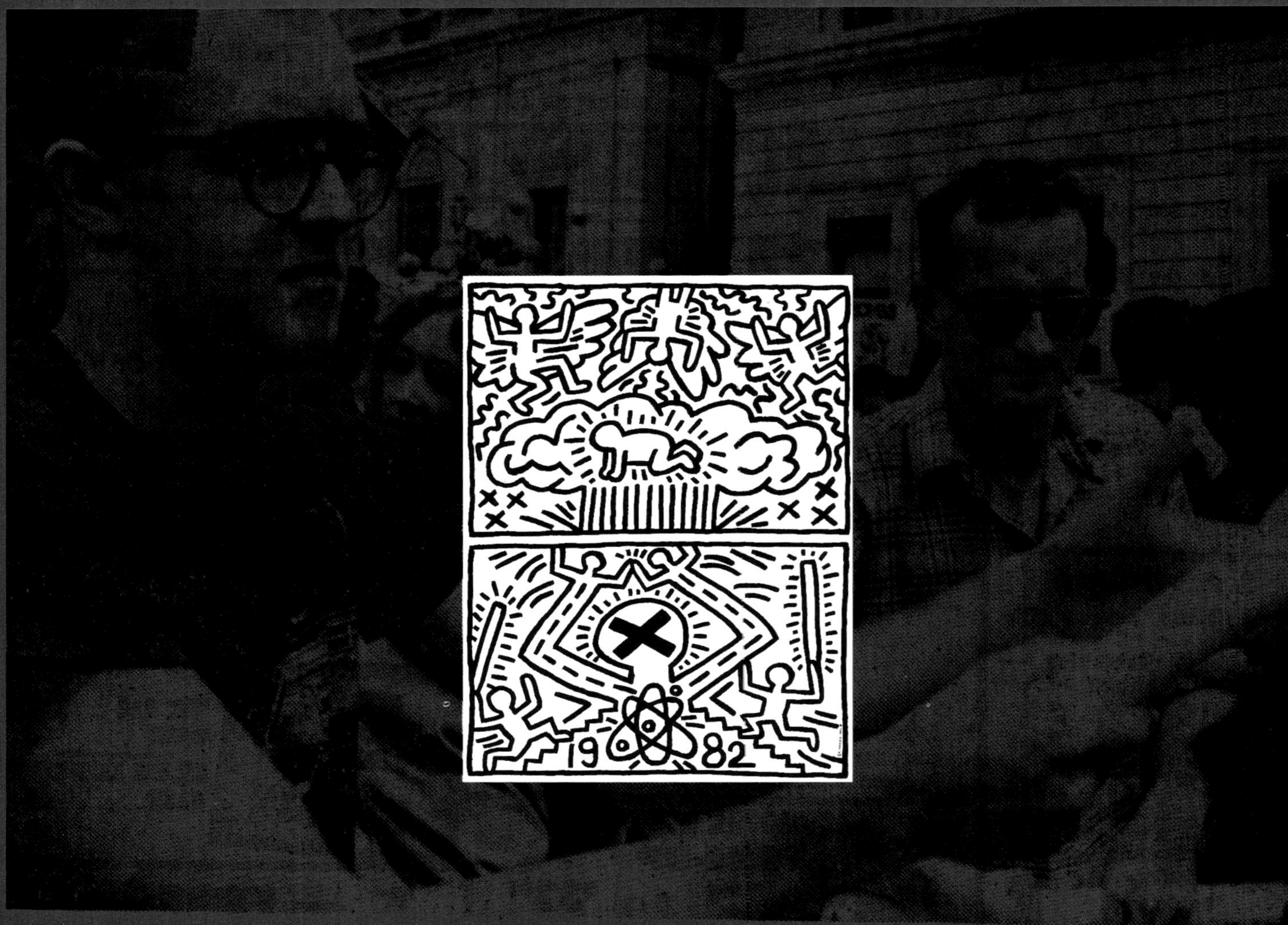

Keith Haring distributes posters at New York disarmament rally.

Atomic Art a Noble Fusion

(Continued From Page 46)

and rally. Haring, America's fastest-rising international art star, was assisted by an entire new wave entourage as he distributed 20,000 free posters of his newest nuclear nightmare/new age nativity image.

The first portion of the film consists of the awesome sights and sounds of that titanic explosion in the Pacific Ocean. During the latter sequences, Connor replaces the deafening sonic booms with trance-inducing modal music — meditative 12-tone instrumentation.

Zeitungsartikel, *Reading Eagle*, 20. Juni 1982, S. 46

Ein Poster von Haring für eine Anti-Atomkraft-Demonstration, New York 1982

* **Ohne Titel**, 1982. Vinylfarbe auf Vinylplane, 305 x 305 cm
Privatsammlung

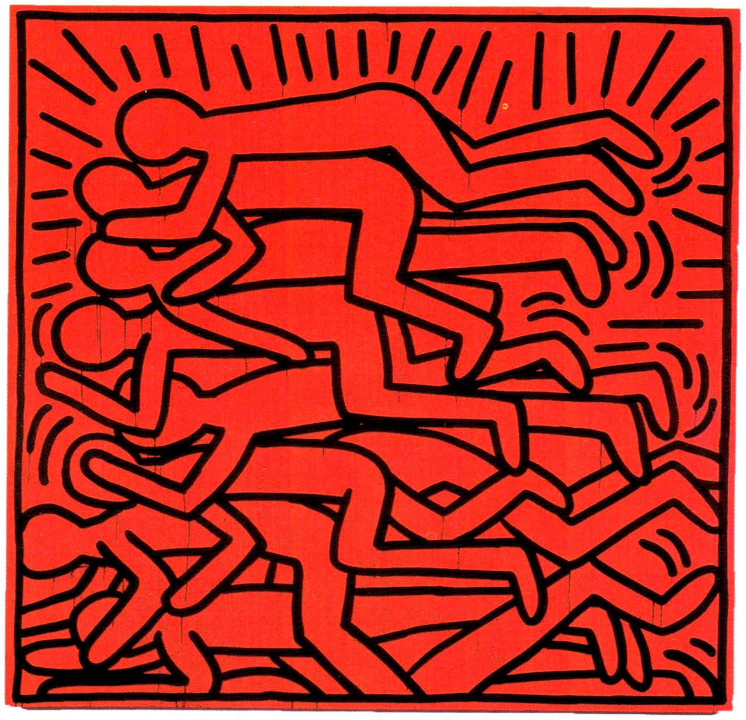

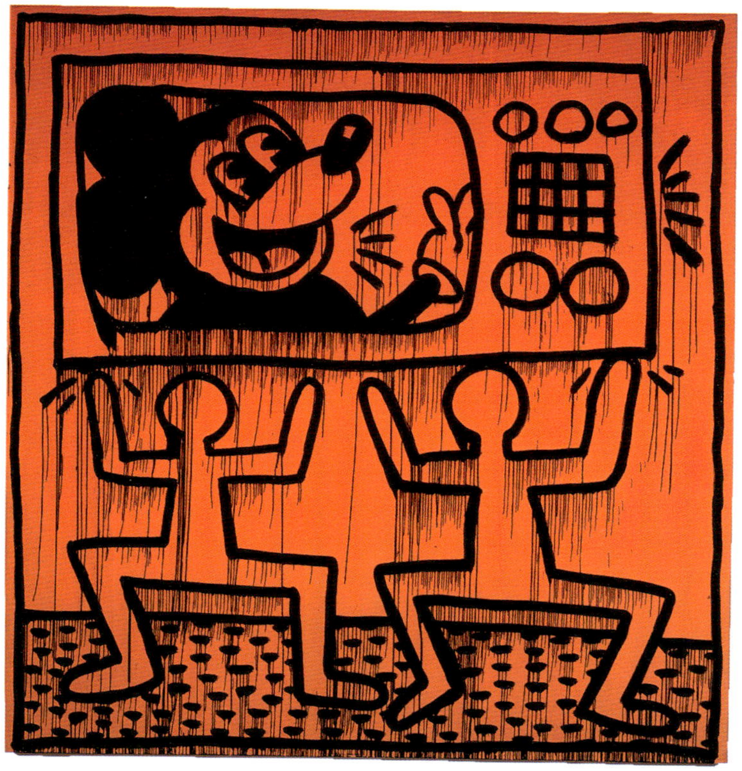

* **Ohne Titel**, 1982. Filzstiftmarker und Acryl auf gefundener Leinwand, 218 x 218 cm
Sammlung Angela Ho

* **Ohne Titel**, 1982. Filzstiftmarker und Acryl auf gefundener Leinwand, 246 x 235 cm
Sammlung Suzi und Scott Lustgarten

* **Ohne Titel**, 1982. Filzstiftmarker und Acryl auf gefundener Leinwand, 218 x 218 cm
Sammlung Familie Neumann

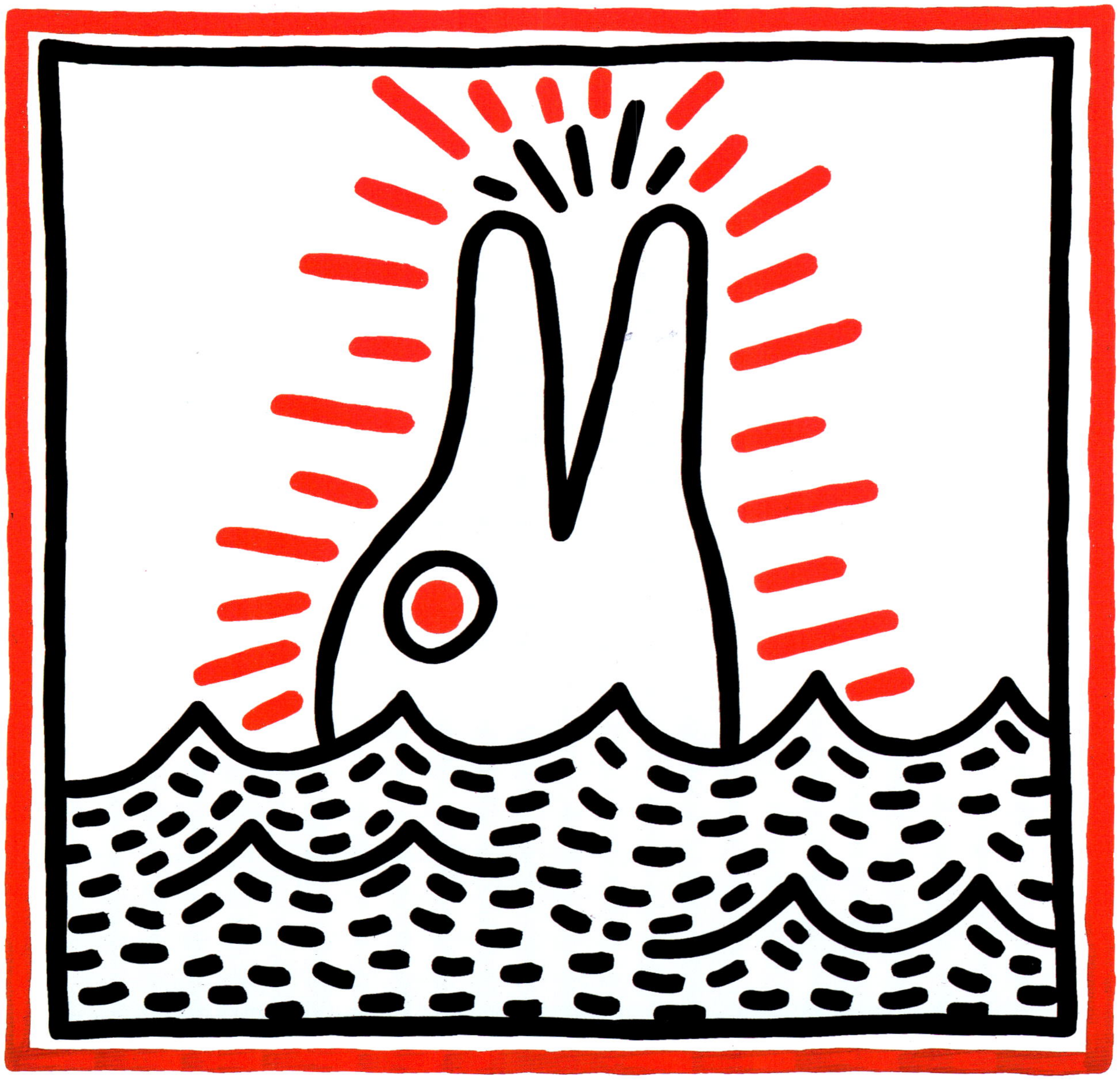

Ohne Titel, 1982. Gebranntes Email auf Metall, 109 x 109 cm
Verbleib unbekannt

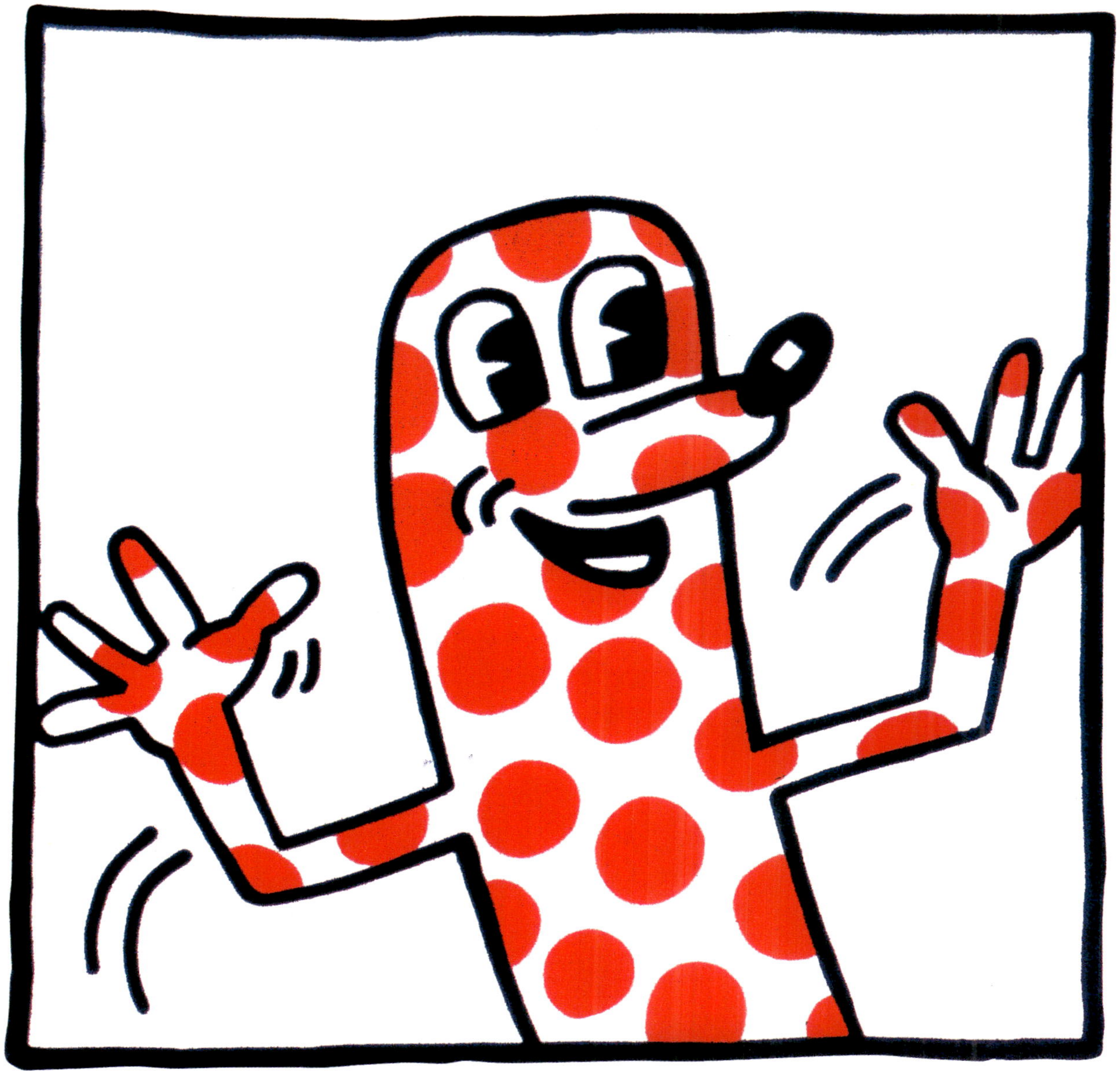

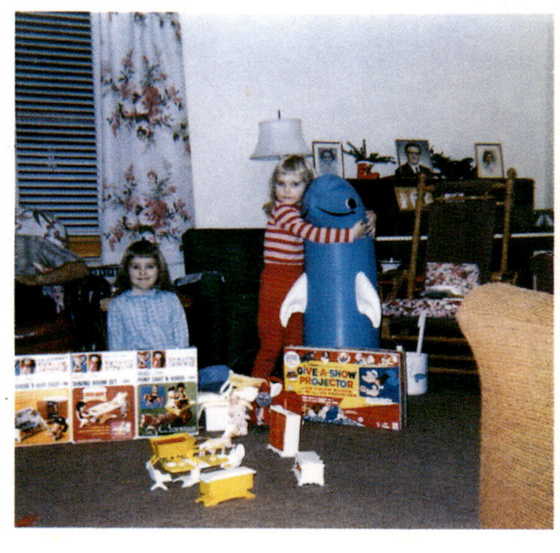

Ohne Titel, 1982. Gebranntes Email auf Metall, 109 x 109 cm
Verbleib unbekannt

RECHTS Kay und Karen Haring, Kutztown, Pennsylvania, Weihnachten 1967

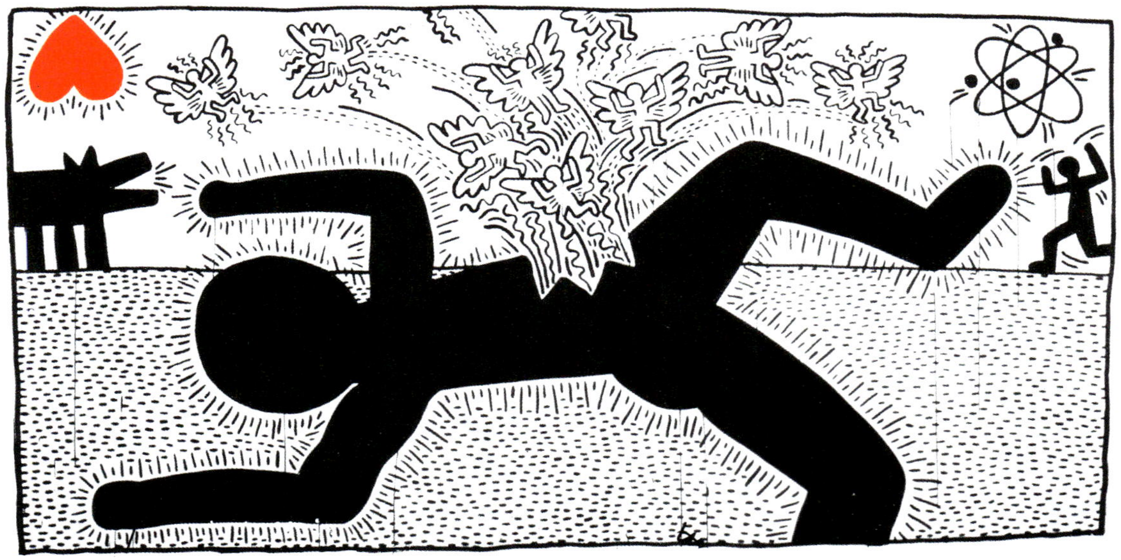

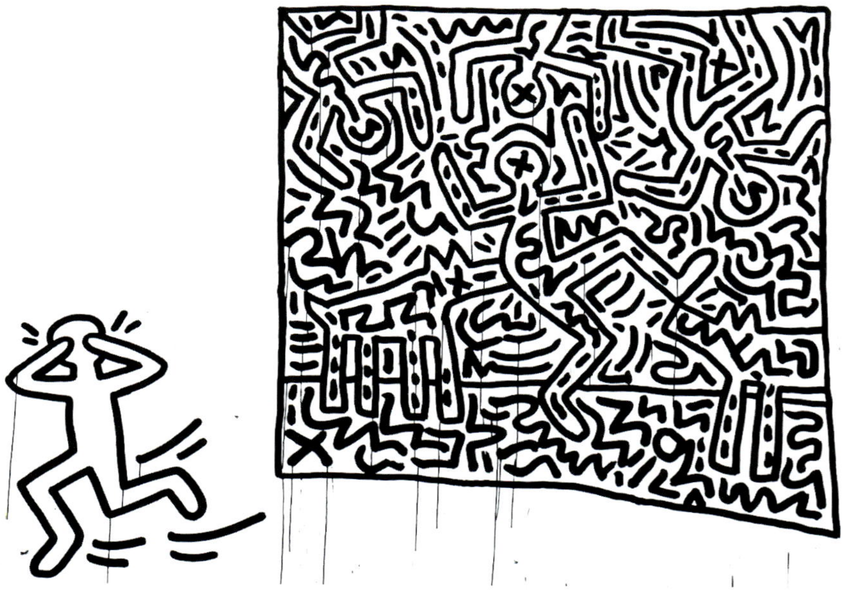

Ohne Titel, 1982. Acryl und Sumi-Tusche auf Papier, 180 x 343 cm
Privatsammlung, Courtesy Per Skarstedt Fine Art, New York

Ohne Titel, 1982. Sumi-Tusche auf Papier, 183 x 305 cm
The Estate of Keith Haring, Courtesy André Emmerich Gallery, New York

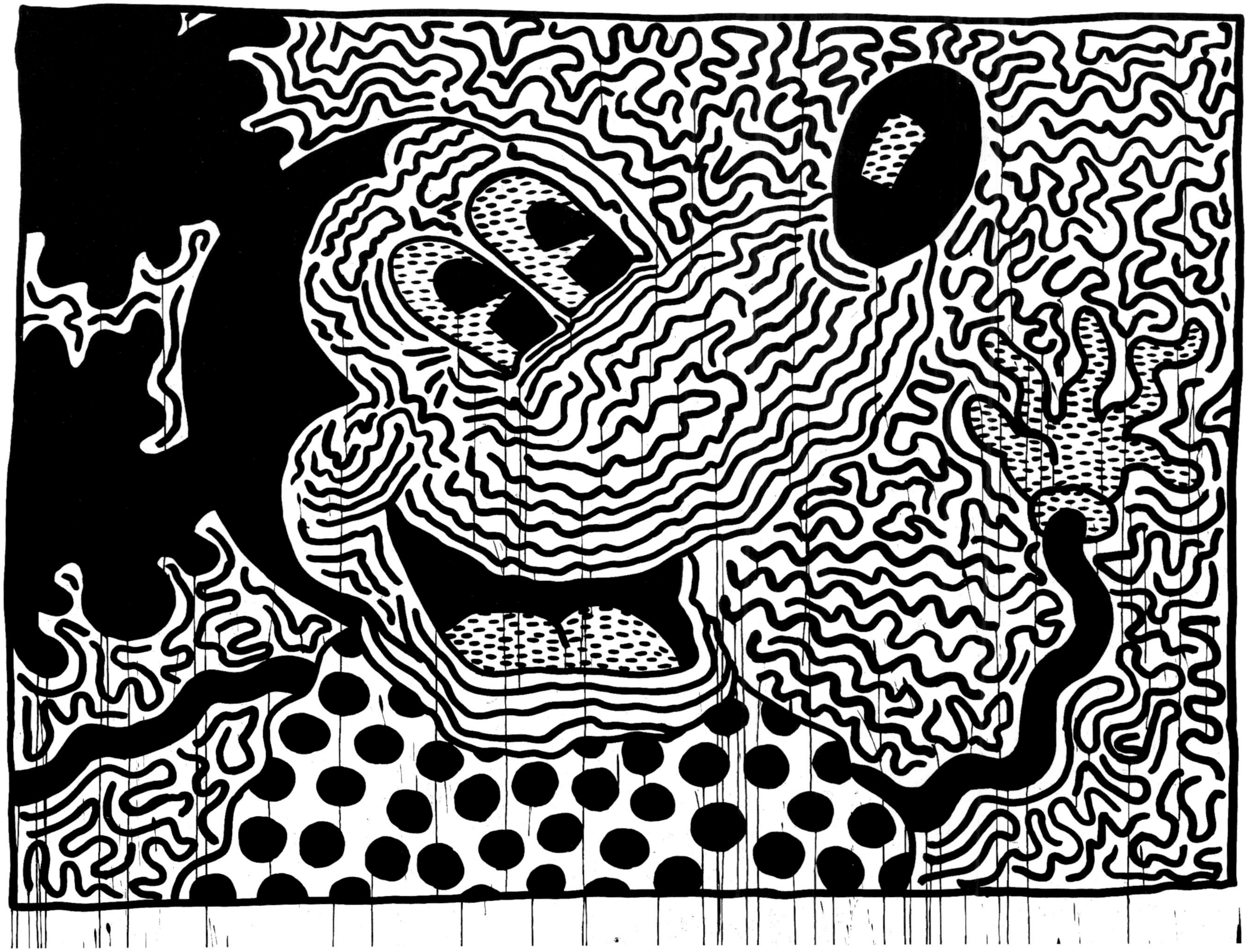

* **Ohne Titel**, 1982. Sumi-Tusche auf Papier, 183 x 213 cm
Privatsammlung

SEITEN 146–147 * **Ohne Titel**, 1982. Sumi-Tusche und Emailfarbe auf Papier, 183 x 330 cm
Brant Foundation, Greenwich, Connecticut

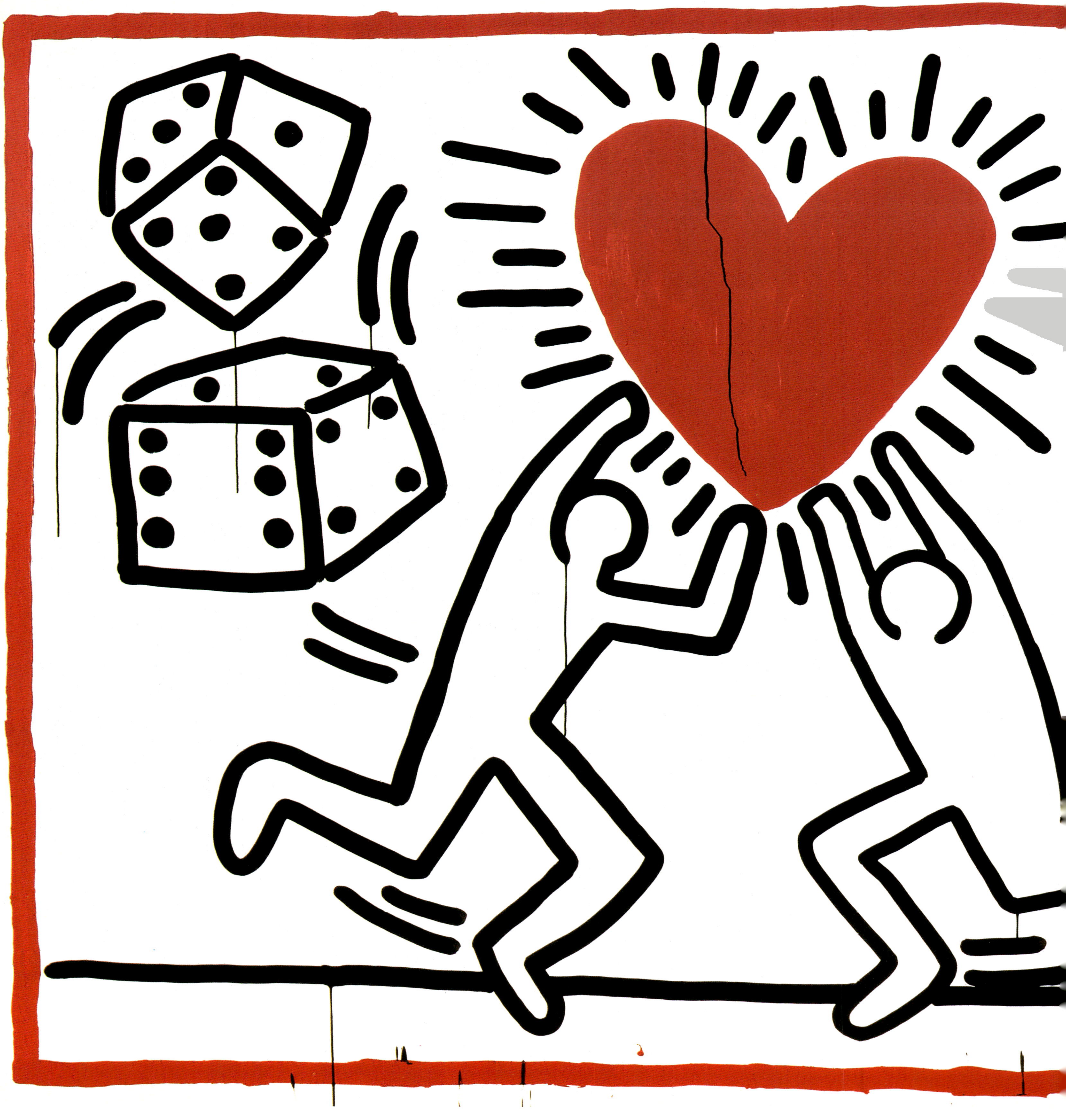

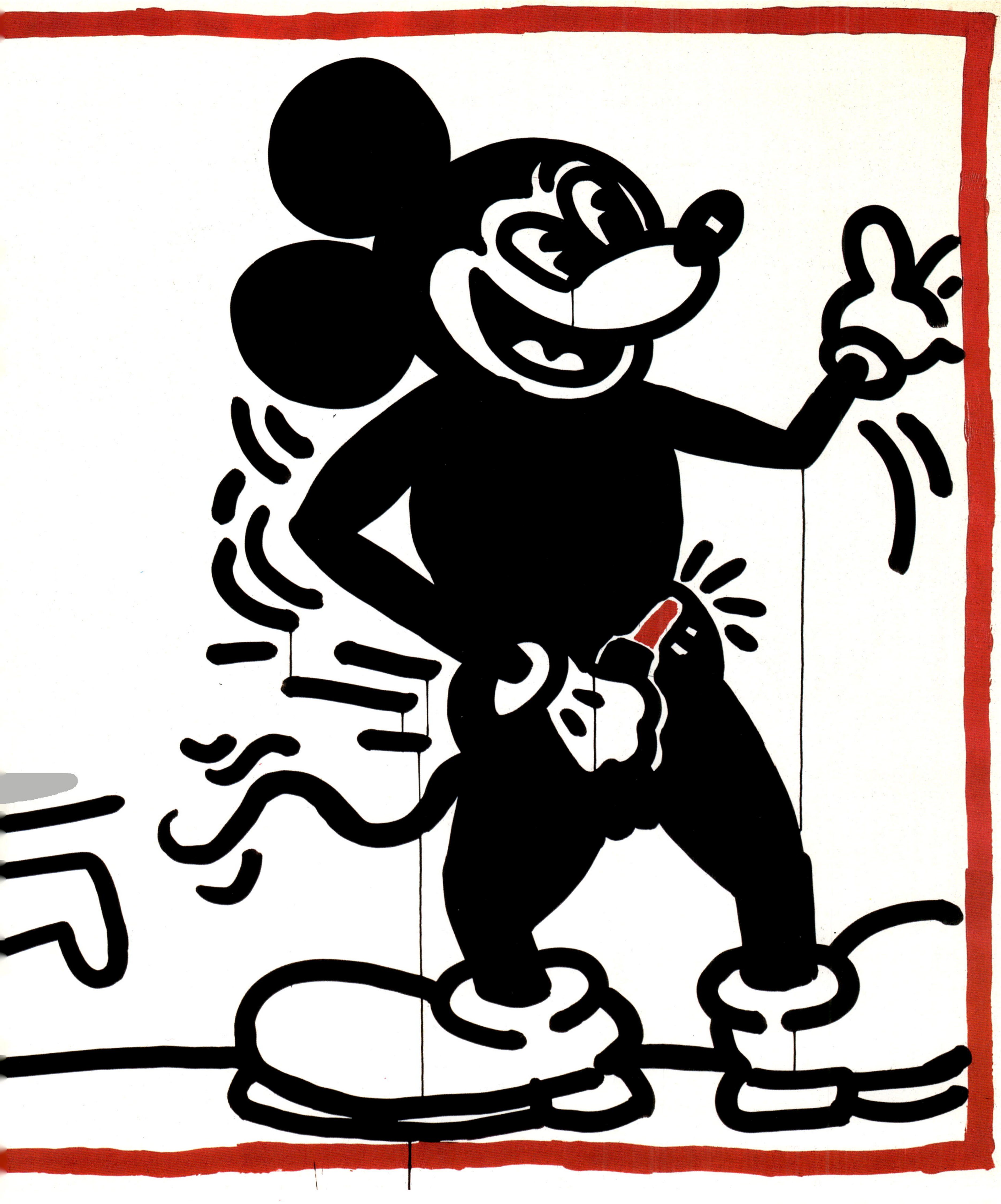

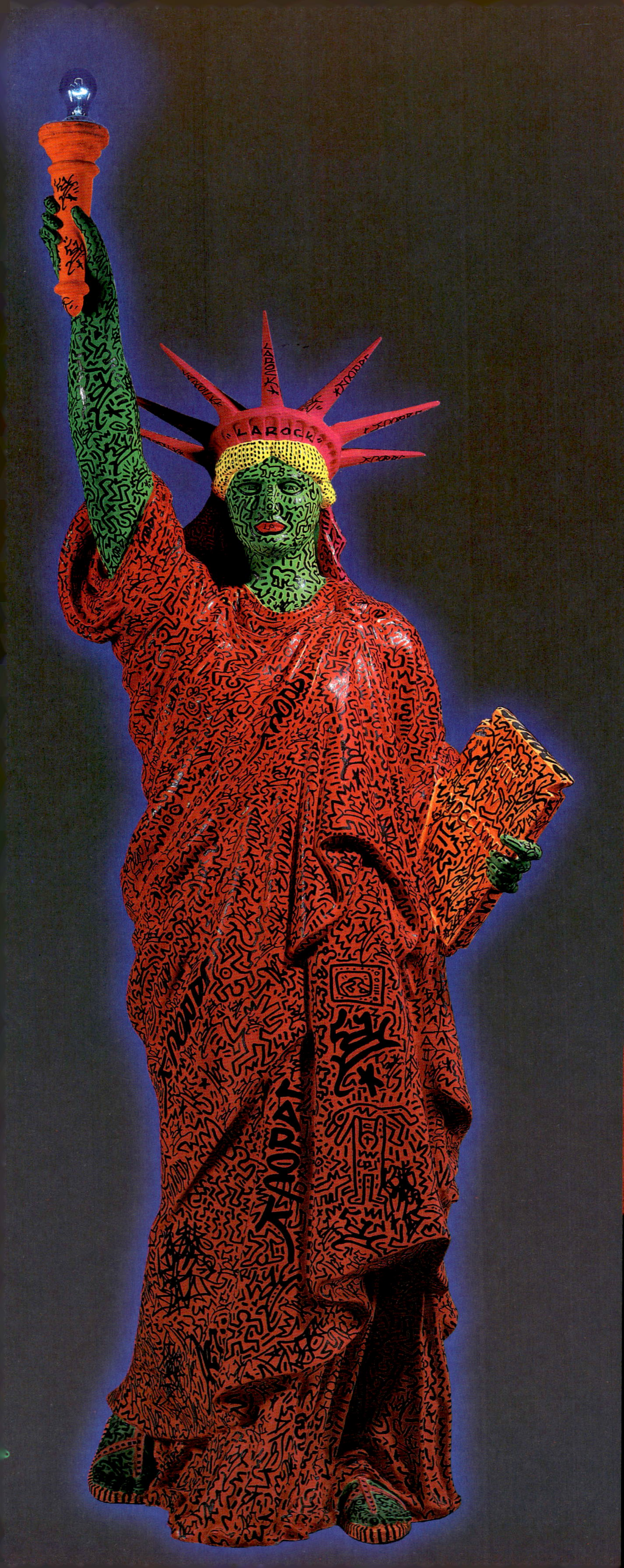

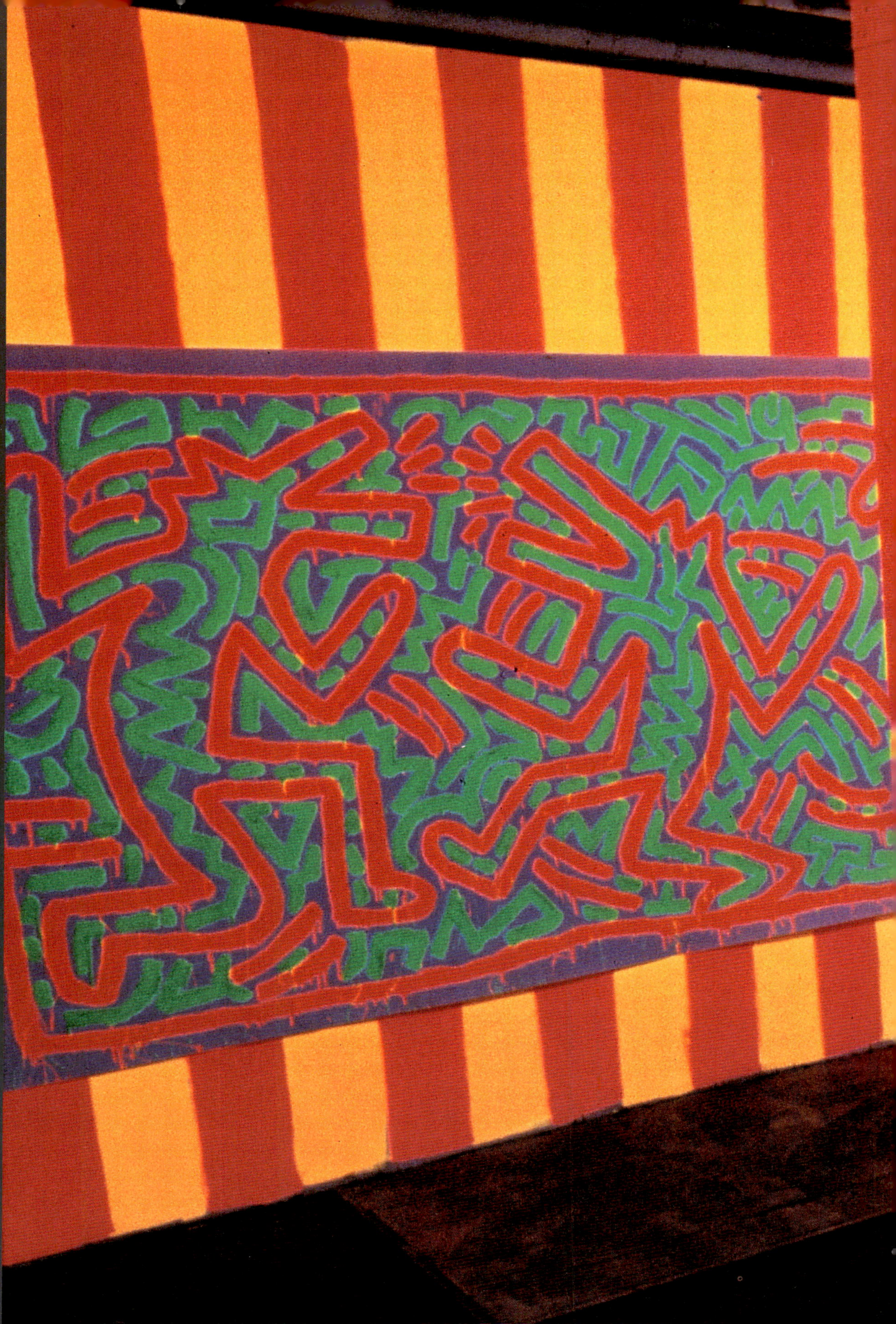

Schwarzlicht-Installation im Untergeschoß der Tony Shafrazi Gallery,
Mercer Street, New York 1982

LINKS * **Freiheitsstatue**, 1982. Sprühfarbe und Filzstift
auf Fiberglas-Statue, Glühbirne, 241 x 89 x 36 cm
Sammlung Familie Rubell

IM VORDERGRUNG RECHTS * **Ohne Titel**, 1982. Fluoreszierende Emailfarbe und Filzstift
auf Fiberglas-Figur, 94 x 56 x 58 cm
Sammlung Tony Shafrazi

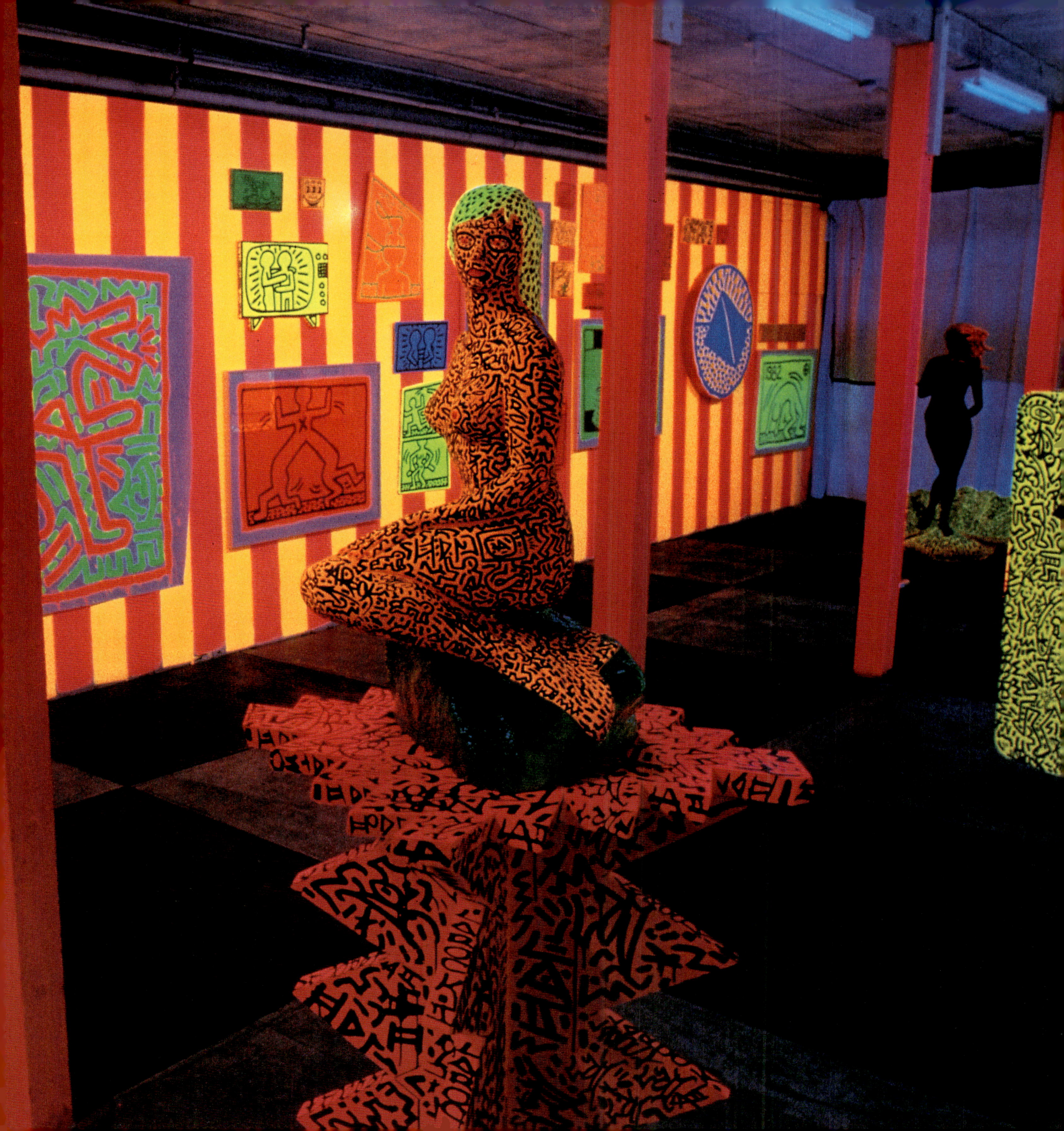

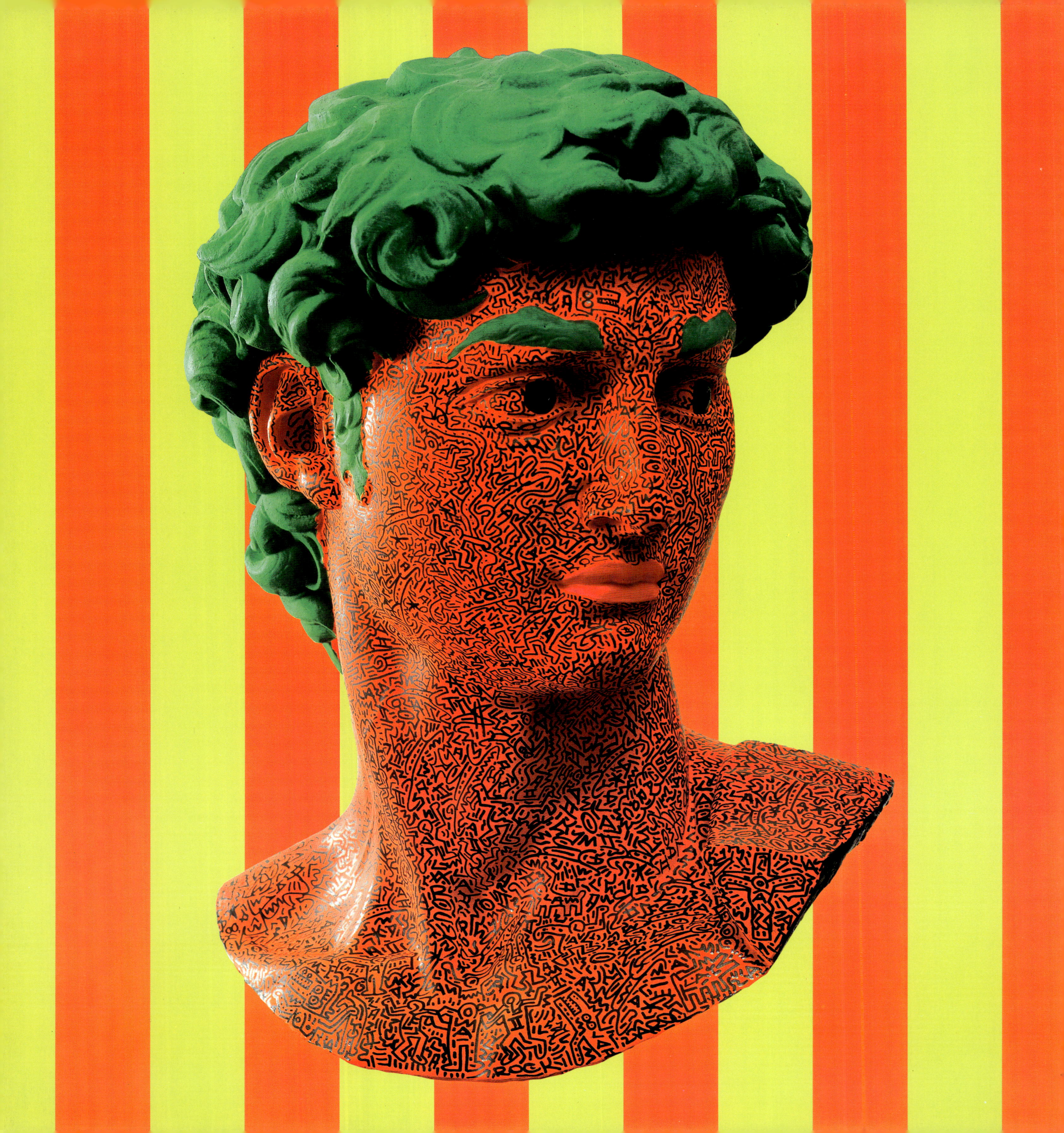

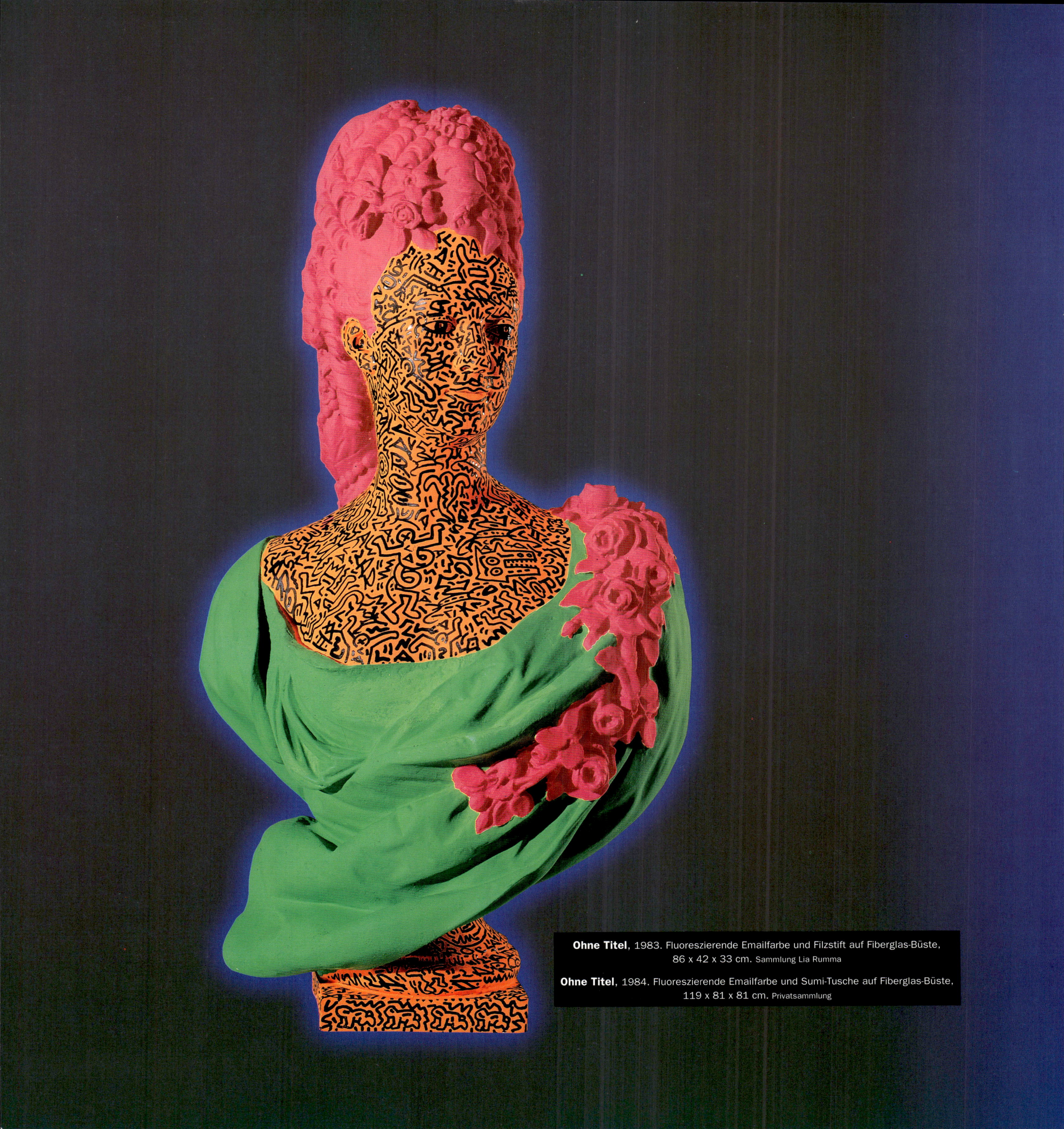

Ohne Titel, 1983. Fluoreszierende Emailfarbe und Filzstift auf Fiberglas-Büste, 86 x 42 x 33 cm. Sammlung Lia Rumma

Ohne Titel, 1984. Fluoreszierende Emailfarbe und Sumi-Tusche auf Fiberglas-Büste, 119 x 81 x 81 cm. Privatsammlung

EIN GESPRÄCH

MIT

FRED BRATHWAITE, FRED SCHNEIDER, JELLYBEAN BENITEZ UND JUNIOR VASQUEZ

Sein ganzes Leben lang hat Keith Haring mit Klängen und Rhythmen gespielt und zur Begleitung von Musik gearbeitet, egal ob privat oder öffentlich. Seine Freundschaft mit dem DJ Juan Dubose, mit Leuten aus der Clubszene und der Plattenindustrie sowie sein unstillbarer Hunger nach Musik stellten eine niemals versiegende Inspirationsquelle dar. Zu jeder Tages- und Nachtstunde vibrierte sein Studio unter den Klängen vieler verschiedener Sounds: Hip-Hop, House, Reggae, Rap, Disco, Rock, Klassik, karibischer, brasilianischer und afrikanischer Rhythmen und den Top 40. Auf seinen Reisen begleiteten ihn Kassetten mit Musikzusammenschnitten, die Freunde oder DJs für ihn aufgenommen hatten und die er immer und überall lauthals sang.

An den folgenden Interviews nahmen Fred Brathwaite, Fred Schneider, Jellybean Benitez und Junior Vasquez teil. Die Musik und Kunst eines jeden von ihnen beeinflußten das Leben und die Arbeit Keith Harings. Die Interviews, die im Januar 1997 in Keith Harings Studio stattfanden, führten Elisabeth Sussman, die Kuratorin der Ausstellung, Julia Green, die geschäftsführende Direktorin der Keith Haring Foundation, und David Stark, der Creative Director des Keith Haring Estate.

FRED BRATHWAITE

Brathwaite (alias Fab 5 Freddy), hat es auf allen Gebieten zu etwas gebracht:

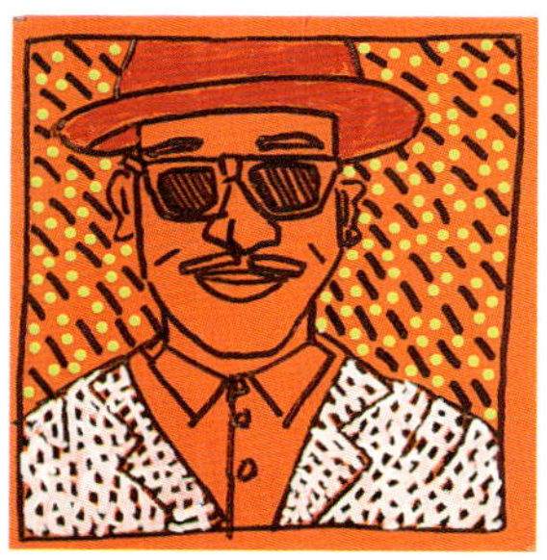

als Filmproduzent, als Persönlichkeit vor der Kamera wie auch als Autor und Künstler. Die breite Öffentlichkeit kennt ihn sicher am besten als den früheren Gastgeber von „Yo! MTV Raps". Mittlerweile ist er Co-Geschäftsführer von Pallas Records, einem kürzlich in New York ins Leben gerufenen Independent Label.

F: Wann hast du Keith das erste Mal getroffen?

FB: Wir trafen uns das erste Mal bei der „Times Square Show", die Colab 1980 organisierte. Lee Quiñones und ich hatten damals unsere erste ernst zu nehmende Graffiti-Ausstellung. Wir wurden von einer italienischen Galerie vertreten und hatten gerade eine große Ausstellung in Rom gehabt. Da ab und an über uns berichtet worden war, wußte Keith, wer wir waren und was wir machten. Als Keith die Downtown Invitational Drawing Show im Mudd Club zusammenstellte, nahm er auch viele Graffiti-Künstler auf, die er durch mich kennengelernt hatte. Zusammen mit Futura 2000 kuratierte ich die nächste Show. Wir zeigten vor allem Graffiti, stellten aber auch Keith, Kenny [Scharf] und Kwong Chi und Jean-Michel [Basquiat] aus.

F: Keiths Interesse an Graffiti war echt. Er fand in allem etwas von Bedeutung. Er konnte direkt ins Zentrum vordringen und dort die Energie absorbieren.

FB: Ja, das stimmt. Und vor allem geschah es mühelos, was daran lag, daß Keith absolut ehrlich war. Aufrichtigkeit ist die Basis, um Kultur zu schaffen und gleichzeitig Teil von ihr zu sein. Wenn dir die Aufrichtigkeit förmlich in den Knochen steckt, dann öffnet dir das alle Türen. So kannst du eine Menge Negatives zunichte machen, den Zynismus und die Ignoranz.

F: Wenn es darum geht, daß die Graffiti-Kunst Einzug in die Galerien gehalten hat, dann wird immer der Zug, auf den du die Campell-Suppendosen gemalt hast, genannt ... sicherlich eine Reverenz an das bekannte Bild von Warhol.

FB: Richtig. Das war ungefähr zur gleichen Zeit. In den frühen 80er Jahren erreichte die Graffiti-Bewegung ihren Höhepunkt. Es war wie ein Bombardement: Jeder Zug, jeder U-Bahn-Wagen war gänzlich mit Graffiti überzogen – eine wahre Explosion kalligraphischer Ausdrucksweise.

F: Wie unterscheidest du dich von den anderen Graffiti-Künstlern?

FB: Ich galt als eine Art Pionier, nachdem ich bei dem ersten Hip-Hop-Film *The Wild Style* mitgemacht und meine Gemälde zusammen mit Lee Quiñones in den großen italienischen Galerien ausgestellt hatte. Ich repräsentierte die „U-Bahn-Schule", kannte aber trotzdem die Kunstwelt und wußte, wie sie funktioniert. Das war es, was Keith und mich zu Freunden werden ließ. Uns gefielen dieselben Künstler – Warhol und Rauschenberg, abstrakte Ex-

Porträt Fred Brathwaite (Fab 5 Freddy), 1981. Gouache und Sumi-Tusche auf Papier, 97 x 91 cm. Sammlung Fred Brathwaite
GEGENÜBER Haring mit bemaltem Gesicht, 1986

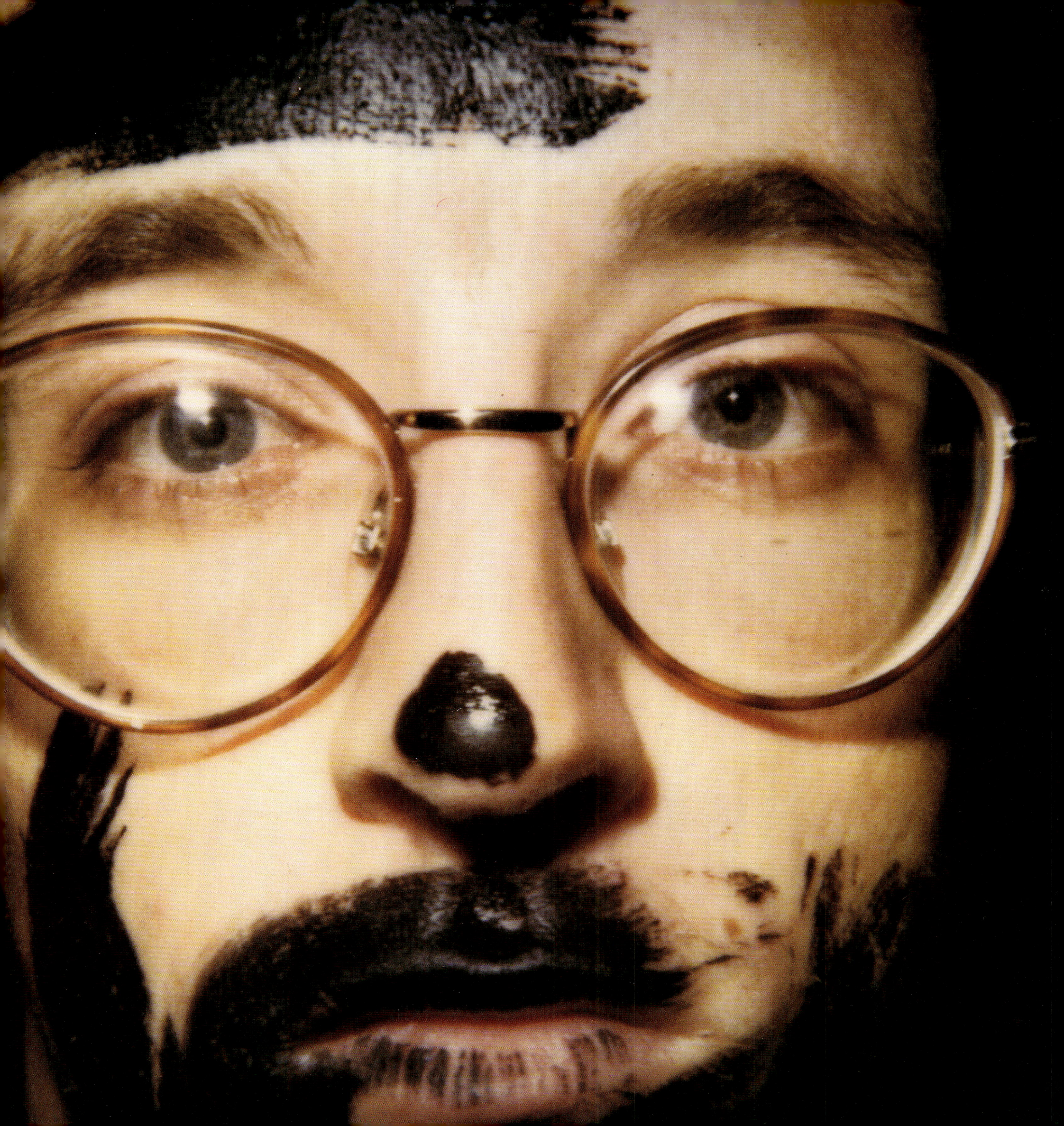

pressionisten wie Jackson Pollock, Mark Tobey und Franz Kline. Ich konnte mir ihre Bilder immerzu ansehen und habe viel über ihr Leben und ihre Arbeit nachgedacht.

F: Wahrscheinlich sind die Leute überrascht, wenn sie hören, daß Keith und Fab 5 Freddy sich in der Kunst auskannten, sich dafür interessierten und nicht etwa naive Straßenkinder waren.

FB: Ich fühlte mich manchmal wie ein „egghead", wie ein Intellektueller, inmitten der anderen Graffiti-Maler der „U-Bahn-Schule", weil ich genau wußte, das, was sie machten, war unverfälscht. Was sich damals in den U-Bahnen ereignete, hatte für mich von vorneherein einen Platz im Kontinuum der Kunstgeschichte, das bis in die Klassik zurückreicht und von da aus die verschiedenen Bewegungen durchläuft: Dada, Futurismus, dann den abstrakten Expressionismus und die Pop Art. ... Graffiti war eine folgerichtige Weiterentwicklung. Und das war es, woraus ich Energie schöpfte genau wie Keith und Jean-Michel.

F: Vor einiger Zeit sprach ich mit Graffiti-Künstlern, und da war so ein Gefühl, daß Keith nicht zu ihnen gehörte, daß er sich von dem abgrenzte, was sie machten. Natürlich auch, weil er ein Weißer war und sich ihm alle Türen öffneten ...

FB: Das ist einfach Quatsch. Weißt du, es ist ganz einfach, so etwas zu sagen, deswegen habe ich zu Beginn unseres Gesprächs auch über Keiths Aufrichtigkeit gesprochen. Es war fast, als sähe er in mir einen Resonanzboden, einen Trendsetter. Er wollte immer, daß ich sagte: „Ja, das ist cool." Wenn ich gesagt hätte, „Nein, du sollst nicht mit deinem Scheißgeld angeben", hätte er sich sicherlich vor den Kopf gestoßen gefühlt. Wir beide waren so etwas wie ein eingespieltes Team. Ich kann mich erinnern, daß wir über Graffiti sprachen – es machte ihm ungeheuren Spaß, weil er verstand, worum es ging. Er spürte die Energie und wollte Teil von ihr werden und gleichzeitig auch sein eigenes Ding machen ... und das war echt cool. Er wußte, daß Künstler wie Paul Klee, Jean Dubuffet und Pierre Alechinsky seine Linien inspiriert hatten und leugnete es nicht. Keith wollte Teil dieser Wechselwirkungen werden.

Eines Tages rief er mich an und sagte: „Du, ich habe da so ein kleines Ding gemacht." Ich glaube, er hatte gerade die ersten krabbelnden Babys gezeichnet. Er fand immer einen Platz, irgendeine Ecke, die Bordsteinkante direkt über der Fahrbahn, auf die er seine krabbelnden Babys malte.

F: Und was ist mit der Paradise Garage? Wie paßt sie hier rein?

FB: Wenn ich zurückblicke, muß ich sagen, daß damals alles sehr schnell ging. Ich erinnere mich, daß Keith sagte, „Du, laß uns in die Paradise Garage gehen." Und ich sagte: „Ja, klar. Als sie vor einigen Jahren aufgemacht hat, war ich schon mal da." Also gingen wir hin, und es war von Anfang an *sein* Club. Die Garage war so etwas wie der „Club des Lebens", es wird nie wieder etwas Vergleichbares geben. Das Sound System war absolute Kunst. Das dramatische Ambiente und die Beleuchtung waren umwerfend. Keith freute sich wie ein kleiner Junge. Und dann faßte er einen Plan: „Ich will die Leute kennenlernen, denen die Garage gehört. Ich will hier Kunst machen."

Da war noch etwas anderes, das in bezug auf Keith interessant ist. Einmal gaben Futura und ich eine Party in unserem Studio, zu der auch die Rock Steady Crew kam. Wir hatten keine Musik. Später kam noch Keith, und Kenny war auch da. Wir alle klatschen in die Hände, und die Rock Steady Crew begann zu tanzen – das, die Bewegungen der Break Dancer, haben Keiths frühes Werk inspiriert. ... Ich sehe es noch vor mir, wie die Jungen auf dem Kopf rotierten und lauter solche Sachen. Keith hatte es ebenfalls gesehen, und, als er wieder zu Hause war, schuf er diese Arbeiten. Er sah einfach den anderen beim Tanzen zu und fror es wie Momentaufnahmen in seinem Gedächtnis ein, dann ging er in sein Studio und malte sie. Du konntest die Bewegung und den Rhythmus in seinem Werk spüren.

F: Keith war überzeugt, daß Kunst nicht nur für die Galerien da sein sollte, sondern für jeden.

FB: Allerdings, und das kam aus der Graffiti-Kunst. Einmal diskutierten wir, worauf man malen soll. Dieersten großen Gemälde, die er machte, malte er auf Planen. Er ging los und fand diesen Kerl, der diese großen Dinger herstellen konnte, und befestigte Ösen daran. „Das ist es, womit ich arbeiten will", sagte er. Man konnte bei Pearl Paint billige Leinwand kaufen, aber Keith wollte unbedingt etwas anderes finden.

Schließlich war da natürlich noch die ganze Art und Weise, wie die Arbeiten präsentiert wurden. Für uns galt: „Gib dich erst gar nicht damit ab, laß uns Musik hören, eine Party geben. Laß uns für unsere Arbeiten eine Umgebung schaffen, die so ist, wie wir es für richtig halten." So kam es, daß all unsere Ausstellungseröffnungen wilde Parties waren. Keith konnte diese Ideen auch auf einer anderen Ebene umsetzen, als er so großen Erfolg hatte.

F: Wie war seine Beziehung zu Kindern?

FB: O ja, er wollte immer selbst Kinder haben. Babys hatten es ihm angetan. Kleine Babys, Mann, er war immer so, o Mann ... so großartig.

F: Lag es vielleicht daran, daß Kinder genauso aufrichtig sind?

FB: Das ist ein guter Punkt. Es lag daran, daß er selbst so sensibel war. Ich glaube, das war etwas, das er aus Jean-Michels Arbeiten gelernt hat. Einmal, als Jean-Michel überlegte, was er als nächstes malen wollte, sagte er zu mir: „Ich werde so malen, wie ich es getan habe, als ich noch ein Kind war." Bis ich seine Bilder sah, hätte ich es nie für Kunst gehalten. Es gibt eine Zeile von Großmeister Flash, an die ich immer denken muß: „Ein Kind wird ohne eine bestimmte Geisteshaltung geboren, blind dem Lauf der Menschheit gegenüber", und das ist nur allzu wahr. Wir müssen genau das in uns finden, weil es – vor allem bei der Arbeit – wirklich wichtig ist. Keith machte es wohl auch deswegen soviel Spaß, weil seine Arbeiten Kinder glücklich machten.

F: In Keiths Arbeiten gibt es eine primäre Spontaneität. Sie erzeugt eine unglaublich gradlinige Antwort, die aus seinem tiefsten Inneren kommt. Sein Talent lag in der Spontaneität, mit der er auf einer sehr tiefgehenden Ebene kommunizierte.

FB: Ja, und wir wissen, daß es immer noch Antworten gibt. Es war ein Erlebnis, Keiths Arbeiten zu sehen und zu wissen, was er da ausgearbeitet hatte. Weil er wußte, was es war, konnte er es einfach machen. Künstler wollen immer führen, sie wollen nicht folgen. Deswegen hätten die meisten Leute das, was er tat, einfach nicht für möglich gehalten. Diese Leute sollten sich hinsetzen und lernen, weil es nämlich schon ein Teil der Geschichte ist, und die Zeit wird zeigen, was da gespielt wurde.

FRED SCHNEIDER

Fred Schneider ist Gründungsmitglied und Sänger der Rockgruppe B-52s. Seine Arbeit mit der Gruppe hat ihn berühmt gemacht, aber er hat auch einen von Kenny Scharf illustrierten Band mit Lyrik und Schriften veröffentlicht und zwei Solo-Alben herausgebracht. Sein neuestes Solo-Album erscheint in Kürze. Darüber hinaus hat er sein Talent als Photograph entdeckt und stellt aus.

F: Wie kam es, daß die Arbeit mit den B-52s soviel Spaß gemacht hat?

FS: Es fing damit an, daß wir Party „spielten". Im Oktober 1976 waren wir alle nur so zum Spaß in Athens [Georgia] zusammen gekommen. Wir wußten nichts mit uns anzufangen, denn Athens war damals stinklangweilig. Darum gingen wir einfach zu einem Freund und machten eine Jam Session. Als dann einige meiner Freunde eine Valentinstagsparty gaben, erzählte ich: „Ach, übrigens, ich spiele jetzt in einer Band." Wir hatten seitdem noch zweimal zusammen gespielt, und ich hatte das Gefühl, das sagen zu können. Wir traten hauptsächlich auf Parties auf. Wir hatten schon dreimal auf Parties gespielt, als irgendwer sagte: „Ihr spielt genauso gut wie die Band, die in Kansas City montags im Max's auftritt, warum ver-

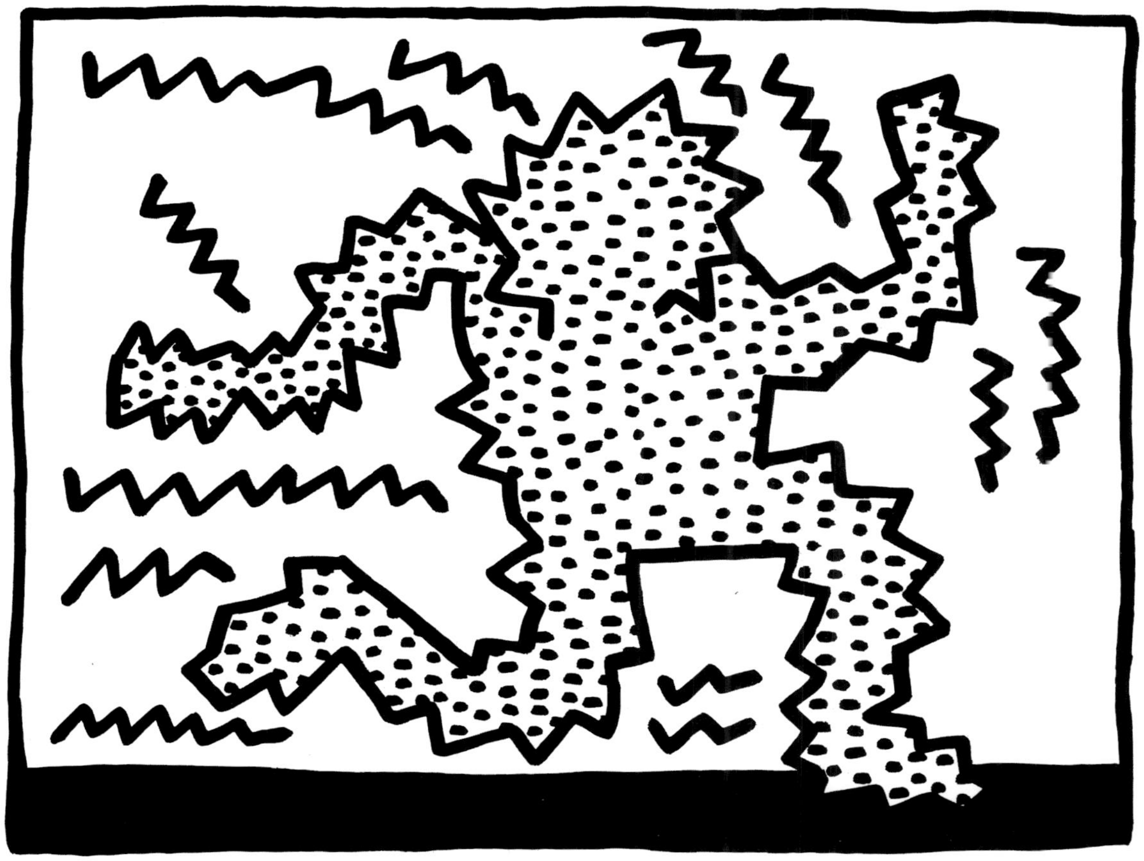

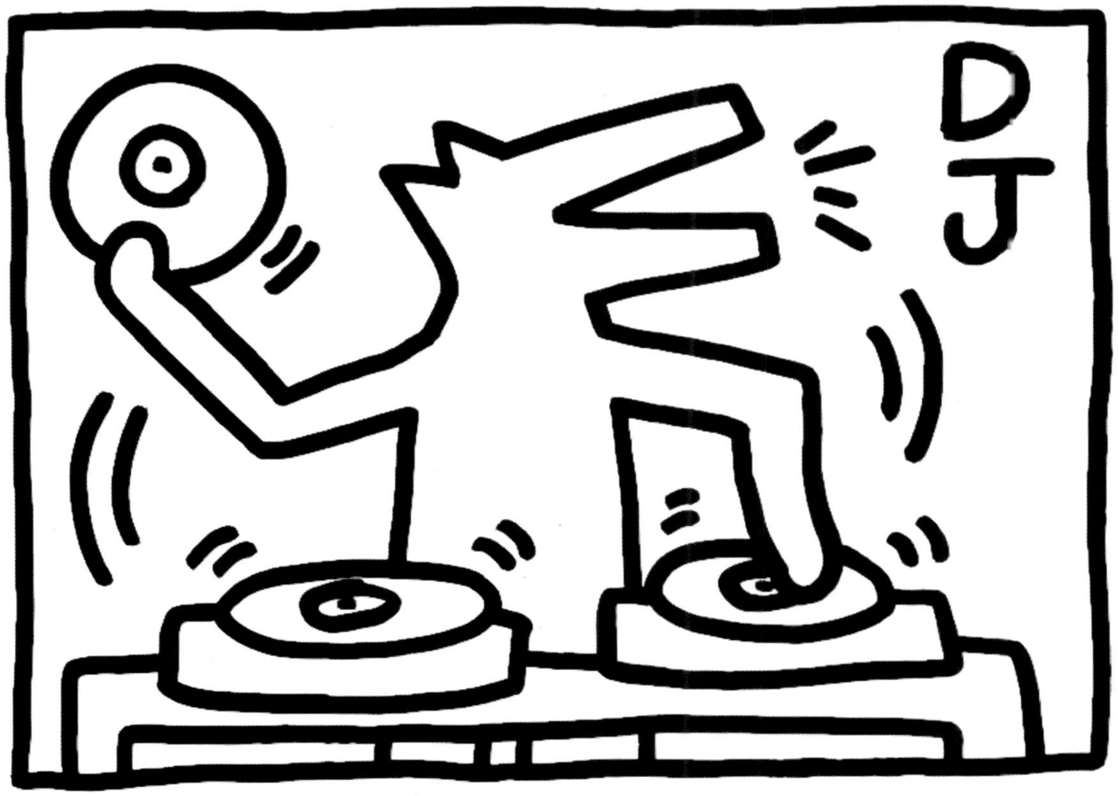

* **Ohne Titel**, 1983. Sumi-Tusche auf Papier, 58 x 74 cm. Privatsammlung

* **DJ**, 1983. Sumi-Tusche auf Papier, 47 x 64 cm. Privatsammlung

sucht ihr es nicht einmal dort?" Also fuhren wir hin. Ich arbeitete zu der Zeit als Kellner, Kate [Pierson] in einem Kleidergeschäft, Keith [Strickland] und Ricky [Wilson] arbeiteten am Busbahnhof, und Cindy [Wilson] bediente bei Kress's. Wir hatten eine Vision, weil wir bereits einige Songs geschrieben und genug Geld für ein kurzes Set hatten. In Kansas City traten wir auf, und tanzten einfach bis zum Ende durch. Ich weiß nicht, ob das Publikum im Max's schockiert war oder ob es einfach sagte: „Hmm ... das ist wirklich sehr interessant." Wir haben uns nie Gedanken darüber gemacht, ob sich ein Song verkaufen ließ, es war mehr so, daß wir sagten: „Das ist eine gute Idee, laßt es uns ausprobieren!" Ich glaube, Keith Haring und Kenny Scharf waren genauso: Sie liebten, was sie taten – deswegen machten sie es, und den Leuten gefiel es.

F: Eigentlich glaube ich, daß Keith von Anfang an sehr ernsthaft an seiner Karriere arbeitete.

FS: Das stimmt, aber er mußte immer das Gefühl haben zu tun, was er wollte und keine Kompromisse einzugehen. Wenn er dabei Geld verdiente, war das toll; wenn nicht, machte er trotzdem weiter.

F: Wie hast du dich Kenny und der ganzen Clique angeschlossen?

FS: Ich glaube, wir sind uns 1978 zum ersten Mal begegnet. Wir spielten *Hurrah,* und sie kamen, um uns zu sehen. Nachdem wir nach New York gezogen waren, traf ich oft mit Keith und Kenny zusammen.

F: Kanntest du auch die kleine Kunstszene im East Village, zum Beispiel im Mudd Club oder im Club 57?

FS: Wir haben in der Halloween-Nacht bei der Eröffnug des Mudd Club gespielt. Wir kannten zwar alle Leute dort, hatten aber noch unsere eigene Szene in Georgia.

F: Gab es, sagen wir mal, eine Ästhetik, die ihr mit Keith und Kenny gemeinsam hattet?

FS: Ja, es war alles sehr farbenfreudig, es war eine Reaktion auf dieses „Laß-uns-alle-Schwarz-Tragen"-Zeug. Uns allen gemeinsam war, daß wir Sinn für Humor hatten und Gespür für den Sinn dessen, was wir taten. Nichts geschah ohne Verstand, jeder wußte genau, was er tat. Im wesentlichen ging es darum, einen gesunden Sinn für Spaß, für Farbe, Rhythmus und natürlich Showtalent im Kunstgeschäft zu beweisen. Ich meine, die Leinwände waren überlebensgroß. Sie waren aufregend, leuchteten, waren spaßig und ernst zugleich.

F: Viele Leute sagen, Keiths beste Arbeiten waren seine U-Bahn-Zeichnungen.

FS: Na ja, die Leute mögen oft den Anfang am liebsten, weil sie denken, als alles begann, da warst du noch nicht vom Kommerz verdorben.

F: So wie du von den Anfängen sprichst, klingt es, als sei da ein unglaubliches Gefühl von Gemeinschaft, Familie und Spaß gewesen.

FS: Es gab keine Konkurrenz, man unterstützte sich gegenseitig. Als wir hierher zogen, halfen uns die andern New Wave Bands, und wir gingen auf ihre Konzerte. Bei den Künstlern war es genauso. Man sagte: „Das ist ja Klasse, daß du eine Show hast." Und dann hatte der nächste seine Ausstellung oder sein Konzert.

F: Das Ungewöhnliche an den späten 70er und frühen 80er Jahren in New York war, daß man Musik und Kunst parallel zueinander und als miteinander verwoben wahrnahm, während – soweit wir wissen – Robert Smithson in den frühen 70ern nicht gemeinsam mit Rockgruppen unterwegs war. Damals verstand man sich ausschließlich als Künstler, und in ein Konzert ging man nur zur Entspannung. Hast du das auch so empfunden?

FS: In den 60ern brachte Andy Warhol mit seiner Incredible Explosive Inevitable auf eine überaus interessante Art Musik und Wirkungen zusammen. Etwas Vergleichbares gab es erst wieder in den späten 70ern.

F: Es wird gesagt, daß damals die Musik die Hauptrolle spielte, weil die Kunstwelt ziemlich verbraucht und staubtrocken war.

FS: Ich glaube, das lag am Minimalismus. Plötzlich kam es dann zu einer wahren Explosion von Farben und verrückten Formen. Eine Menge Künstler der älteren Generation wollte das nicht akzeptieren, genauso wie sie damals auch die Pop Art nicht akzeptiert hatten. Widerstände wird es immer geben.

F: Laß uns einen Sprung machen. Einige sagen heute, daß der ganze Spaß mit Aids ein Ende hatte.

FS: Anfang der 80er Jahre war Aids noch etwas Geheimnisvolles, von dem niemand wirklich etwas wußte. Eine furchtbare Krankheit, die durch Sex übertragen werden konnte. Da keiner wirklich darüber sprechen wollte, blieb es alles ziemlich im dunkeln.

F: Hat sich die Szene seitdem dramatisch verändert?

FS: Zuerst wurde die Stimmung ziemlich düster, weil plötzlich alle deine Bekannten Aids hatten. Aber Keith machte so viele gute Sachen. Immer, wenn ich ihn im Fernsehen sah, nahm er gerade an einer Benefiz-Veranstaltung teil oder spendete für irgend etwas. Ich glaube, er war so berühmt wie Roy Lichtenstein oder Andy Warhol. Und auch heute noch ist sein Erbe ist lebendig. Die Zeit, die ihm noch blieb, nutzte er, um das zu machen, woran er glaubte. Zusätzlich gelang es ihm, Kunst zu machen, die sich gut verkaufte. Das meiste Geld spendete er für gute Zwecke.

JELLYBEAN BENITEZ

Benitez hat mehr als 30 Number-1-Hits produziert und neu gecovert sowie mehr als 90 Top-Ten-Platten. Viele Kritiker und Insider aus der Musikbranche schreiben ihm den größten Verdienst für das Revival der Dance-Floor-Klassiker in den 80er Jahren zu. Zur Zeit arbeitet er an allen Medien: Fernsehen, Film, Videospiele und Radio.

F: Wann begann deine Freundschaft mit Keith Haring?

JB: Es muß irgendwann um 1981 oder 1982 gewesen sein. Ich war damals der DJ im Fun House, und manchmal legte ich auch im Roxy auf. Danach ging ich immer noch zu der einen oder anderen Party.

F: Wie kam Keith ins Fun House? Immerhin war er ein Kunststudent aus Pennsylvania.

JB: Er kam mit Madonna. Im Fun House verkehrten viele Latinos und Italiener, es ging zu wie in einer Art West Side Story der 80er Jahre. Jeder, der irgendwie zur Szene Downtown gehörte, kam ins Fun House. Wir machten samstags um 10 Uhr abends auf und schlossen sonntags morgens um 10 Uhr, es war einfach eine lange Party, die Leute kamen und gingen ... Damals mischten die Musiker zum ersten Mal Drum Machines, Synthesizer, Platten und akustische Instrumente. Es waren die Anfänge des Raps.

F: Wo hast du die Künstler kennengelernt?

JB: Viele kamen regelmäßig ins Fun House. Einige Künstler hatten auch Platten eingespielt, die dort liefen, etwa LL Cool, Run DMC, Madonna, Lisa Lisa und Noel, eine Menge lateinamerikanischer Hip- Hop- und Mainstream-Künstler oder Rapper, die später Popstars wurden. Zu dieser Zeit hatten die DJs noch einen ziemlich großen Einfluß, so daß die sogenannten Top 40 immer in Bewegung waren. Ins Fun House kamen die unterschiedlichsten Typen, aber es blieb eine Location, wo die Kids hingingen, um zu tanzen und zu schwitzen, wenn sie für drei oder vier Stunden auf der Tanzfläche standen. Es war nicht so, als würden sie alle zu einem Song tanzen, es war eher wie ein Zug.

F: Wie unterschied sich das Fun House von der Paradise Garage?

JB: Das Publikum war anders. Im Fun House fuhr man mehr auf den Groove ab, während das schwule Publikum im Paradise Garage auf Lyrik und Performances stand. Dort wurde mehr Soul und Rock & Blues aufgelegt. Ich selbst fand es am besten, wenn alles zu hören war, ich legte sogar New Wave, B-52s, Talking Heads auf oder Reggae-Platten, Electric Boogie, „Planet Rock" und Kraftwerk.

F: Kannst Du etwas über DJ Larry Levan von Paradise Garage erzählen?

JB: Jarry war jemand Besonderes. Er ließ sein Publikum immer Grenzen überschreiten; er experimentierte die ganze Zeit. Als DJ riskierte er dabei eine Menge; er hielt die Musik

GEGENÜBER Haring beim Tanzen, Tokio
Cover für das Album *Mesopotamia* von B-52s

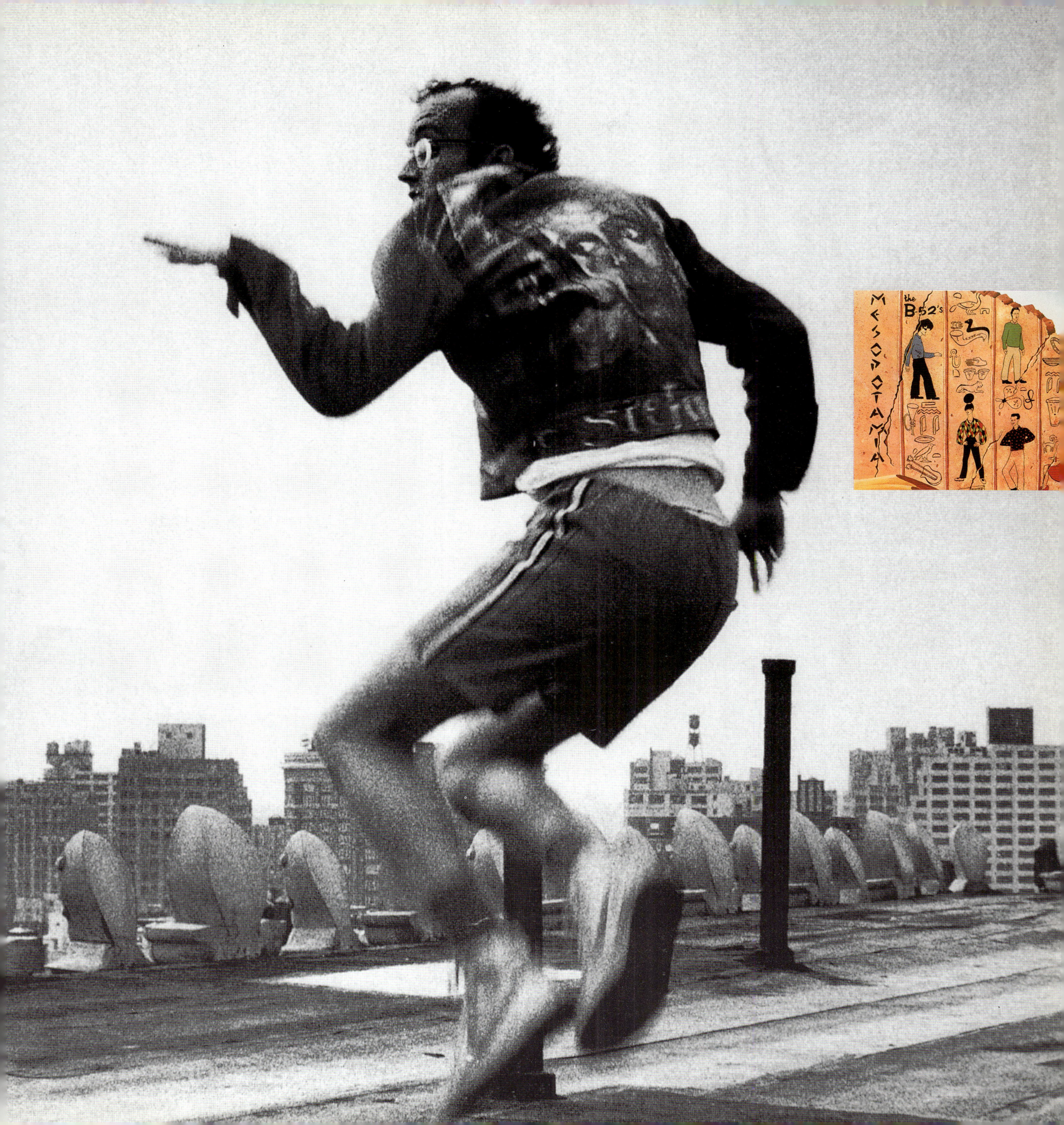
MESOPOTAMIA
the B-52's

Auswahl von Haring Schnappschüssen seiner eigenen Aktivitäten

Haring und Prinzessin Gloria von Thurn und Taxis

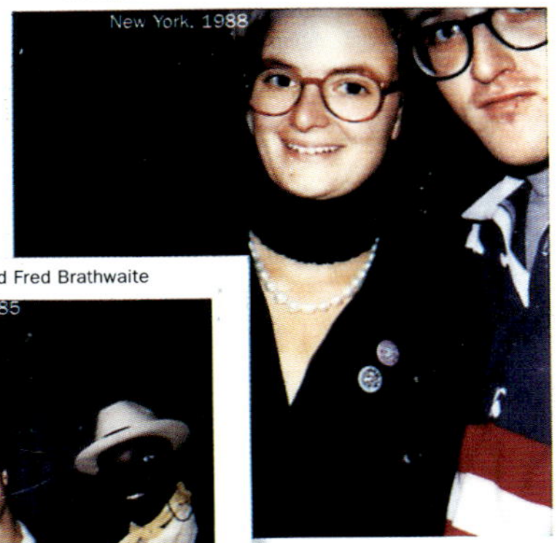

Haring und Sugar Ray Leonard, New York 1988

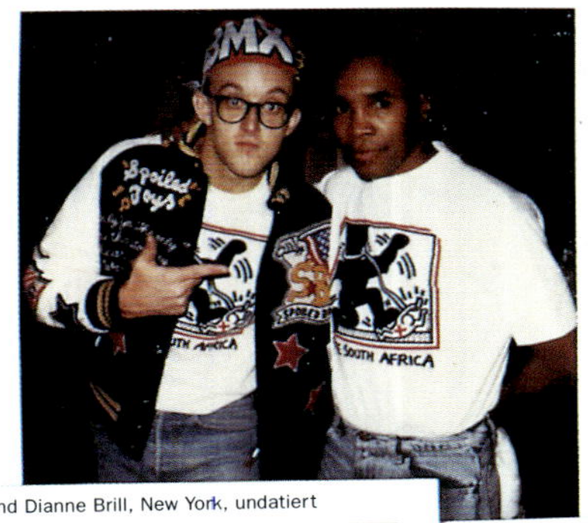

Haring, John F. Kennedy Jr.und Fred Brathwaite

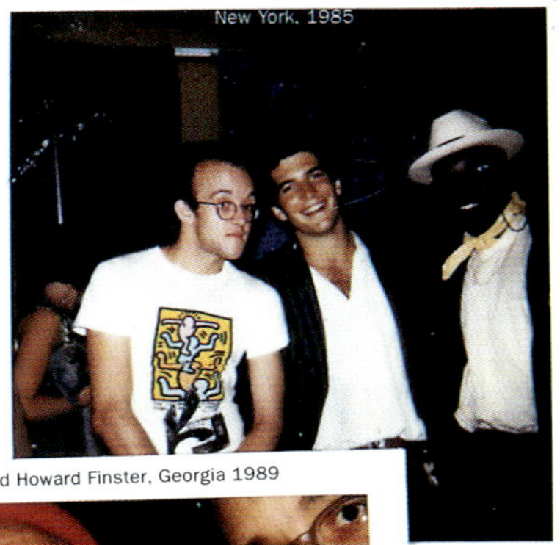

Haring und Grace Jones; New York 1984

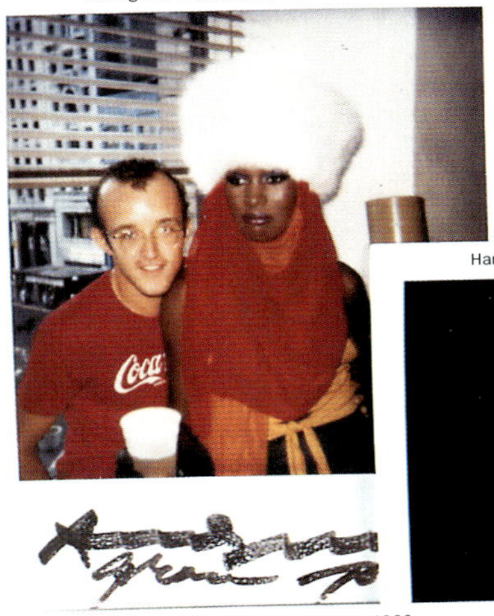

Haring und Dianne Brill, New York, undatiert

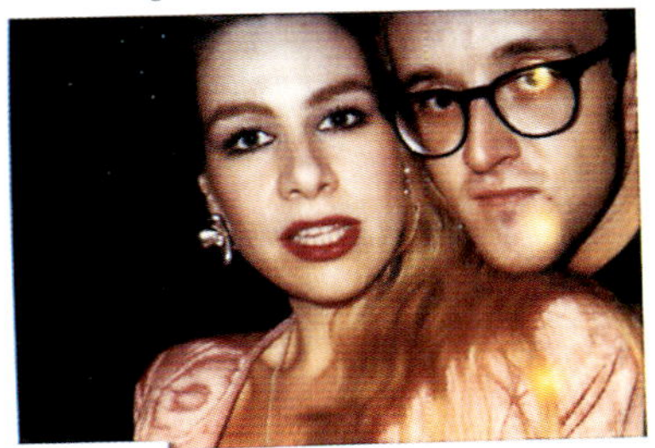

Haring und Howard Finster, Georgia 1989

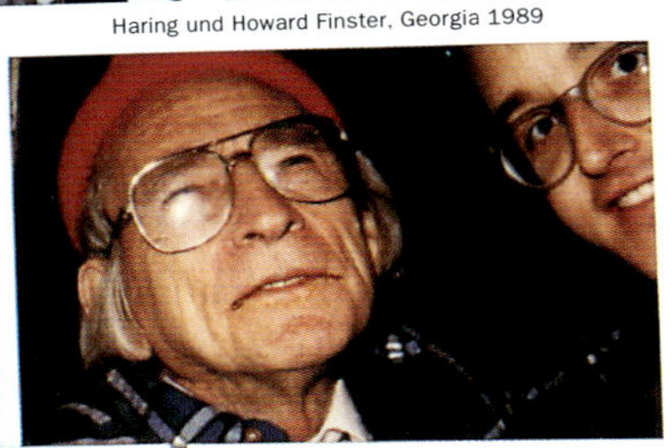

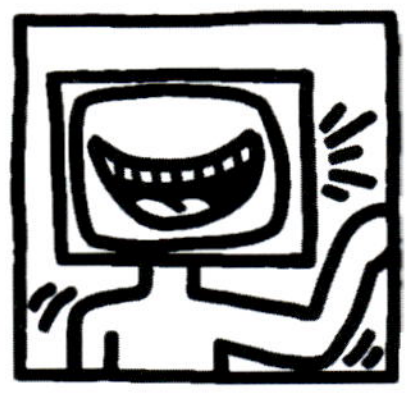

Ohne Titel, 1988. Sumi-Tusche auf Papier, 33 x 51 cm

Haring und Jean-Paul Gaultier, Paris 1989

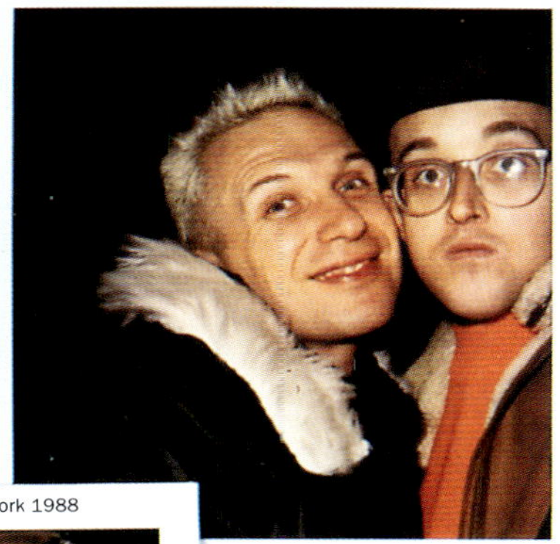

Haring und Jean Tinguely, Schweiz 1986

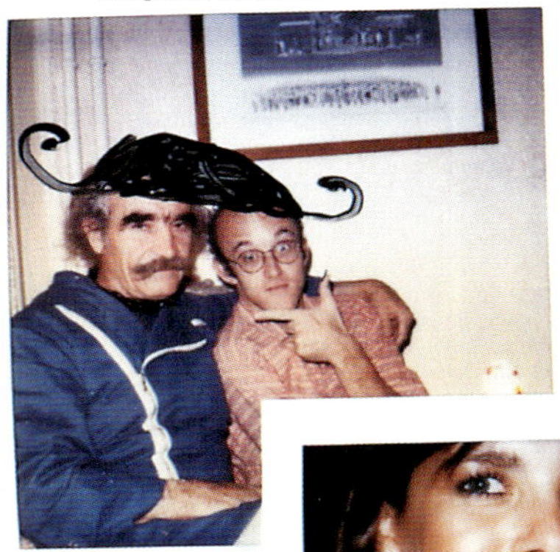

Haring und Patrick Kelly, Paris 1989

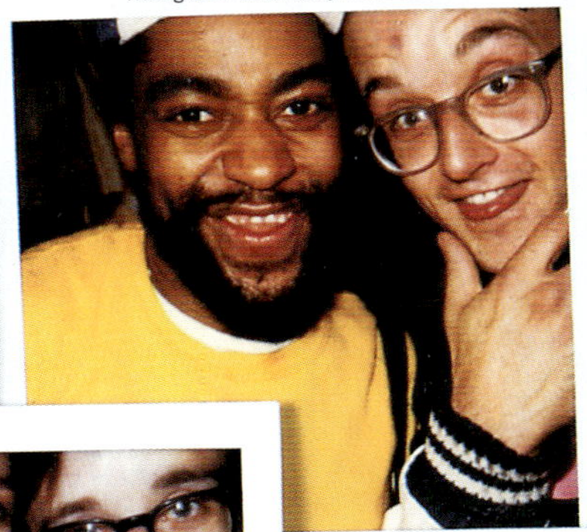

Haring und Rupert Everett, undatiert

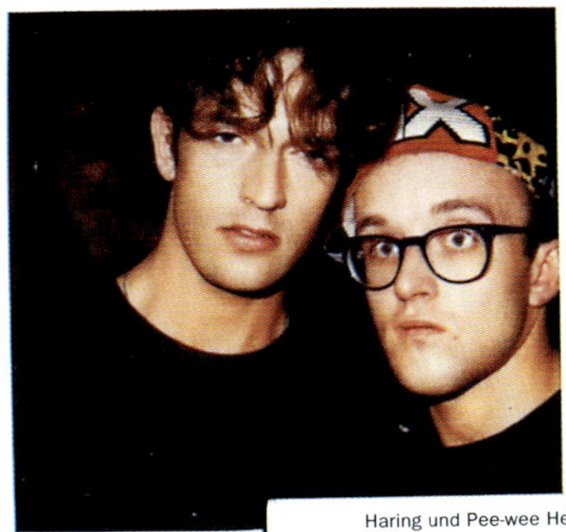

Haring und LaToya Jackson, New York 1988

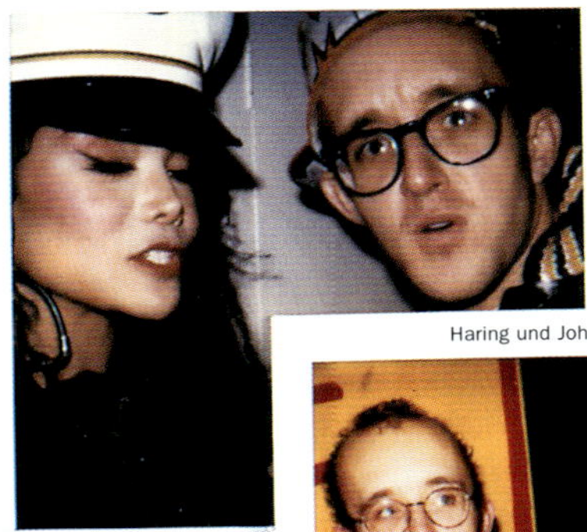

Haring und John Sex, um 1985

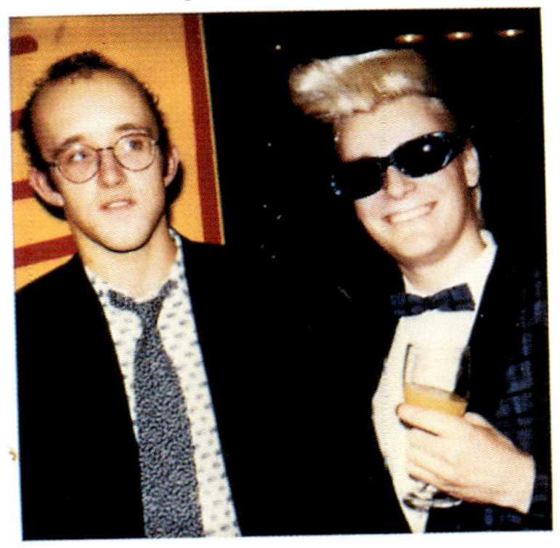

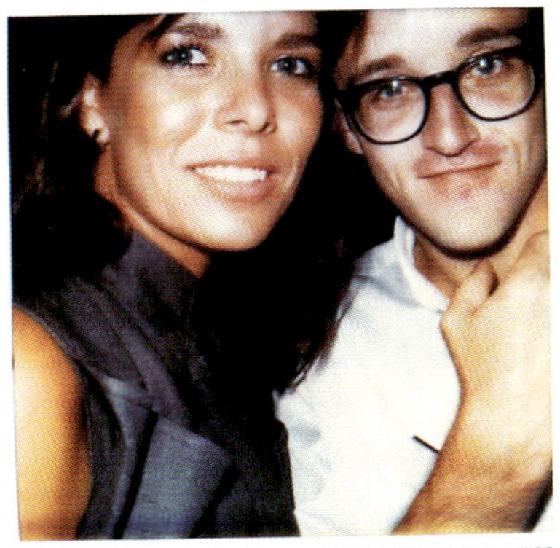

Haring und Prinzessin Caroline von Monaco, Monte Carlo 1988

Familie Haring am Set von „The Cosby Show", New York 1987

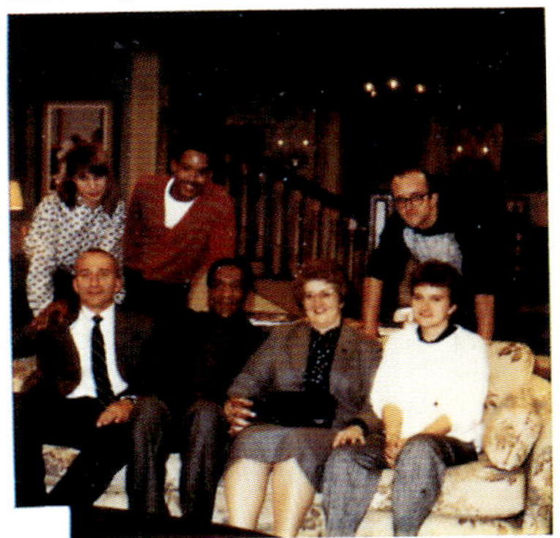

Haring und Pee-wee Herman, Los Angeles 1987

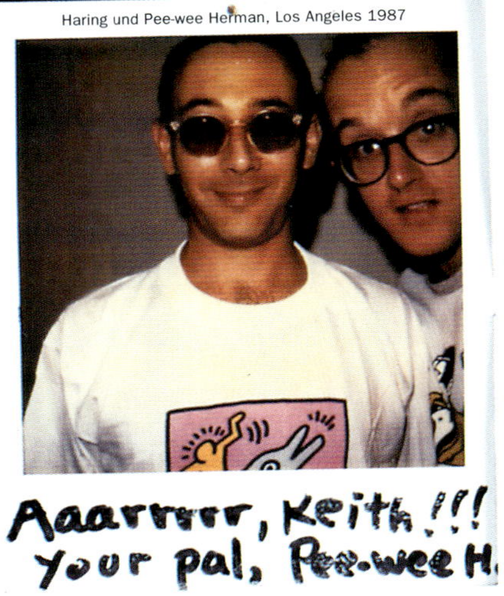

Haring mit Sean Lennon und Emmanuel Lewis, New York 1988

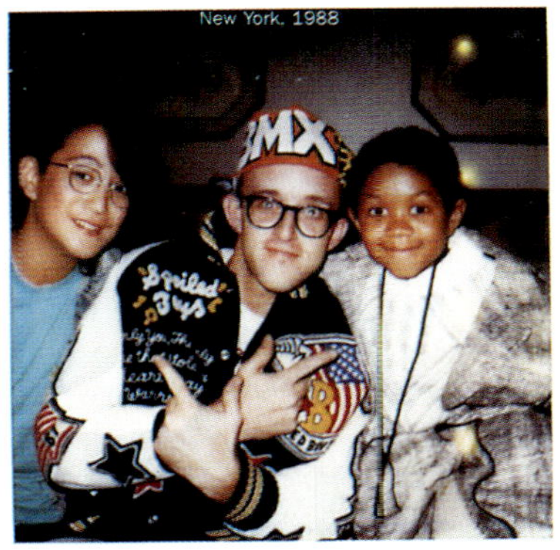

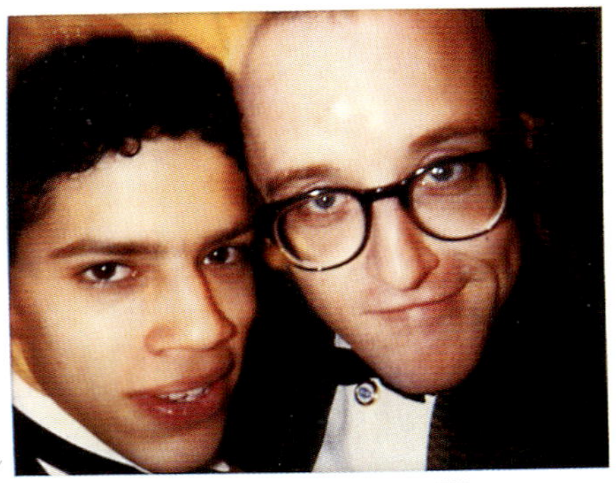

Haring und Gil Vazquez, New York 1989

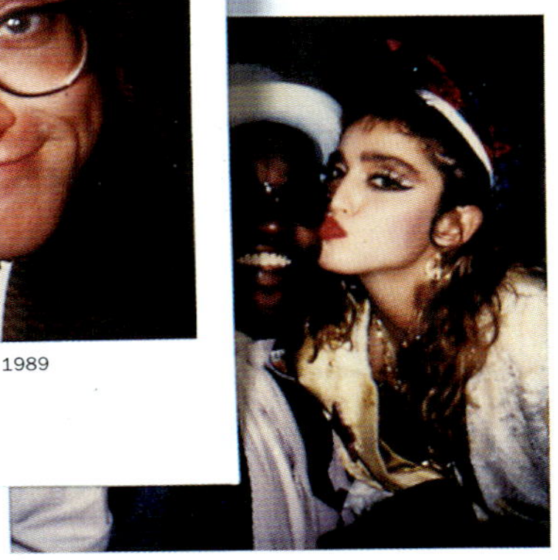

Fred Brathwaite und Madonna, New York 1985

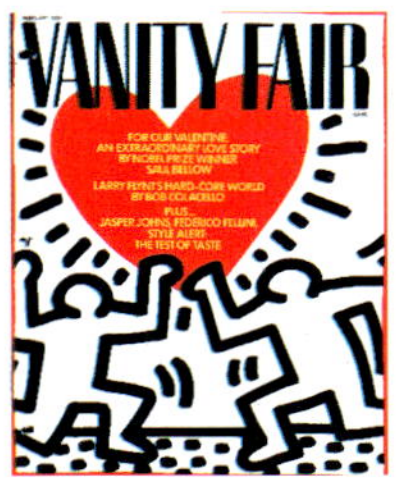

Titelbild für *Vanity Fair*, Februar 1984

Material aus Harings Studio wird verladen, 1988

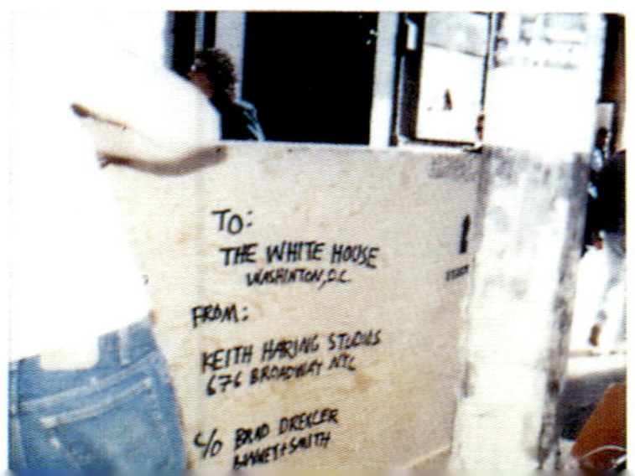

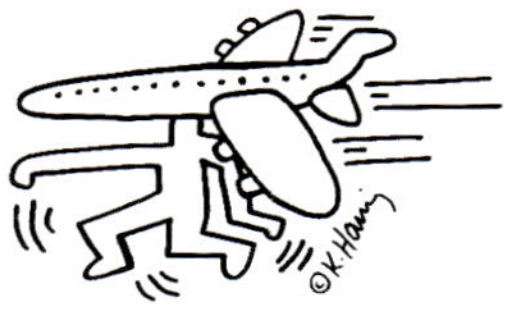

Jets Logo, 1988. Filzstift auf Papier, 36 x 43 cm. The Estate of Keith Haring

einfach an, spielte einen Song irrsinnig laut oder so lange, bis jeder im Publikum ihn vor sich hin summte, ohne zu wissen, was es war. Vor allem aber sprach er immer mit seinem Publikum, er blieb in Kontakt mit seinem Publikum. Er fand immer einen Weg, dich mit einem neuen Song bekanntzumachen, während du gleichzeitig eine irre gute Zeit hattest, richtig abtanzen konntest und bekannte Songs hörtest. Das Publikum verstand wirklich etwas von Musik und wußte, was in der Plattenbranche abging. Die Leute brachten Trillerpfeifen oder Instrumente mit in die Clubs und mischten einfach mit.

JUNIOR VASQUEZ

Vasquez' traurige Berühmtheit als DJ begann in der legendären New Yorker Sound Factory, die auf der Höhe ihres Bekanntheitsgrads unter den Fanfaren des Medienrummels geschlossen wurde. 1996 sorgte er weiterhin für Schlagzeilen in den Clubs, zuerst im Tunnel und dann im Arena. Die Liste seiner Produktionen und Neueinspielungen liest sich wie ein *Who's Who* der Musikbranche, von Madonna über Janet Jackson bis zu seinen letzten Coproduktionen mit dem Rockveteranen John Mellencamp.

F: Laß uns mit dem Paradise Garage anfangen: Warum gingen die Leute hin und blieben dann dort?

JV: Wahrscheinlich war es die Szene in der Garage, die mich in New York zum Leben erweckte. Es gab nur einen Raum mit riesigen Boxen, Larry [Levan] war der DJ, und das Publikum waren hauptsächlich schwule Weiße, aber es war ein Ereignis und der Anfang einer ganzen Reihe von Ereignissen. Anfangs machten sich die Leute über mich lustig, weil ich so ein kleiner Kerl bin. Ich komme aus Lancaster, Pennsylvania, bin also nicht in New York geboren und aufgewachsen. Mein bisheriges Leben als Donald Mattern hatte ich hinter mir gelassen und war in New York Junior Vasquez geworden, das war meine Geburtsstunde.

F: Meinst du, dein Leben ist genauso verlaufen wie das von Keith Haring? Er kam auch aus einer kleinen Stadt

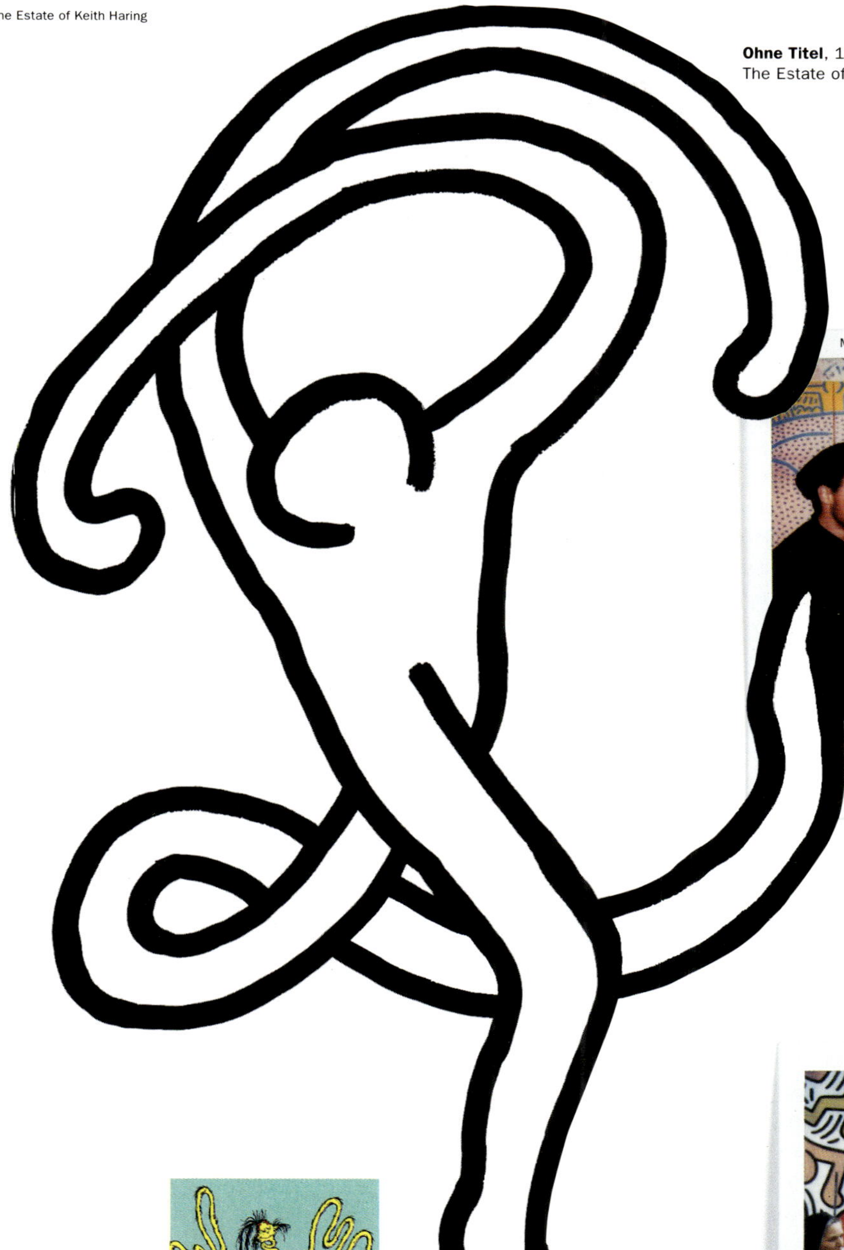

Ohne Titel, 1989. Sumi-Tusche auf Papier, 76 x 56 cm. The Estate of Keith Haring

Haring und Juan Dubose, Schweiz 1983

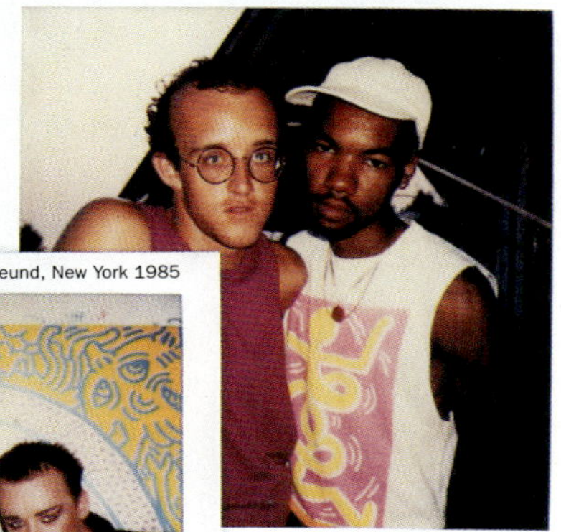

Mit Boy George und einem Freund, New York 1985

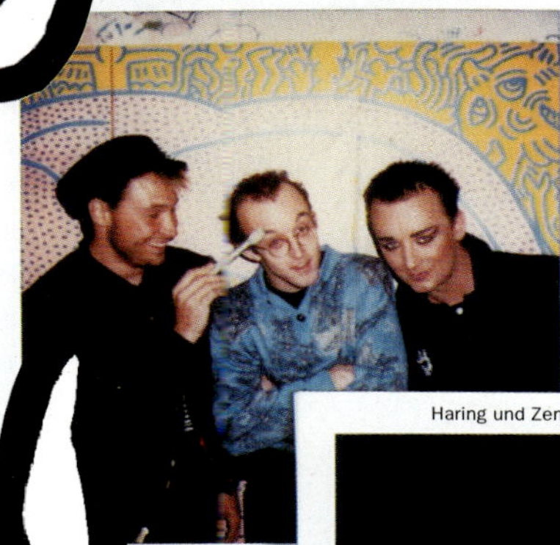

Haring und Zena Scharf, New York 1985

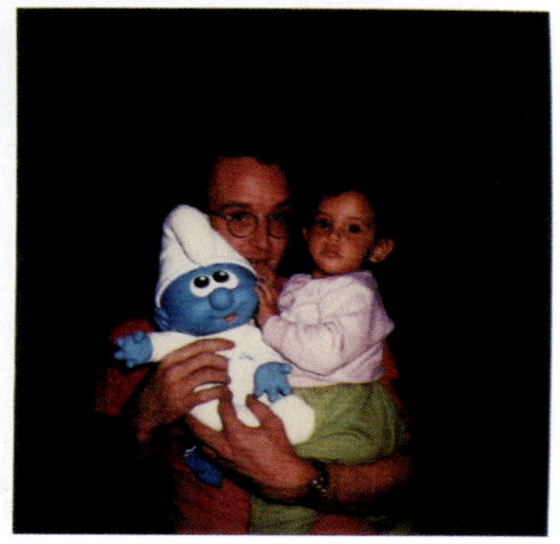

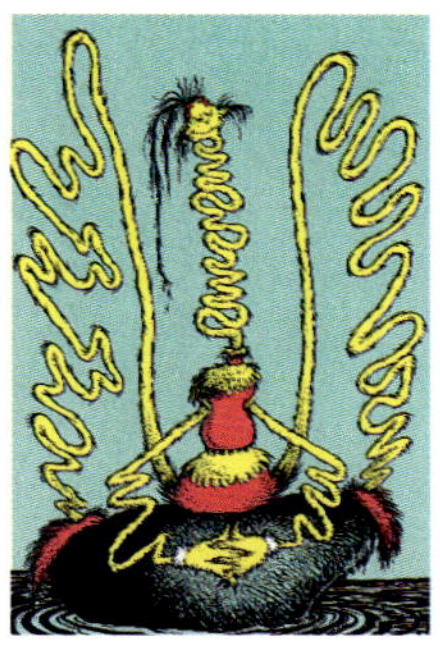

Illustration aus *Dr. Seuss's Sleep Book*, 1962

Haring an der Kirche Sant' Antonio, Pisa 1989

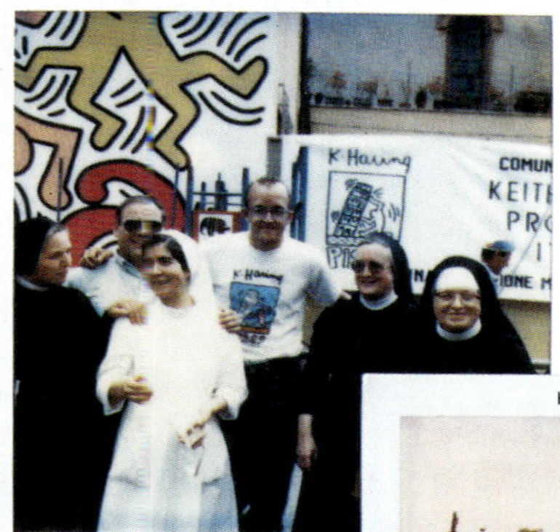

Haring in Marokko, 1989

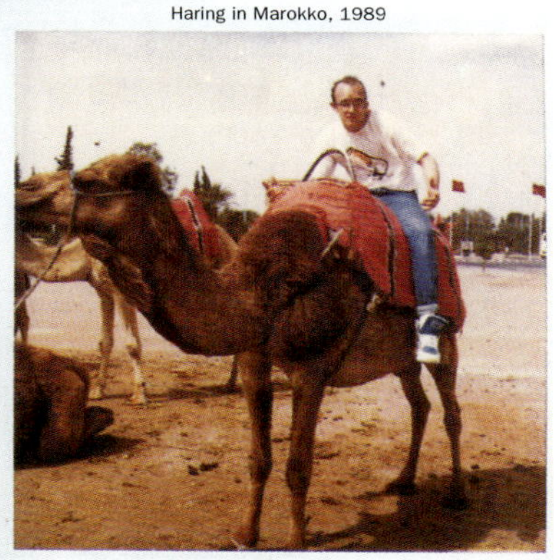

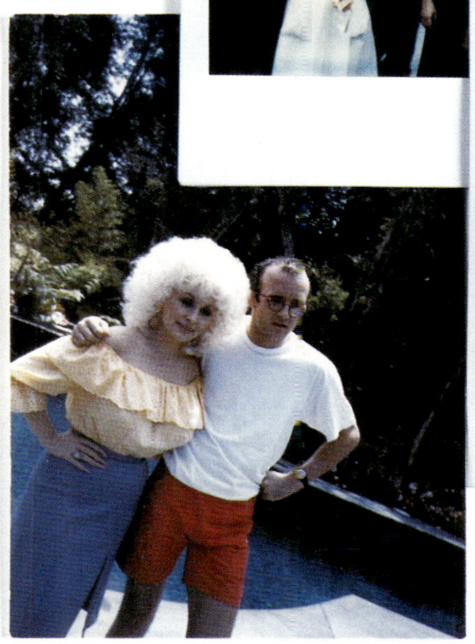

Haring und Dolly Parton, undatiert

in Pennsylvania und wollte alles hinter sich lassen.

JV: Ja, ich glaube schon. Wir waren zwei weiße Jungen, die dasselbe taten. Wir sind an denselben Orten aufgewachsen und hatten dieselben Werte.

F: Hast du je mit Keith darüber gesprochen?

JV: Wir mußten es nicht explizit aussprechen, wir wußten es beide; allerdings mußten wir einige Hürden meistern, um Profis zu werden. Wären wir früher Freunde geworden, hätte es sicherlich zu viel Konkurrenz gegeben. Wir mochten beide die gleichen Jungen und hatten denselben Geschmack. Aber so freute ich mich, als wir uns dann kennenlernten. Alles hat damit begonnen, wo wir herkamen.

F: Wir haben eben ausdrücklich über das Publikum, das anfangs in die Garage kam, gesprochen – weiß und schwul. Änderte sich das?

JV: Michael Brody, der Manager, wollte es so. Als er Larry als DJ anstellte, legte er keine Musik für weiße Tunten auf, also entließ Brody ihn erst mal und stellte statt dessen T. Scott ein. Aber Larry hatte eine feste Gefolgschaft hatte, also holten sie ihn zurück. So wurde die Garage zu einem echten Schmelztiegel – eine Mischung von Homos, Heteros, Japanern, Spaniern, Schwarzen, Weißen, was auch immer. Um sechs, sieben Uhr morgens sammelte sich alles in dem einzigen Raum. Rückblickend waren das meine Lehrjahre.

F: Was hast du dort gelernt? Kannst du das beschreiben?

JV: Es gab einen Ort, wo du hingehen konntest. Du konntest all deine Probleme vergessen. Damals lebte ich von der Sozialhilfe und versuchte, irgendwie in New York über die Runden zu kommen. Jeden Samstag blühte ich auf: Es gab einen Ort, an dem ich all meine Freunde treffen konnte. Ich nahm unbewußt auf, was Larry tat.

F: War das das erste Mal, daß der DJ zu einer Art Zeremonienmeister wurde?

JV: Ja, soweit es mich betrifft, auf jeden Fall. Bis Larry kam, waren DJs für mich nichts Besonderes.

F: Larry war sehr wichtig für Keith, weil er über viel Intuition und über diese unglaubliche Spontaneität verfügte.

JV: Ja, das war es, Kunst und Musik ... Ich glaube, was sich in diesen zehn Jahren abspielte, war, daß jeder versuchte, seine wahre Identität zu finden. Einmal erwischte mich Keith, als ich eines seiner Babys auf meine Jeans malte, und ich geriet echt in Schwierigkeiten. Wir alle schufen Warenzeichen, das von Keith war besonders groß, und jeder wollte ein Stück von Keiths und Larrys Kuchen abhaben. Nicht so sehr von Keiths Zeichnungen als vielmehr von der Energie, die von ihm ausging. Mit Larry war es genauso. In dem Moment, in dem Larry die Plattenteller drehte, trug die Musik seine Handschrift. Als Künstler kann ich das zwar kopieren, aber das Original hat eine ganz besondere Ausstrahlung. Ich wurde richtiggehend wütend, wenn Leute Keith nachahmten: „Du versuchst wie Keith zu sein, laß es, es gelingt dir sowieso nicht.“ Wir waren damals sehr besitzergreifend. Als 1987 die Garage schloß, verkaufte bereits jeder irgend etwas, und es war sehr unschön.

Wenn ich zurückdenke, so hatten wir zuerst eine Flaute, und dann überschlug sich plötzlich alles, die Musik änderte sich, jeder war kreativ und trendy. Keith, Larry und ich, wir trafen genau ins Schwarze. Damals ging es noch nicht um Keiths Arbeiten, sondern vielmehr um sein Gefolge. Auch wenn du Keith nicht kanntest, so warst du doch fasziniert davon, was in seinem Apartment los war. Nachdem er in das Apartment auf der 6th Avenue, direkt neben einem Kino, eingezogen war, ging ich einmal nach der Garage zu ihm. Ich erinnere mich noch, wie beeindruckt ich war, nachdem ich all diese Stufen hochgestiegen war, daß ein Kerl, der nichts hatte, sich eine solche Treppenflucht zu seiner kleinen gelben Wohnschachtel leistete. Es war Keith Haring als Kind. Das Studio war sein Geschäft, aber wenn er gegen neun Uhr aufhörte zu arbeiten ... Ich könnte einen Roman schreiben über das, was da abging. Das Apartment zeigte Keith als Kind. Zum Leben benötigte er nicht viel. Ich kann das nachvollziehen, weil es mir genauso ergangen ist. Manchmal willst du einfach weglaufen und dich in deine Höhle zurückziehen, und das ist es, denke ich, was das Apartment am Waverly Place für Keith war.

F: Können wir über Musik sprechen?

JV: Die Musik war sehr eklektisch, aber man konnte trotzdem zu ihr tanzen. In der Garage wurde alles gespielt, von den Bee Gees über Diana Ross und War bis hin zu den Tramps. Die Paradise Garage war als ein Ort bekannt, an dem Platten und Musiker verrissen wurden. Larry hatte ein gewisses Renommee und der Club ebenso; also kamen die jungen Leute in den Club, weil sie dort auftreten oder ihre Platten dort gespielt hören wollten. In New York gab es nicht viele solcher Clubs.

F: Manche von Keiths Arbeiten zeigen Homoerotik fast so wie die Fotografien eines Robert Mapplethorpe. War diese Szene ein Teil von der Paradise Garage?

JV: Ja, das war sie allerdings. Meistens spielte es sich gegen zehn Uhr morgens in der Garage ab. Die meisten Leute gingen gegen sechs, sieben oder acht Uhr morgens. Dann brach die echte After Hour an, und die Untergound-Szene, zu der auch Keith gehörte, outete sich. Er war ein freundlicher Charakter, aber das hieß nicht, daß er nicht zur Szene zählte.

F: Wie hast du denn dann noch arbeiten können? Wie hat Keith dann noch seine Arbeit geschafft?

JV: Ich denke, das war ein Teil des ganzen Mechanismus. Sieh mich an, meine Woche dauert von Samstag bis Samstag, und es dauert jeweils bis Mittwoch, ehe ich meine Arbeit aufgeholt habe. Ich mache das jetzt seit zehn oder zwölf Jahren. Ich kann das nur, weil ich die Energie der Menge aufnehme, und Keith konnte es genauso wegen der Energie von seinesgleichen und seiner Freunde. Weißt du, es wird überlegt, das Palladium zu schließen, und das macht mich furchtbar wütend. Du kannst dir nicht vorstellen, was es für mich bedeutet, samstags abends dahin zu gehen und einfach zu tun, wozu ich Lust habe. Als Keith noch lebte, wurden die Leute auf ihn aufmerksam, auf das, was er tat, was er sagte, und auf das, was aus seiner Kunst sprach. Er würde dafür sorgen, daß jemand bei Bürgermeister Giuliani vorstellig wird und sagt: „Nein, Sie können das Palladium nicht abreißen lassen. Ich werde die Fassaden des Palladiums bemalen, also können Sie es nicht einfach dem Erdboden gleichmachen.“ Keith hatte die Schwingungen der Straße verinnerlicht. Ich bin mir sicher, dort auf der anderen Seite gibt es auch eine Paradise Garage, und alle sind da. Ich weiß es einfach. Ich glaube fest daran, daß Keith dort ist und gerade einen Sturm malt und Larry dazu die Musik auflegt.

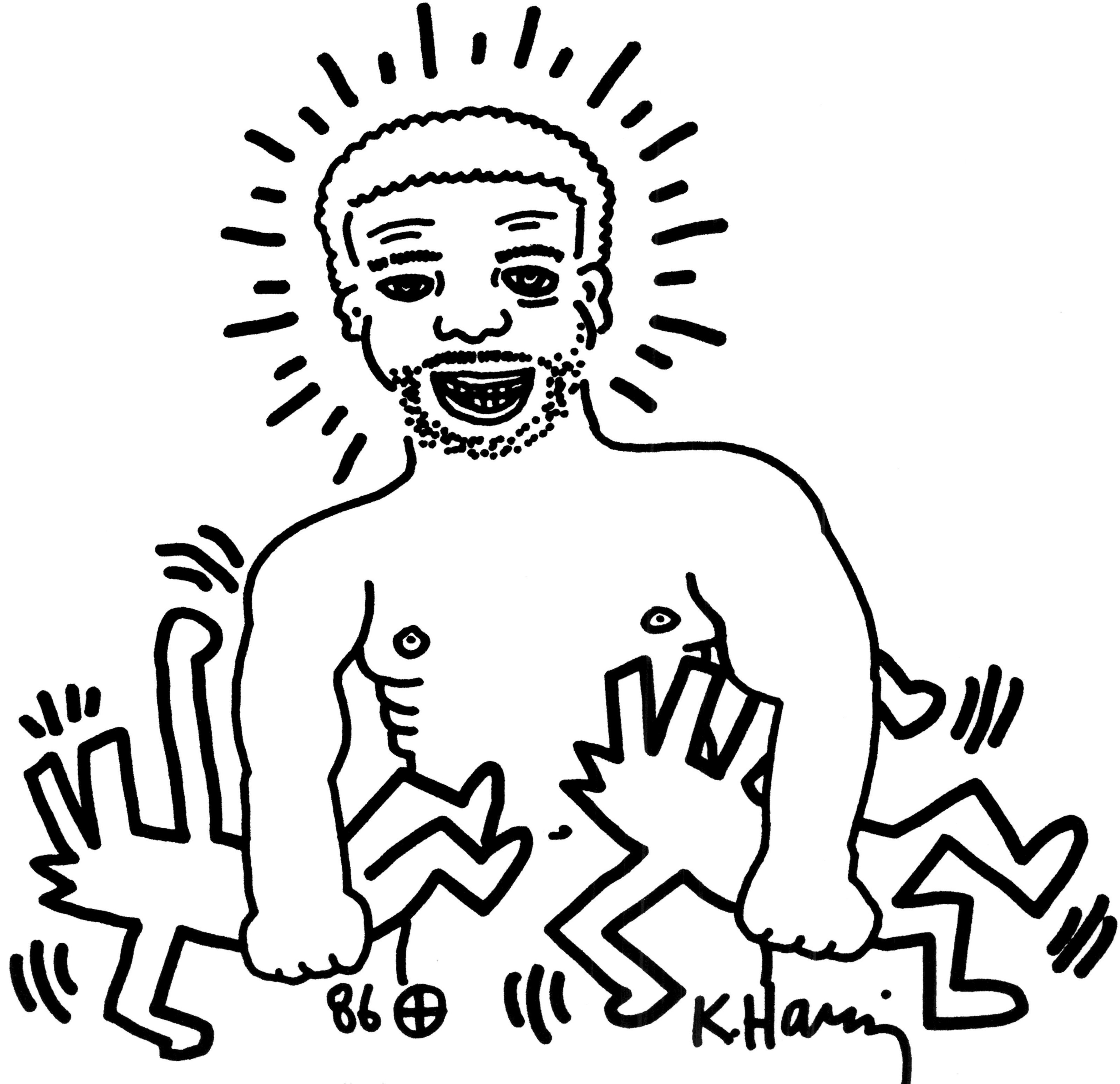

Ohne Titel, 1986 (aus dem Skizzenbuch des Künstlers). Filzstift auf Papier, 28 x 36 cm
Verbleib unbekannt

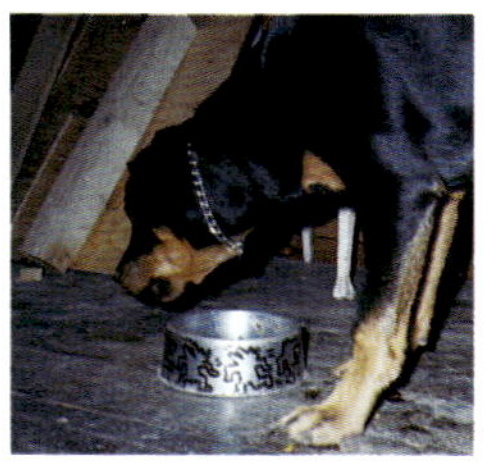

Ein Hund ißt aus einer von Haring dekorierten Schüssel

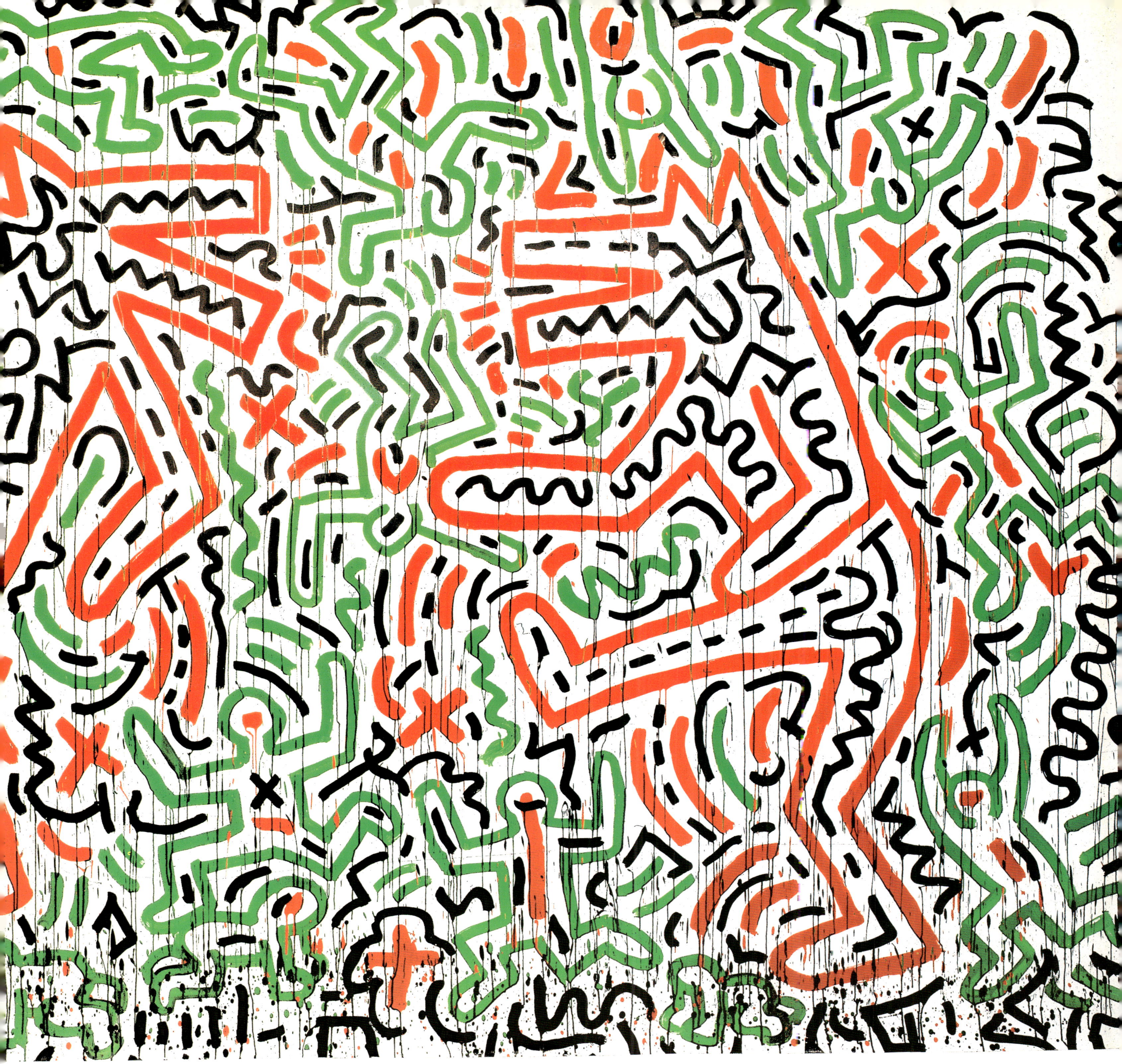

* **Ohne Titel**, 1981. Acryl und Sumi-Tusche auf Papier, 272 x 472 cm. The Estate of Keith Haring, Courtesy André Emmerich Gallery, New York

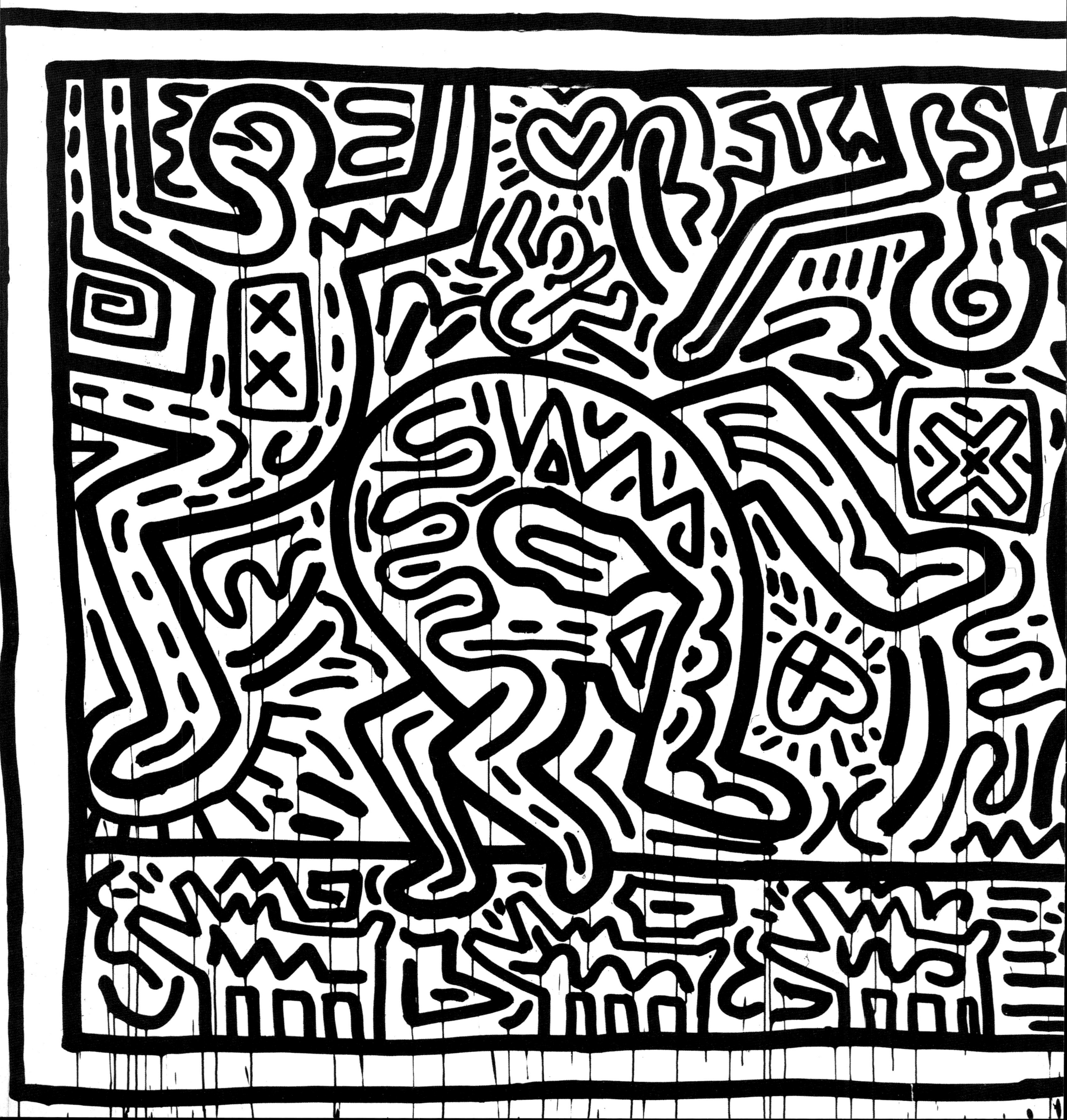

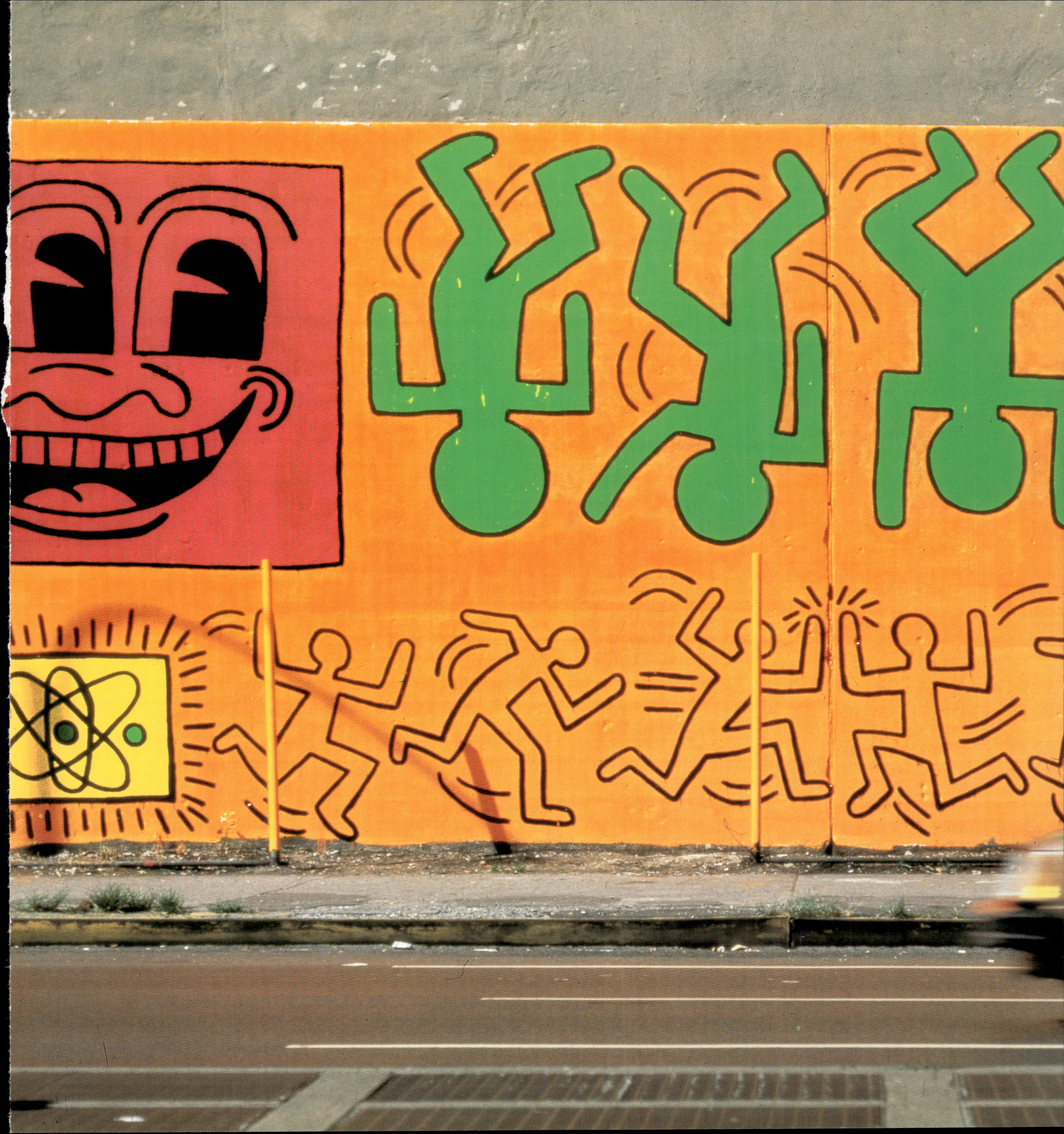

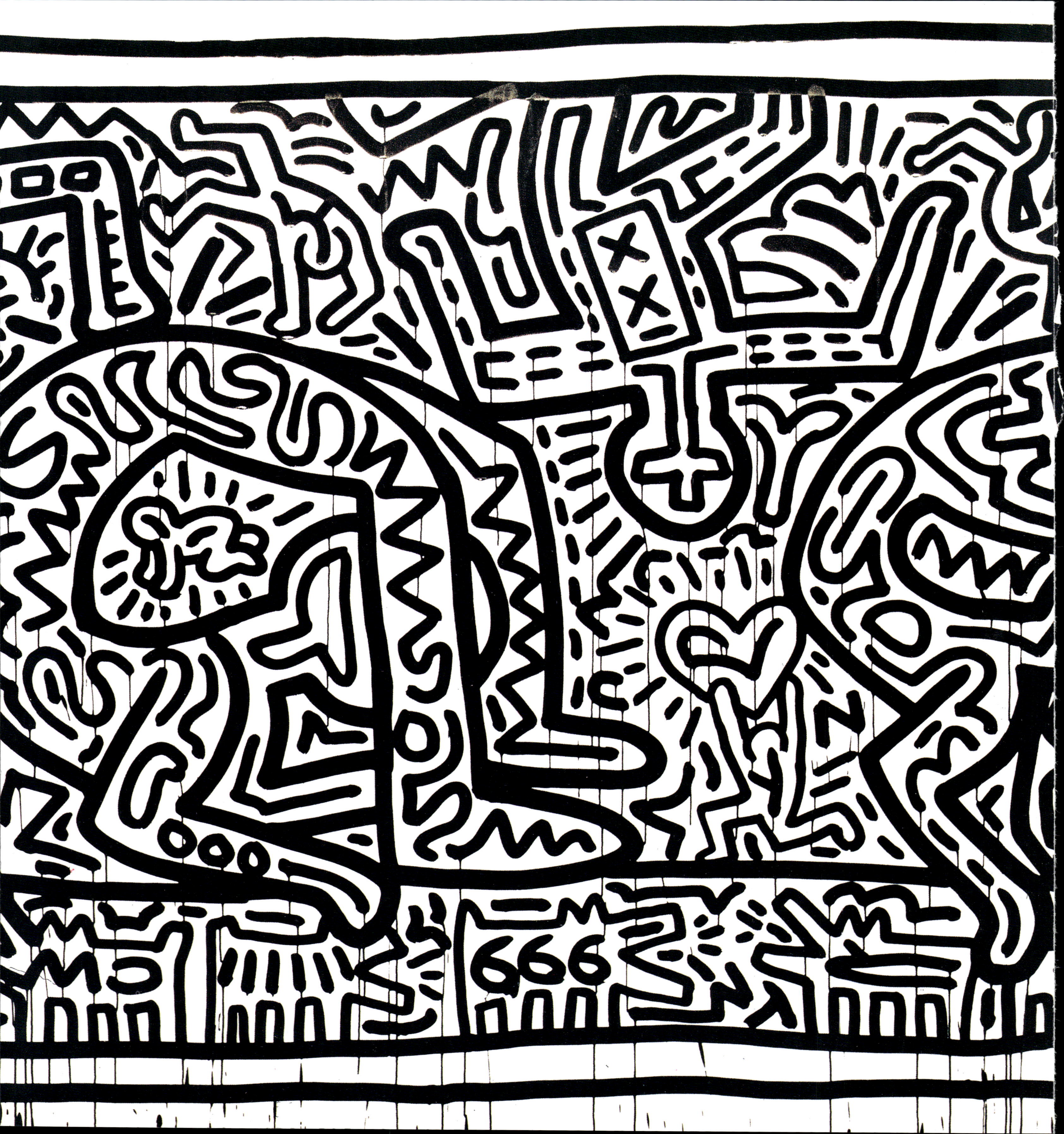
666

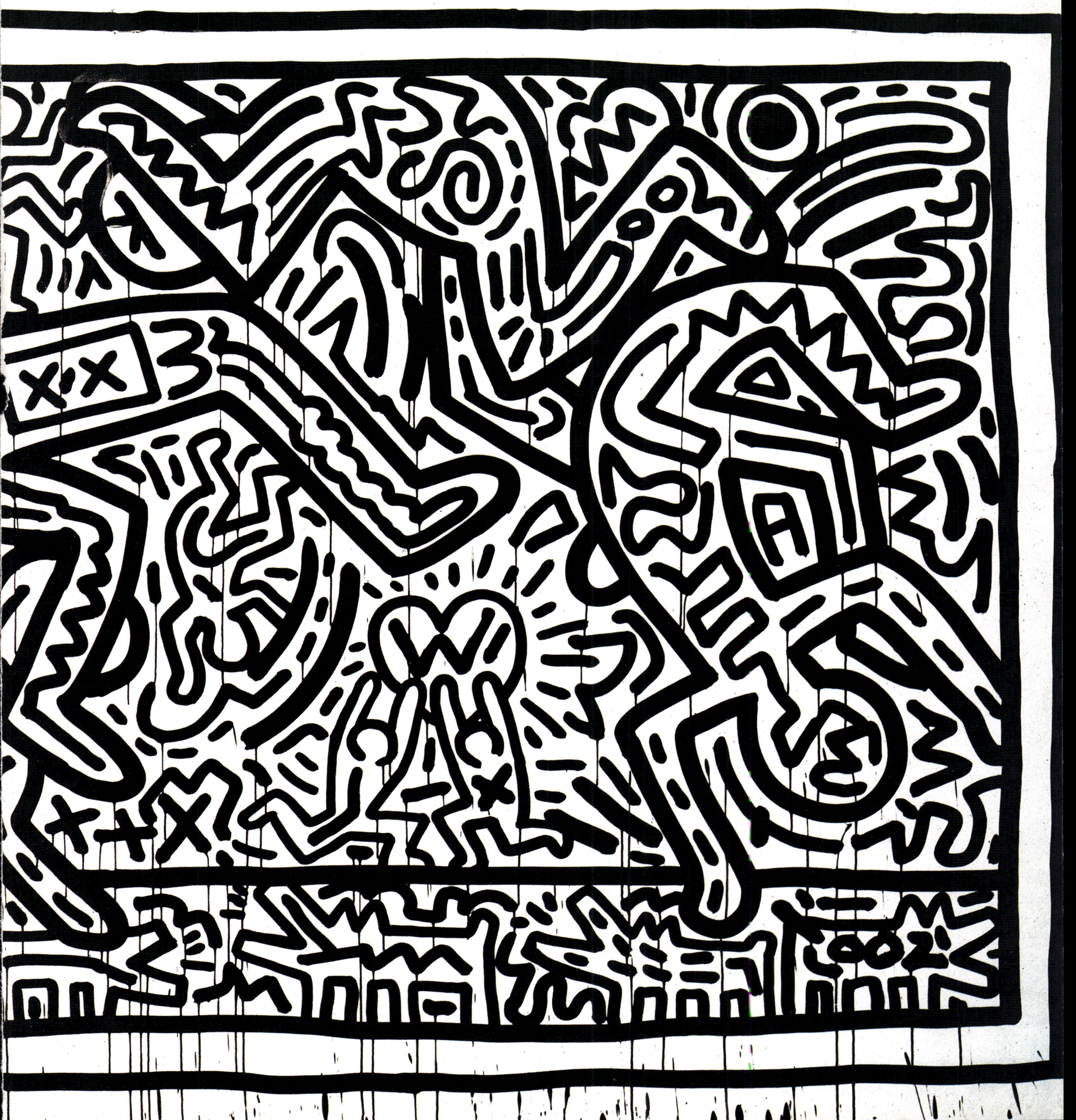

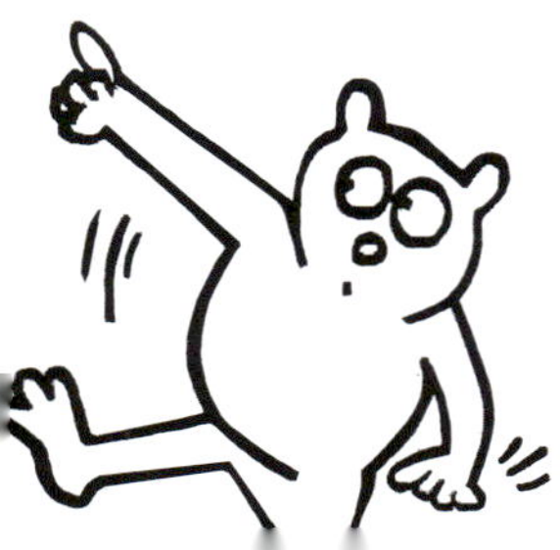

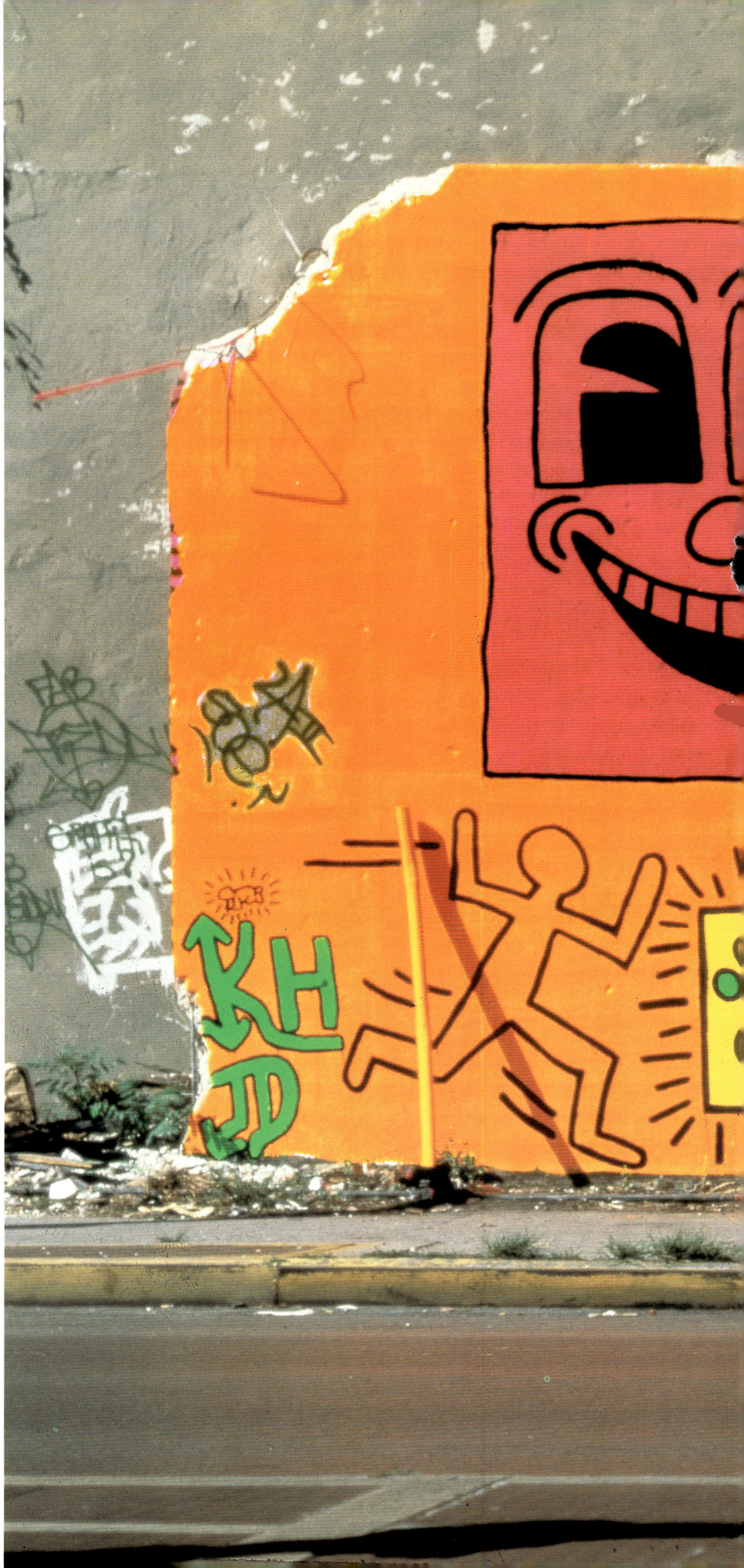

RECHTS Wandgemälde von Haring, Houston Street/Bowery, New York 1982
LINKS Figur aus dem von Keith Haring illustrierten Buch *Nina's Book of Little Things*, 1994

SEITEN 164–166

* **Ohne Titel**, 1982. Sumi-Tusche auf Papier, 183 x 503 cm
Brant Foundation, Greenwich, Connecticut

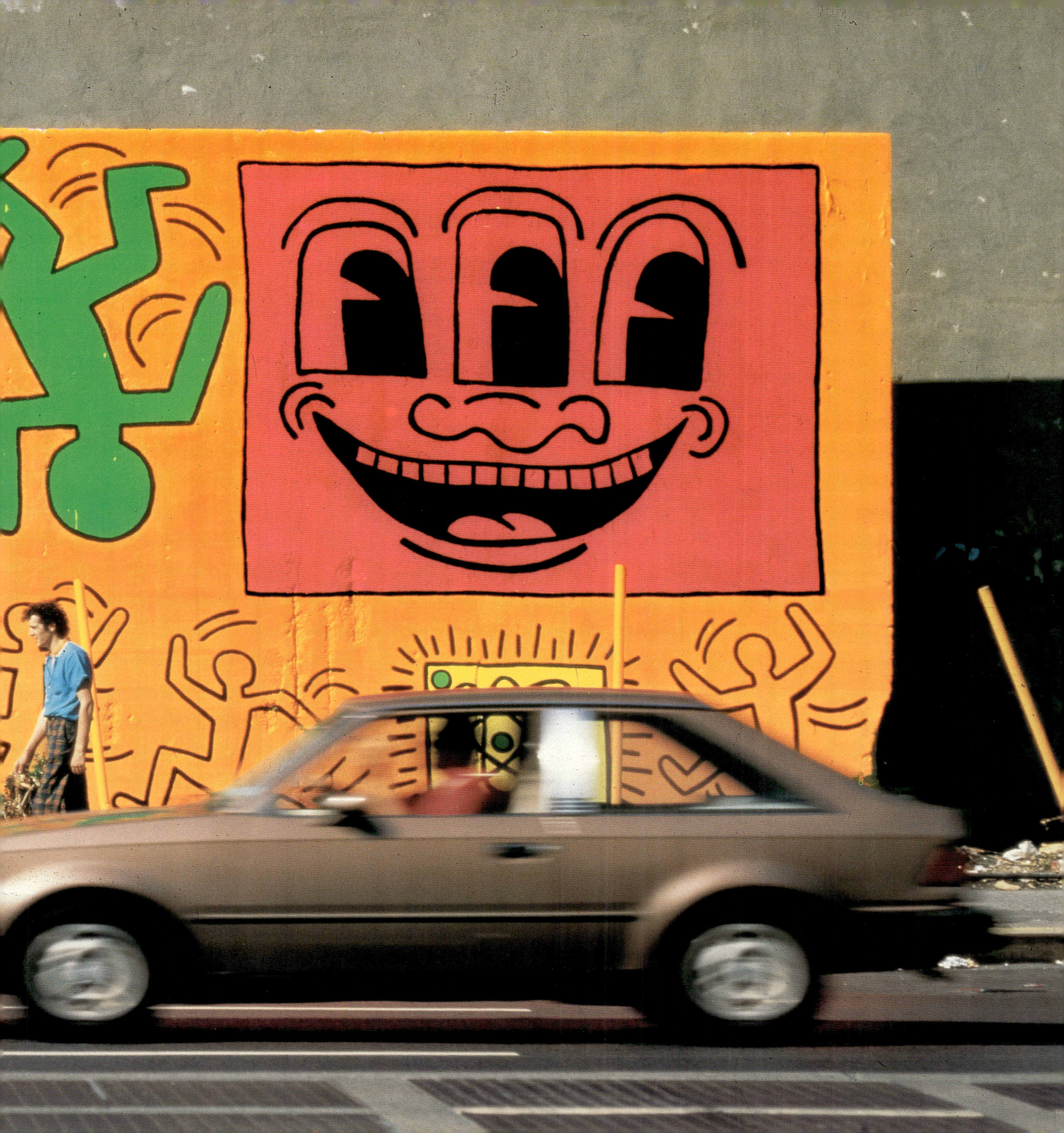

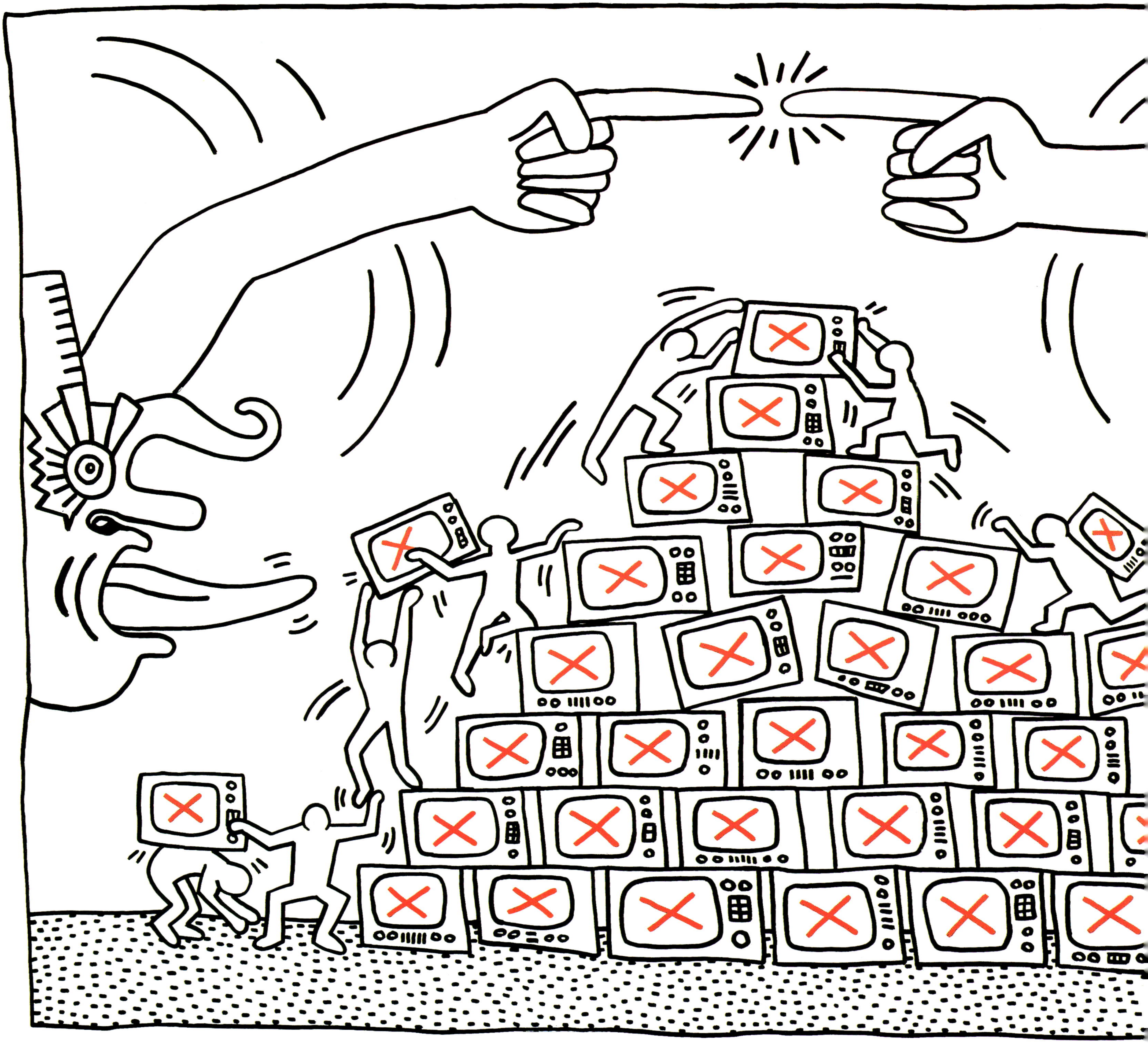

* **Ohne Titel**, 1983. Sumi-Tusche auf Papier, 183 x 340 cm. The Estate of Keith Haring

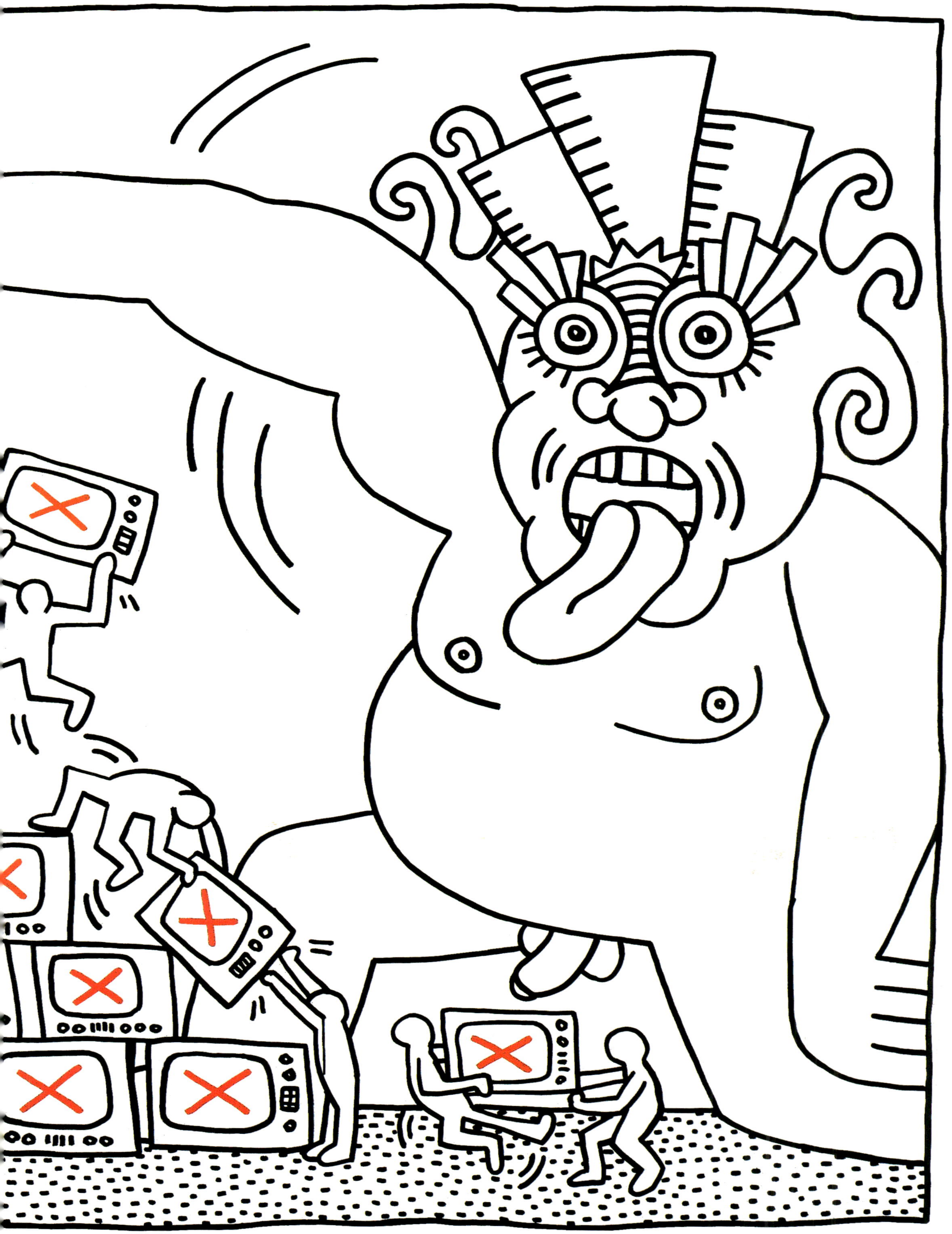

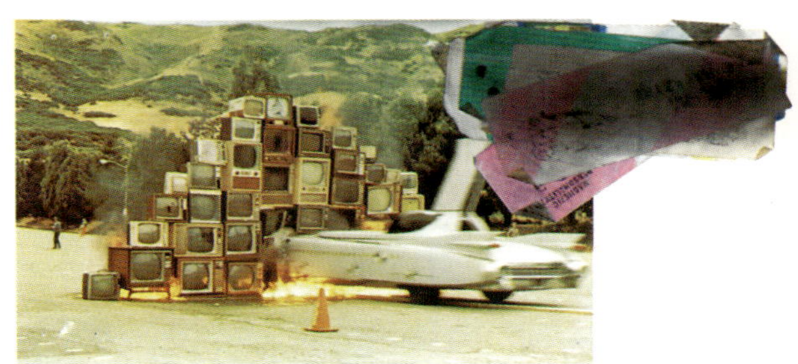

RECHTS Ant Farm: **The Phantom Dream Car crashes through a wall of burning television sets before a cheering crowd at the Cow Palace in San Francisco**, Postkarte der Performance, 1975. Archiv des Estate of Keith Haring

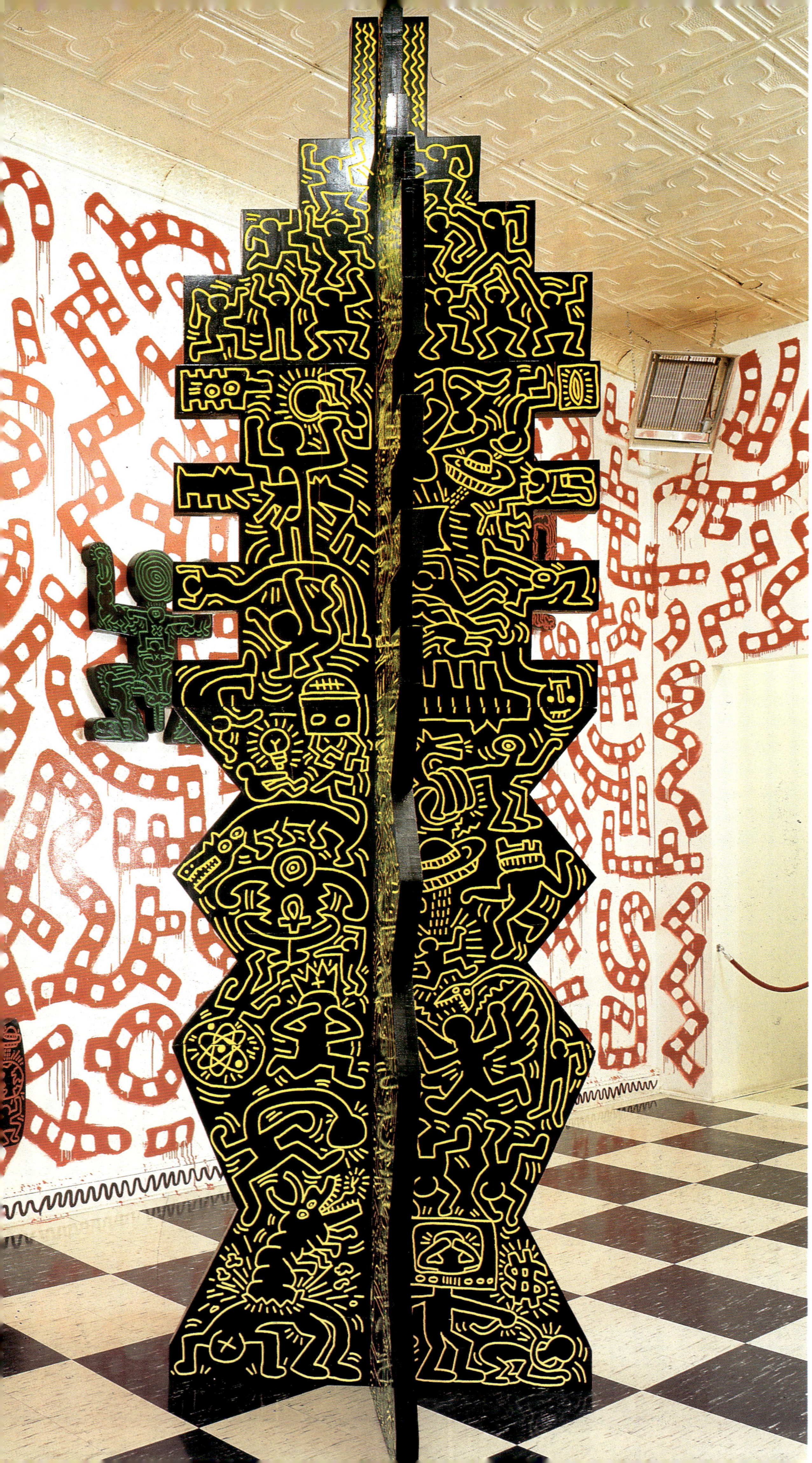

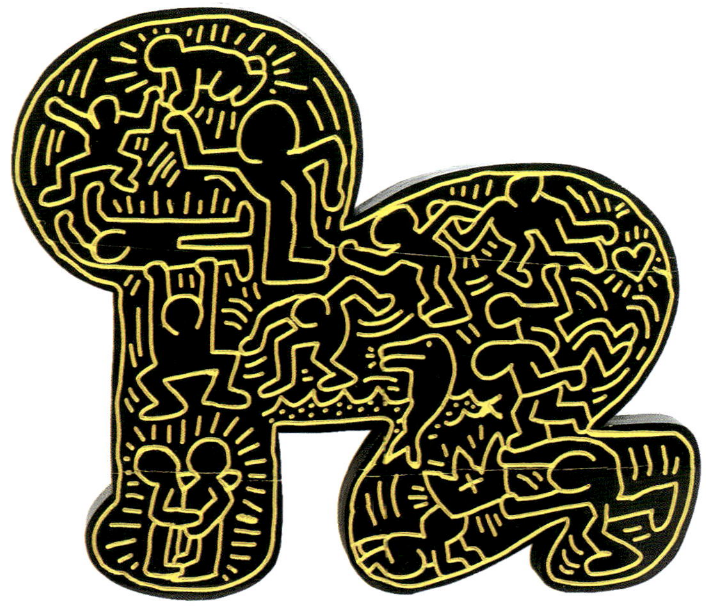

* **Ohne Titel**, 1983 (mit Kermit Oswald)
Emailfarbe auf gefrästem Holz, 89 x 91 x 6 cm
Sammlung Lauren Braver

LINKS * **Ohne Titel (Totem)**, 1983 (mit Kermit Oswald)
Emailfarbe auf gefrästem Holz, Höhe: 427 cm, Durchmesser: 127 cm
Tony Shafrazi Gallery, New York

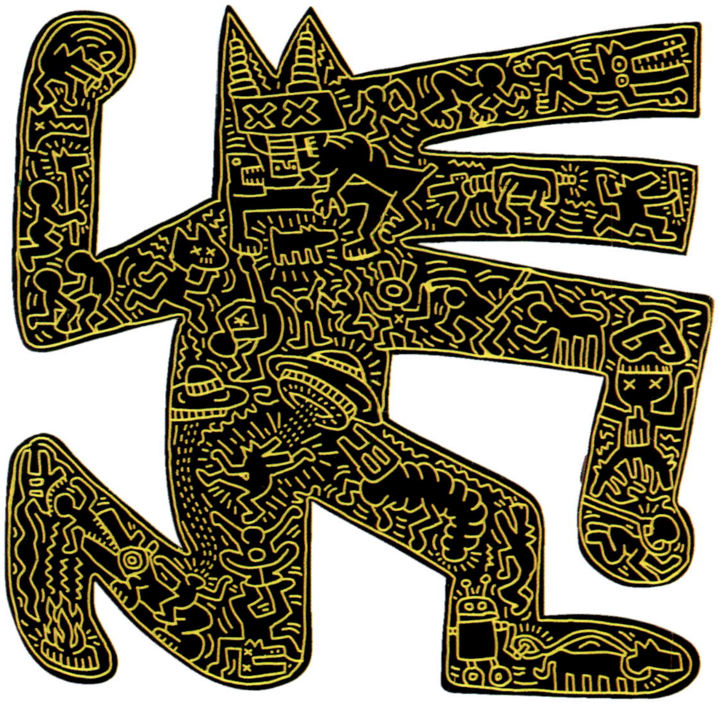

* **Ohne Titel**, 1983 (mit Kermit Oswald)
Emailfarbe auf gefrästem Holz, 183 x 183 x 8 cm
Privatsammlung

RECHTS * **Bill T. Jones,** 1983
Photographie von Tseng Kwong Chi, 122 x 244 cm
The Estate of Keith Haring

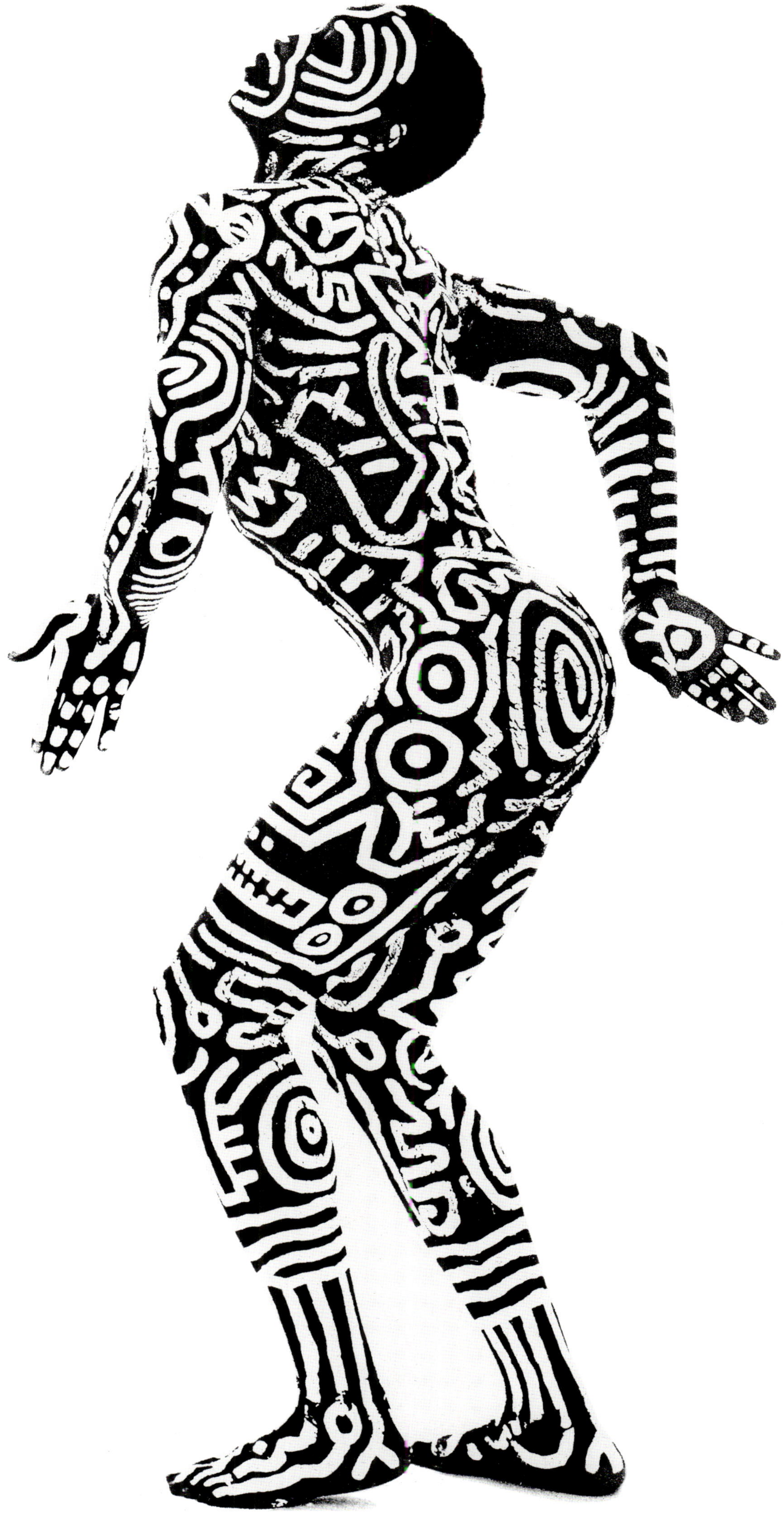

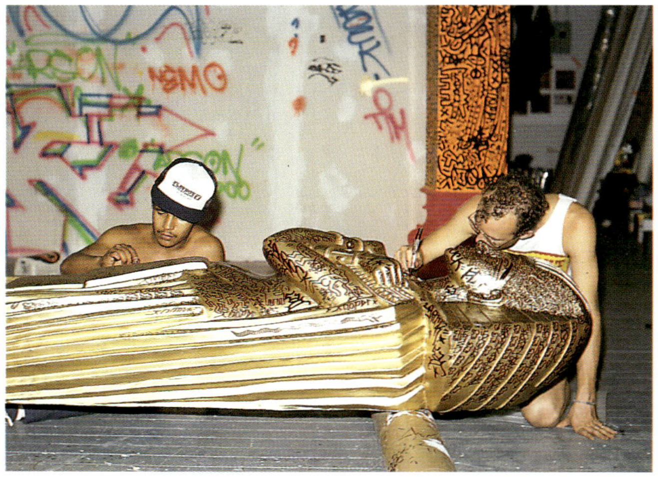

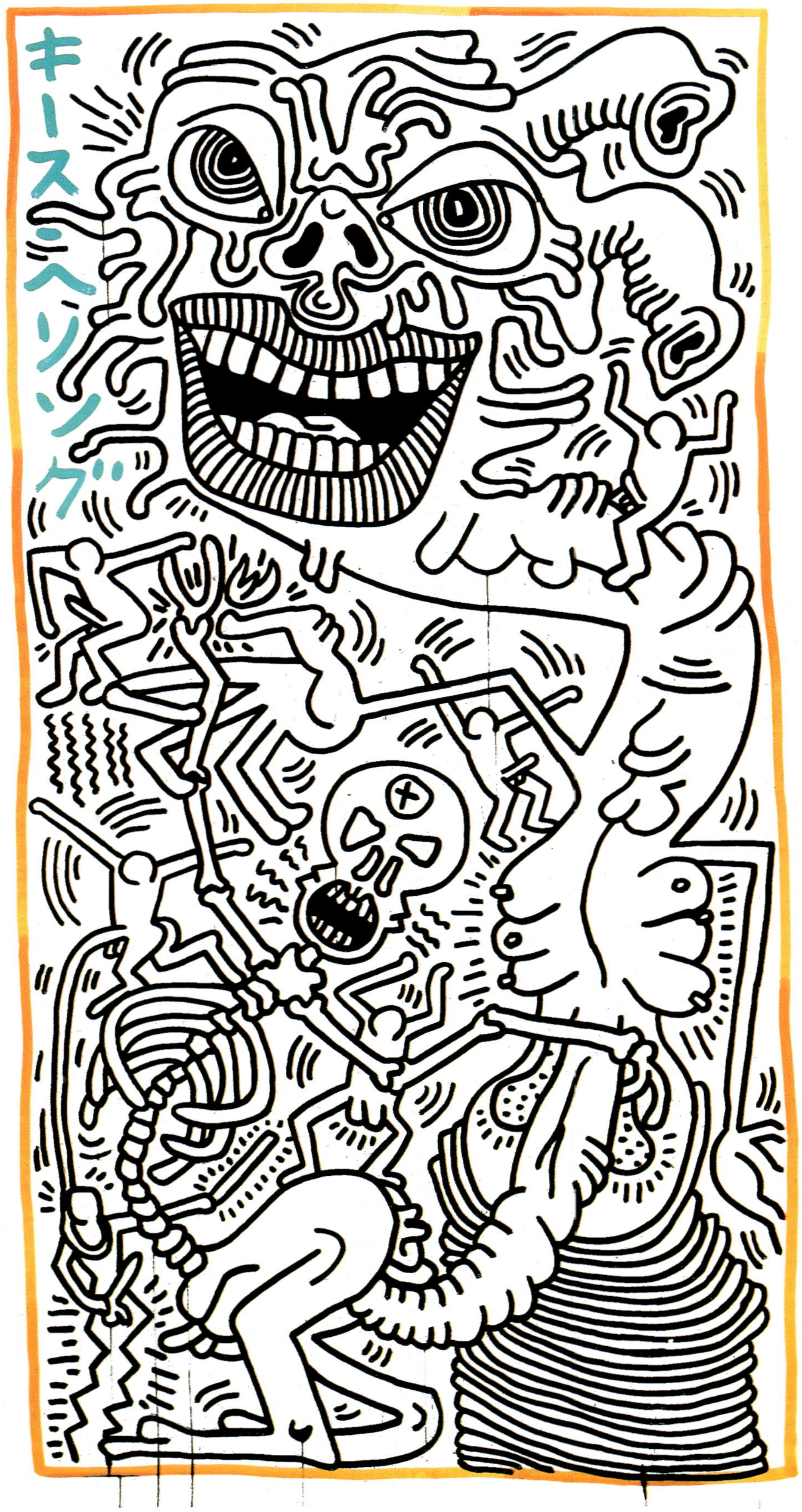

OBEN Haring und L. A. II bei der Arbeit an einem Sarkophag aus Fiberglas in Harings New Yorker Studio, 1983

LINKS UND SEITE 177
Ohne Titel, 1984. Gouache und schwarze Sumi-Tusche auf Papier, jeweils 183 x 95 cm
The Estate of Keith Haring

SEITEN 174–175
Ohne Titel, 1983. Goldfarbe, Sumi-Tusche und Filzstift auf japanischem Wandschirm, sechs Paneele, 183 x 366 cm
Sammlung Tony Shafrazi

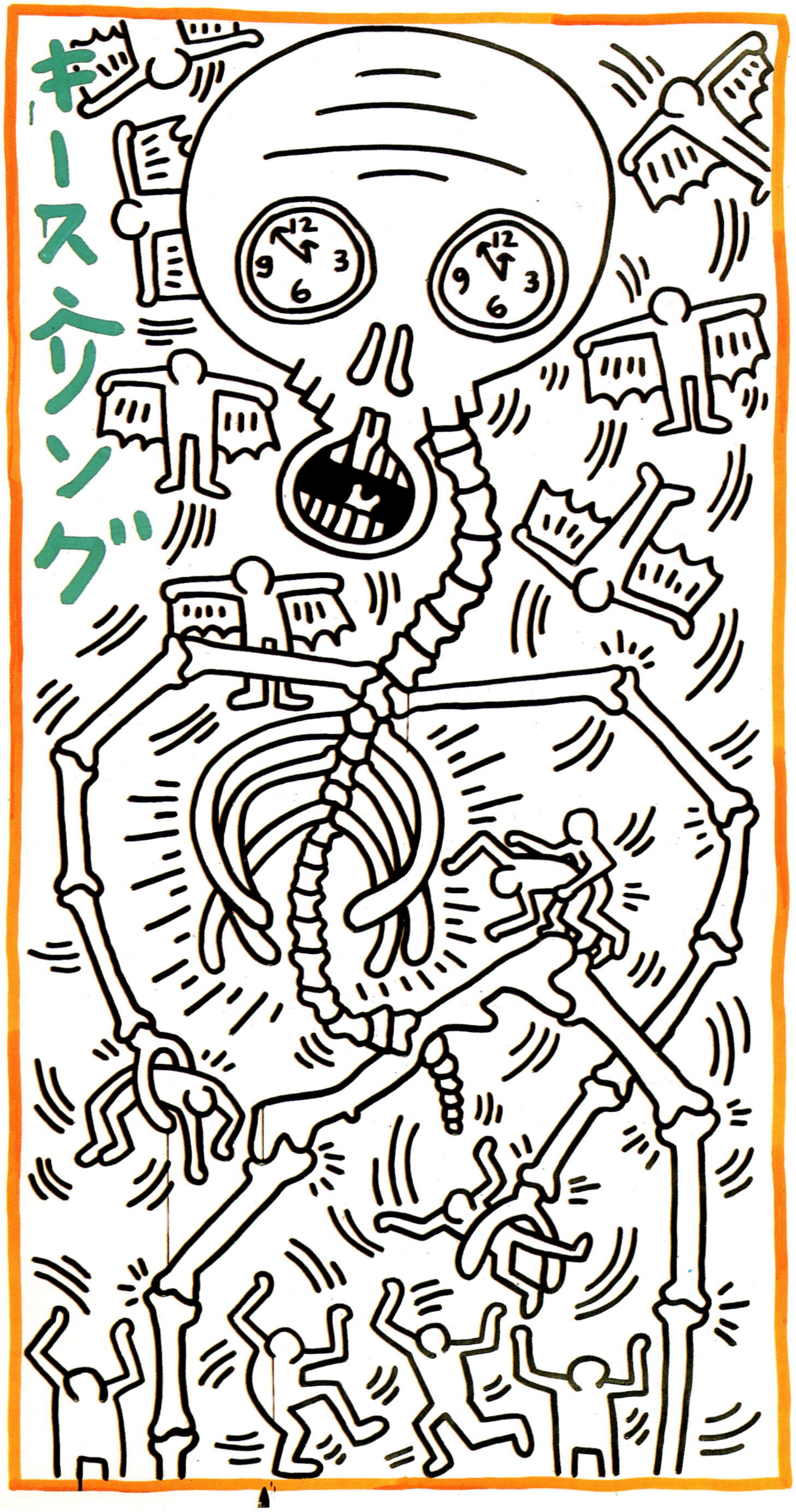
キースヘリング

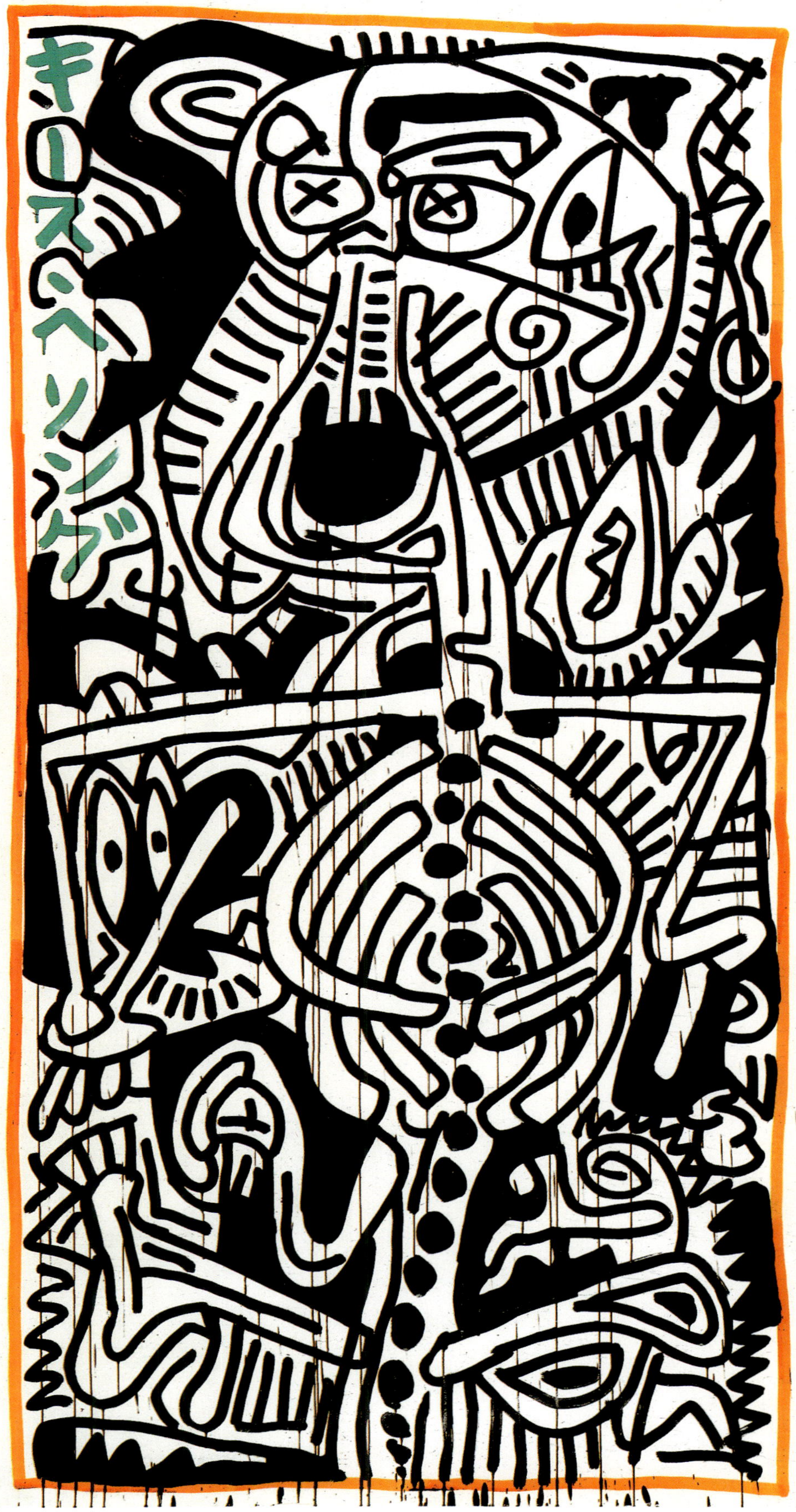
キースヘリング

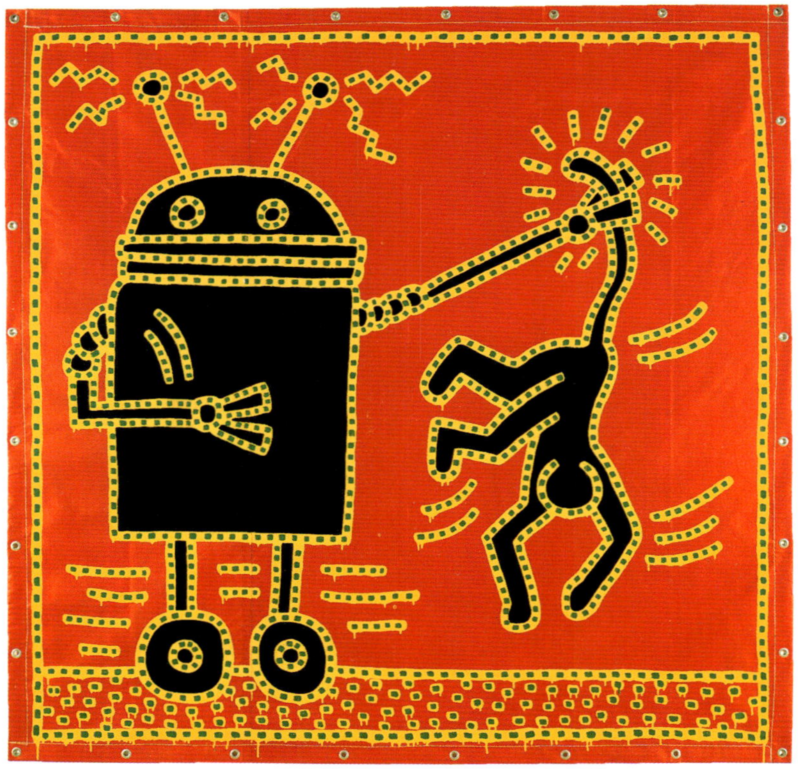

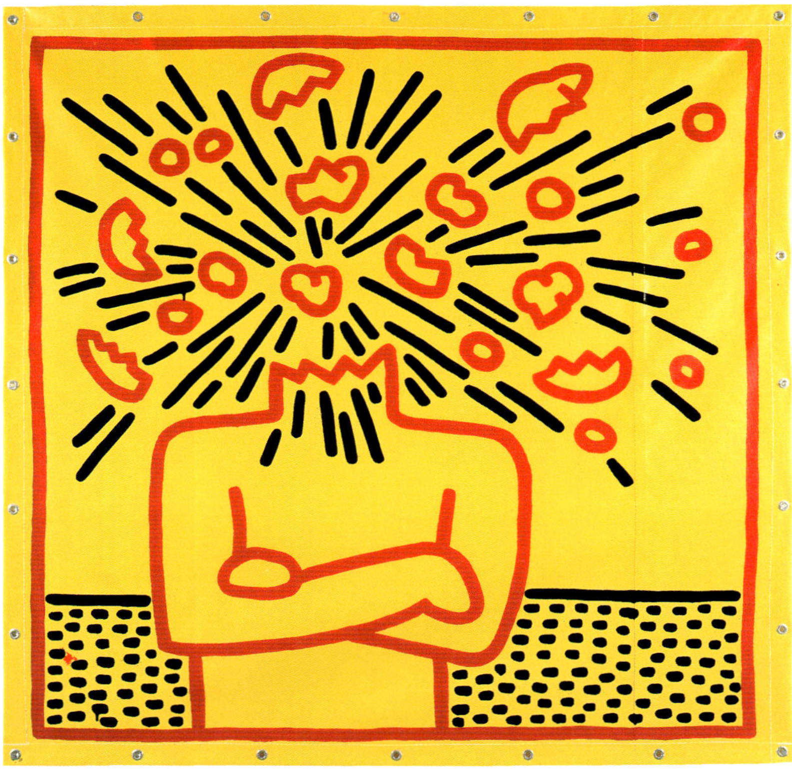

Ohne Titel, 1983. Acryl auf Vinylplane, 213 x 216 cm
Privatsammlung

Ohne Titel, 1983. Vinylfarbe auf Vinylplane, 183 x 183 cm
Privatsammlung

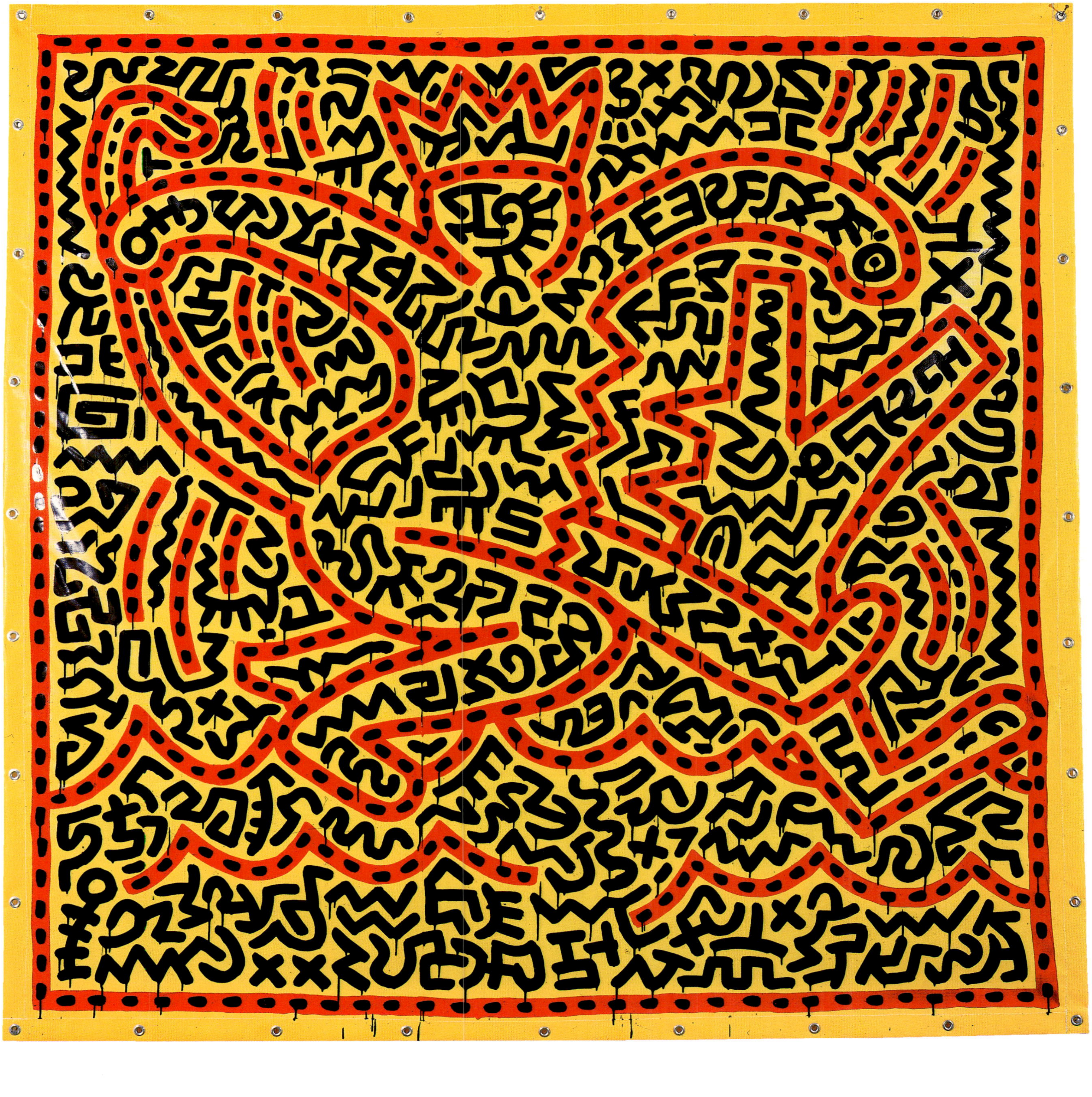

* **Ohne Titel**, 1984. Acryl auf Leinwand, 244 x 244 cm
The Eli Broad Family Foundation, Santa Monica

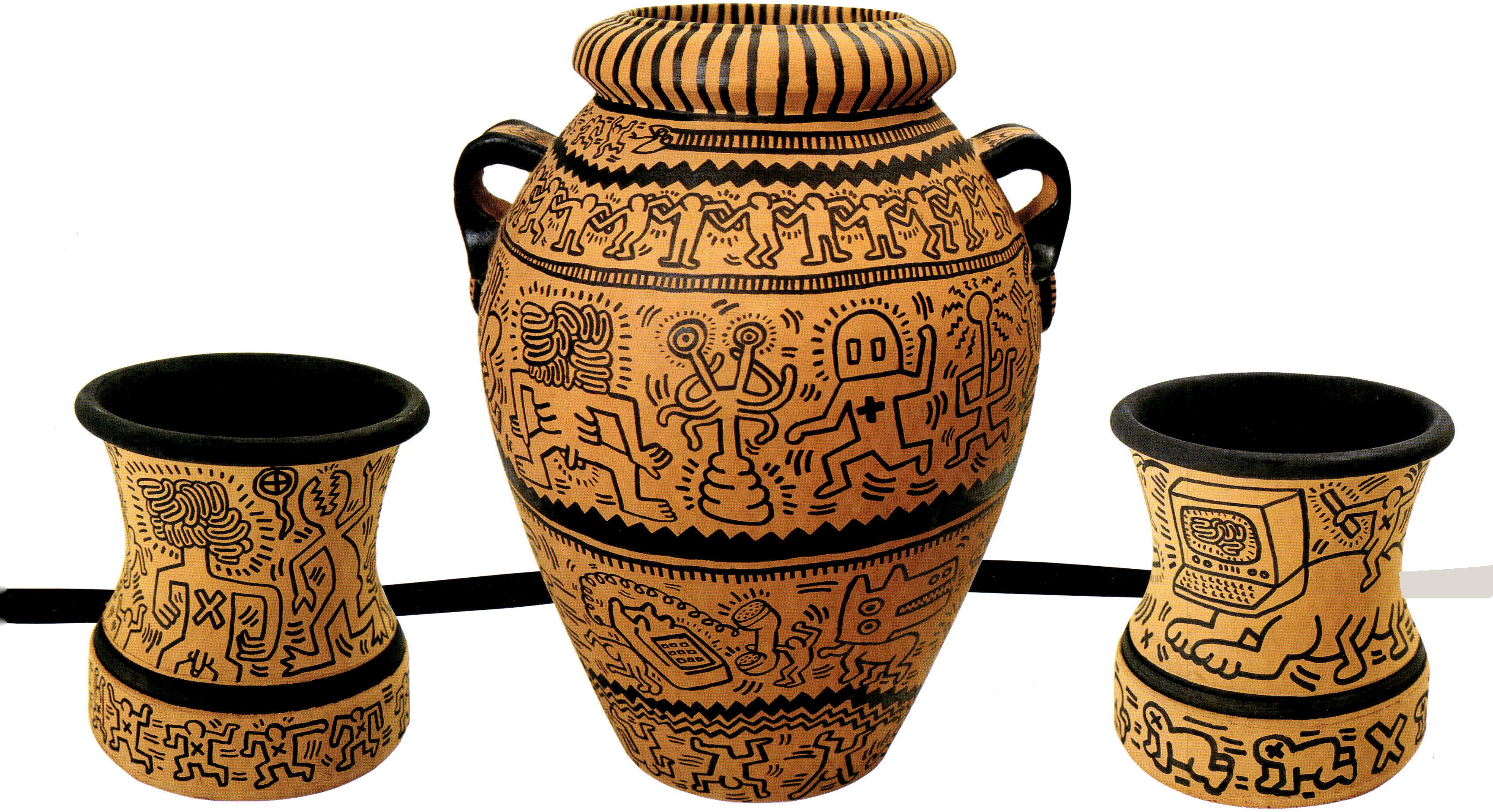

VON LINKS NACH RECHTS

* **Ohne Titel**, 1984. Sumi-Tusche auf Terrakottavase, 19 x 19 cm
Sammlung Salvatore Ala

Ohne Titel, 1984. Sumi-Tusche auf Terrakottavase, 55 x 44 cm
Verbleib unbekannt

Ohne Titel, 1984. Sumi-Tusche auf Terrakottavase, 19 x 19 cm
Verbleib unbekannt

Ohne Titel, 1984. Sumi-Tusche auf Terrakottavase, 104 x 86 cm
Verbleib unbekannt

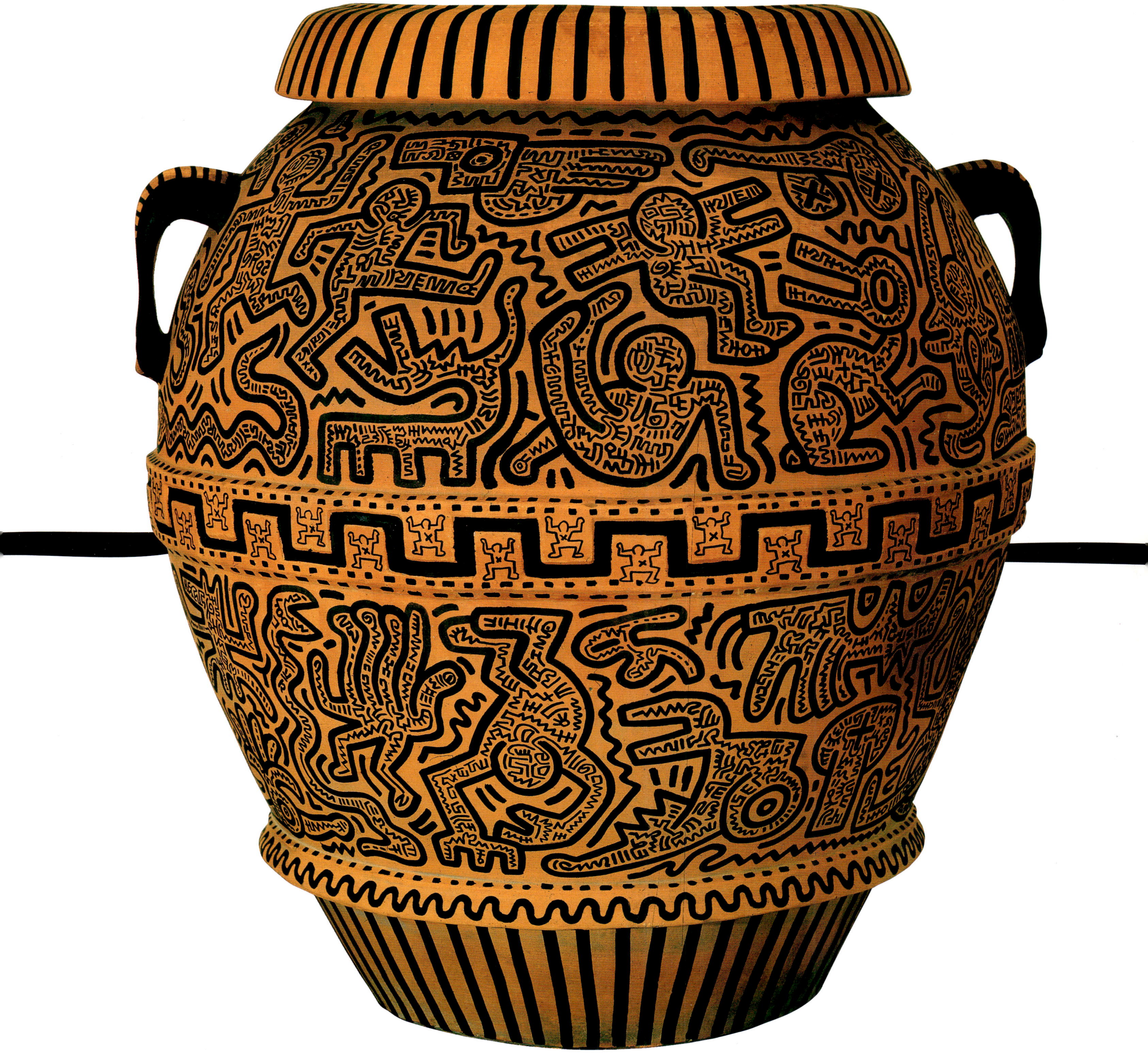

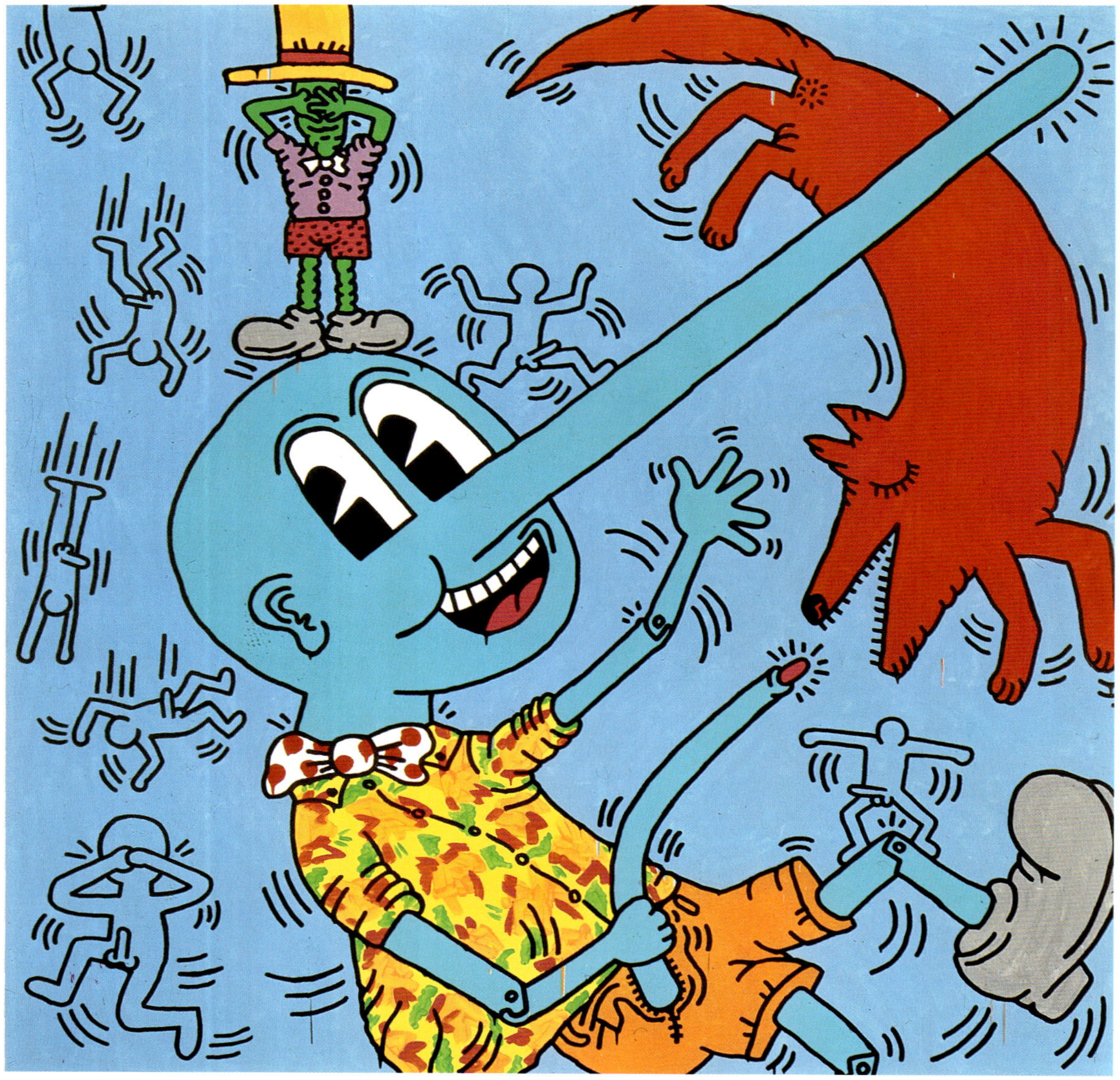

*** Ohne Titel**, 1984. Acryl auf Leinwand, 239 x 239 cm
Per Skarstedt Fine Art, New York

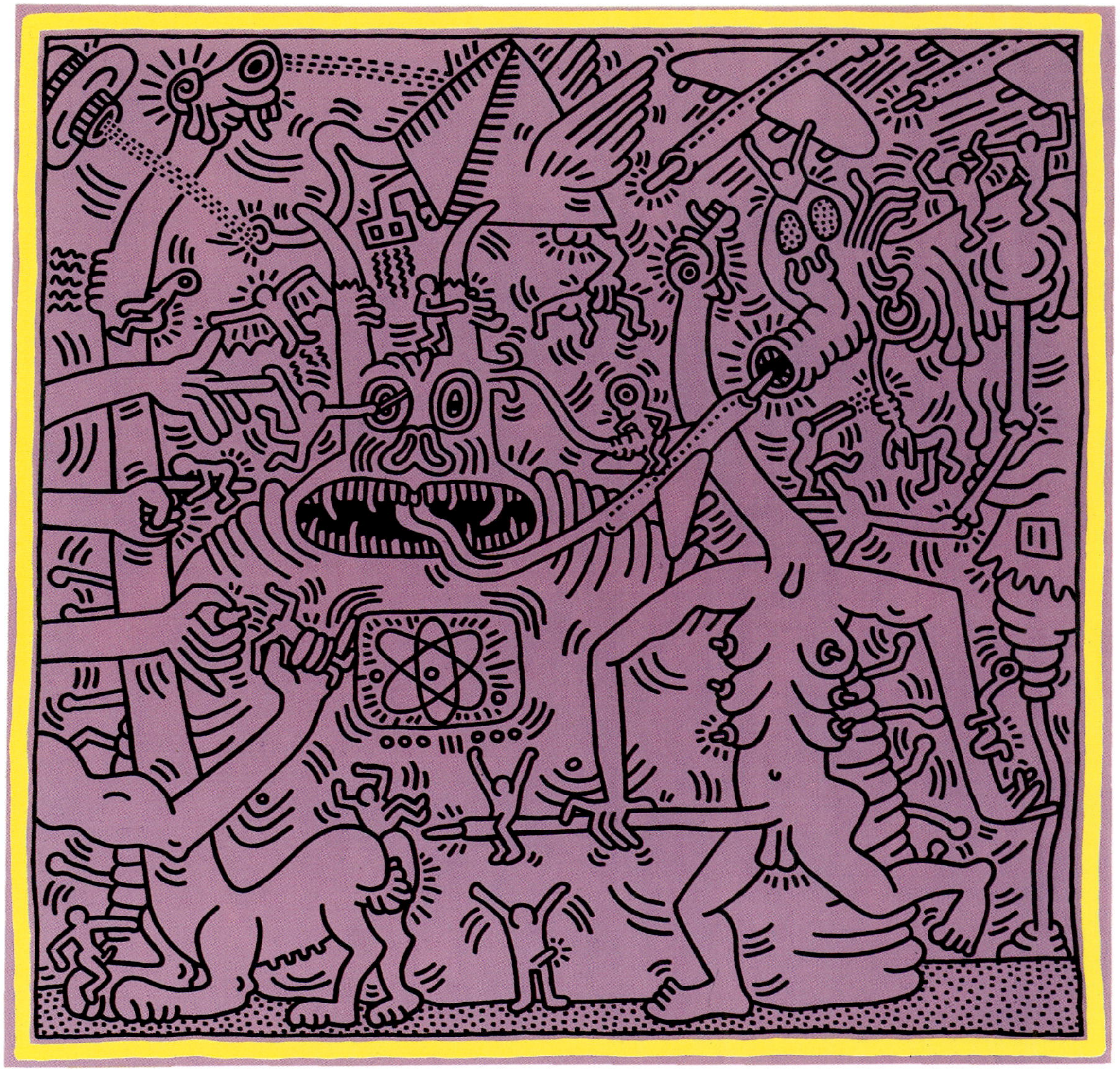

Ohne Titel, 1984. Acryl auf Leinwand, 239 x 239 cm
Per Skarstedt Fine Art, New York

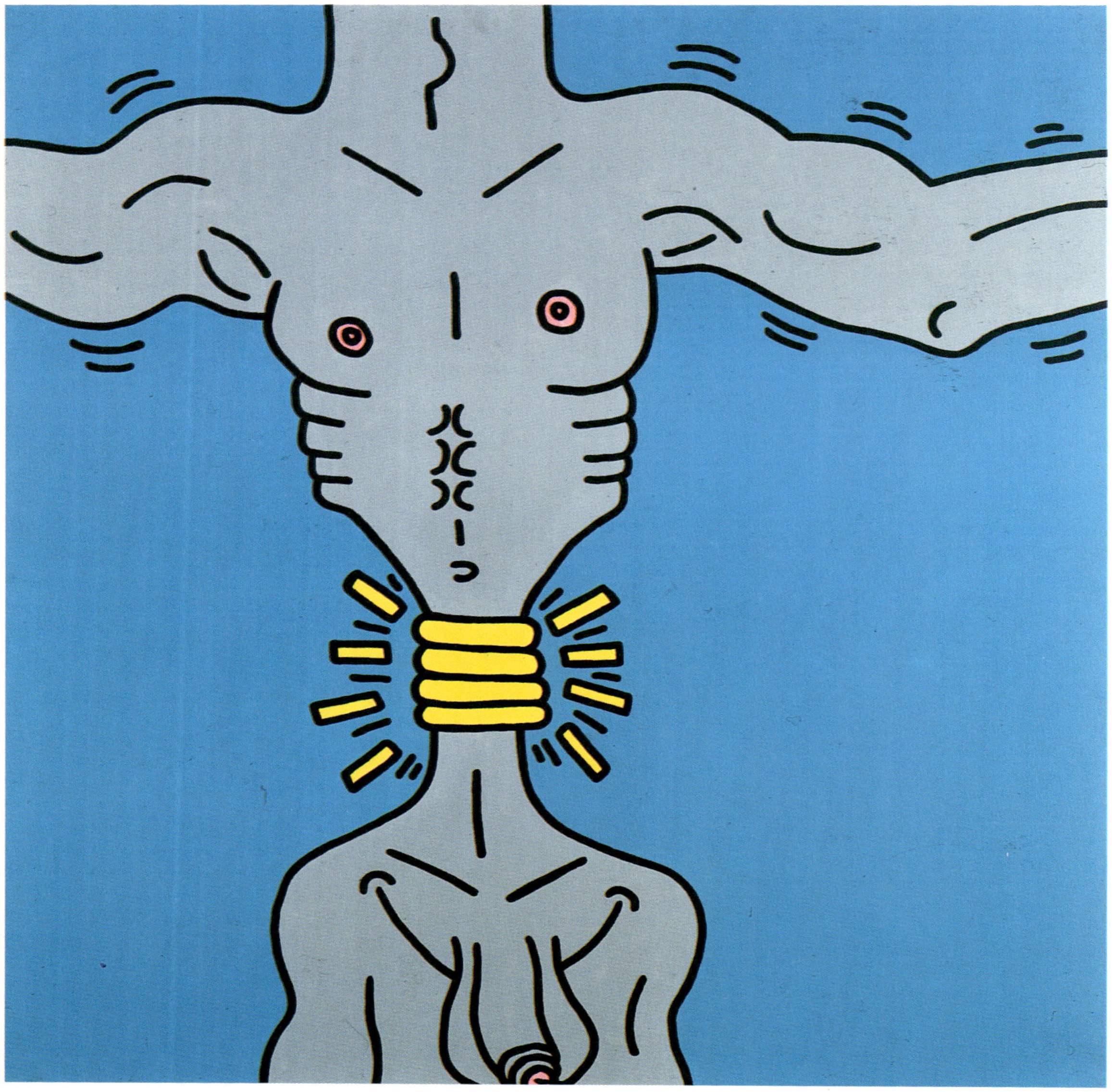

Ohne Titel, 1985. Acryl auf Leinwand, 122 x 122 cm
Sammlung Julia Gruen

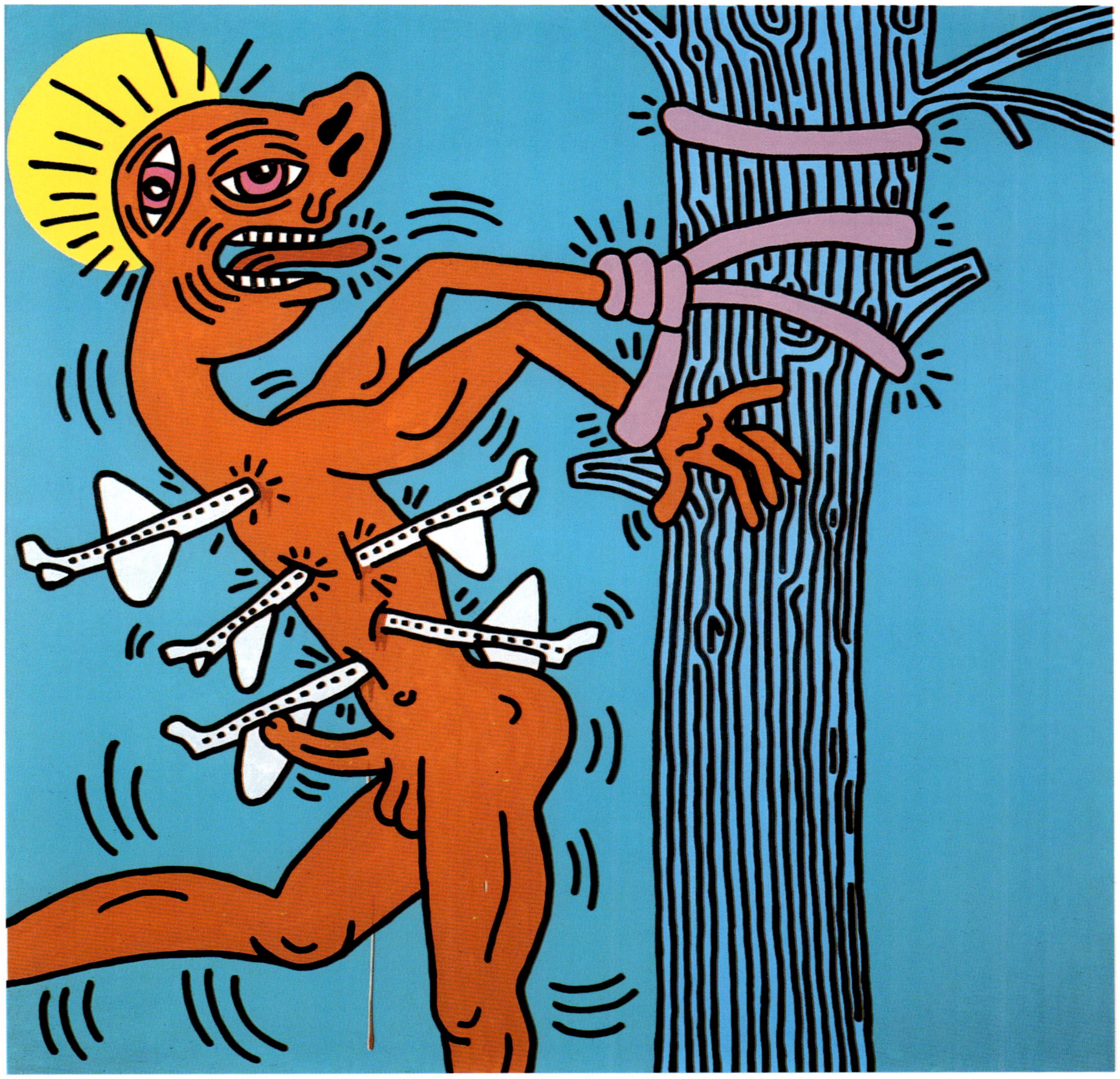

St. Sebastian, 1984. Acryl auf Leinwand, 152 x 152 cm
Privatsammlung

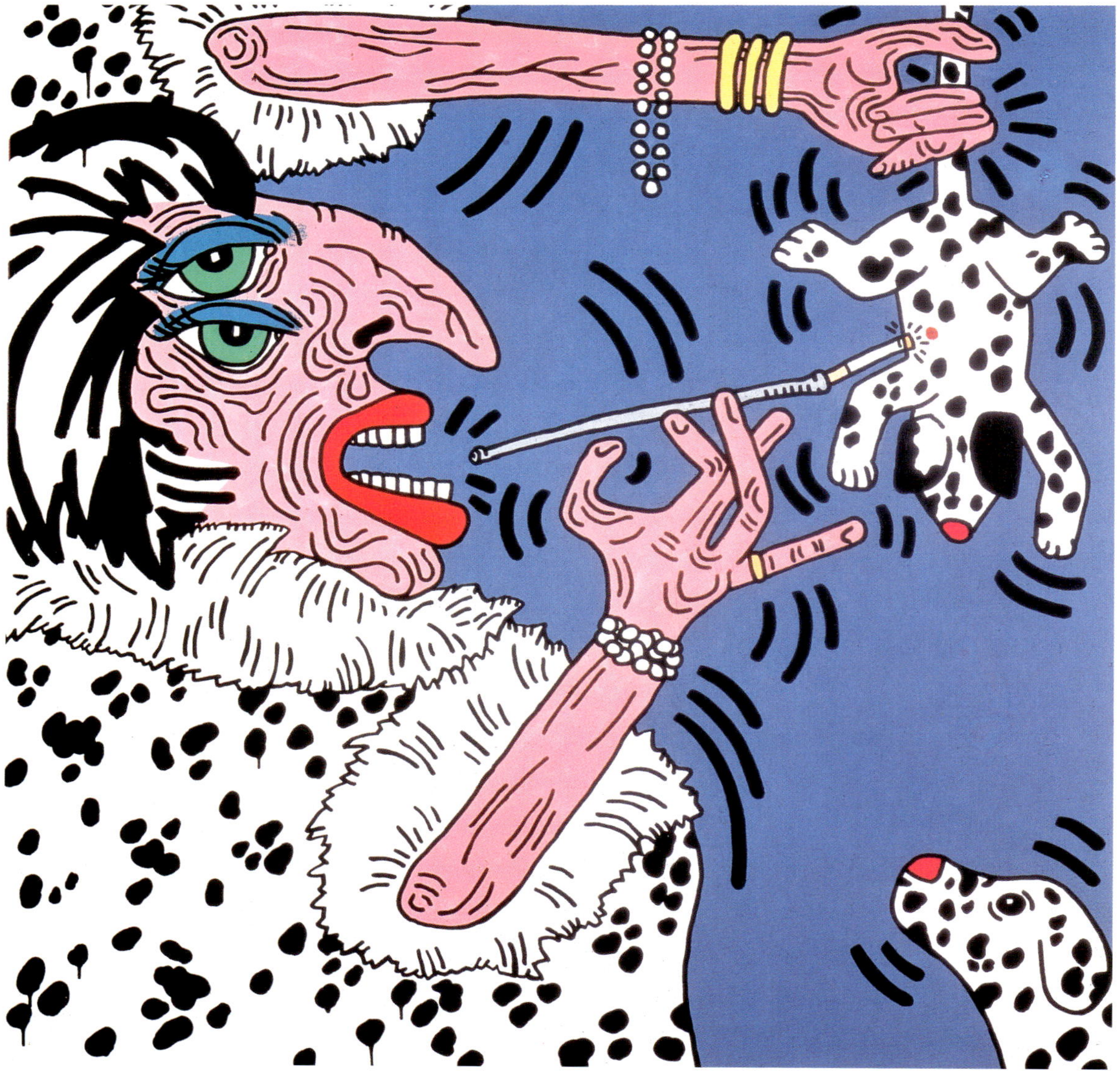

Cruella De Vil, 1984. Acryl auf Leinwand, 152 x 152 cm
Sammlung Prinzessin Gloria von Thurn und Taxis

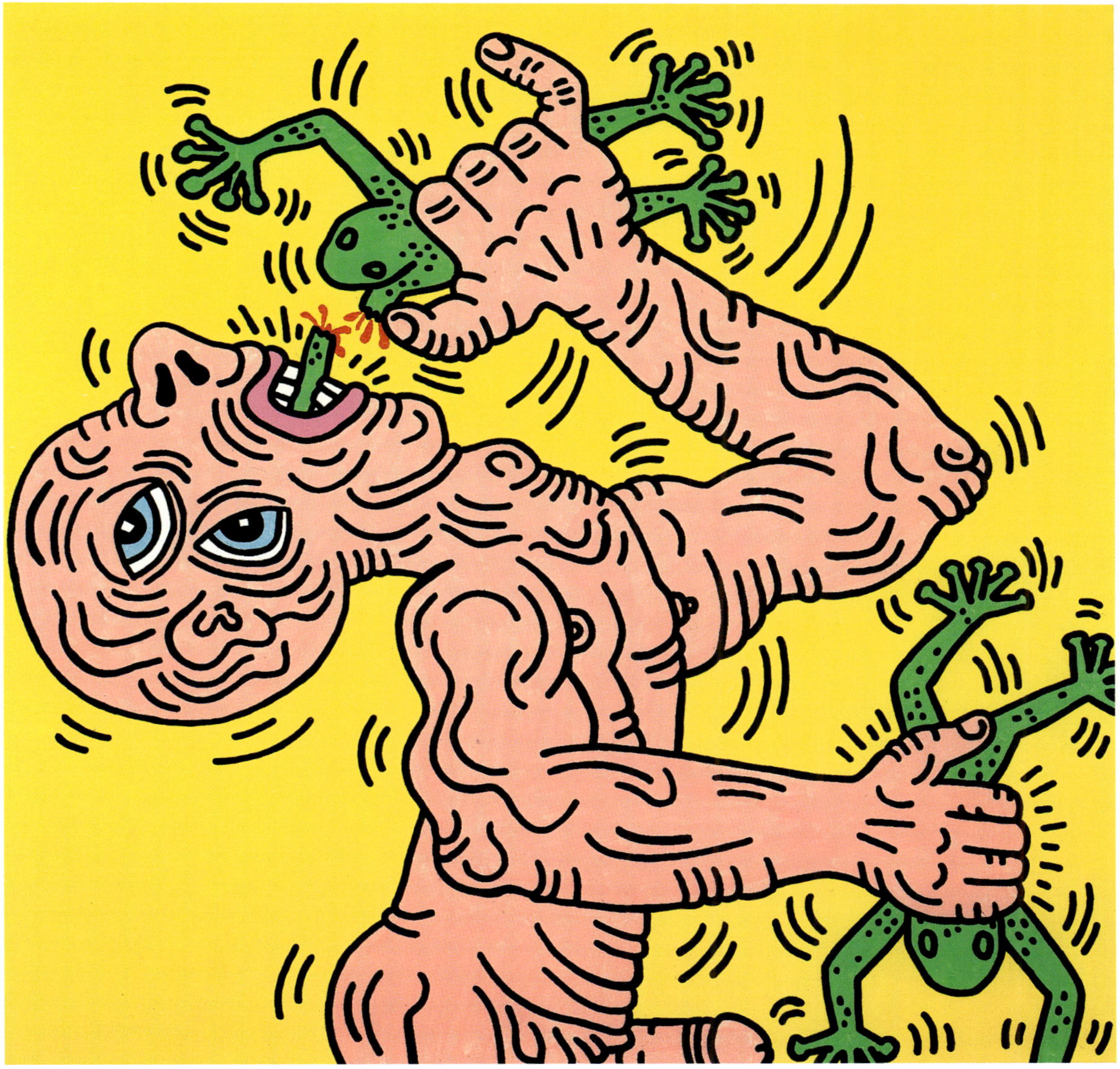

Ohne Titel, 1985. Acryl auf Leinwand, 122 x 122 cm
Privatsammlung

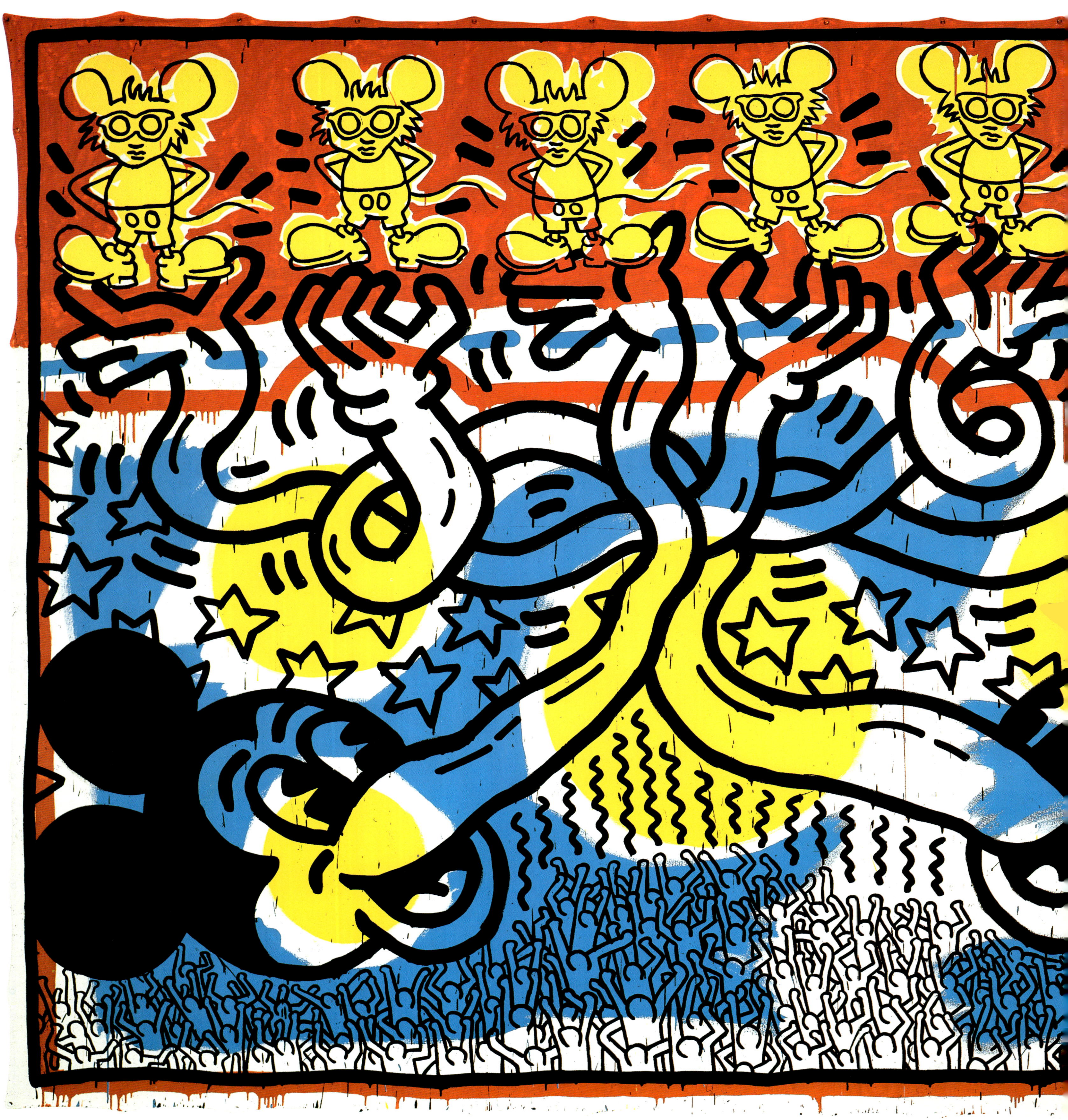

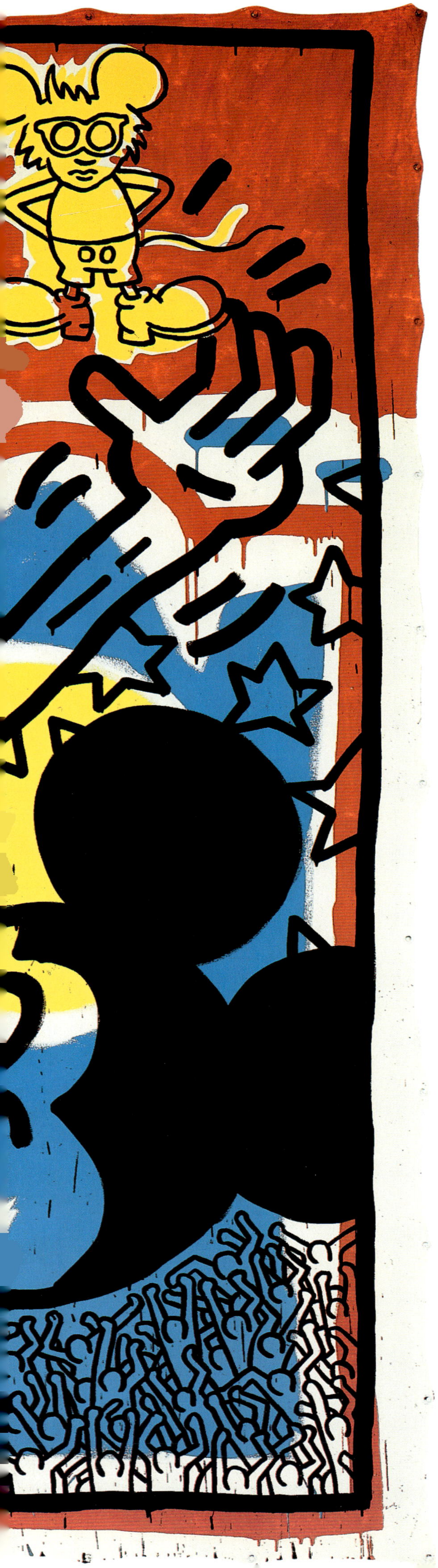

Ohne Titel, 1985. Acryl und Öl auf Leinwand, 305 x 366 cm
Sammlung John J. Goossens

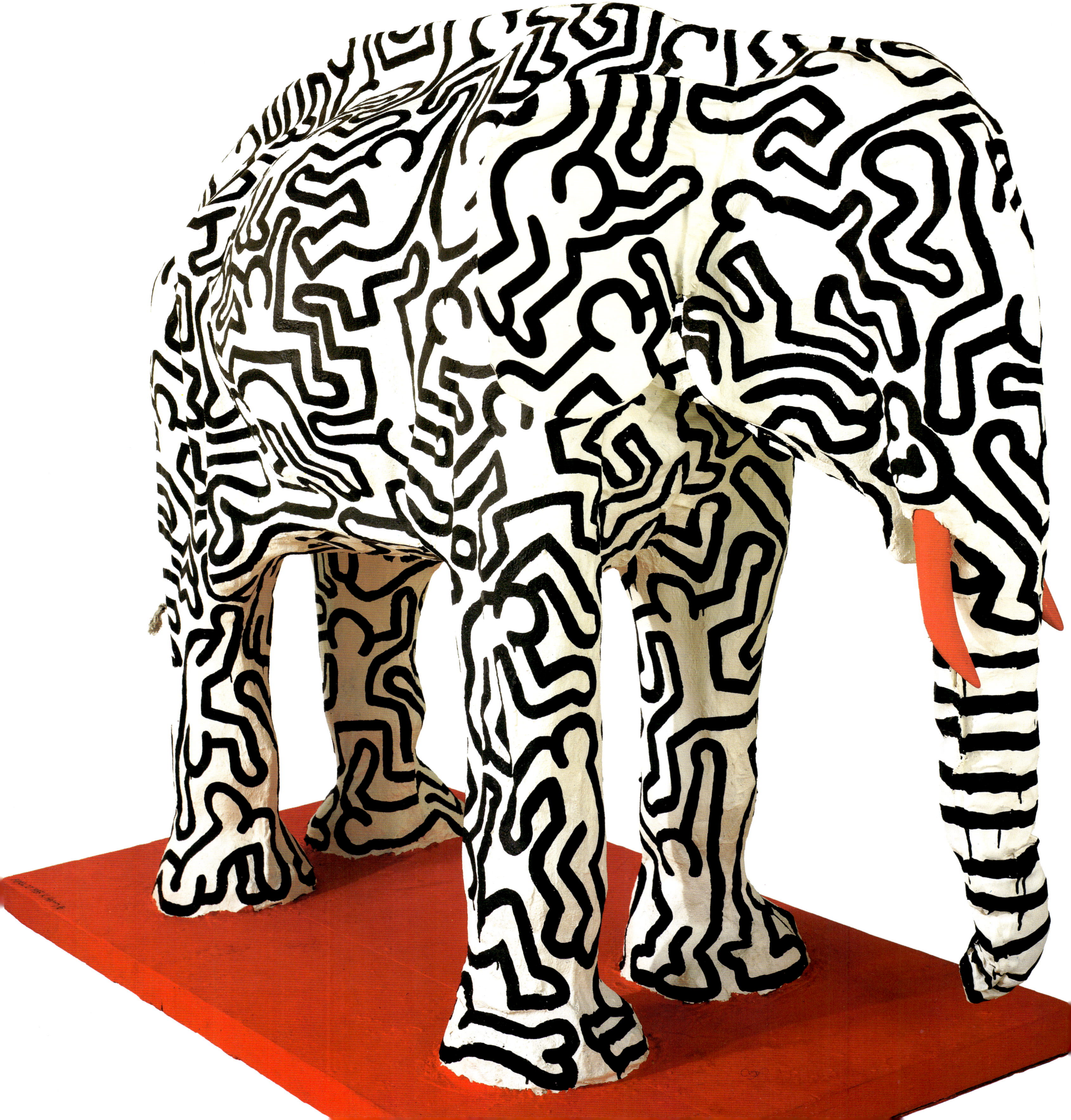

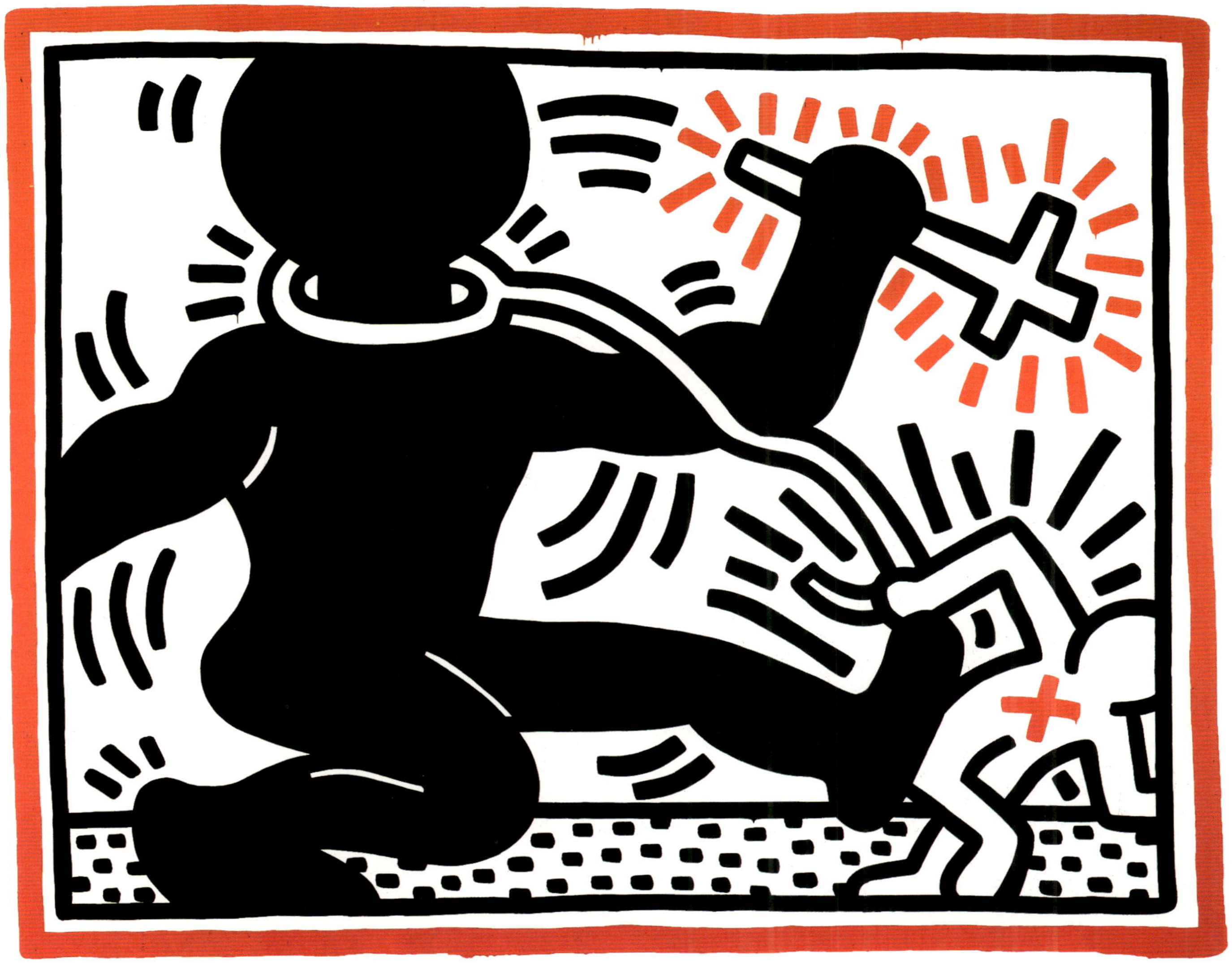

* **Ohne Titel**, 1984. Acryl auf Leinwand, 305 x 366 cm
Stedelijk Museum, Amsterdam

GEGENÜBER * **Ohne Titel**, 1985. Acryl auf Pappmaché, 162 x 97 x 218 cm
Andy Warhol Foundation for the Visual Arts, New York

RECHTS Illustration aus *The Sneetches and Other Stories* von Dr. Seuss, 1961

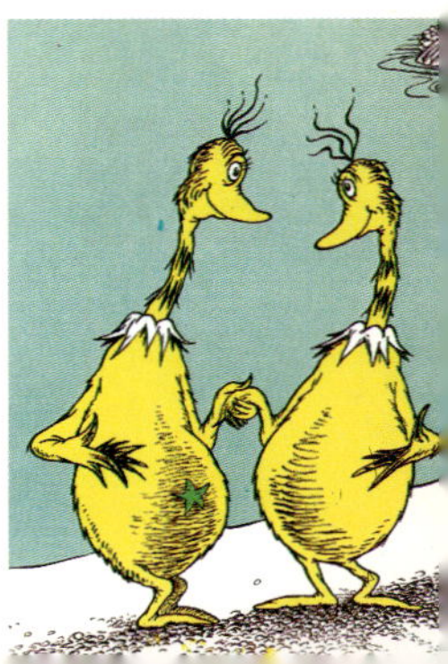

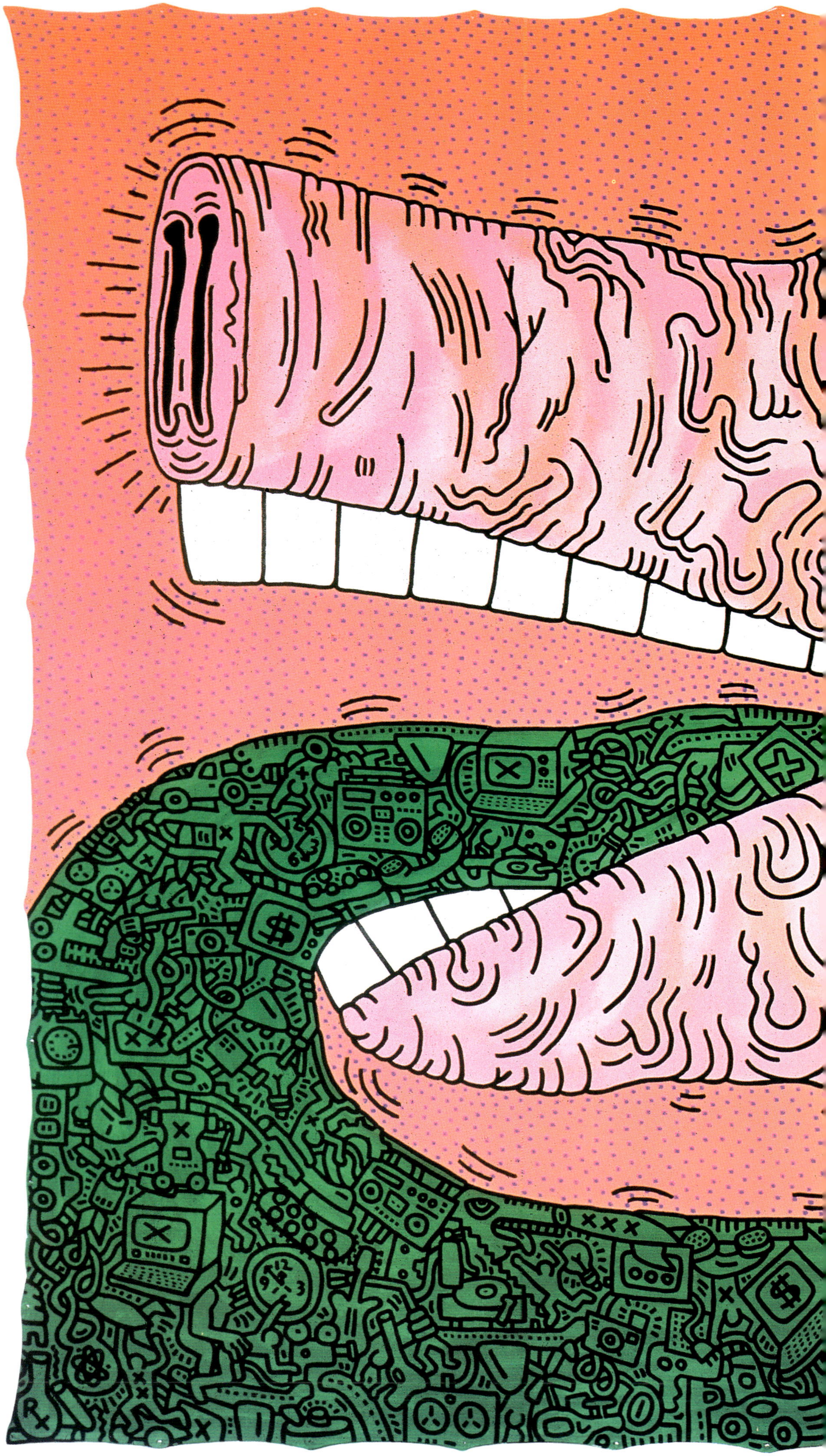

Ohne Titel, 1984. Acryl auf Leinwand, 305 x 451 cm
The Eli Broad Family Foundation, Santa Monica

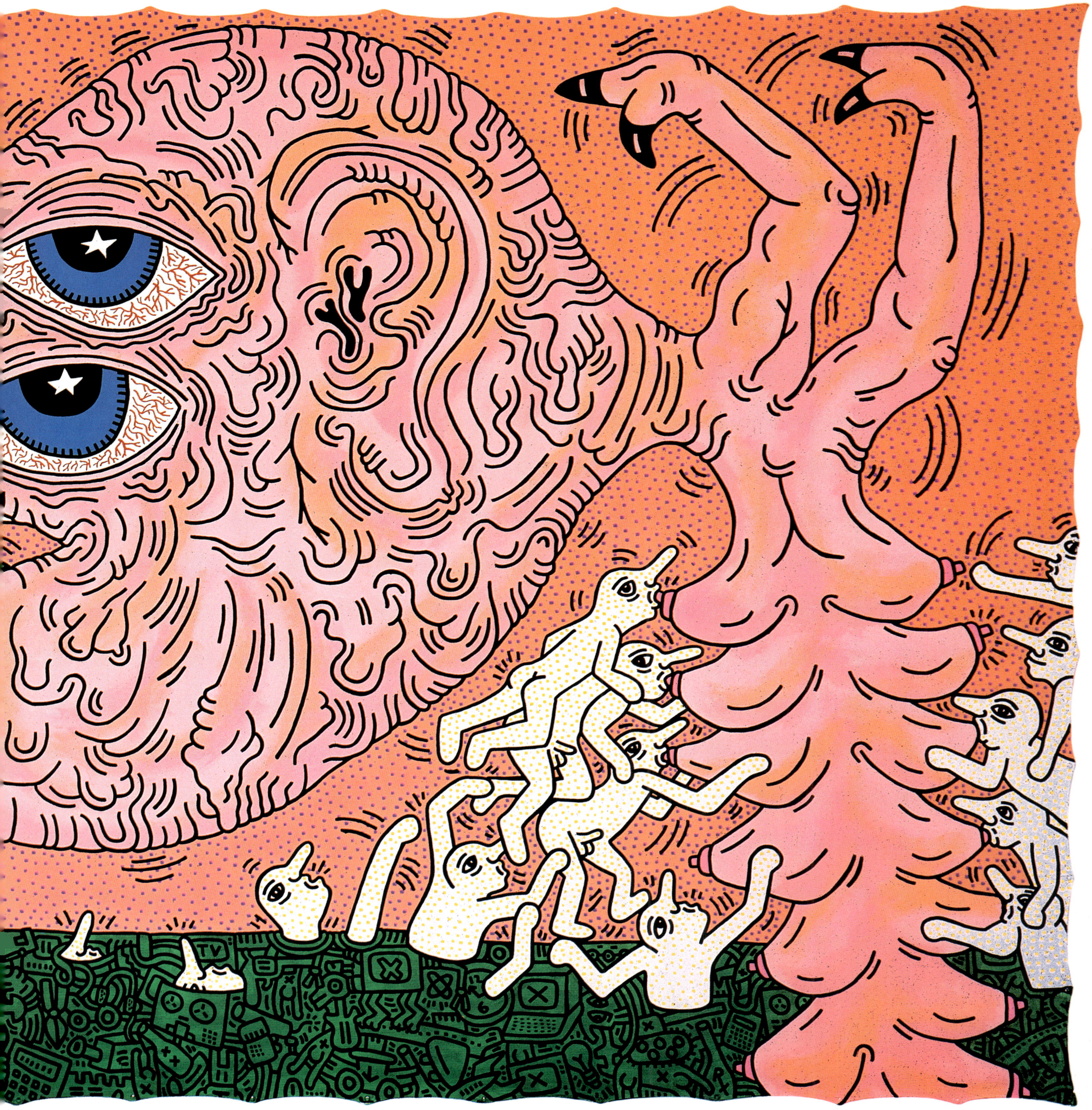

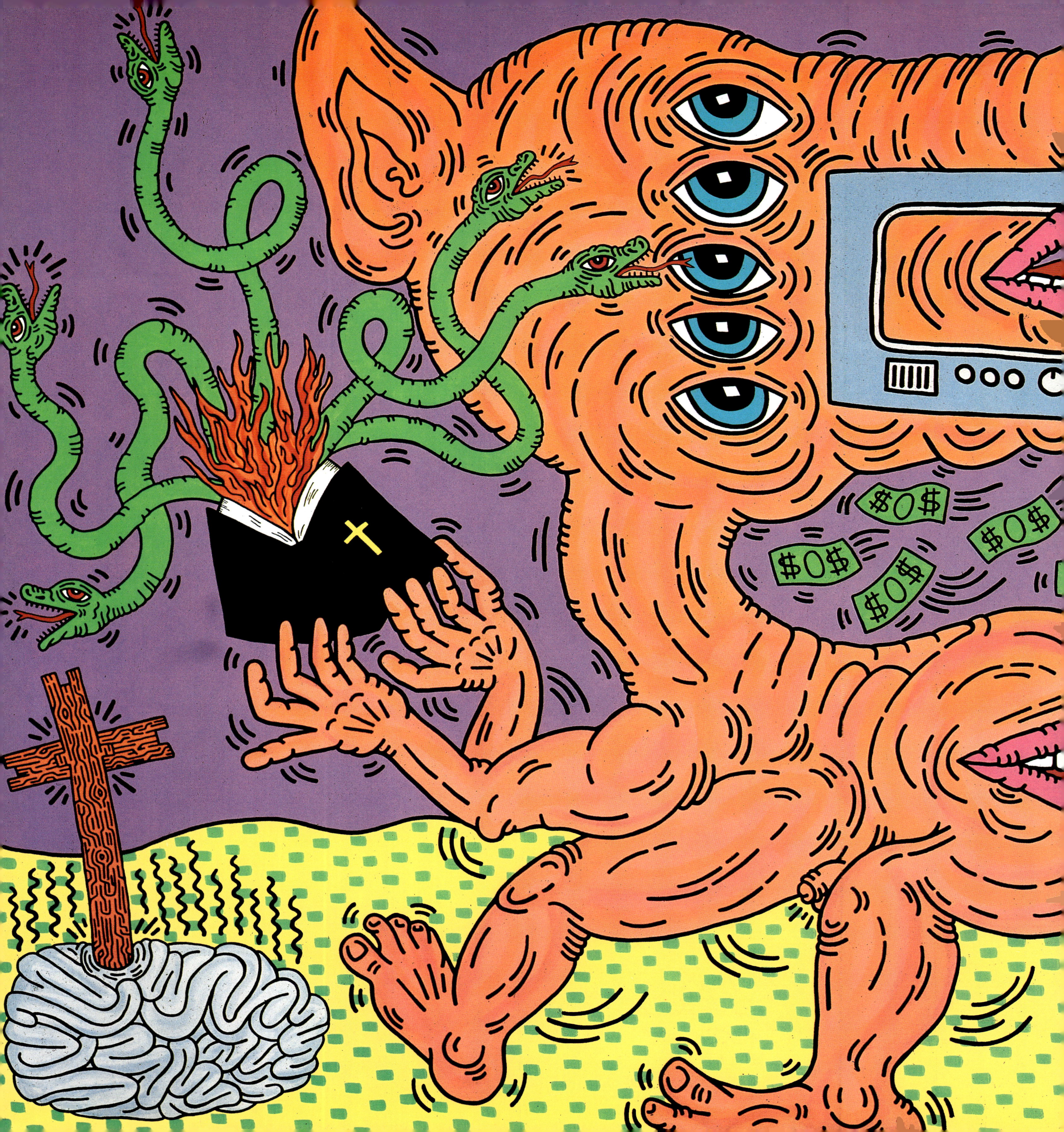
0
0
0
0

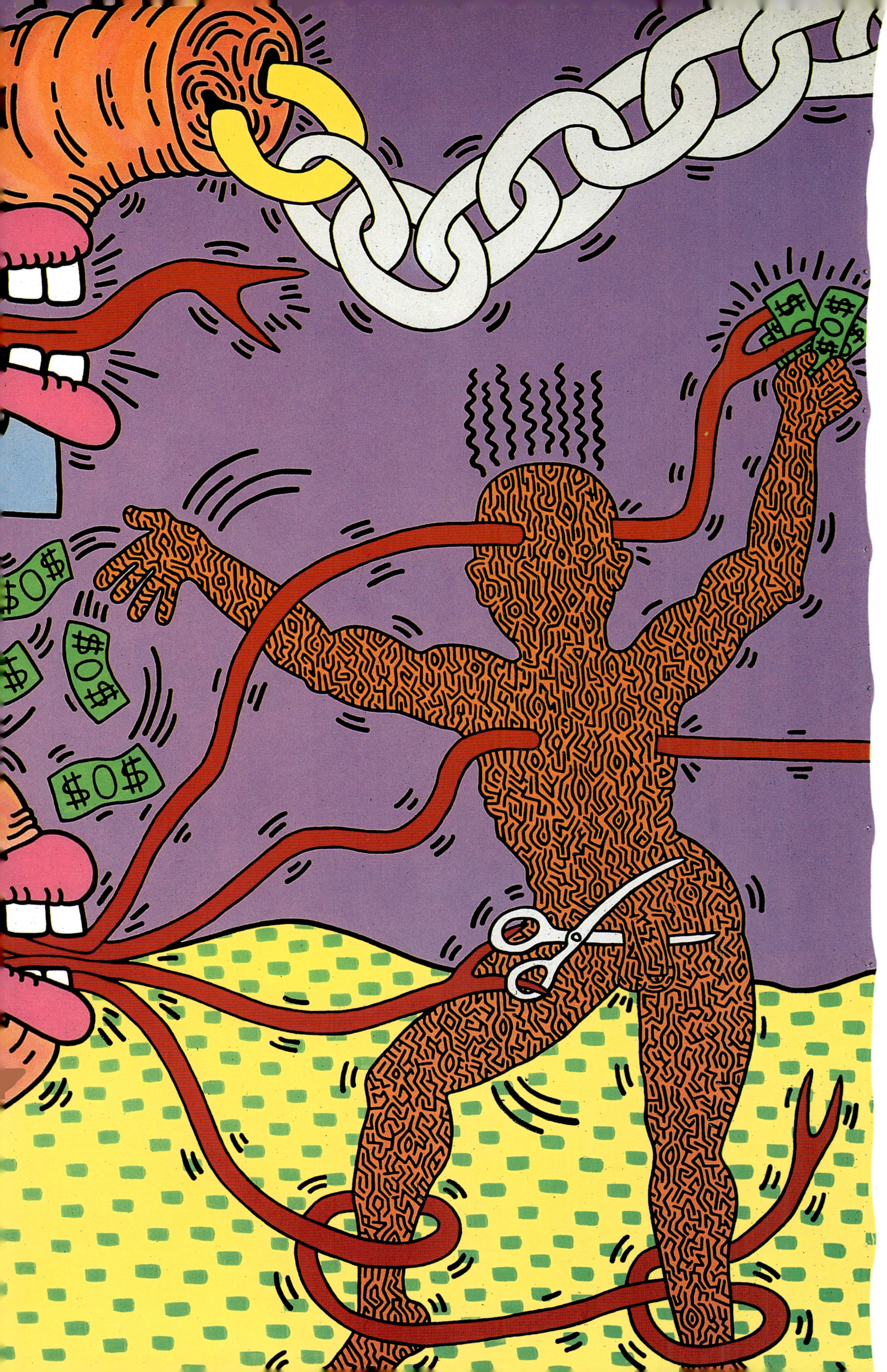

* **Ohne Titel**, 1985.
Acryl und Öl auf Leinwand, 305 x 457 cm
Privatsammlung

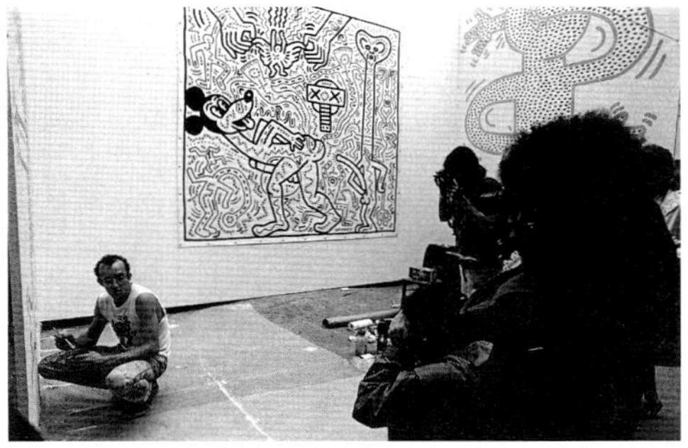

Ein Kamerateam filmt Keith Haring in
der Galleria Salvatore Ala, Mailand 1984

RECHTS * **Medien-Mädchen mit Zigarette,** 1988. Acryl auf Leinwand, 305 x 305 cm
Tony Shafrazi Gallery, New York

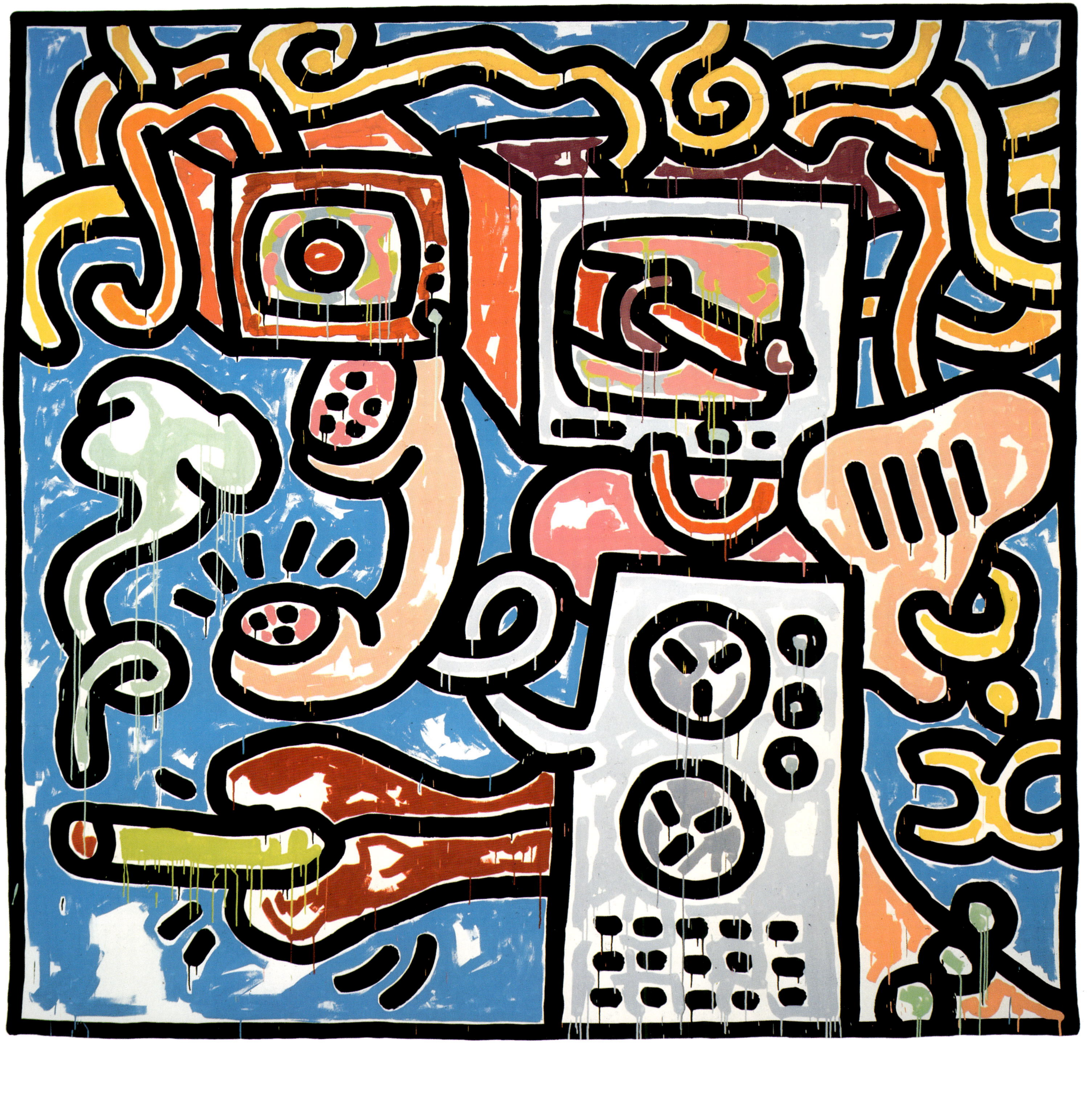

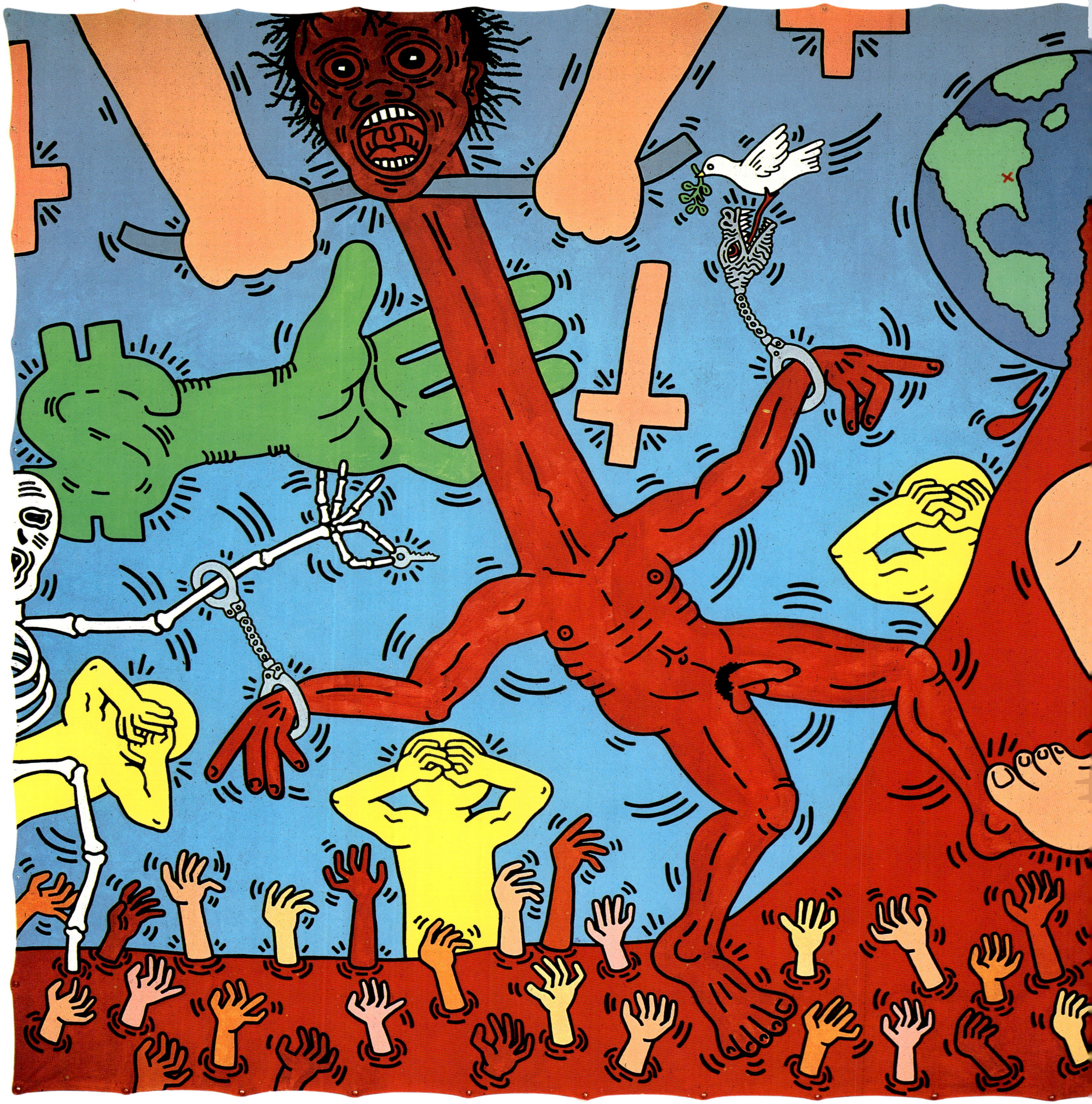

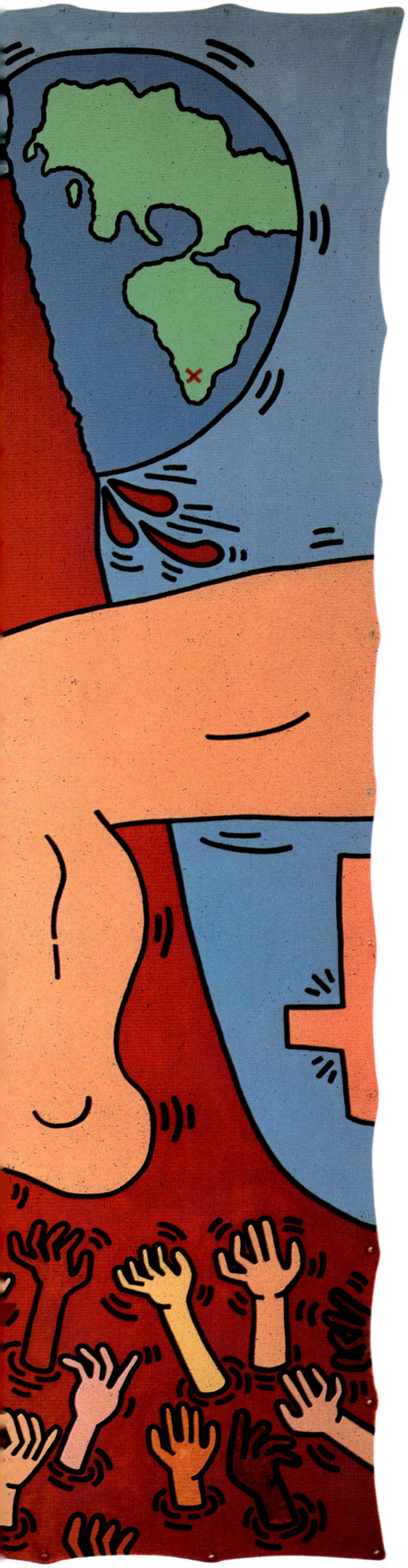

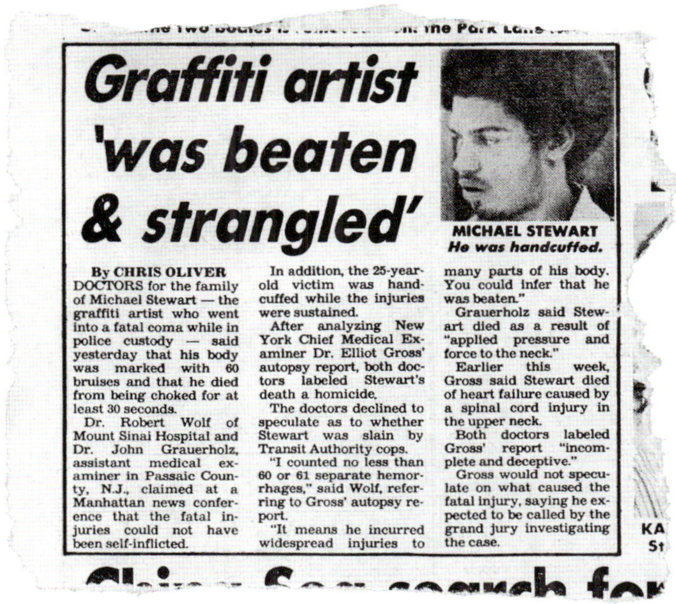

Graffiti artist 'was beaten & strangled'

MICHAEL STEWART
He was handcuffed.

By CHRIS OLIVER

DOCTORS for the family of Michael Stewart — the graffiti artist who went into a fatal coma while in police custody — said yesterday that his body was marked with 60 bruises and that he died from being choked for at least 30 seconds.

Dr. Robert Wolf of Mount Sinai Hospital and Dr. John Grauerholz, assistant medical examiner in Passaic County, N.J., claimed at a Manhattan news conference that the fatal injuries could not have been self-inflicted.

In addition, the 25-year-old victim was handcuffed while the injuries were sustained.

After analyzing New York Chief Medical Examiner Dr. Elliot Gross' autopsy report, both doctors labeled Stewart's death a homicide.

The doctors declined to speculate as to whether Stewart was slain by Transit Authority cops.

"I counted no less than 60 or 61 separate hemorrhages," said Wolf, referring to Gross' autopsy report.

"It means he incurred widespread injuries to many parts of his body. You could infer that he was beaten."

Grauerholz said Stewart died as a result of "applied pressure and force to the neck."

Earlier this week, Gross said Stewart died of heart failure caused by a spinal cord injury in the upper neck.

Both doctors labeled Gross' report "incomplete and deceptive."

Gross would not speculate on what caused the fatal injury, saying he expected to be called by the grand jury investigating the case.

Artikel in *The New York Post*, 4. November 1983

LINKS **Michael Stewart – die USA für Afrika,** 1985. Acryl und Öl auf Leinwand, 305 x 458 cm
The Estate of Keith Haring, Courtesy André Emmerich Gallery, New York

SEITEN 200–201 **Ohne Titel**, 1986. Acryl und Öl auf Leinwand, 241 x 481 cm
The Estate of Keith Haring

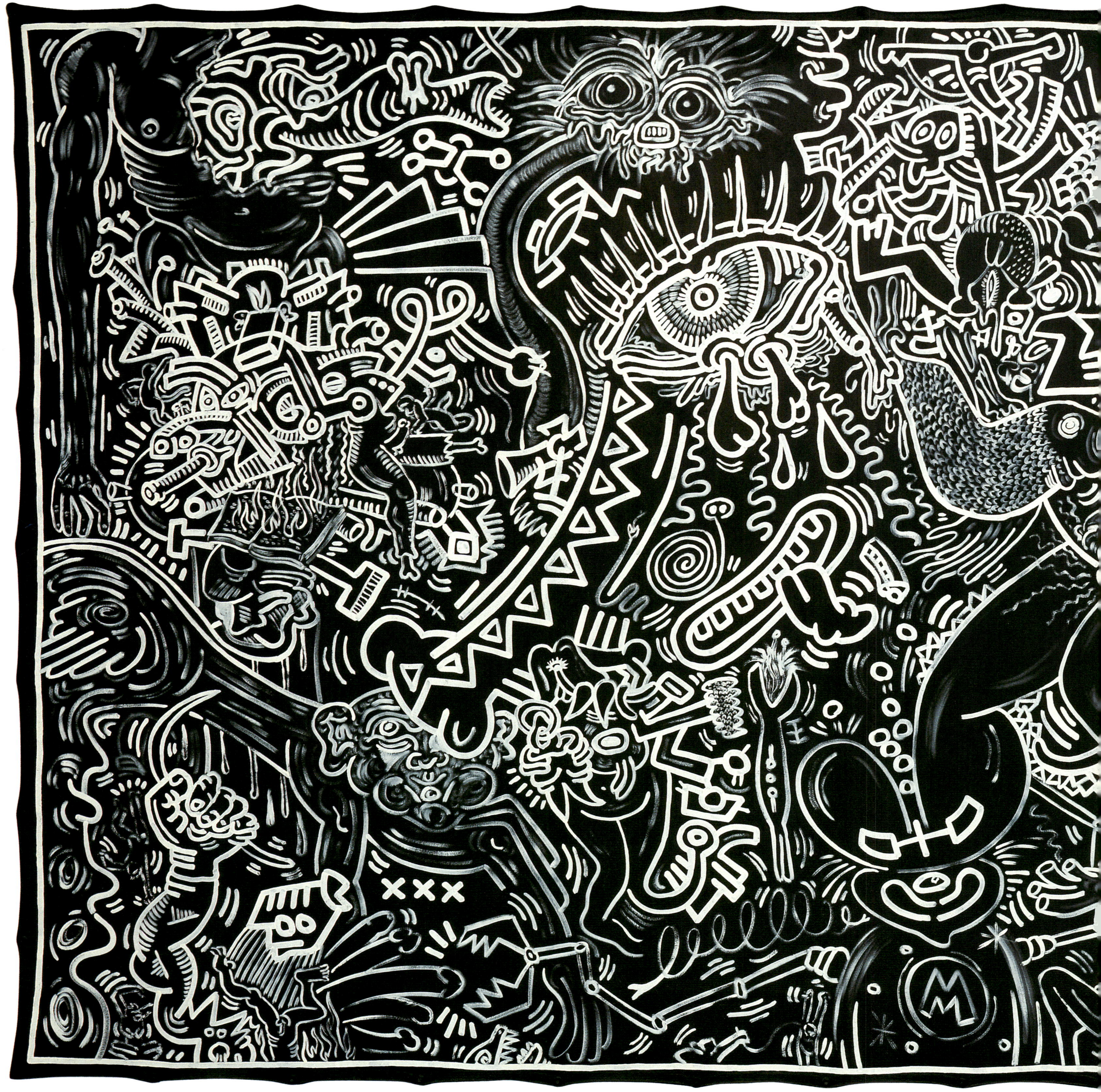

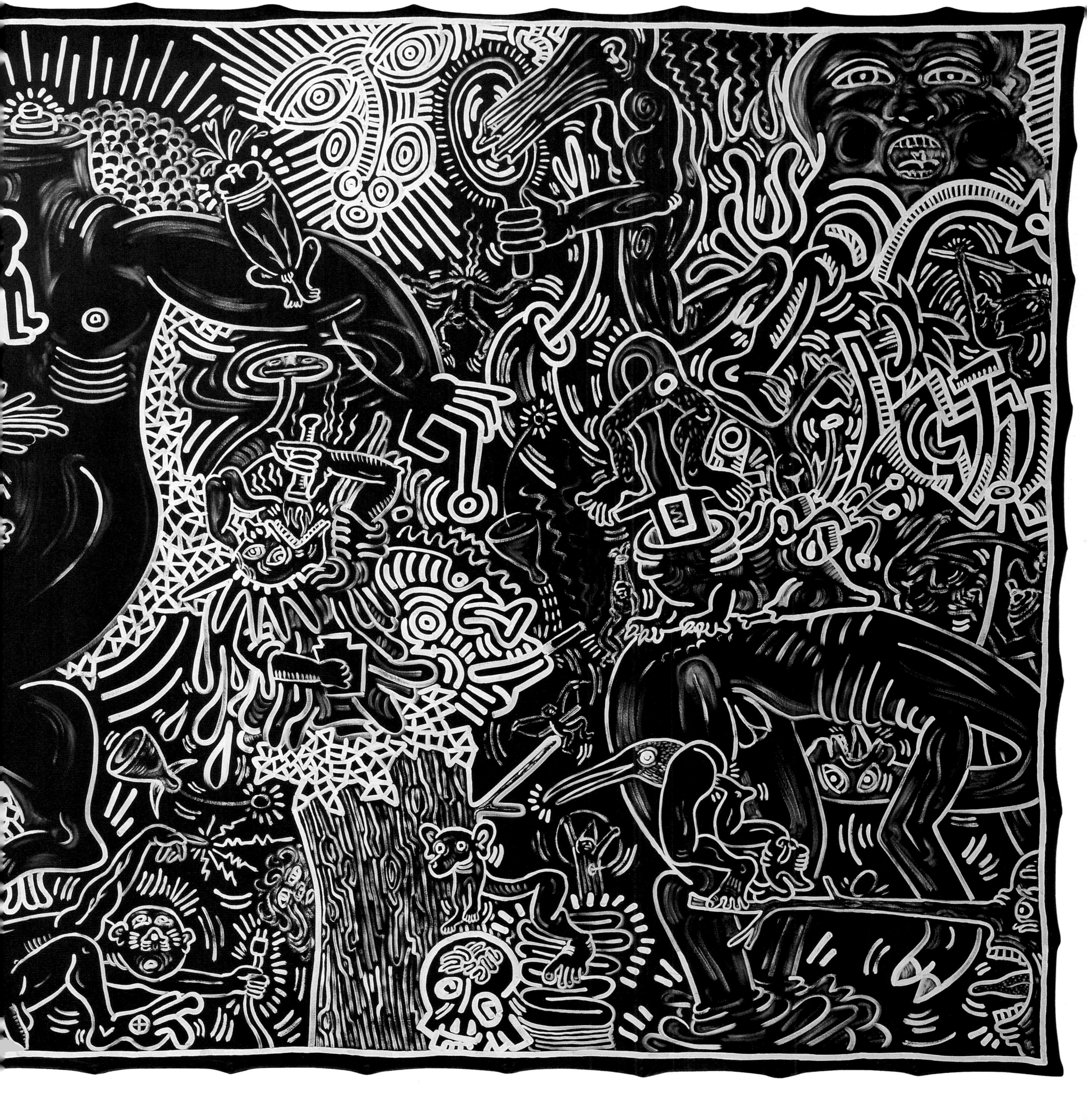

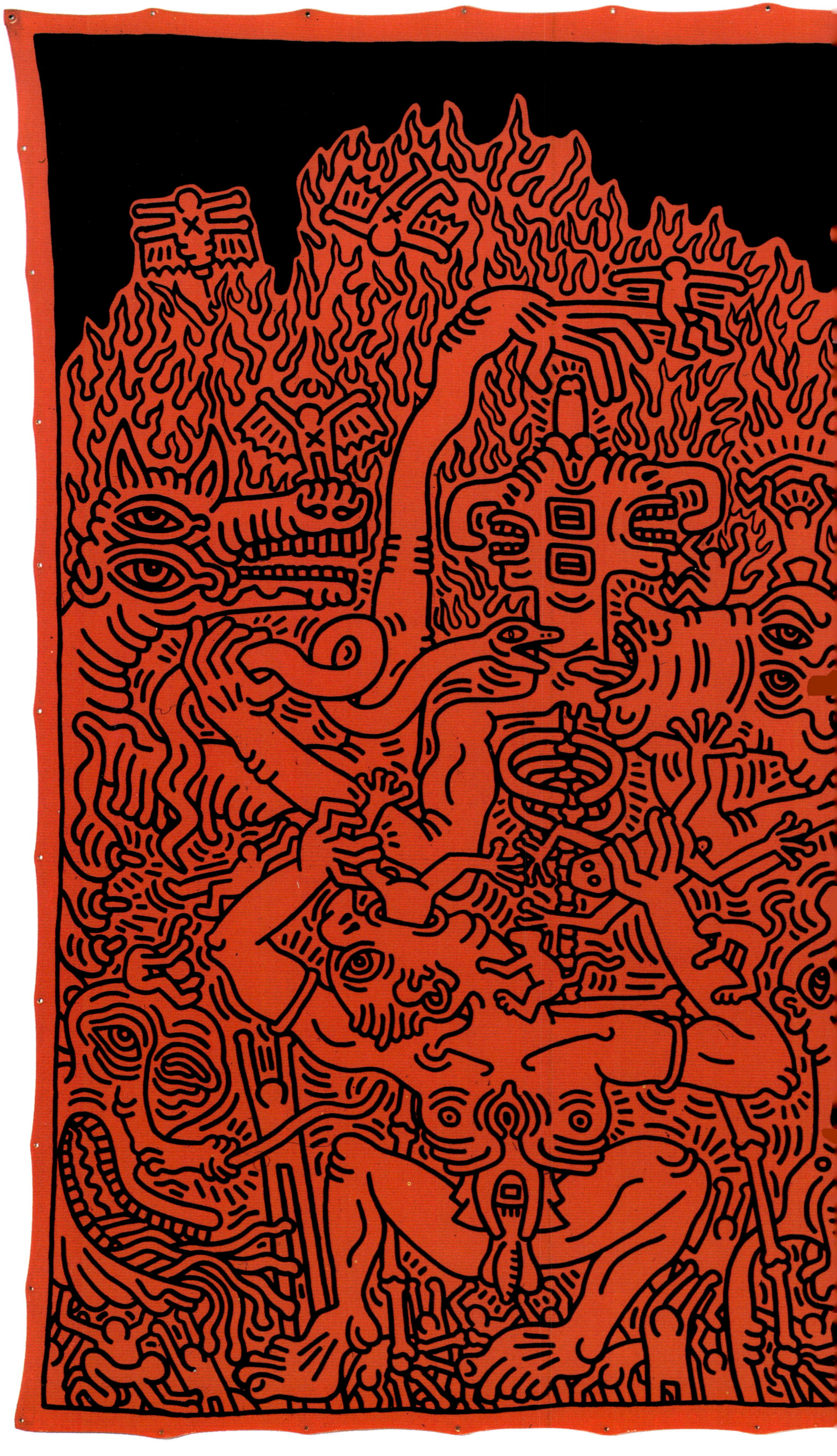

* **Ohne Titel**, 1985
Acryl und Öl auf Leinwand, 305 x 457 cm
Sammlung Asher B. Edelman

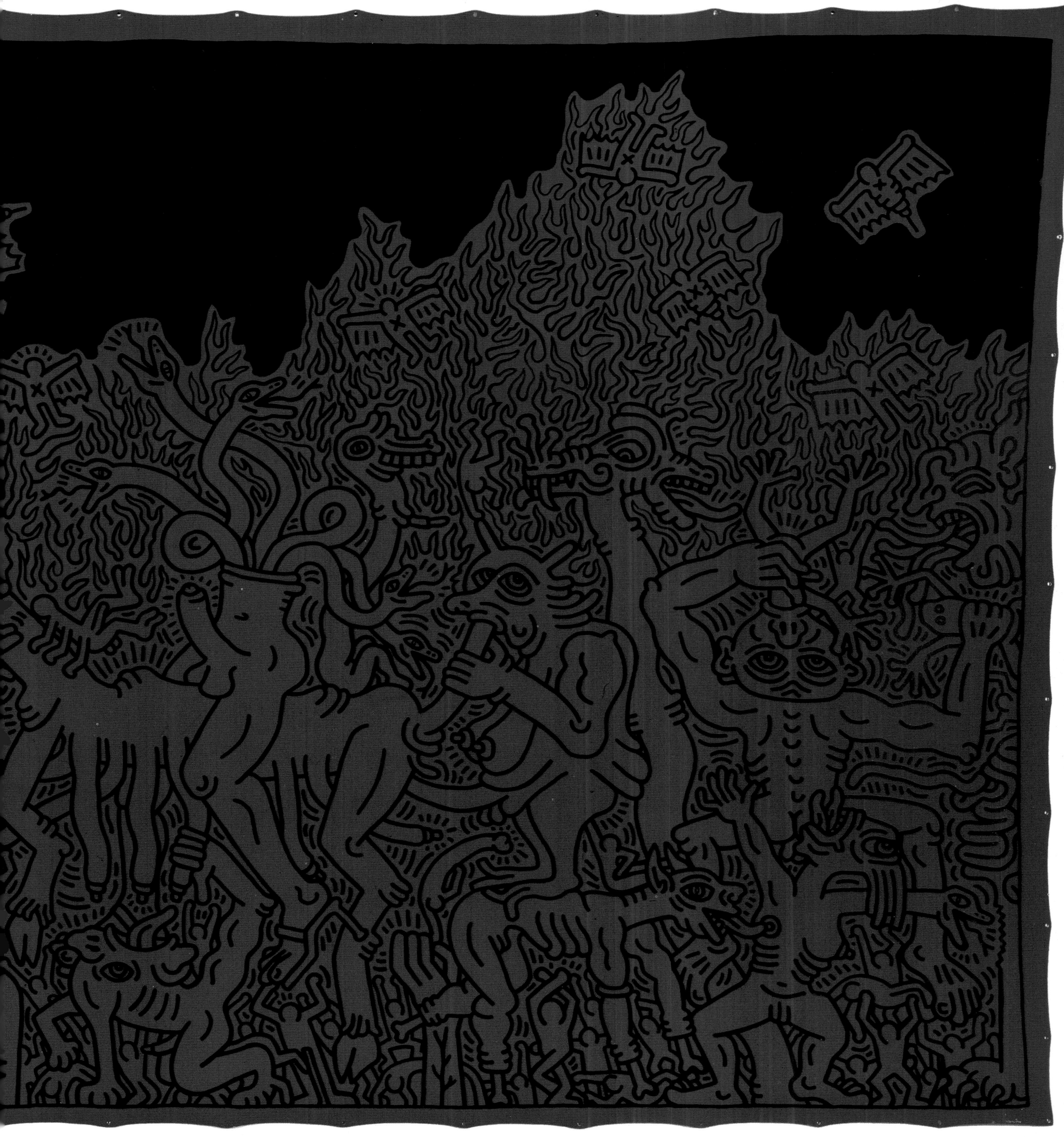

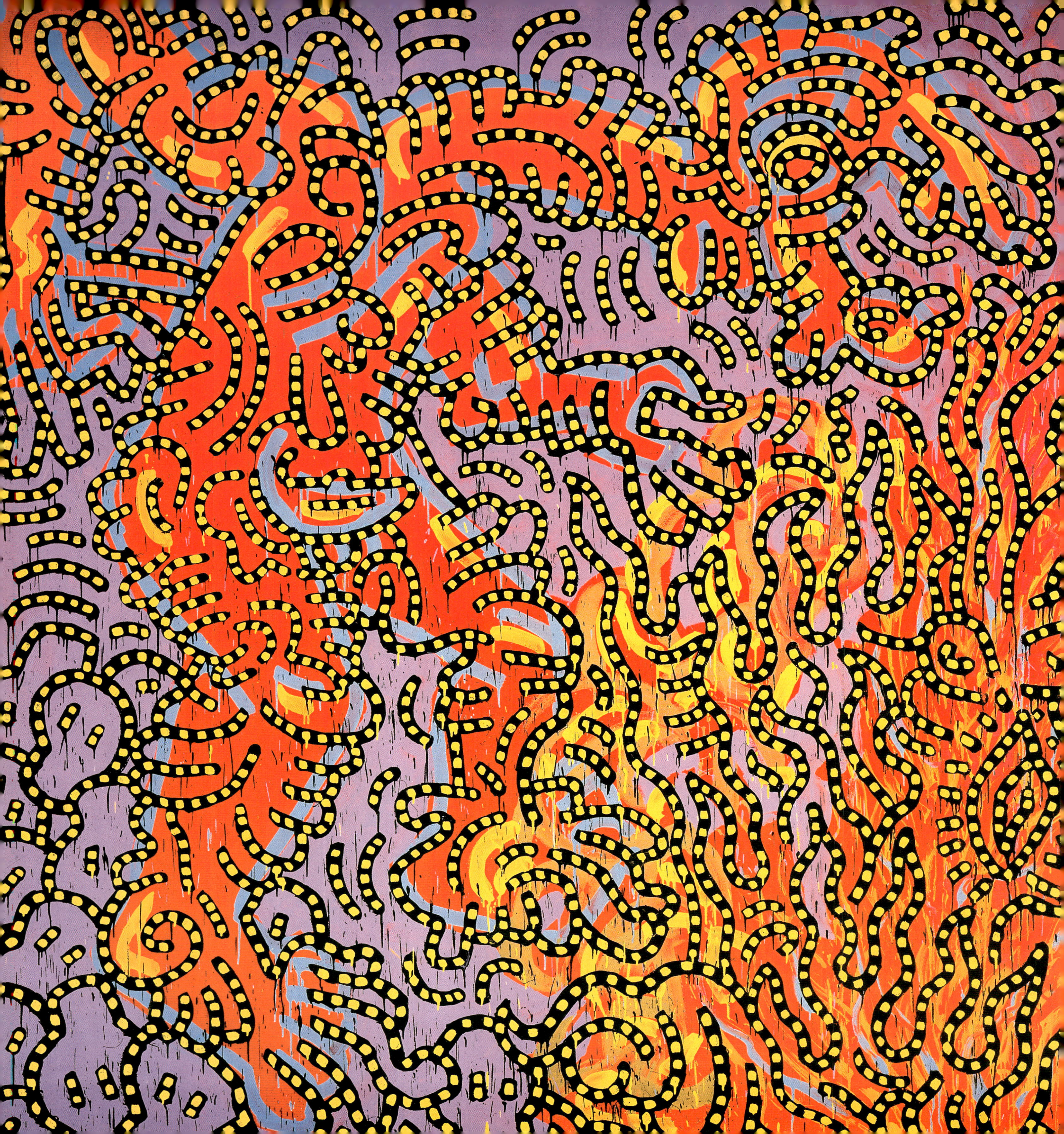

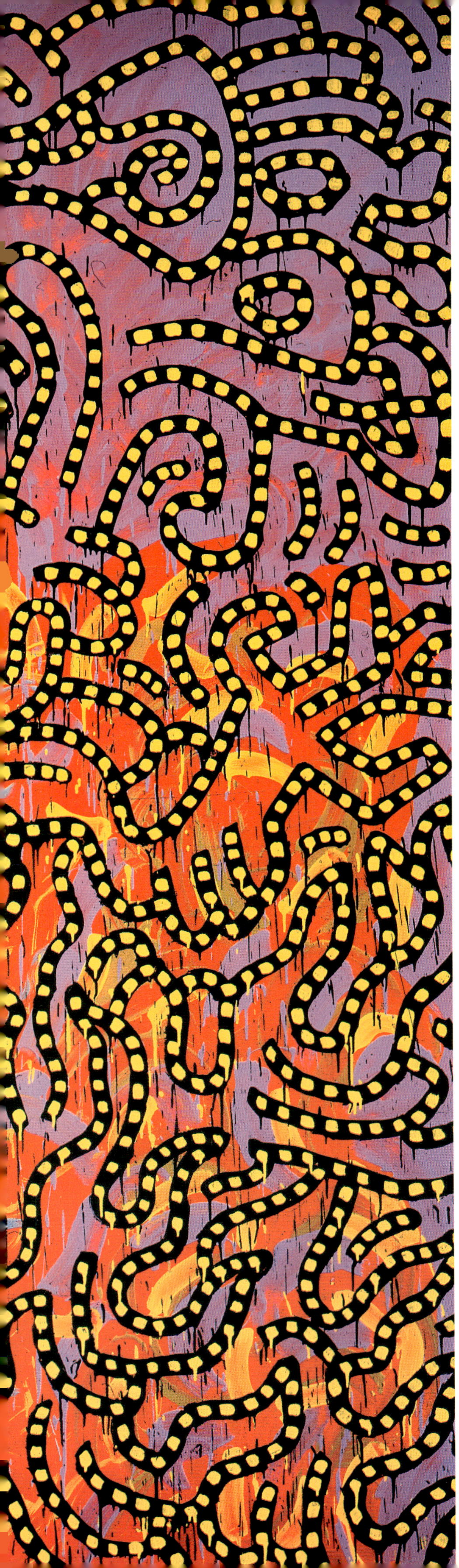

* **Moses und der brennende Busch,** 1985. Acryl und Öl auf Leinwand, 305 x 366 cm
Sammlung Dennis Hopper

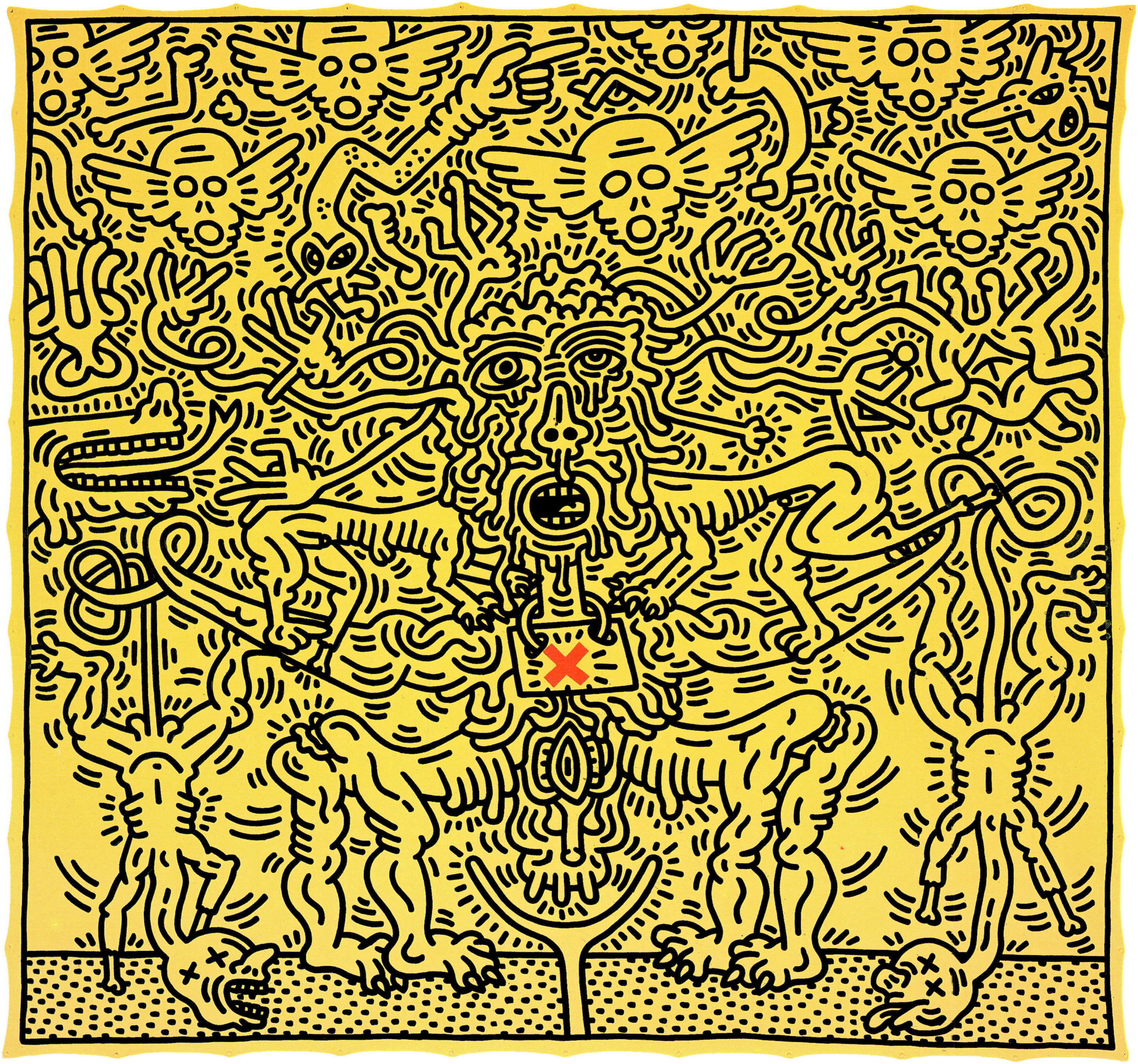

Ohne Titel, 1985. Acryl und Öl auf Leinwand, 305 x 305 cm
Ludwig Forum für Internationale Kunst, Aachen

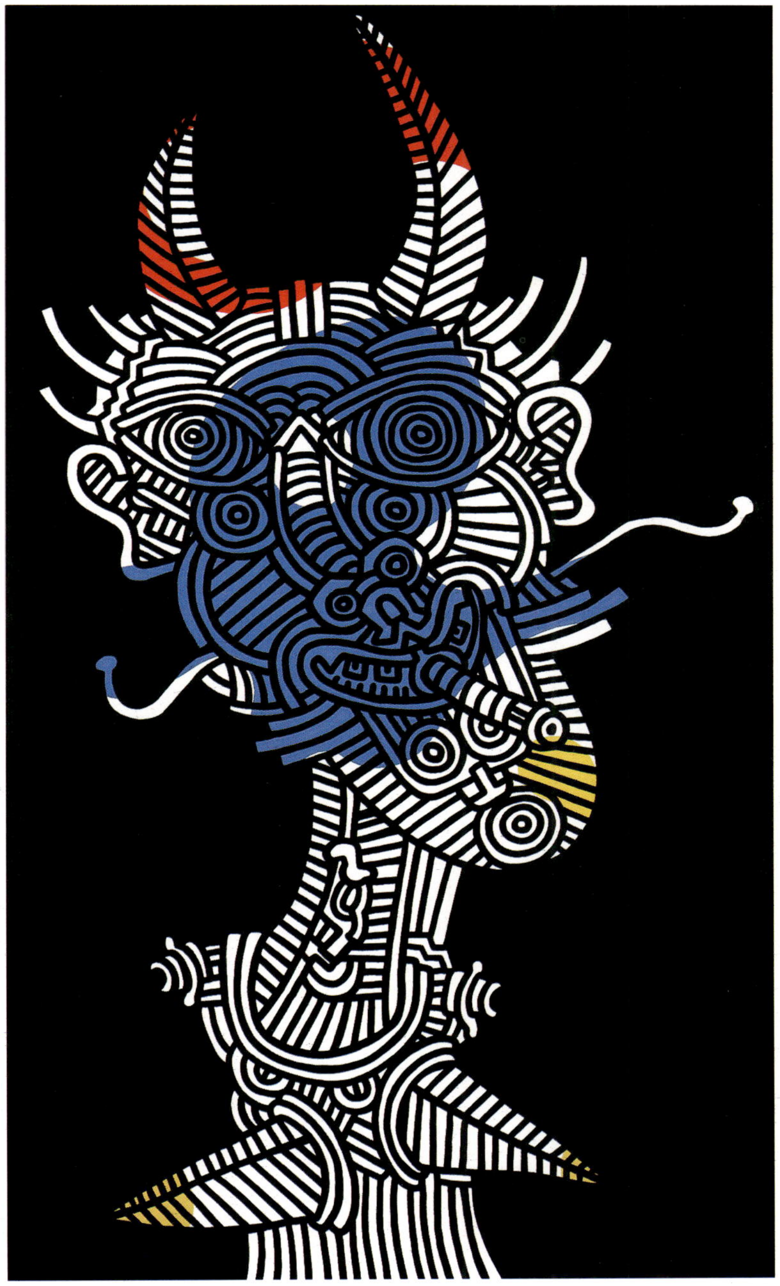

Wer hat Angst vor Rot, Gelb und Blau? 1986. Acryl und Öl auf Leinwand, 213 x 122 cm
Sammlung Interpublic Group of Companies

SEITEN 208–209 **Ohne Titel**, 1986. Acryl und Öl auf Leinwand, 244 x 488 cm
Galerie Daniel Templon, Paris

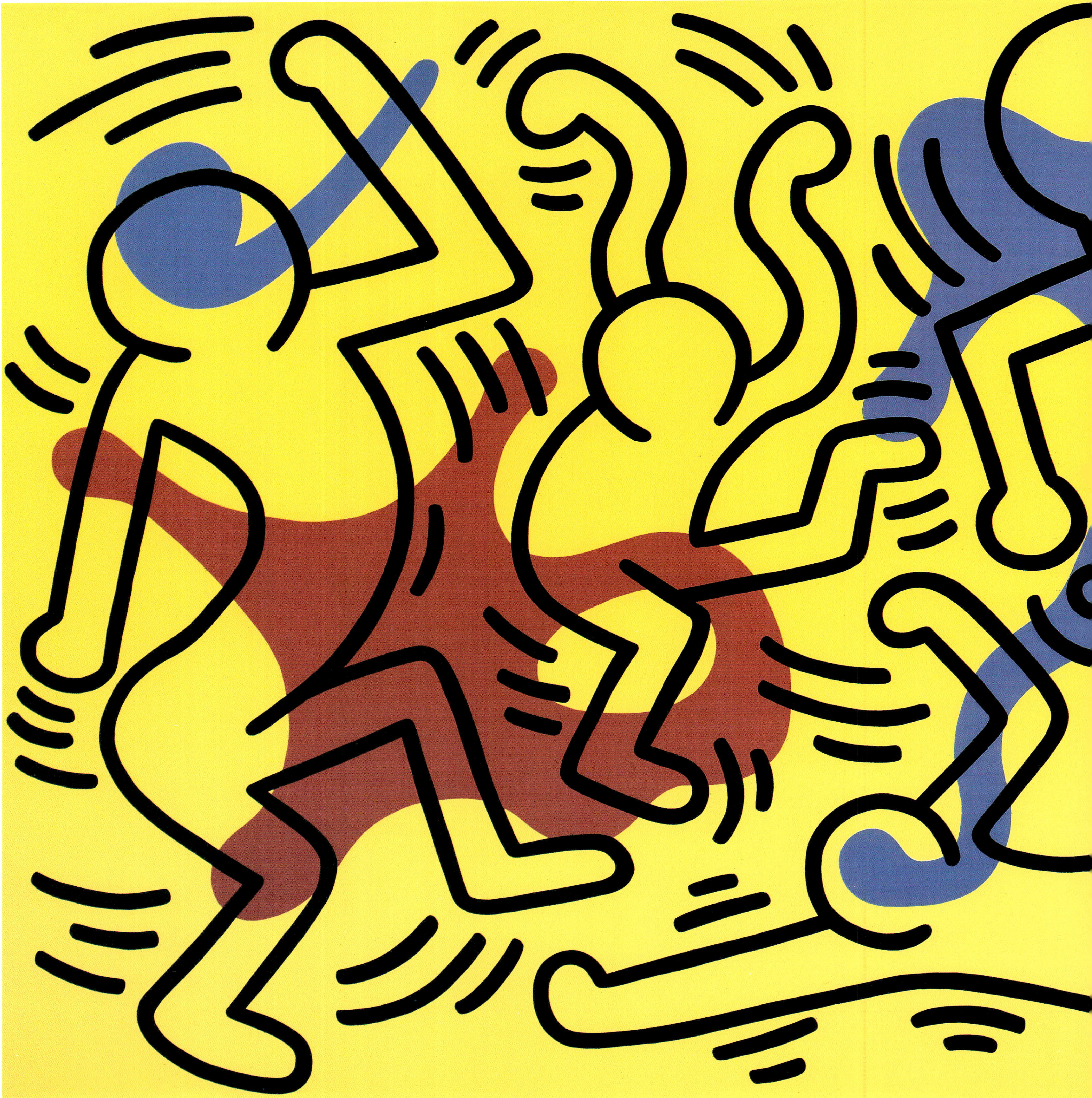

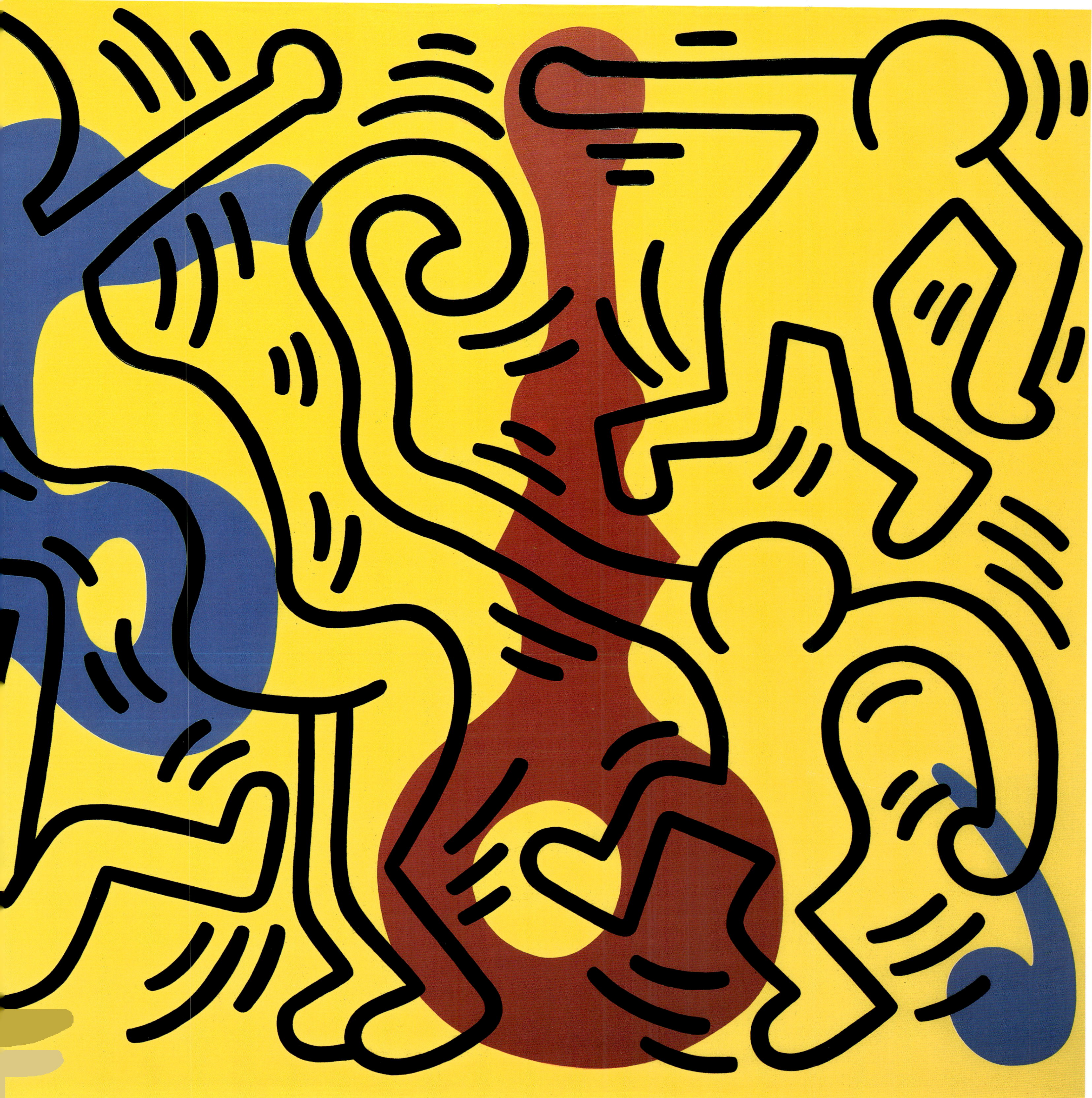

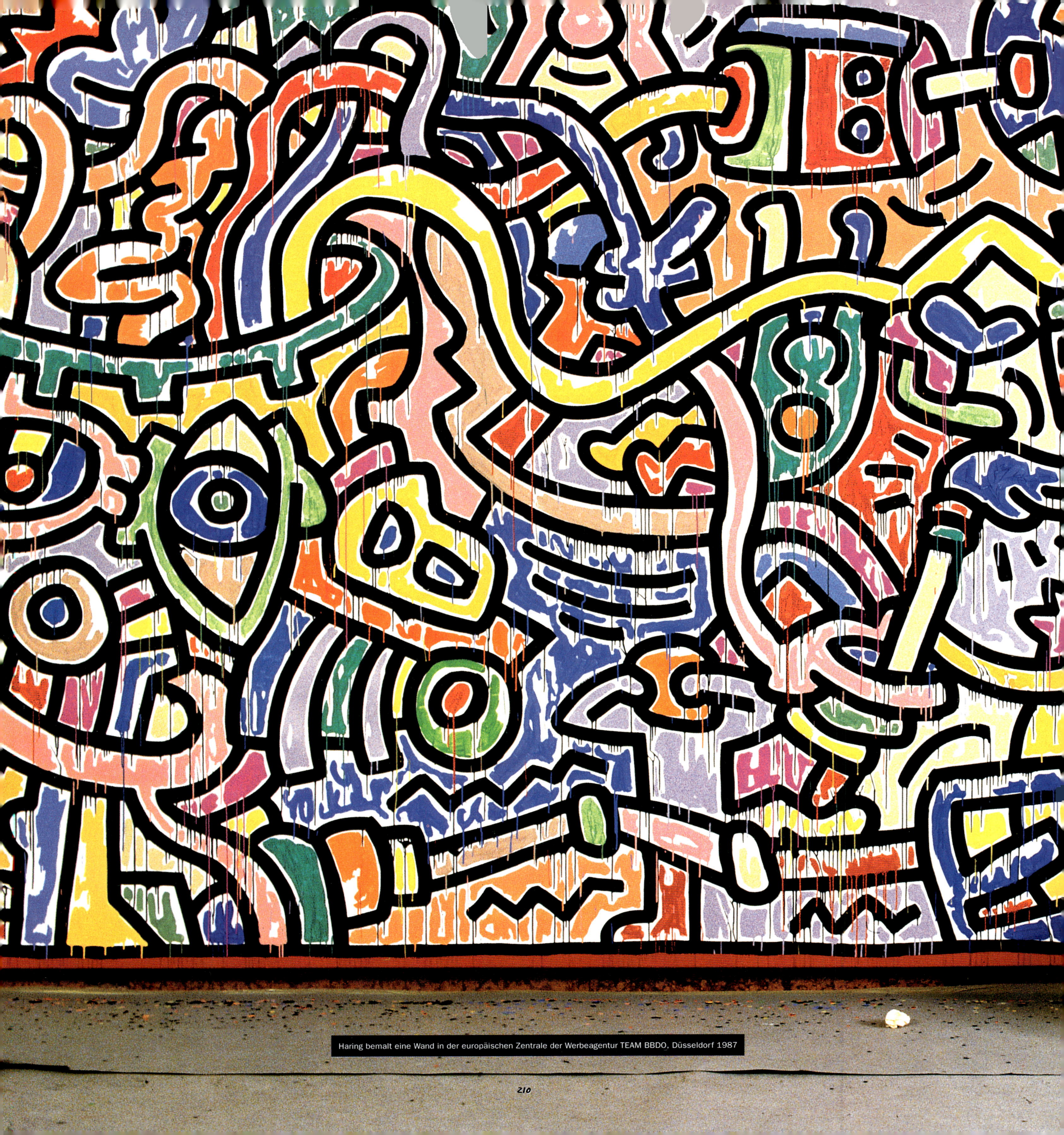

Haring bemalt eine Wand in der europäischen Zentrale der Werbeagentur TEAM BBDO, Düsseldorf 1987

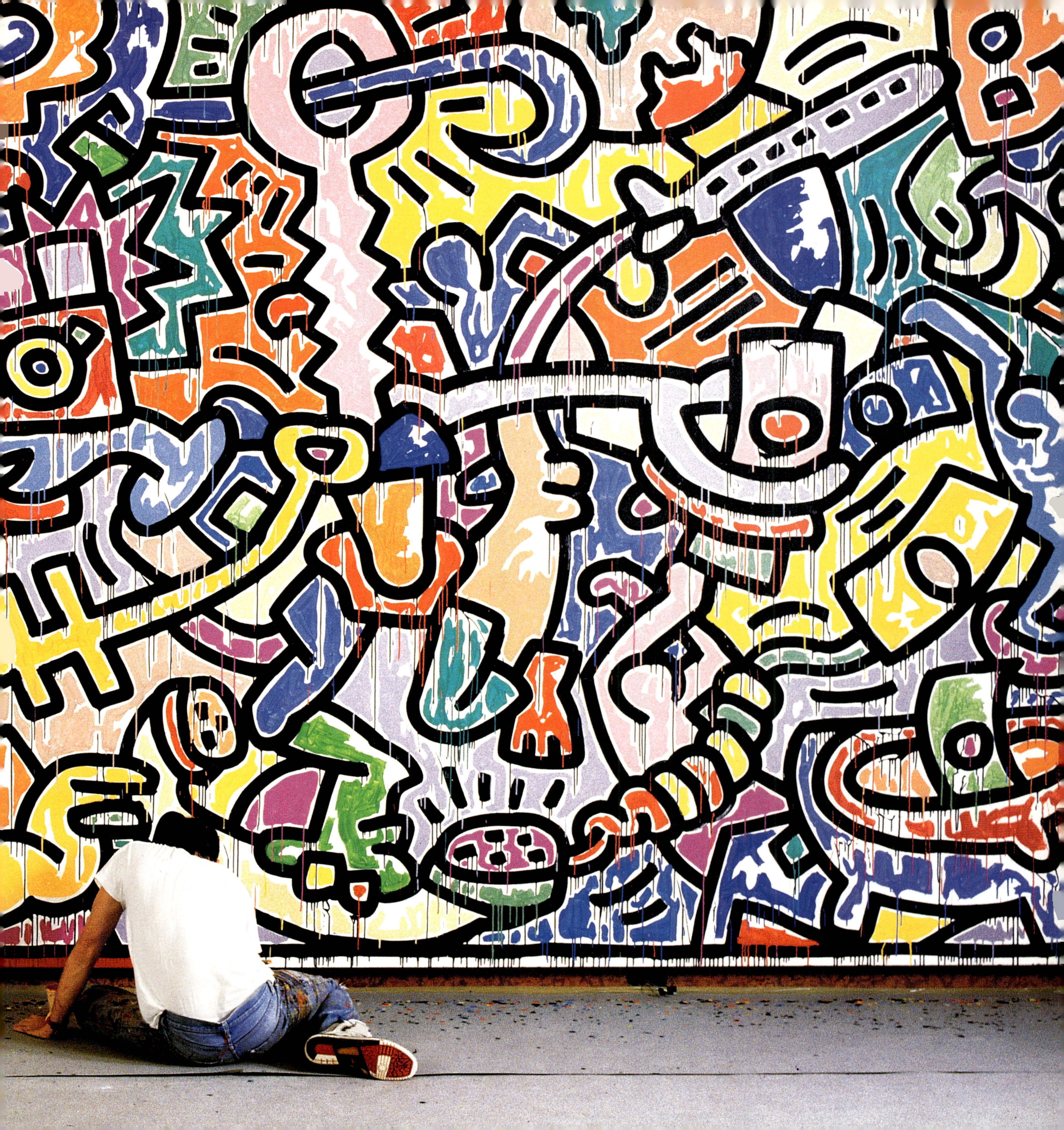

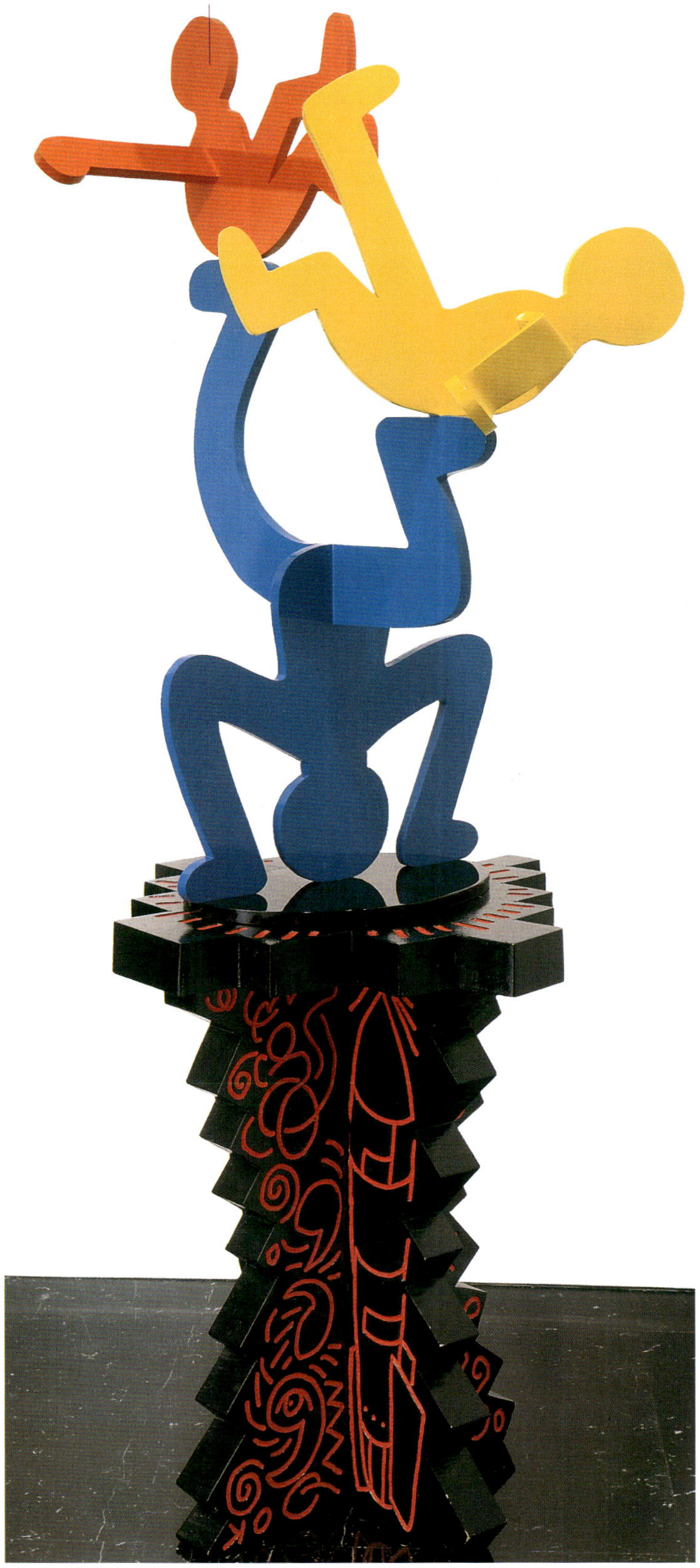

*** Ohne Titel**

(Entwurf für eine Skulptur im Schneider Kinderkrankenhaus, New Hyde Park, New York), 1987. Polyurethanfarbe auf mit Epoxid gespritztem Aluminium, 112 x 74 x 51 cm. Basis: Emailfarbe auf gefrästem Holz, 72 x 50 x 51 cm

Sammlung Helen und Irving Schneider

RECHTS **Ohne Titel,** 1984. Acryl auf Musselin, 305 x 457 cm

Sammlung The FER

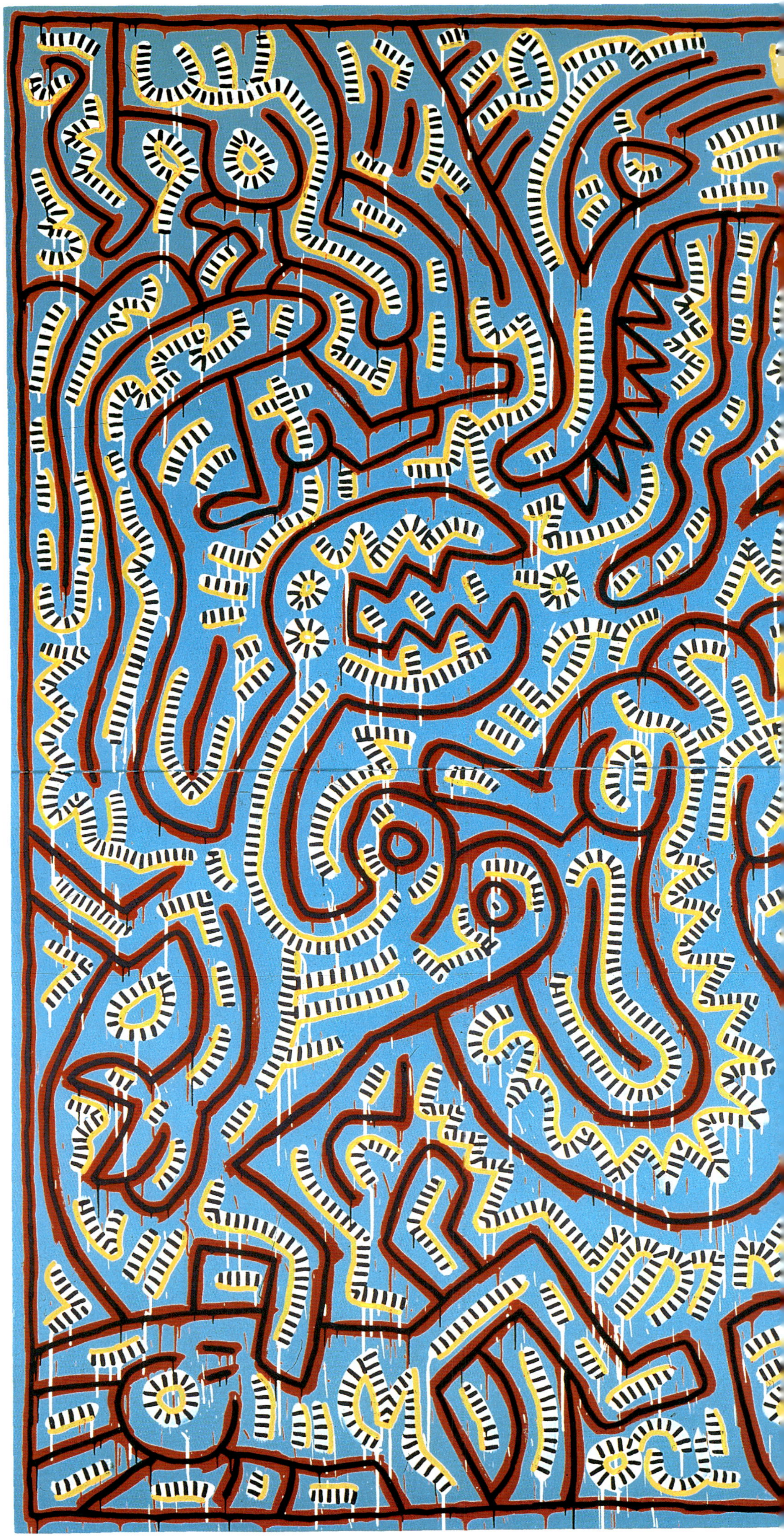

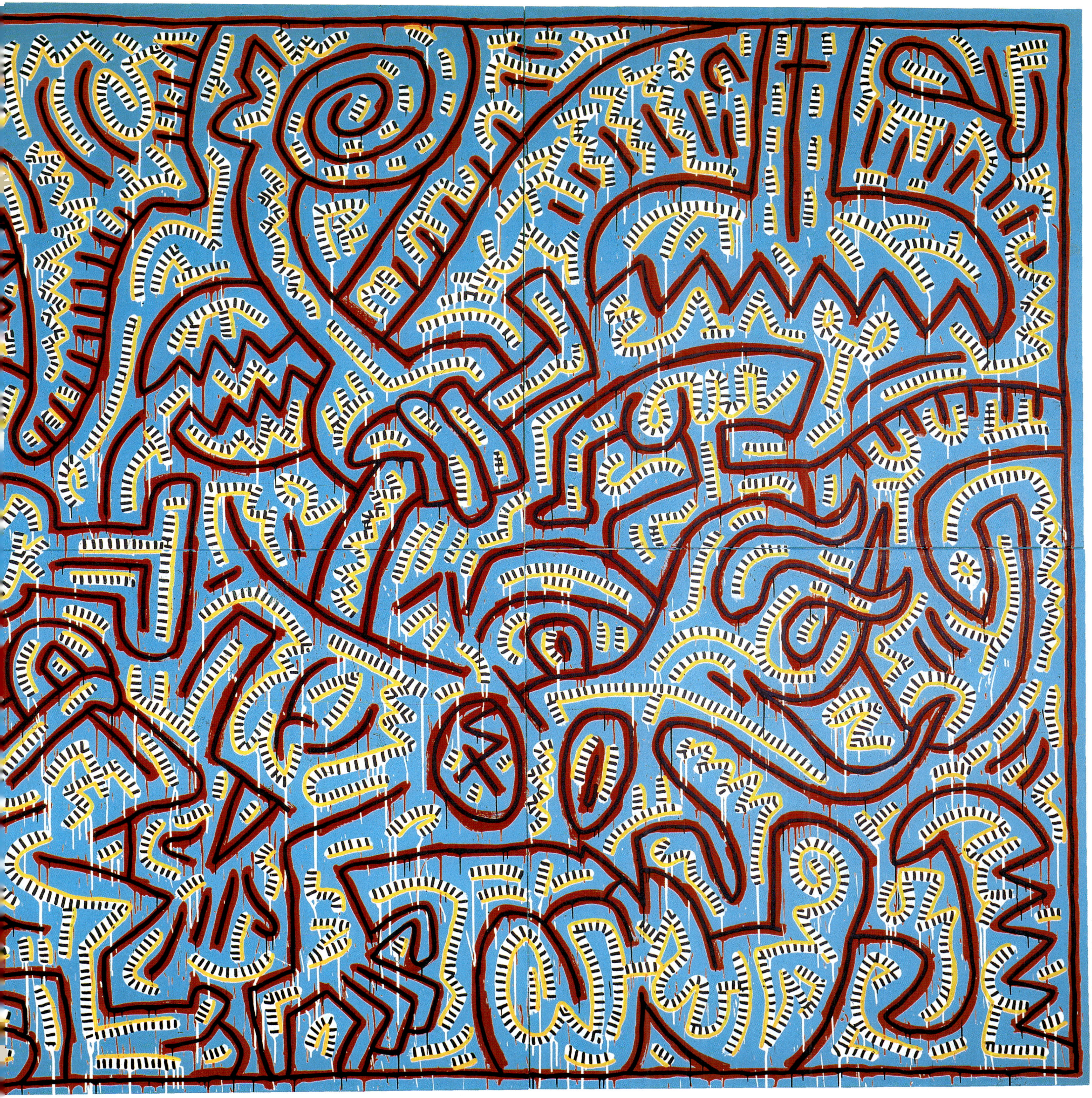

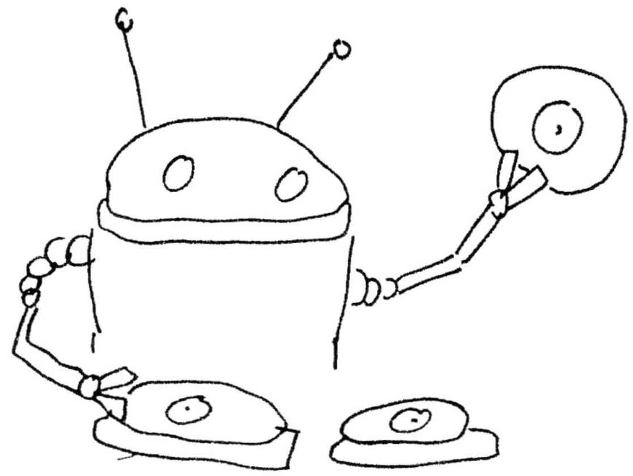

Haring und der Tanz

ROBERT FARRIS THOMPSON

„In der organischen Fusion von populärem Tanz und populärer Musik kommen die Amerikaner einer Massenverzückung und einem ganz eigenen Idiom einer religiösen Empfindung näher als in jedem anderen Teilbereich ihres Lebens."

Max Lerner,
America as a Civilization[1]

„South Bend? Klingt wie *Tanzen*."
Katherine Hepburn zu
Jimmy Stewart, *Die Nacht vor der Hochzeit*, 1940

Bravado painting und bravado dancing passierten zeitgleich in den 80er Jahren.[2] Es war das Jahrzehnt von Break Dance und Electric Boogie, von Basquiat und Schnabel. Doch unter den bedeutendsten Künstlern dieses Jahrzehnts war Haring der einzige, der Figuren in Bewegung zeichnete und die große kreative Fülle, die in dieser Zeit aus den Clubs und Dance Halls kam, richtig einschätzte und wiedergab. Hierbei kann er sich mit Degas messen. Für Degas waren eine nackte Frau und eine Ballerina gleichermaßen Inspirationsquellen. Indem er sie tanzen ließ, konnte Degas von ihnen träumen, und er tat dies auf eine gekonnte Weise: Seine Bilder sind Ausdruck des Begehrens und Dokument zugleich.[3] Haring malte eine härtere Welt – das choreographierte angeberische Gehabe der Schwarzen und Puertorikaner, seiner unmittelbaren Inspirationsquelle. Schon bevor er nach New York kam, verkehrte Haring mit Exponenten des experimentellen Tanzes. 1978 drehte er mit der Tänzerin Molissa Fenley *Video Clones*. Die Kamera richtete er auf die geometrischen Muster ihrer Füße: „Kreis, Viereck, Kreis, Viereck – Diagonale."[4]

1983 erlebte Harings Liasion mit dem Tanz einen Höhepunkt. Bill T. Jones improvisierte eines Abends ein Solo, das er *Long Distance* nannte. Jones tanzte zu dem Geräusch von Harings Malgeräuschen. Ein Austausch war unvermeidlich, der Tänzer folgte der Percussion der Pinselstriche, der Maler griff die Hieroglyphen des Körpers auf. Bill T. Jones erinnert sich: „Als Regel galt, daß Keith mit dem Malen aufhörte, wenn ich einen vorgegebenen Satz an Bewegungen beendet hatte." Harings Linienführung wurde, indem er von Jones und anderen Tänzern lernte „mühelos kinetisch."[5] Sie schärften sein Auge, von da an konnte er Downrockers (Break Dancer), Capoeiratänzer und Voguers vom ersten Augenblick an malen.

HARING ALS TÄNZER

Es stellt sich die Frage: Wie tanzte Haring selbst? Julia Gruen beobachtete ihn 1987 in der Paradise Garage, der berühmten Fundgrube für House Music: „Sein Stil war extravagant. Aber auf dem Kopf tanzen, das tat er nicht."[6] Formal zumindest war er kein Downrocker. Und das paßt zu den Erinnerungen von Tony Shafrazi: „Auf der Tanzfläche war Haring kein Breaker."[7] Was tanzte er dann? Kenny Scharf kann darauf eine Teilantwort liefern: „Als wir uns kennenlernten, nahm das Tanzen einen wichtigen Teil in unserem Leben ein.

Anfangs drehte sich alles um die B-52s. Wir folgten ihnen überall hin und tanzten dann stundenlang. Space-age Go-Go, den Jerk, den Pony. Später frequentierten wir dann die Paradise Garage, wo man sich auf House Music verlegt hatte, und Larry Levan [der Haupt-DJ] war einfach ein Gott."[8]

Downrocking und Electric Boogie (die Medien hatten die beiden Tanzformen unter dem Namen Break Dance zu einer einzigen vermischt) traten 1981 explosionsartig ins öffentliche Bewußtsein. Haring zählte zu diesem Zeitpunkt bereits puertorikanische DJs und Downrocker zu seinen engsten Freunden. Sehr oft ging er in das 1982 eröffnete Roxy, der „Schaltzentrale" von Downrocking und Electric Boogie, wo er DJs wie Afrika Bambataa kennenlernte und atemberaubende Floor Spins, Mimes und Freezes sah. In der Paradise Garage gab er sich tanzend den harten Beats der House Music hin. Julia Gruen erinnert sich: „Keiths Tanzstil in der Garage war sehr energiegeladen. Es ging mehr darum, ins Schwitzen zu kommen als zu posieren."[9] Er tanzte alleine, „in Gruppen, zu zweit, dann zu dritt, dann zu viert [...] Erweiterung und Kontraktion."[10] Die fließende Welt des Black Atlantic Dance hatte ihn aufgesogen.

Diejenigen, die sich noch an die Paradise Garage erinnern, wissen, wie

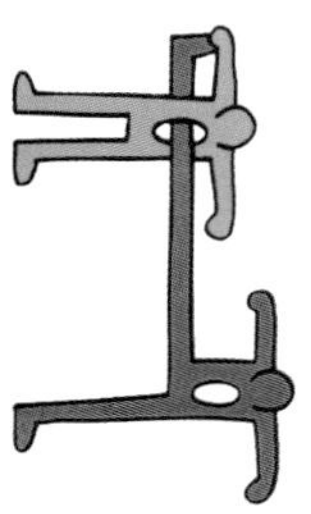

OBEN Keith Haring, Detail aus **Hip-Hop-Tänzer und Musik,** 1986. Filzstift auf Papier, 22 x 28 cm. Privatsammlung
ECKEN UNTEN BEGINNEND AUF DEN UNGERADEN SEITEN 215–229 UND FORTLAUFEND AUF DEN GERADEN SEITEN 214–226 Keith Harings **Flip-Book**-Zeichnungen, 1984

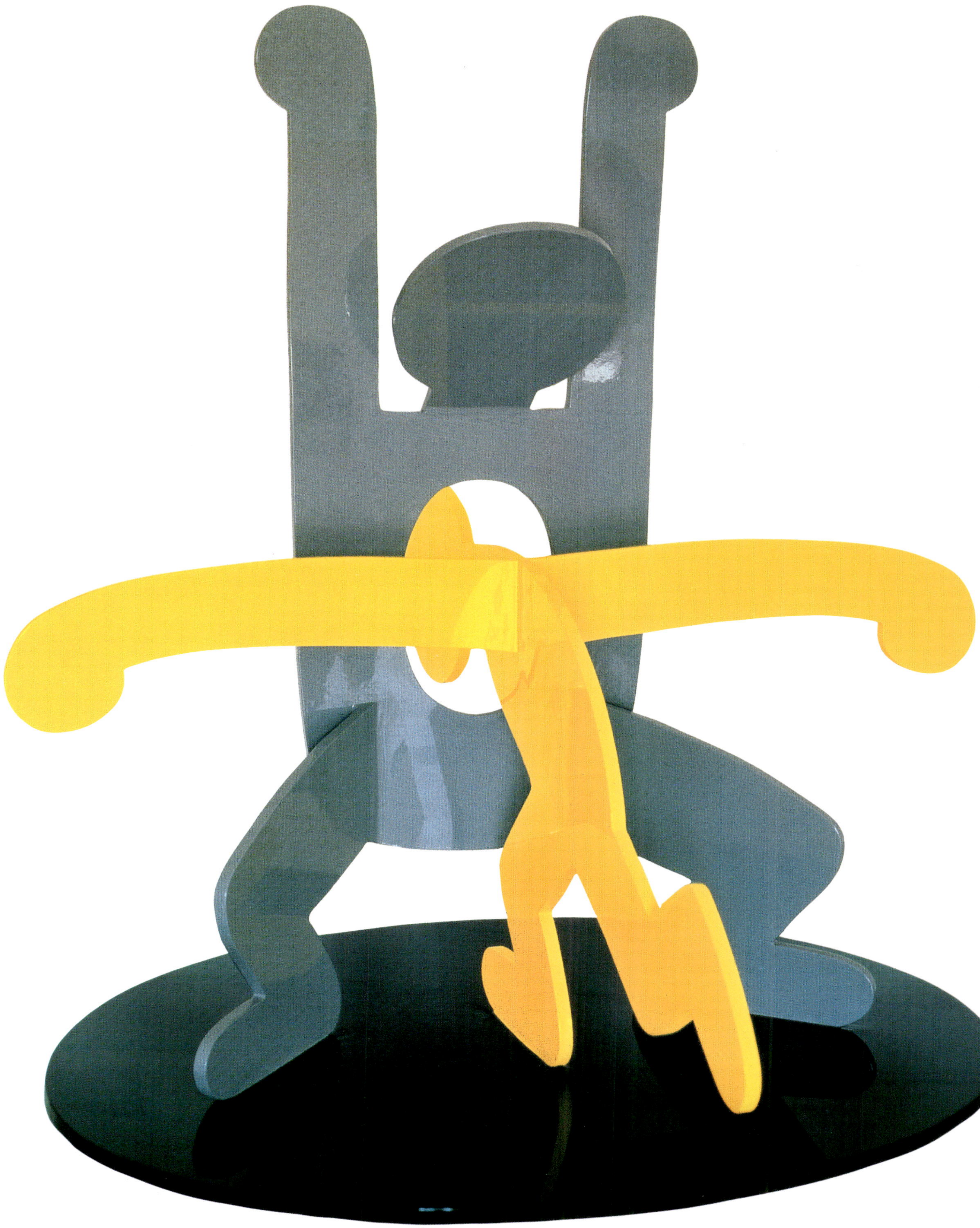

Ohne Titel (Kopf durch den Bauch), 1987/88. Emailfarbe auf Stahl, 151 x 142 x 130 cm
The Estate of Keith Haring

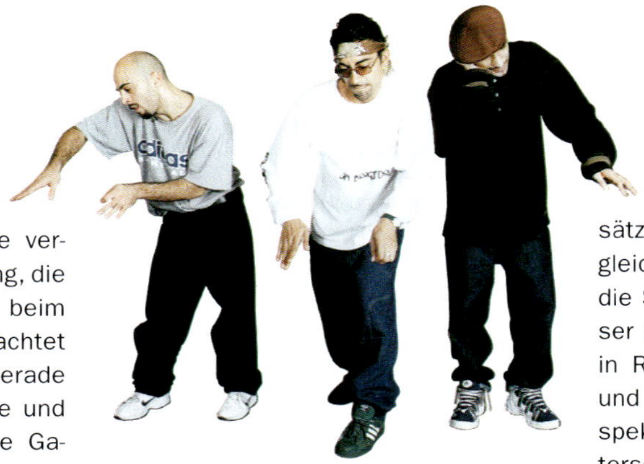

ABB. 1

Hard Music die Leute in Trance versetzte. Die spirituelle Begeisterung, die Max Lerner in den 50er Jahren beim Jazz und beim Mambo beobachtet hatte, wiederholte sich hier. Gerade diese Transzendenz beeindruckte und inspirierte Haring: „Die Paradise Garage gehört zu den wichtigsten Einflüssen in meinem Leben, besonders auf spirituellem Gebiet. Dort zu tanzen war mehr als einfach nur zu tanzen. Man tanzte, um einen anderen Bewußtseinsgrad zu erreichen, um das Hiersein zu überwinden und gemeinsam an einen anderen Ort zu gelangen."[11] Diese Erfahrungen steigerten „den spontanen, unreflektierten Impetus der Kunst Keith Harings: dem Strich zu vertrauen, wohin auch immer dieser Strich ihn führen würde."[12]

Der Kontakt mit dem ekstatischen Tanz erschloß seiner Kunst neue Möglichkeiten. So malte und arbeitete er mit Kreide in der hektisch-geschäftigen Atmosphäre der U-Bahn-Stationen. Schnelles Arbeiten war eine Notwendigkeit.

Man stelle sich Haring in T-Shirt und Lederjacke vor, wie er im Februar 1983 einen tanzenden Gruß zum Valentinstag malt. Er trägt Turnschuhe, und seine Füße rollen sich mit der Intensität der Aufzugsfeder einer Uhr auf. Der rechte Absatz schießt hinter seinem Körper hervor, das Gewicht und der Druck fallen auf den Ballen des linken Fußes... [Andere U-Bahn-] Fotos zeigen, wie Haring beim Malen kniet. Oder auf den Absätzen seiner Turnschuhe sitzt. Oder gerade einen „bellenden Hund" beendet ... und dabei den Körper tief beugt.[13] Beugen, knien, hocken, strecken – der Maler in Aktion neigte zum Tanz.

Harings wahrer „Tanz" jedoch floß aus seinem Pinsel. David Stark erinnert sich: „Er kam [in sein Studio] und drehte die Musikanlage auf volle Lautstärke auf. Und einige Zeit später hatte er dann ein paar Bilder gemalt."[14] Mit anderen Worten: Der Sound wurde zur Linie. Jeffrey Deitch sagte 1986 sogar explizit: „Die Figuren, die er malt, scheinen sich zum Beat der Musik zu bewegen."[15]

Steuermänner solcher Beats sind die DJs. Haring salutiert ihnen mit Humor und Sympathie. Einige seiner DJs stellt er als Hunde dar. Mit anderen parodiert er die Avantgarde-Ambitionen dieses Berufs. Sie sind uns so weit voraus, daß sie schon post-hominid sind: DJ-Roboter.

In seinem kürzlich erschienenen Buch *Bodyscape* schreibt Nicholas Mirzoeff, die ausgedehnten Breaks im Hip-Hop entstünden, „indem man einen bestimmten Teil einer Platte wiederholt, was Geschicklichkeit und Können voraussetzt ... der DJ wechselt zwischen den Plattenspielern, um so den Eindruck eines nahtlosen Sounds zu schaffen"[16]. In seinen 1984 entstandenen U-Bahn-Zeichnungen gibt Haring genau das wieder: Ein Roboter-DJ legt eine Scheibe auf einen sich bewegenden Plattenteller auf, während sich eine zweite Scheibe auf dem anderen Plattenspieler dreht.

Erst kürzlich gaben in New York drei Hip-Hop-Dancemasters das Kompliment zurück – Cannavò Maurizio („The Next One"), Hernando Molina („Sweepy") und Steve Clemente („Mr. Wiggles"), alle zur Rock Steady Crew gehörig, setzten Harings Zeichnung in einen Tanz um (Abb. 1). Maurizio (links) drehte die Scheiben; Molina (Mitte) war der sogenannte Scratcher, der die Platte mit der rechten Hand in einem „zufälligen Perkussionsstil" gegen die Nadel drehte, während Clemente (rechts) sich mittels eines imaginären Kopfhörers an seinem rechten Ohr in den Beat eincuete.

Überall in der Stadt malte Haring seine eigenen Versionen dieses Sound-Mittelpunkts in einem Hip-Hop-Umfeld, eine im Sommer 1984 auf der Avenue D auf. Dort malte Haring mit Genehmigung des Inhabers auf die Mauer des puertorikanischen Restaurants La Cazuela einen *Avenue 'D'J* (Abb. 2). Mit zwei hocherhobenen Armen schwingt ein Roboter das Vinyl wie ein futuristischer Schiwa und bedient mit zwei zusätzlichen Armen drei Plattenteller gleichzeitig. Und diesen Gott umzirkeln die Signaturen der Graffitikünstler dieser Gegend, leuchtende Monogramme in Rot, Schwarz, Orange und Blau. Man spürt Respekt. Keine dieser Unterschriften dringt in die Sphäre des Roboters ein. Im Gegenteil, sie werden zu seiner Musik.

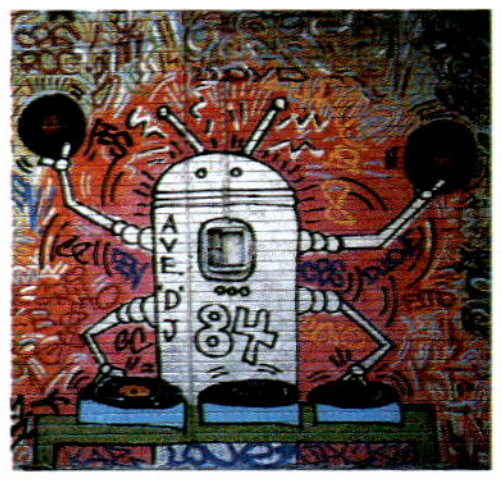

ABB. 2

Am 9. Januar 1986 betitelte Haring die Hip-Hop-Tänze, die in seiner Kunst wiederkehrten (Abb. 3).[17] In dieser Zeichnung bewegen sich vier Tänzer zu Breakbeat-Musik. Der Künstler dokumentiert den wichtigen Unterschied zwischen der überwältigenden Horizontalität des B-Boyin' oder Downrocking (oben; „B-Boy about to head-spin"; „B-Boys in a spider move") und den Stand-up Mimes des Electric Boogie („King Tut pose"; unten).

DOWNROCKING (BREAK DANCE)

Um 1973 arbeitete der jamaikanische DJ Kool Herc in der Bronx. Er hatte sich einen bestimmten Conga-Break ausgesucht und dehnte diesen nun auf zwei Scheiben der gleichen Platte, die er auf zwei Plattentellern auflegte. Hatte der Break auf der einen Scheibe geendet, ging Herc sofort zum gleichen Break auf der zweiten Scheibe über, so daß die Schlagwerkpassage unendlich gedehnt wurde. Die „double-disk break music" der Bronx war geboren.[18]

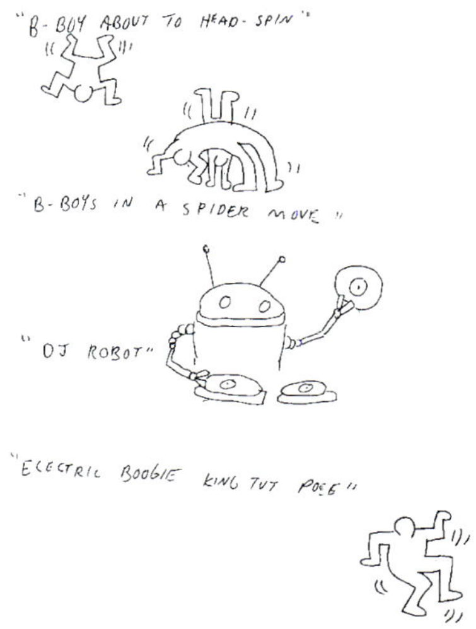

ABB. 3

Um 1975 hatten sich junge schwarze Tänzer in der Bronx Bewegungen angeeignet, die auf den genialen endlosen Break paßten. Der erste Schritt war ein Uprock, eine kriegerische Haltung, bei der die Hände wie Messer agierten – Zipping genannt. Zwei Jahre später war man im Downrocking von der Vertikalen zur Horizontalen übergegangen: „Man fällt hin, berührt mit der Hand den Boden, improvisiert, springt direkt wieder hoch und macht einen Freeze, bei dem man wie angewurzelt stehenbleibt."[19] Und nun kamen die New Yorker Puertorikaner ins Spiel. Sie brachten ein schnelles Eingangsschrittmuster mit, Top Rocking, das einige an den *bomba loizeña* der puertorikanischen Nordküste erinnerte, steuerten Macho Headspins und Macho Handspins [Drehungen auf dem Kopf oder der Hand] und ebenso einfallsreich-geniale Helicopters bei [eine Variation, bei der ein Tänzer zwei andere dreht wie die Rotorblätter eines im Flug befindlichen Helikopters].[20]

Puertorikaner und Schwarze kombinierten und verbesserten ihre Bewegungen. Im April 1981 hatte sich der Stil des Downrocking verquickt: Top Rock (schnellfeuerartige Schritte, dem *bomba loizeña* entlehnt), Break (auf den Händen zu Boden fallen), Swipes (Bodenakrobatik mit schnellem Tempo, die einem Schwung gab), Spins (Drehungen auf dem Kopf, den Händen, dem Po, dem Rücken und den Schultern), als Abrundung des Ganzen einen Freeze und den Exit, bei dem der Tän-

ABB. 1, VON LINKS NACH RECHTS Cannavò Maurizio, Hernando Molina und Steve Clemente in einer Electric-Boogie-Sequenz, **DJs bei der Arbeit,** November 1996. Ian Churchill Photo Archive ABB. 2 Keith Haring und Schriftsteller aus der Nachbarschaft: **Avenue 'D' J** (Detail), 1984. Sprühfarbe auf Mauer (zerstört) ABB. 3 **Hip-Hop-Tänzer und Musik**, 1986. Filzstift auf Papier, 22 x 28 cm. Privatsammlung

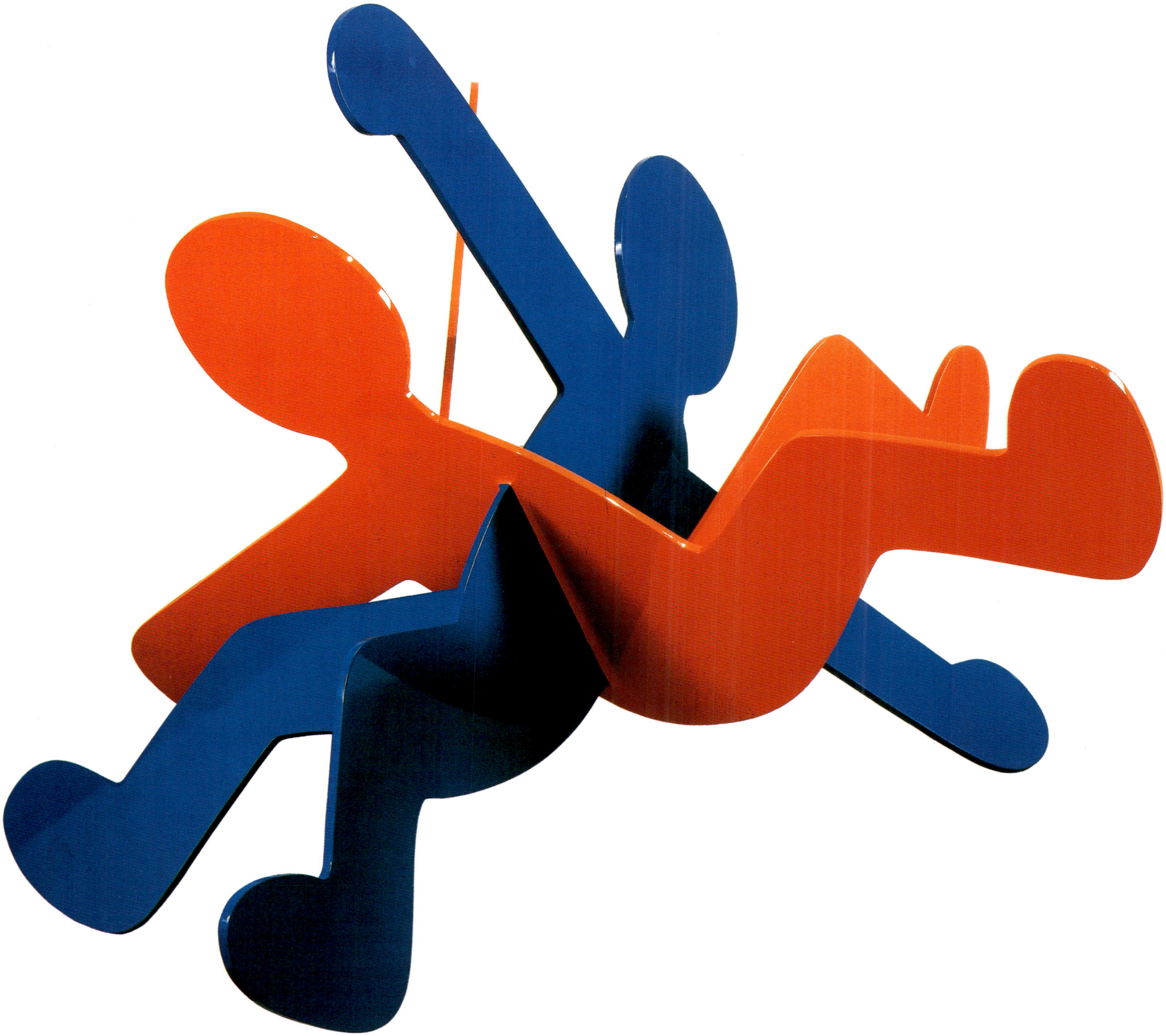

* **Ohne Titel (Breakers)**, 1987. Emailfarbe auf Stahl, 116 x 137 x 147 cm
Privatsammlung

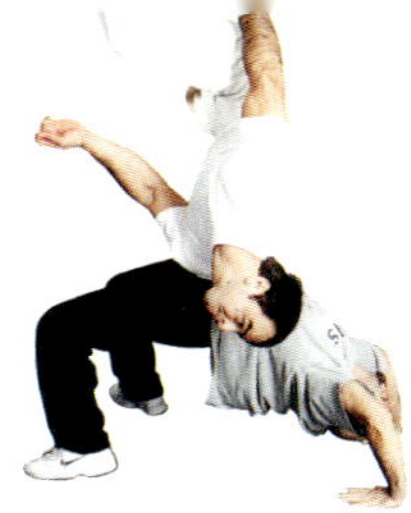

ABB. 9

zer in eine stehende Position zurückkehrt.[21]

Mit seinem filmischen Gespür richtete Haring den Schnitt genau auf die spannendsten Teile des Tanzes, konzentrierte sich auf Head- und Handspins als Ausdruck von Anmut und Grazie, Heldenmut und Tapferkeit. Im Sommer 1982 malte er in einem kühlen Limettengrün auf Gold vier B-Boys, die auf der Houston Street in Lower Manhattan individuelle Headspins ausführten.[22]

In einer U-Bahn-Zeichnung von 1982 porträtierte Haring zwei „upside-down"-Athleten, die sich mit dem Kopf nach unten Headspins von einem Fernsehmonitor abgucken. (Abb. 4). Hier wie auch in dem Wandbild auf der Houston Street, verschränken die „Athleten" ihre Beine in typischen Posen.

Man vergleiche einmal die Zeichnung mit einem Wettkampf der Headspins, den 1996 in New York Cannavò Maurizio (links, in Turnschuhen) und Bom Jesus, ein New Yorker brasilianischer Abstammung (rechts, barfuß und in der weißen *abada* des brasilianischen Kampfsports *capoeira regional*), austrugen. (Abb. 5).[23]

Beide konterkarierten den Kreis, den sie mit ihren Köpfen und Körpern beschrieben, mit dem blitzähnlichen Anwinkeln von Gliedmaßen und Füßen. Harings Headspinner, von denen jeder mit den Beinen einen anderen Winkel vorführte, drücken diese beeindruckende Bandbreite aus.[24]

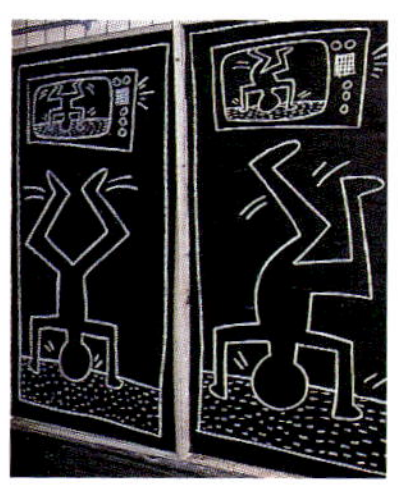

ABB. 4

Das B-boyin' des puertorikanischen New Yorkers und der Capoeira des brasilianischen New Yorkers basieren beide auf einem Spin der Hand. Die B-Boys erreichen damit die nächste Stufe, den Freeze.[25] Die Capoeiristas hingegen tanzen es als elegant-schwungvolle Bewegung und nennen es „Schraube", *parafuso*.[26] In beiden Fällen ist es ein kraftvoll-eleganter einarmiger Handstand (Abb. 6) – und genau das Profil, das Haring bei seiner Zeichnung einer Person, die auf einer Lucky-Strike-Schachtel einen Handstand tanzt, aufnimmt (Abb. 7).

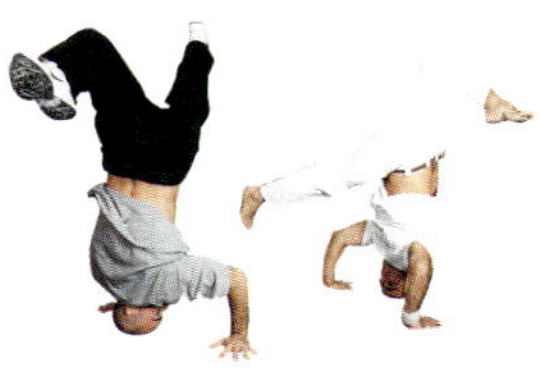

ABB. 5

Keith Haring war von den Head- und Handspins fasziniert, die sich seinem filmischen Auge für Sekundenbruchteile darboten. Ebenso konzentrierte er sich auf Sequenzen, in denen die Downrockers mit ihrem Körper kommunizierten: Ein B-Boy fiel rückwärts und bildete mit Händen und Füßen eine „Brücke", der nächste bildete eine zweite „Brücke" über ihm und schuf somit einen Spidermove (Abb. 8).[27] Harings ursprüngliche Übersetzung dieser Bewegung enthielt kleine Abweichungen (Abb. 3).

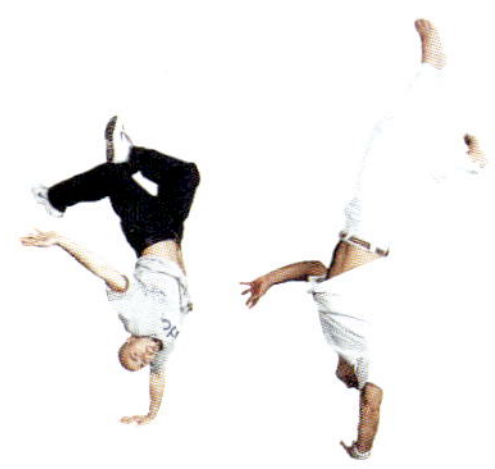

ABB. 6

Downrockers improvisieren noch mit anderen Möglichkeiten des Brückenschlags, ähnlich wie die Capoeira-Tänzer. Als der Capoeirista Bom Jesus solche Muster bei den B-Boys in New York bemerkte, nahm er sie sofort als Vorwand für Räder und Sprünge über die von Maurizios Körper geschlagene Brücke (Abb. 9).

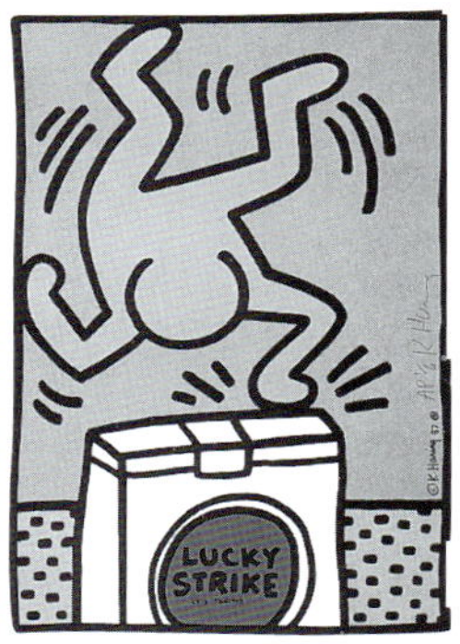

ABB. 7

Headspins definieren Schönheit in einem Moment der Tapferkeit. Spidermoves definieren Schönheit in Beziehung zu dem Platz, den man sich mit anderen teilt. Bereits 1983 überschritt Haring, wie auch Bom Jesus, die herkömmliche Wiedergabe des Spider. Ein „Athlet" beugt sich dabei über den Körper eines anderen und winkelt seine Gliedmaßen in einer bestimmten Weise an. Darauf reagiert der Tänzer unter ihm, indem er sein Bein streckt (Abb. 10). So entsteht eine fruchtbare Interaktion. In Harings farblich äußerst ansprechenden Komposition von 1988 – olivgrüne Figur, roter Rand, schwarzes Feld – vereinigen sich schließlich die Körper (Abb. 11).

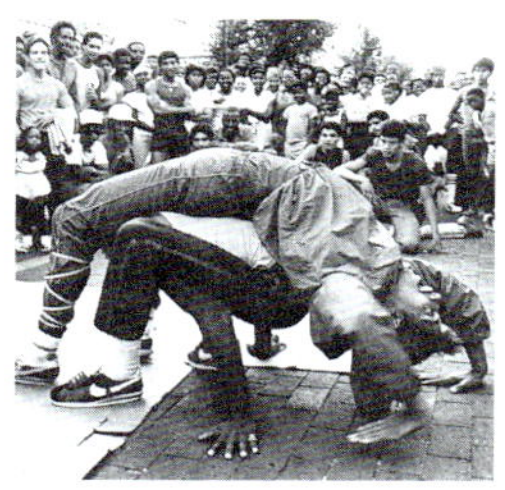

ABB. 8

Wenn sich B-Boys in einem Spidermove vereinen, dann tanzen sie nicht einfach nur. Sie leben ein Prinzip – arbeite mit deinem Bruder, teile Platz in Relation zu Zeit. Haring erweiterte dieses Prinzip. Nun wurde es zu einem Emblem.[28]

KÖRPER IN EKSTASE

Der Unterschied zwischen Downrocking und Electric Boogie liegt in der Ausrichtung und Intention begründet. Downrocking bezeichnet einen horizontalen Fries aus Körpern in akrobatischer Bewegung – Dive, Spin und Freeze, Electric Boogie einen vertikalen Fries, dessen Bewegung pantomimisch ist. Die Pantomime konzentriert sich dabei besonders auf die Nachahmung von flackernden Dingen, wie z. B. frühen Schwarzweißfilmen, schlechten Zeichentrickfilmen oder Stroboskoplicht und Robotern, ein hydraulisches Dies, ein tierhaftes Das. Elektrische Wellen, die von Körper zu Körper wogen. Der festgeschriebene Figurenkanon in altägyptischen Flachreliefs. Und die Pantomimik Marcel Marceaus, selbst seine berühmten weißen Handschuhe.[29]

Die schwarze Percussion definiert die Bewegungen. Electric Boogie ist für die Pantomime der westlichen Welt, was Kubismus für Jacques-Louis David ist. Die Körper verschmelzen miteinander als Antwort auf den Beat und setzen sich wieder neu zusammen. In gegenläufigen Schwingungen ziehen sich die Muskeln zusammen und entspannen sich wieder … *popping hard*, harte Wellen.

Im Kongo gab es berühmte Heiler-Wahrsager, die *banganga*. Sie waren erfahren in der Zelebrierung von Ritualen. Und wenn sie auf der Suche nach göttlicher Erleuchtung in Trance fielen, signalisierte ein ekstatisches Zittern (*mayembo*) der Schulterblätter sehr dramatisch, daß der Geist in sie gefahren war.[30] Scharfes, schnelles Pulsieren bedeutete, daß der Geist nicht nur in sie gefahren war, sondern Wellen aussandte (*fila mínika*).[31]

Außergewöhnlich war, daß beim ersten Verlegen von Telegrafenleitungen durch den Kongo die Ältesten der Eingeborenen diese Leitungen wegen ihres Summens im Wind sehr poetisch zu *nsinga a mayembo* – „Ekstase auf dem Draht/der Leitung" umbenannten.[32] Dabei verspürten sie in keinster Weise Ehrfurcht vor dieser Erfindung des weißen Mannes, sondern sahen in ihr nur eine poetische Erweiterung ihrer eigenen Sicht der Welt. Diese außergewöhnliche In-Beziehung-Setzung des ekstatischen Zitterns mit dem elektronischen Puls wiederholte sich später im schwarzen Nordamerika:

ABB. 10

Schnitt zu den Solomon Brothers (oder, mit ihren Künstlernamen, Boogaloo Sam, Pop'in Pete und Tickin' Deck), die den Electric Boogaloo erfinden sollten. Bei Gottesdiensten in der First Corinthians Baptist Church in West Fresno (Kalifornien) in den 60er und frühen 70er Jahren sahen sie Frauen, die in der ersten Reihe „zuckend und zitternd" den Heiligen Geist empfangen hatten. Mag dies auch keine direkte Inspiration gewesen sein, so bleibt doch die Tatsache bestehen, daß sie mehrere Jahre später das poppin' und tickin' erfanden, jene rhythmischen wortwörtlichen „Winkelzüge" des Oberkörpers und der Gliedmaßen, die beim Poppin' in gemäßigtem Tempo und beim Tickin' in äußerst schnellem Tempo ausgeführt werden.[33]

New York absorbierte diese erstaunliche Entwicklung der Solomon-Brothers und ihrer Anhänger. Steve Clemente glaubt, in New York sei den

ABB. 4 **U-Bahn-Zeichnung**, 1982 (B-Boys, Kopfstand). Kreide auf Papier ABB. 5 Cannavò Maurizio (links) und Bom Jesus (rechts), Break Dancer, Kopfstände, 1996. Ian Churchill Photo Archive ABB. 6 Cannavò Maurizio (links) und Bom Jesus (rechts), Handstand und Capoeira *Parafuso*, 1996. Ian Churchill Photo Archive ABB. 7 **Lucky Strike** 1987, (Handstand). Siebdruck, 29 x 21 cm. The Estate of Keith Haring ABB. 8 Bewegliche Break Dancer vollführen einen Spidermove in Queens, 1984. Photo: Martha Cooper ABB. 9 Bom Jesus im Sprung über Maurizios Brücke, 1996. Ian Churchill Photo Archive ABB 10. **Ohne Titel**, 1983 (B-Boys in einem Spider Move). Holzschnitt, 61 x 76 cm. The Estate of Keith Haring

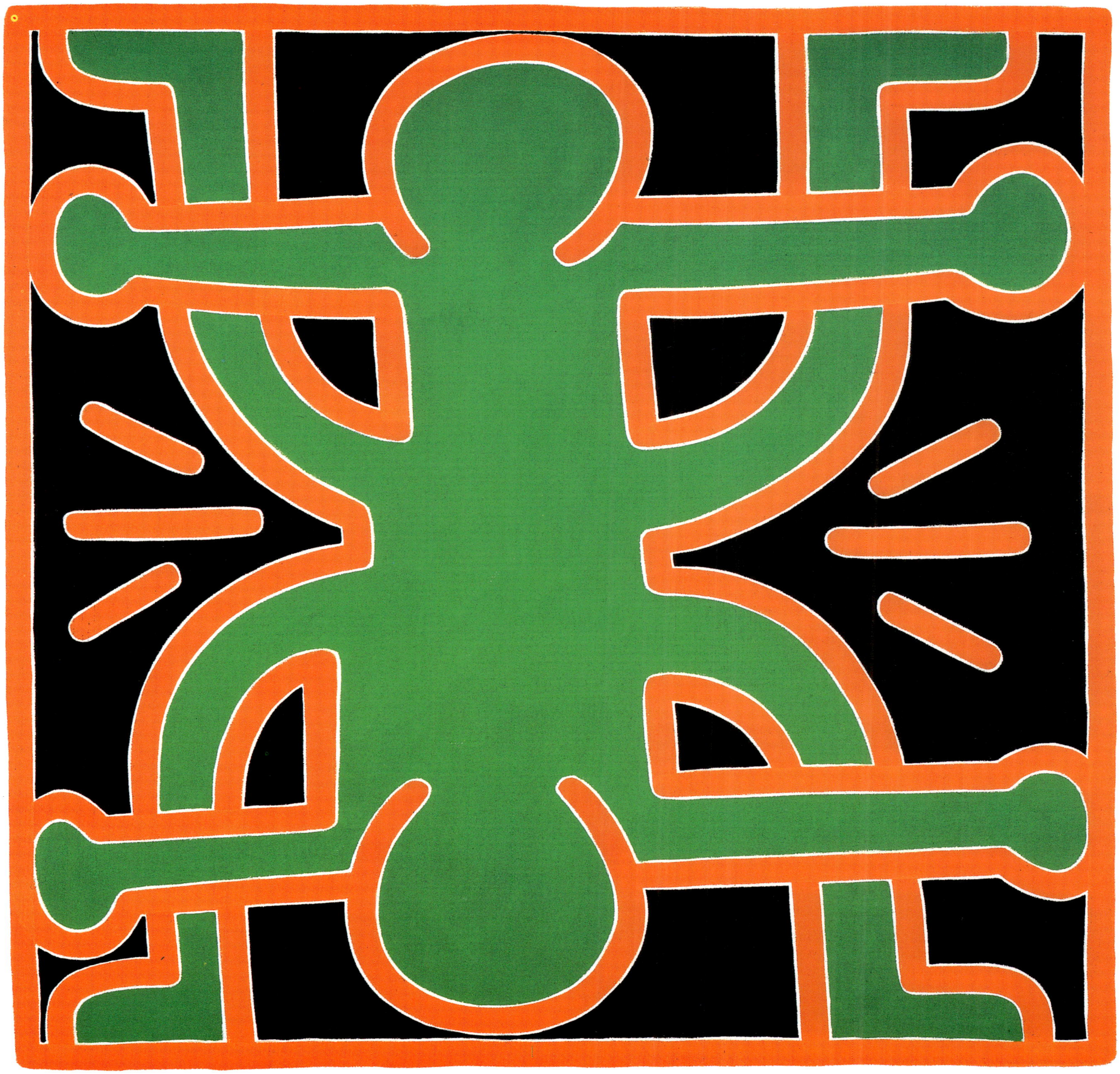

ABB. 11 **Ohne Titel Nr. 4,** 1988. Acryl auf Leinwand, 152 x 152 cm
Sammlung Charlie Sheen, Courtesy Kohn Turner Gallery, Los Angeles

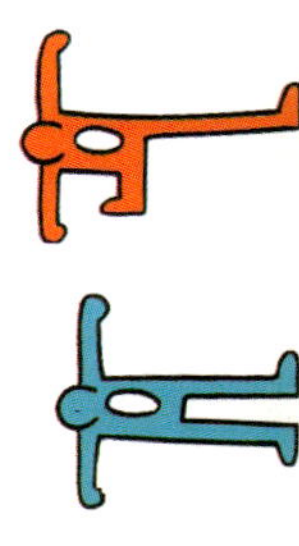

Boogaloo-Mimes der Westküste der Rhythmus in die Hüften übergegangen, nachdem sie bis dahin v. a. den Oberkörper in ekstatische Bewegungen versetzt hatten. Und während man an der Westküste den Funk der Gruppe „Parliament" schätzte, schwor man sich an der Ostküste wieder auf den frenetischeren Sound von James Brown ein.[34] Und so wurde auch der Tanz neu benannt: Electric Boogie. Nach New York kam er in den späten 70er Jahren – ungefähr zur gleichen Zeit, als auch Haring nach New York kam. In den *barrios*, wo nur die Farbigen lebten, kriegten die Telegrafenleitungen wieder Saft – durch Ekstase. Sie wurden Stroboskoplichter, wurden das Flackern und Flimmern des frühen Films. Haring sah es und war voller Ehrfurcht.

Als Konsequenz drang eine seltsame neue Figur in seinen Zeichenvorrat ein und gesellte sich zu dem Baby, den Delphinen, dem Raumschiff und dem Hund. Sie war über und über gezackt. Anstelle der Gliedmaßen, des Rumpfes und des Kopfes besaß sie Blitze (Abb. 12). An allen Punkten stoben Funken hervor. Es war Harings Electric-Boogie-Tänzer, seine Hommage an die flimmernden und flackernden Unsichtbaren, die der elektrische Strom so heiß durchläuft, daß sie in ihrer Hand eine Glühbirne zum Leuchten bringen.

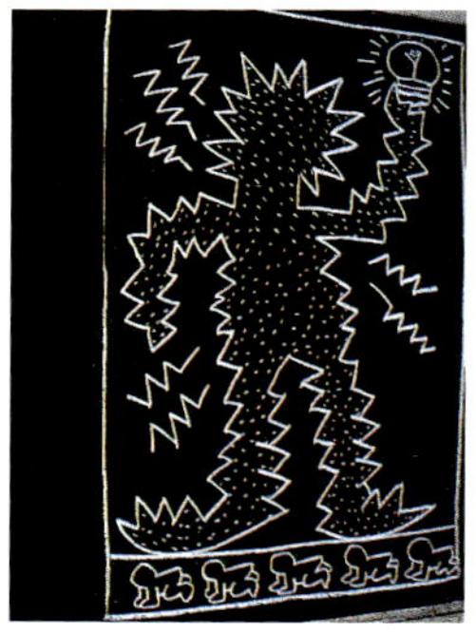

ABB. 12

Im Vergleich hierzu die Zeichnung eines Schamanen von sich selbst, beseelt, aus dem südlichen Afrika (Abb. 13): Zickzacklinien voller Saft rinnen an seinem Hals und den Beinen herunter. Oder eine weitere außergewöhnliche Impression: Eine spirituelle Erscheinung läßt die Gliedmaßen eines !Kung-Schamanen in Blitzen explodieren.[35] Derek Webster, ein Bildhauer und Hinterhofkünstler aus dem schwarzen Chicago, regt Electric-Boogie-ähnliche Schwingungen auf metaphorischen Ebenen der Intensität an (Abb. 14). Er bekrönt eine Figur (hier in zwei Ansichten abgebildet) mit Elektrizität. Das feurige Diadem besiegelt in dieser Arbeit einen Prozeß: Elektrizität läuft entlang der Körperumrisse hinunter wie in der Kunst der San, wie im kalifornischen Boogaloo – Konturen schmelzen und werden neu definiert. Harings Hochspannungsfiguren passen daher in ein erweitertes Spektrum.

Doch seine Kunst birgt noch eine weitere Eletric-Boogie-Mime, eine, die humorvoll die Figuren der altägyptischen Flachreliefs nachstellt: „King Tut" (Tutanchamun). Bonnie Nadell und John Small führen den Ursprung dieser Figur auf den amerikanischen Komiker Steve Martin zurück, der in der Kult-Fernsehshow „Saturday Night Live" eine Tanzimpression von „Tut"-Figuren aus dem Altertum lieferte.[36]

Doch richtig funktioniert der „King Tut" erst, wenn er im Team nachempfunden wird. Ein „Athlet" steht dabei mit angewinkelten Händen auf einem anderen. Maurizio, Molina und Clemente errichten eine solche Struktur (Abb. 15): Maurizio kniet. Molina hockt. Clemente beugt seine Knie zu einer Raute und steht dabei auf Molinas Schenkeln. Clemente und Maurizio winkeln ihre Hände an und „machen Hieroglyphen"[37]. Molina, der ein gutes Gefühl für Kontraste besitzt, bricht ihre Signale mit einer Geste der geöffneten Handflächen. In den frühen 80er Jahren sah man solche „Tut teams" mit ihren vorgeschriebenen Tanzsequenzen sehr häufig. Auch Haring sah sie und setzte sie in Zeichnungen und Skulpturen um (Abb. 16, 17). Die Anzahl der „Athleten" vergrößert sich in der Zeichnung fast dramatisch. In der Wiedergabe als Skulptur harrt der bellende Hund getreu und unerschütterlich am Boden der Pyramide aus. Doch in beiden Arbeiten behält Haring die wesentlichen Handbewegungen des „King Tut" bei.[38]

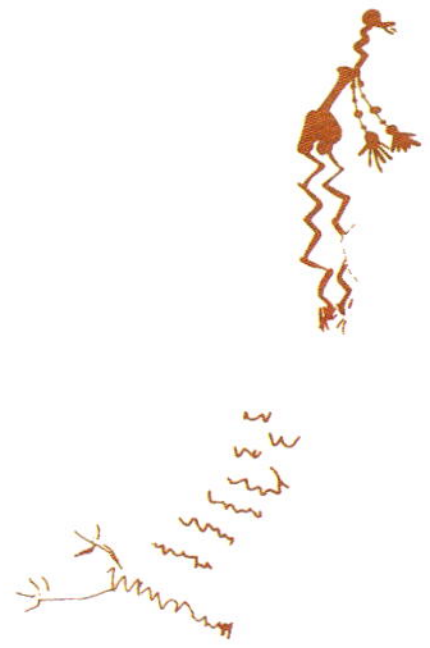

ABB. 13

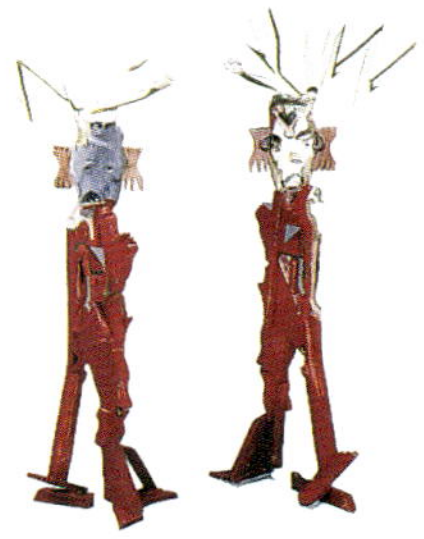

ABB. 14

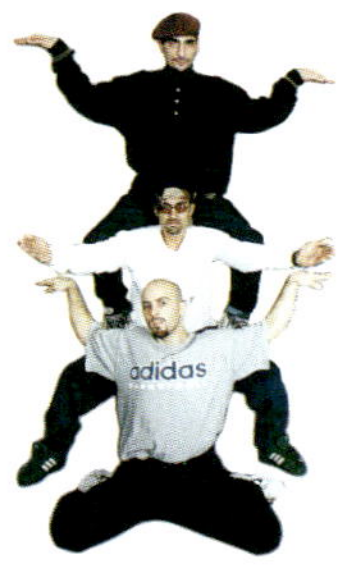

ABB. 15

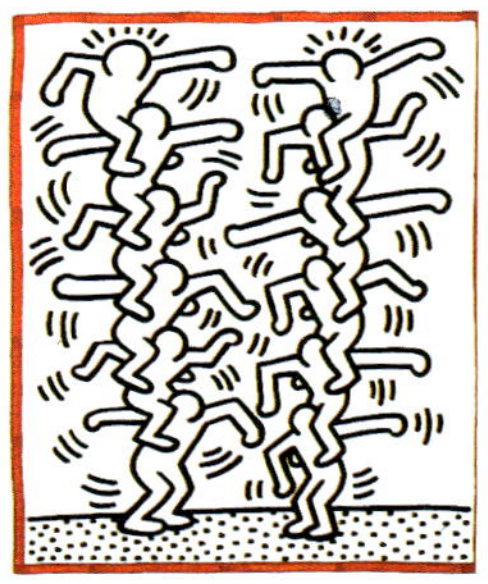

ABB. 16

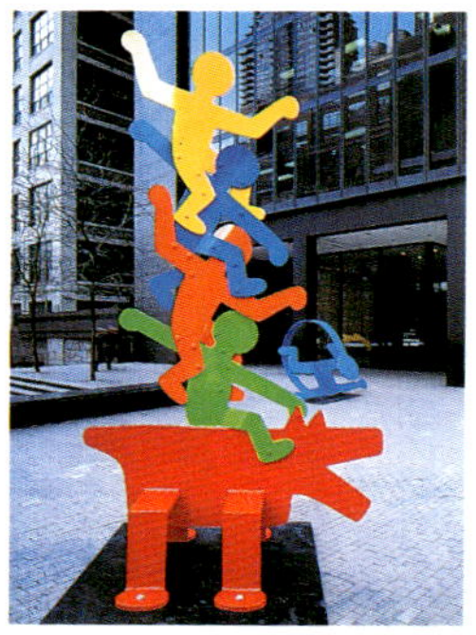

ABB. 17

Besonders liebte Haring am Electric Boogie die Welle (Wave), die die Bewegungen des Wassers imitiert, durch Arme und Schultern fließt und pantomimisch elektrischen Strom darstellt. In den 80er Jahren wurde es in und um die Fußballstadien Mode, mit den Händen riesige Wellen zu formen. Ein Zusammenhang mag bestehen zwischen dieser Sitte und einer anderen Quintessenz des Hip-Hop, „Wellen" durch die Arme von einem auf einen anderen Tänzer zu übertragen. 1985 fotografierte ich den schwarzen New Yorker Kool, der dort mit Benny Benítez, einem New Yorker dominikanischer Herkunft, und einem weiteren Mitglied der Break-"Crew" namens The Whiz, einen Wellentanz aufführte. Mit seiner rechten Hand begann Kool eine Welle, gab die Strömung durch seine Schultern und entlang des linken Arms weiter in die wartende rechte Hand des Latino-„Athleten" (Abb. 18). Benítez' rechter Arm, seine Schultern und sein linker Arm wurden nacheinander lebendig und spiegelten die Schwingung. Das war die Zwei-Personen-Welle der 80er Jahre. Heute haben die Meister des Tanzes wie Clemente und Molina die Basisbewegung mit Dehnungen verfeinert. Dabei entstehen brandneue Phrasierungen, wie das Berühren des Oberarms, während der Strom ihn durchläuft (Abb. 19).

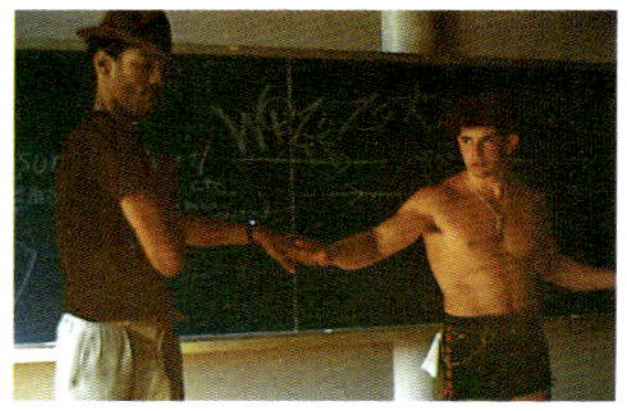

ABB. 18

Haring erarbeitete Versionen der Zwei-Personen-Welle. Die beste ist ein Holzschnitt von 1983 (Abb. 20). Eine Welle gleitet den Arm des einen Tänzers hinunter und entzündet eine Welle im Arm des anderen. Die Interpretation war eindeutig. Die Kritiker reagierten: Kim Levin sprach von der „Kalligraphie des Electric Boogie"[39], Edit de Ak und Lisa Liebman von „einem Strom an Energie, an und von männlichen Geschöpfen übertragen, die stets von neuem sich selbst oder den anderen aufladen"[40]. Harings Exzerpte erinnern so an eine der interessantesten, variantenreichsten Bewegungssuiten in der Geschichte der amerikanischen Kultur.

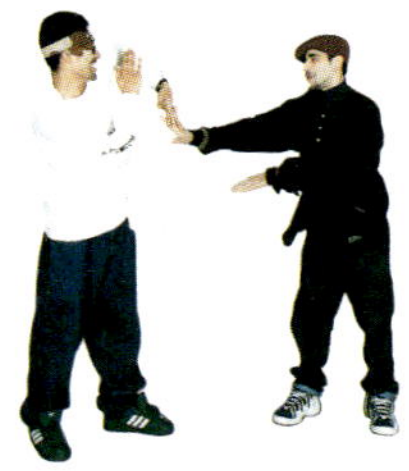

ABB. 19

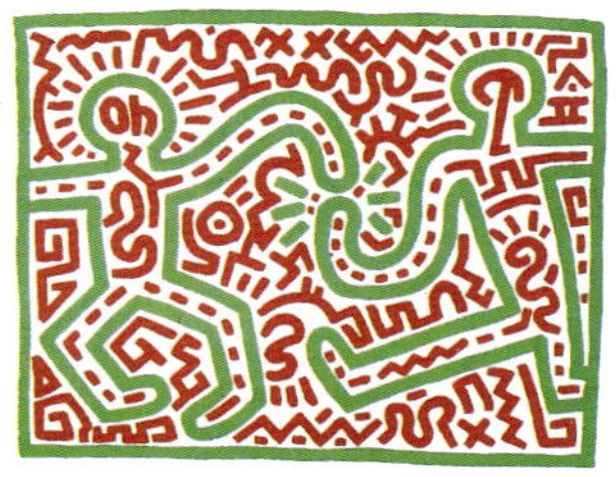

ABB. 20

CAPOEIRA

In Harings Werk gibt es viele Tanzpassagen, doch keine davon ist so interessant wie die Zeichnungen und Skulpturen, die eine Bestandsaufnahme des Capeira, der Kampfsportart der brasilianischen Schwarzen in New York, sind. Der Capoeira ist eine afro-brasilianische Version eines getanzten Kampfes. Ausgeführt wird er von zwei Personen. Sie werden umringt von Akteuren, die zum Beat des Berimbau und zusätzlicher Percussion in die Hände klatschen. Degas stellt seine Tänzer in

ABB. 12 **U-Bahn-Zeichnung,** um 1982 (Electric-Boogie-Tänzer). Kreide auf Papier ABB. 13 San-schamanistische Zeichnung von Figuren in Trance mit Zick-Zack-Beinen. Aus: David Lewis-Williams und Thomas Dowson, *Images of Power: Understanding Bushman Rock Art,* 1989 (oben), und: Richard Katz, *Boiling Energy: Community Healing Among the Kalahari !Kung,* 1982 (unten)
ABB. 14 Derek Webster, **Ohne Titel**, 1988. 145 x 57 x 35 cm. Sammlung des Künstlers. ABB. 15 Steve Clemente (oben), Hernando Molina (Mitte), Cannavò Maurizio (unten), King-Tut-Pyramide, 1996. Ian Churchill Photo Archive ABB. 16 **Ohne Titel**, 1985 (Zwei Tut-Teams im Wettstreit). Lithographie, 102 x 81 cm. The Estate of Keith Haring ABB. 17 **Ohne Titel**, 1985 (ein Tut-Team besteigt den bellenden Hund). Polyurethanfarbe auf Aluminium, 441 x 239 x 122 cm. Sammlung Elliot K. Wolk ABB. 18 Kool und Benny Benitez bei einer Zwei-Personen-Wave, New York 1985
ABB. 19 Hernando Molina und Steve Clemente, Zwei-Personen-Wave, 1996. Ian Churchill Photo Archive.
ABB. 20 **Ohne Titel**, 1983 (Electric Boogie Wave für zwei Personen), Holzschnitt, 61 x 76 cm. The Estate of Keith Haring

einem Kontext dar, manchmal auf der Bühne, öfter jedoch in Übungsräumen und in Momenten der Ruhe. Doch wenn Haring sich auf den Capoeira konzentriert, dann entledigt er sich jeglichen Kontextes und konzentriert sich auf die Spieler und ihre Bewegungen.

Zum ersten Mal sah Keith diese beeindruckende Kunstform, diese Mischung aus Kampf und Tanz, auf den Straßen von Ilheus, einer Stadt an der Nordostküste Brasiliens. Dort war er zwischen 1984 und 1987 vier Winter lang Gast von Kenny und Tereza Scharf. Während einer dieser Aufenthalte zeichnete er Capoeira-Athleten.[41] Doch diese Zeichnungen sind wohl verlorengegangen. Haring erinnerte sich an zwei Aspekte dieser brasilianischen Arbeit – die Athleten, die „untereinander tauchten", und diejenigen, die „mit Armen, die durch ihre Körper gingen", Schläge und Ausfälle austauschten.[42]

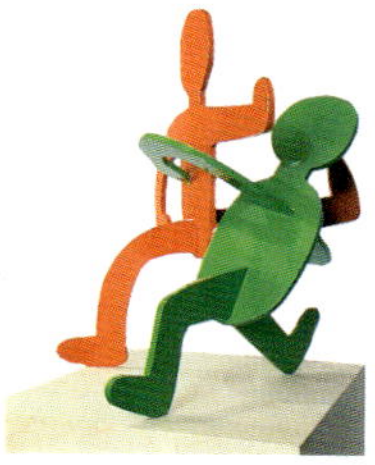

ABB. 21

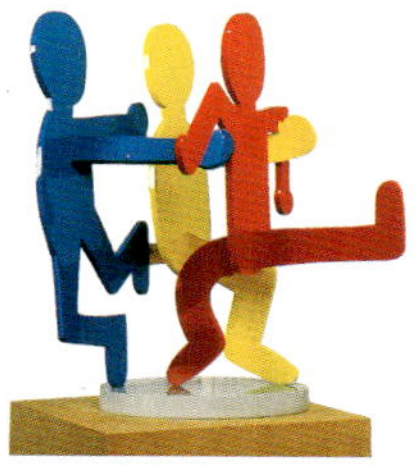

ABB. 22

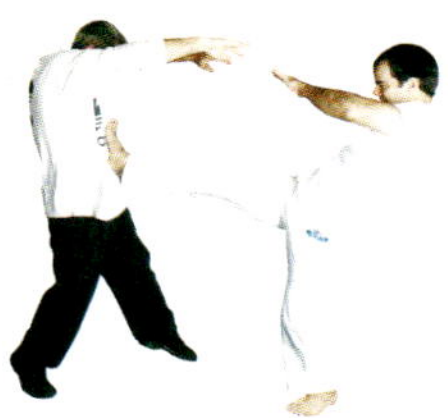

ABB. 23

Jelon Vieira, der 1975 in New York die erste Schule für Capoeira gegründet hatte, besuchte 1988 Keith Harings Studio auf dem Lower Broadway. Haring erzählte ihm, daß der Capoeira Ilheus die Inspirationsquelle für mehrere seiner Werke aus dem Jahre 1987 war.[43]

In der Tat definieren die Interaktionen des Capoeira einige von Harings großen 1987er Metallskulpturen. Eine Arbeit aus diesem Jahr betitelte der Künstler sogar ganz explizit *Untitled (Capoeira Dancers)* (Abb. 21). Zwei Figuren, eine grüne, die andere rot, umwiegen einander leichtfüßig. Für Luis „Boneco" Simas, den Rio-de-Janeiro-Meister des Capoeira, deutet dieses tanzende Paar den *ginga* an, den Master Move. In diesem Schritt bewegt sich ein Tänzer vor seinem Gegner vor und zurück, geht in Deckung und schätzt den Gegner ab.[44] *Untitled (Three Dancers)*, eine Metallskulptur, die 1987 fertiggestellt wurde, setzt das Thema des festlichen Kampfes im Capoeira-Stil fort (Fig. 22). Die rote Figur kickt das Bein im *bençāo* vor, einer Bewegung, die „Segen" genannt wird. Der Zweck des *bençāo* ist, jemanden mit der Fußsohle zurückzudrängen[45], wie es auch Bom Jesus zeigt (Abb. 23). Harings Athlet führt diese Bewegung zwar vor, jedoch nicht aus. Gleichzeitig streckt die blaue Figur die Arme in einer Bewegung aus, die *chamada* heißt (Ruf) und signalisiert damit, daß er müde ist und eine Unterbrechung verlangt. Die gelbe Figur nutzt diese Situation, um Teil des Spiels zu werden. Die Brasilianer nennen diese *Bewegung comprar jogo*, wörtlich „das Spiel kaufen".[46]

Dazu paßt eine Haring-Lithographie, datiert von 1987 (Abb. 24). Sie zeigt eine blaue Figur, die einen Handstand macht, während sich eine gelbe Figur von rechts nähert. Ihr Kopf ist auf den Unterleib der anderen gerichtet. Downrockers erkennen in diesem Motiv einen Kampftanz, Bewegung und Gegen-Bewegung[47] und verstärken damit noch die Interpretation der brasilianischen Meister Simas und Vieira, die in ihm den Capoeira sehen: Die blaue Figur führt den Handstand aus, während die gelbe Figur sich auf das Dazwischengehen vorbereitet.[48] Bom Jesus zeigt, wie diese Bewegung zu Ende geführt wird (Abb. 25).

Keith Harings Zeichnungen und Skulpturen zum Thema Capoeira übertrugen sich nachhaltig auch in einige der Animationen, die er am 2. Oktober 1987 in Zürich begann.[49] Für jede Phase des Bewegungsablaufs, die verwendet wurde, fertigte er eine Zeichnung an. Basierend auf dieser Arbeit schuf er das *Keith Haring Flip Book*, das 1996 veröffentlicht wurde. Ein Flip Book ist ein Daumenkino, bei dem man die Zeichnungen wie einen Film ablaufen läßt: Die bewegten Seiten enthüllen Miniaturkampfszenen, basierend auf der Capoeira.

Auf dem Cover des *Keith Haring Flip Book* sind zwei Figuren abgebildet. Die

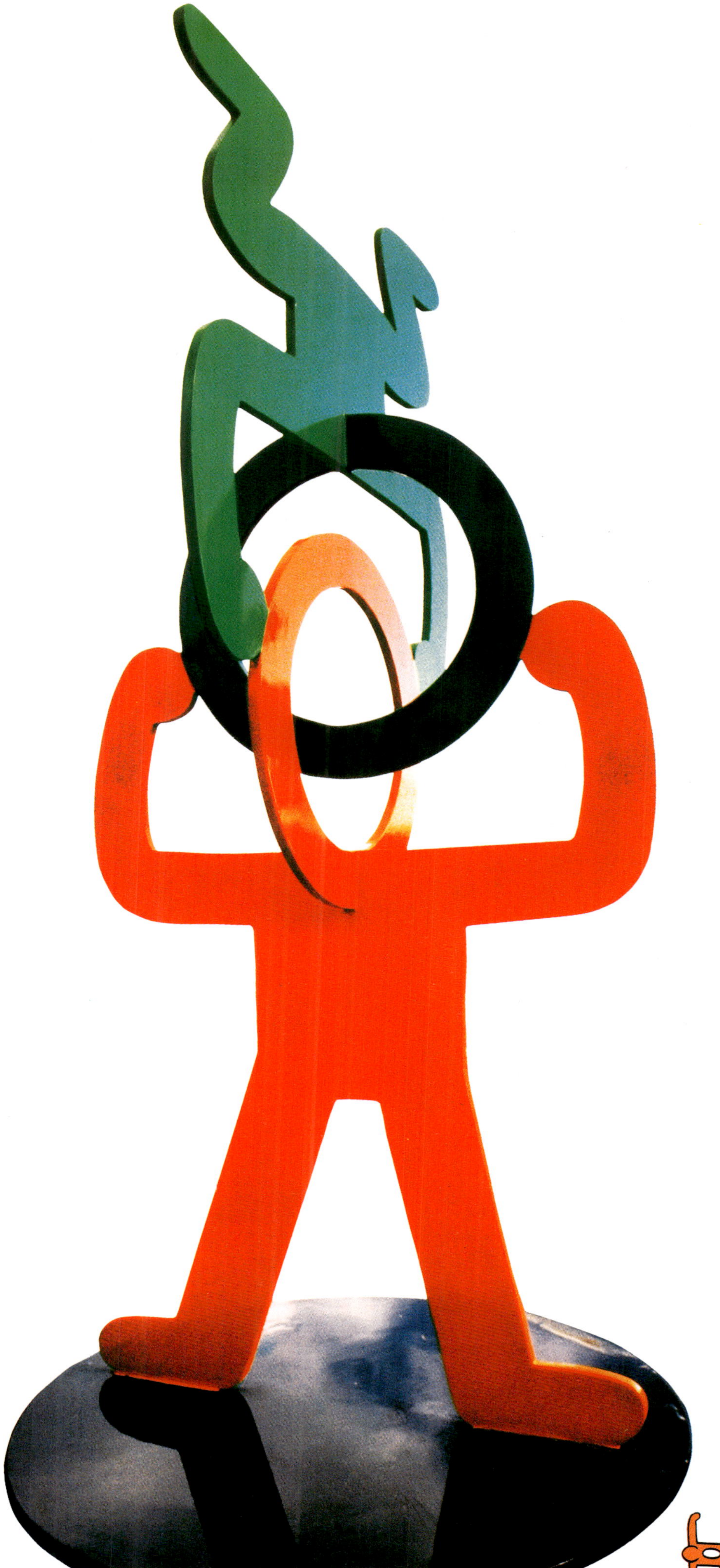

ABB. 21 **Ohne Titel (Capoeira-Tänzer),** 1987 (der *Ginga*). Polyurethanfarbe auf Aluminium, 72 x 56 x 64 cm. ABB. 22 **Ohne Titel (Drei Tänzer),** 1987 (Capoeira-Tänzer). Farbe auf gespritztem Aluminium, 72 x 53 x 74 cm. ABB. 23 Bom Jesus, der *Bençao*-Kick, 1996. Ian Churchill Photo Archive

RECHTS * **Kopfstand,** 1987/88. Emailfarbe auf Stahl, 205 x 93 x 1,7 cm.
Sammlung Janet und Martin S. Blinder

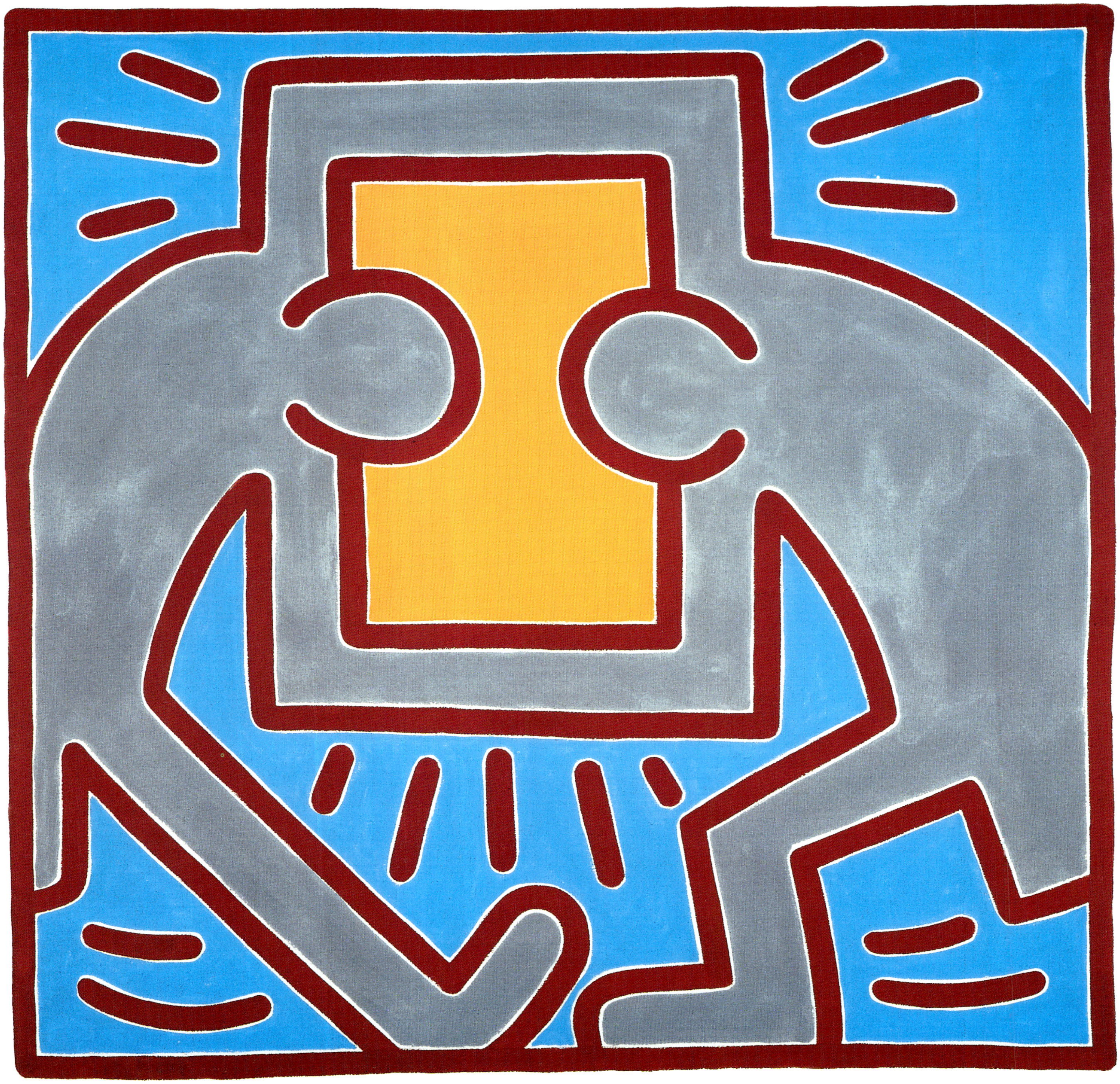

Ohne Titel Nr. 2, 1988. Acryl auf Leinwand, 152 x 152 cm
Sammlung Dr. Richard Hoffman und Frau. Courtesy Kohn Turner Gallery, Los Angeles

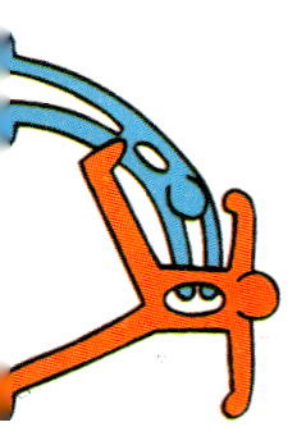

rote Figur ruft nach einer Auszeit und hält dabei beide Hände hoch. Damit ist sie nicht schlecht beraten, hat doch die blaue Figur gerade ein Rad zur Flucht geschlagen (*au fugindo*) – direkt durch seinen Körper hindurch. Der Sprung durch den Körper kündigt schon an, was einen im Innern des Buches erwartet: Die Phantasie hat Capoeira jenseits der Realität getragen. Die Aktion beginnt mit einer atemberaubenden Sequenz, die ein Ziel des Sports erahnen läßt – verblüffe mit immerwährendem Wandel! So lehren es auch die Meister ihre Schüler: Sei plötzlich klein, dann plötzlich groß, verändere dabei die Ebene des Spiels. Oder in den Worten von Jelon Vieira: „Sei manchmal ein Elefant und manchmal eine Maus."[50]

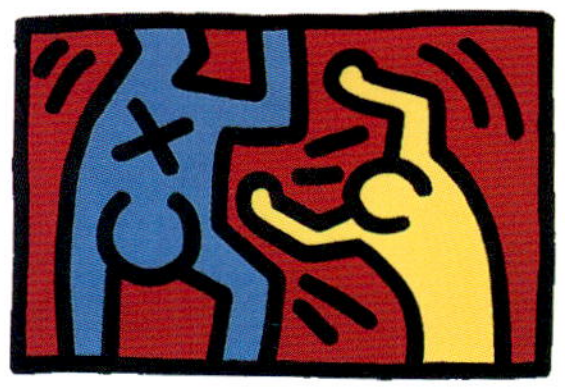

ABB. 24

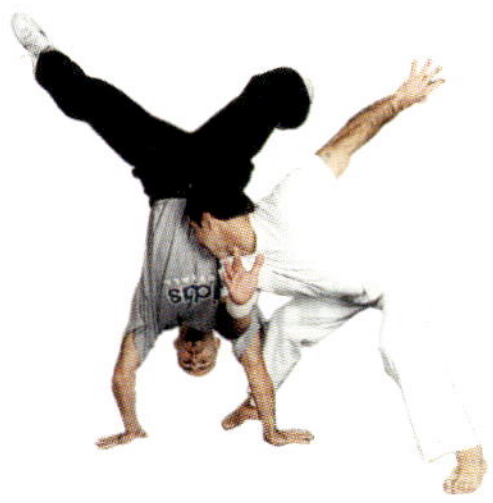

ABB. 25

Diese Qualität fängt Haring ein. Er stellt zwei Athleten Seite an Seite. Der rote Kämpfer wächst, während der blaue Kämpfer schrumpft, und umgekehrt: Beide Kämpfer spielen Maus und Elefant. Weitere Adaptionen des Capoeira folgen: ein *galopante* (ein Schlag mit der Faust), den die blaue Figur austeilt, ein *benção*-Kick der roten Figur, dann schlägt die blaue Figur ein Rad (*au*) direkt durch die rote Figur, und die rote Figur taucht durch die blaue hindurch. Aber plötzlich steht die rote Figur, dreht sich um seine Taille, schwingt die blaue Figur im Kreis, als wäre sie ein Reifen. [51]

„In diesem kleinen Buch", so der Rio-de-Janeiro-Meister des Capoeira, Luis Simas, „hat Keith Haring die Essenz des Capoeira festgehalten." Selbst die Abschlußsequenz, ein reines Phantasieprodukt, kommunizierte nach sein Meinung ein Ideal, denn „durch sein Design [deutet Haring an], daß Capoeiristas vollständig integriert sein sollen, daß einer im anderen sein soll." [52]

VOGUEING

Vogueing war die Tanzversion, die die Schwarzen aus den Bewegungen der Models auf dem Laufsteg machten, eine Art Hymne auf die Pose der Models in der *Vogue* – daher wohl auch der Name. 1989 erlangte dieser Tanz erstmals nationale Aufmerksamkeit. In den 60er Jahren hatte sich in der von Schwarzen und Latinos bevölkerten Schwulenszene von Harlem bereits das *proto-vogueing* entwickelt. [53] Anfangs waren es nur die Posen der Models auf dem Laufsteg, die die schwarzen Voguer in Tanz übersetzten. Doch mit der Zeit übernahmen sie auch die Manierismen der Reichen und Glamourösen. Sie machten eine Aussage, machten sich lustig über prätentiöse Kleidercouturiers mit ihrem angeberischen Gehabe. Vogueing zielte also in der Struktur, ähnlich wie bestimmte Tänze, die in der Tradition der nordamerikanischen Schwarzen [54] Satire und Spott beinhalteten, sehr stark auf Parodie.

Diese rationale Erklärung läßt sich jetzt auf alles übertragen, was Zielscheibe des Spotts werden könnte, beispielsweise beim Throw Shade[55], einer Pose, mit der man eine Person durch stilisierte Verachtung oder süffisanteste Pantomime herauszufordern sucht. Und ständig wurden neue Posen oder Snaps („Schnappschüsse") erfunden. Eines Tages blieb ein junger Typ auf dem Laufsteg stehen und hielt sein Gesicht mit seinen Händen. Daraus leiteten sich neue Vogueing-Bewegungen ab, Framing Face and Showing Face, bei denen man das Gesicht entweder einrahmte oder demonstrativ zeigte. [56] Dieses Spiel mit der Mimesis wurde auf die steifen Bankertypen der Ostküstencolleges ausgedehnt, auf berühmte Sänger und TV-Größen, auf Diven, auf Athleten und auf B-Boys, die fielen und einen Freeze machten. 1988 kamen auch die Bewegungen der Schlangenmenschen dazu, die Contortions. Dieser Trend richtete sich bewußt gegen den gelassen-selbstsicheren und coolen Look, wie z. B. im Mai 1989, als Willie „Ninja" Leake sein Bein hinter seinen Kopf legte. [57]

Laut Aussage von David Delpino, einem Voguer und DJ, eroberte Vogueing in der New Yorker Downtown zuerst 1984 die Paradise Garage. Delpino hatte diese Tanzform aus Harlem mitgebracht.[58] Daß Haring mit dem Vogueing in Berührung kommen würde und daß dieser Tanz Eingang in seine Zeichnungen finden würde, war unvermeidlich.

Unter diesem Gesichtspunkt läßt sich auch ein Haring-Poster betrachten, das als Anzeige für den Chicago Voguers' Ball, der als „Style for Benefit" am 2. September 1989 abgehalten wurde, diente (Abb. 26). Eine tanzende rote Figur zentriert das Bild. Der rechte Arm schießt hoch, wobei die Handfläche nach oben zeigt. Der linke Arm zeichnet im klassischen Vogue-Idiom der Schwarzen ein Zickzackmuster nach, denn: „geometrische Winkel werden ausgetestet bis zum Abwinken."[59] Zwei riesige Armreifen glänzen an beiden Armen, noch größere umfangen Brust und Taille. Der Kopf ist eingezogen, der Hals völlig verschwunden, worin sich die die Schlangenbewegungen im Vogueing der späten 80er Jahre andeuten.

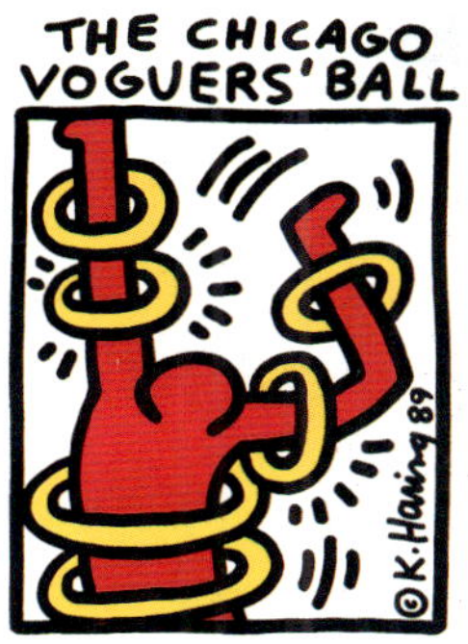

ABB. 26

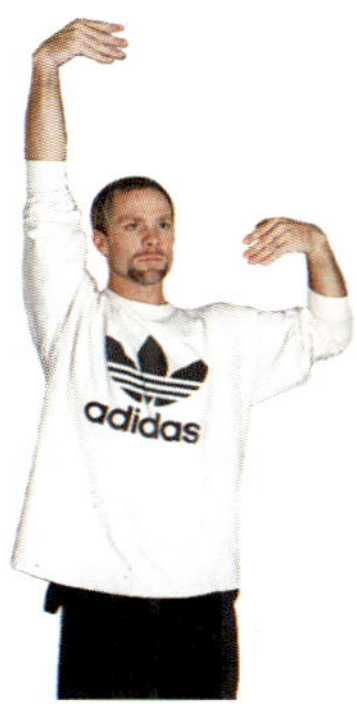

ABB. 27

Harings Gestiklinien und die mehrfachen Armreifen faszinierten Ben Harris, einen Choreographen, der von dem Verhalten der Schwarzen auf der Straße inspirieren läßt: „Vogueing ist extrem, im Gegensatz zum Leben, und hier haben wir einen echten Voguer vor uns: überspannt, wie es sich gehört, in übertriebener Pose und mit ausgefallenem Schmuck." [60] Sally Somer, die sich als Kritikerin und Historikerin dem Tanz gewidmet hat, sagte über eine leicht abgewandelte Version von Harings Voguer, dessen rote Figur mit goldenen Armreifen auf grünem Hintergrund steht: „Die Hände gestikulieren und drehen sich beim Vogueing ständig nach innen [zum Vergleich die Abb. 27 von Ben Harris beim Vogueing], und Haring hat das eingefangen."[61] Und weiter: „Es dreht sich alles um Arme, um diese große Lebensform der Arme – mit ihnen erwacht das Vogueing zum Leben."[62] Genauso rahmte Haring die rote Figur ein: nervöse Linien, die vom Körper und den Bändern und Reifen ausstrahlen.

Haring zeigt den Tänzer, dem es um Picture und Hitting Point geht, der zum Idiom des Laufstegs vibriert – Foto, Pose, Foto, Pose, Foto, Pose. Mit seinen Armen arbeitet er auf den Hit Point hin, den Punkt, wo Körper und Beat zu einem Klang verschmelzen.[63] Mit seinen Voguers stellte sich Haring ein letztes Mal in den Dienst des schwarzen Tanzes.

EIN GESANDTER

Vielleicht, weil er wohlüberlegte Gleichungen erarbeitet hatte – zwischen Freiheit und Einschränkung, zwischen Ausdrucksformen, die in den Armenvierteln der Farbigen entstanden, und denen, die in den Galerien zu finden waren – waren die Musen bereit, Keith Haring zu belohnen. Sie zeigten ihm, wie man den Tanz hinter dem Tanz malt. In diesen Prozeß bezog er künstlerische Bewegungen ein, die er neu kombinierte, so daß sie ganze Welten erleuchteten. Seine Werke sind Liebesbriefe an New York, ein Dank an die Downrocker, die Electric-Boogie-Tänzer, die Capoeiristas und die Voguers. Keith Haring hat bewiesen, daß auch sie noch am Leben sind.

Danksagung

Ich danke meinen Kollegen für ihre außergewöhnliche Hilfe. Zuerst Elisabeth Sussman für ihre Vision, ihre Hingabe an die amerikanische Kunst und dafür, mich in dieses aufregende Projekt einbezogen zu haben. Von ganzem Herzen danke ich auch Julia Gruen und David Stark (The Estate of Keith Haring), die mir wichtige Telefonnummern zugänglich machten und mich sensibilisierten für die Bandbreite der Tanzzeichnungen und -skulpturen. Kenny Scharf, always a great guy, teilte mit mir seine Erinnerungen an Keiths Tanzstil

ABB. 24 **Ohne Titel**, 1987 (Capoeira-Kopfstand und Vorbereitung für einen Head Butt). Lithographie, 28 x 38 cm. The Estate of Keith Haring ABB. 25 Cannavò Maurizio, Kopfstand, und Bom Jesus, *escurrumelo, head butt to waist*, 1996. Ian Churchill Photo Archive ABB. 26 Poster für „The Chicago Voguer's Ball", 1989. The Estate of Keith Haring ABB. 27 Ben Harris, *Vogueing*, geometrische Kopfeinrahmung, 1996. Ian Churchill Photo Archive in den frühen 80er Jahren, obwohl er für eine Vernissage in einer New Yorker Galerie noch Bilder fertigzustellen hatte. Ich möchte ihm auch dafür danken, seinerzeit Keith nach Ilheus in Brasilien eingeladen zu haben, wo Haring den Capoeira kennenlernte. Sally Sommer, always a doll, teilte ihr unvergleichliches Wissen über Form und Bedeutung des volkstümlichen schwarzen Tanzes. Tony Shafrazi stellte sein hektisches Tagesgeschäft hintan, um Gedanken über Haring und seinen Strich zu formulieren. Steve Clemente, Hernando Molina und Ben Harris vermittelten mir die Nuancen in Harings Arbeiten aus der Sicht der Tanzpartner in den 80er Jahren. Ebenso großzügig war ihre Einwilligung zu einer Foto-Session, die Harings Berührungspunkte mit Downrocking, Electric Boogie, Capoeira und Vogueing aufzeigte. Clemente machte mich mit Cannavò Maurizio bekannt, dessen Kenntnisse in der Geschichte des Toprocking und Downrocking unübertroffen sind. Mein wärmster Dank geht an Jelon Vieira, Luis Simas und Bom Jesus, sämtlich Meister des brasilianischen Kampfsports, für ihre aufschlußreichen Erläuterungen, mit denen Sie mir Harings Impressionen ihrer Tradition näherbrachten. Bei einem eigens von Ian Churchill durchgeführten Fototermin, war Bom Jesus einfach sensationell. Churchill bin ich zu großem Dank verpflichtet, denn er überließ mir großzügig Fotografien, die für sein Archiv des schwarzen Tanz bestimmt waren. Ein großer Blumenstrauß geht an Grace Stanislas, die Leiterin des Museum for African Art in SoHo, die uns großzügigerweise zu einem afro-atlantischen Set für Churchills Tanzserie im November 1996 verhalf. Bill T. Jones und Molissa Fenley leisteten unschätzbare Dienste, indem sie Harings Beziehung zum modernen Tanz skizzierten. Und schließlich danke ich meinem Sohn Clark August Thompson für seinen furiosen Rotstift, der für Klarheit, Kürze und Sinn sorgte. Tibi corde vero.

Anmerkungen

1. Max Lerner, *America as a Civilization* (New York, Simon and Schuster, 1957) II, S. 854.
2. Gespräch mit Laura Watt, New York, Oktober 1996. Der Ausdruck „bravado painting", der auf eine bloß gespielte Tapferkeit in Malerei und Tanz hindeutet, als Beschreibung der 80er Jahre stammt von ihr.
3. Eine vorzügliche Studie hat er jüngst vorgelegt: Richard Kendall, *Degas: Beyond Impressionism* (New Haven, Yale University Press, 1996), s. a. Richard Kendall, Degas Dancers (New York, Universe Publishing, 1996).
4. Interview mit Molissa Fenley, New York, November 1996.
5. Interview mit Bill T. Jones, New York, November 1996. Als „mühelos kinetisch" faßte Jones Harings Strich auf. S. a. Bill T. Jones, *Last Night on Earth* (New York, Pantheon Books, 1995).
6. Interview mit Julia Gruen, The Estate of Keith Haring, New York, Oktober 1996.
7. Interview mit Tony Shafrazi, New York, Oktober 1996.
8. Telefoninterview mit Kenny Scharf, November 1996.
9. Interview mit Julia Gruen, The Estate of Keith Haring, November 1996.
10. Ebd.
11. Robert Farris Thompson, „Requiem for the Degas of the B-Boys: Keith Haring", in: Artforum, 28 (Mai 1990), S.140-141.
12. Shafrazi, Interview im November 1996.
13. Thompson, „Requiem for the Degas of the B-Boys", S. 139.
14. Interview mit David Stark, The Estate of Keith Haring, Oktober 1996.
15. Zitiert in Thompson, „Requiem", S. 139.
16.. Nicholas Mirzoeff, *Bodyscape: Art, Modernity and the Ideal Figure* (London: Routledge, 1995), S. 169.
17. Die Zeichnung entstand während eines langen Interviews mit Haring im Abyssinia Restaurant in Tribeca.
18. Robert Farris Thompson, „Hip Hop 101" in William Eric Perkins (Hg.), *Droppin' Science: Critical Essays on Rap and Hip Hop* (Philadelphia: Temple University Press, 1996), S. 216.
19. Ebd., aus einem Interview mit zwei Rappern, G.L.O.B.E. und Pow Wow im Tommy Boy Records Studio, New York, Januar 1985.
20. Ebd., S. 218.
21. Sally Banes (*The Village Voice*, 22. April 1981, S. 1) war die erste, die über die aufkommenden neuen Moves schrieb. Seitdem hat sich die Terminologie etwas verändert: Toprock ist nun eine Eingangspose.
22. In: Germano Celant (Hg.), *Keith Haring* (München, Prestel-Verlag, 1992), S. 10.
23. Aufgenommen bei einer denkwürdigen Foto-Session, die Ian Churchill am 27. 11. 1996 im Museum for African Art in SoHo organisiert hatte.
24. In einem zweiten Interview am 5. 12. 1996 in New Haven erklärte Cannavò Maurizio, daß die Kamera hier den ersten von zwei Spins stoppt, einen, der nach rechts geht (hier abgebildet), sofort gefolgt von einem, der nach links geht.
25. Ebd.
26. Interviews mit Bom Jesus und Jelon Vieira, New York, Dezember 1996.
27. Siehe Michael Holman, *Breaking and the New York City Breakers* (New York, Freundlich Books, 1984), S. 12-13.
28. Molissa Fenley, Interview aus dem Jahr 1996. Das Wort Emblem, in diesem Sinne gebraucht, stammt von ihr.
29. Dieser Absatz ist eine Montage aus Einblicken von Steve Clemente und Hernando Molina. Siehe auch Brenda Dixon Gottschilds exzellentes „Digging the Africanist Presence" in: *American Performance: Dance and Other Contexts* (Westport, Connecticut, Greenwood Press, 1996), S. 159, wo Gottlieb über „die Standbild-Eckigkeit des Electric Boogie" und die „Stop-Start-fragmentierten Gesten [des] Locking" spricht.
30. Wyatt MacGaffey, *Religion and Society in Central Africa: The Bakongo of Lower Zaire* (Chicago: University of Chicago Pres, 1986), S. 124.
31. Interview mit Fu-Kiau Bunseki, Cambridge, Massachusetts, Dezember 1985.
32. Persönlicher Brief von Wyatt MacGaffey, Dezember 1987. Vgl. auch mit nachfolgendem Eintrag in Karl Lamans *Dictionnaire Ki-Kongo/Français* (Hants, England, Gregg Press Limited, 1964), II, S. 512: *„mayembo*: Zustand des Enthusiasmus und der Ekstase eines rituell Erfahrenen unter dem Einfluß seiner *nkisi* [Medizin Gottes]; konvulsive Bewegungen in den Muskeln; Zittern; Elektrizität."
33. Thompson, „Hip Hop 101", S. 219.
34. Interview mit Steve Clemente, New Haven, Dezember 1996.
35. David Lewis-Williams und Thomas Dowson, *Images of Power: Understanding Bushman Rock Art* (Johannisburg, Southern Book Publishers, 1989), S. 87.
36. Bonnie Madell und John Small, Break Dance (Philadelphia, Running Press, 1984), S. 28.
37. Steve Clementes Bezeichnung für die durchgehend eckigen Handhaltungen der König Tutanchamun-Pantomime.
38. Für diesen Hinweis bedanke ich mich bei Hernando Molina und Ben Harris.
39. Zitiert aus Thompson, „Requiem for the Degas of B-Boys", S. 139.
40. Ebd.
41. Interview mit Keith Haring, Amazonas Restaurant, früher an der Broome Street in SoHo, 29. Oktober 1986.
42. Ebd.
43. Interview mit Jelon Vieira, New Haven, Oktober 1996.
44. Interview mit Luis „Boneco" Simas, Antiquarius Restaurant, Leblon, Rio de Janeiro, 30. 11. 1996.
45. Interview mit Chris Munnelly, Rio de Janeiro, 1. Dezember 1996.
46. Interviews mit Jelon Vieira, New Haven, und Luis Simas, Rio de Janeiro, November 1996.
47. Interview mit Hernando Molina und Ben Harris, New York, Oktober 1996.
48. Vieira und Simas, Interview aus dem Jahr 1996.
49. Keith Haring, *Keith Haring Tagebücher* (S. Fischer Verlag, Frankfurt a. M., 1997), S. 173
50. Vieira, Interview aus dem Jahr 1996.
51. Dieses Flip Book zeigte ich drei verschiedenen Meistern, zweien in New York (Jelon Vieira und Bom Jesus), einem in Rio de Janeiro (Luis Simas). Alle drei waren beeindruckt von der Art und Weise, in der Haring die „Grammatik" des Spiels eingefangen hatte. Blows mit Cartwheels zu verbinden sei, so sagten sie, purer Capoeira.
52. Simas, Interview aus dem Jahre 1996.
53. „Trends", *Time*, 29. 5. 1989, S. 104.
54. Für das Beispiel eines alten satirischen afro-amerikanischen Tanzes siehe Marshall Stearns und Jean Stearns, *Jazz Dance: The Story of American Vernacular Dance* (New York, G. Schirmer, 1979), S. 22: „Mit jedem Schritt haben wir sie verspottet."
55. Dottie Enrico, „A Pose for the 80's: Dance Phenomenon That's in Vogue" in: *Newsday*, Teil II, S. 3.
56. Interview mit Ben Harris, New York, Oktober 1996.
57. Enrico, „A Pose for the 80's".
58. Craig Wilson, „Profile in Dance: The Art of Vogueing comes into Vogue" in: *USA Today*, 10. 3.1989, S. 1D.
59. Diese Formulierung stammt von Ben Harris.
60. Ben Harris, Interview aus dem Jahr 1996.
61. Interview mit Sally Sommer, New York, November 1996.
62. Ebd.
63. Das Idiom des Laufstegs, das Konzept des Hit Point und andere Einblicke gehen auf Sally Sommers und ihre Kenntnisse des neuen schwarzen Tanzes zurück.

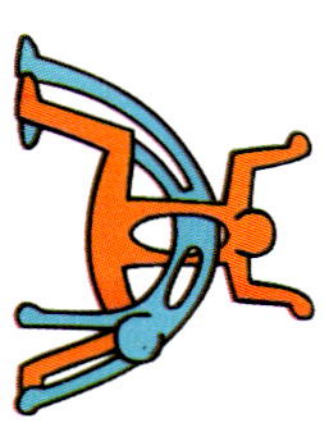

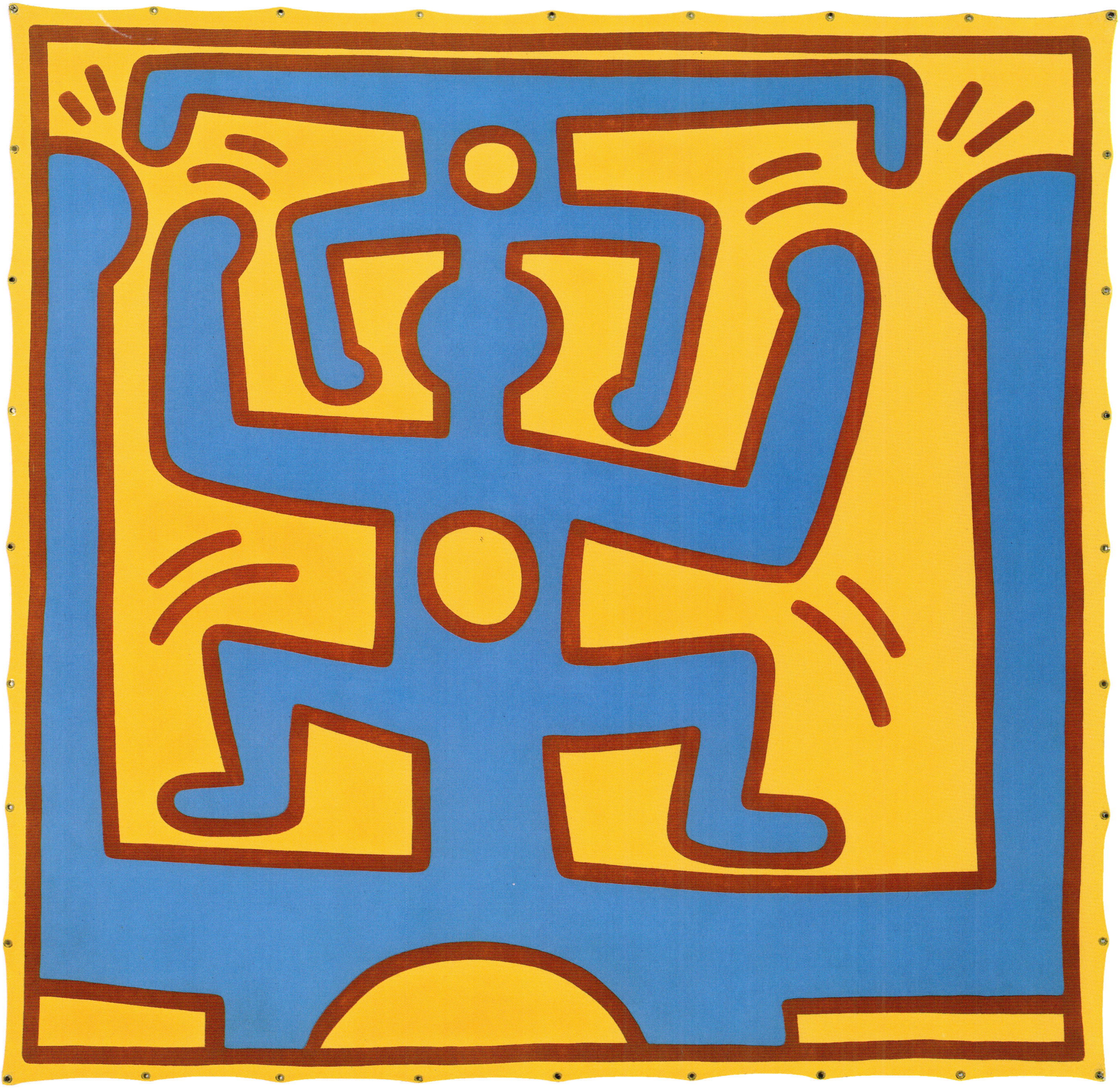

* **Ohne Titel**, 1987. Acryl auf Leinwandplane, 244 x 244 cm
Privatsammlung

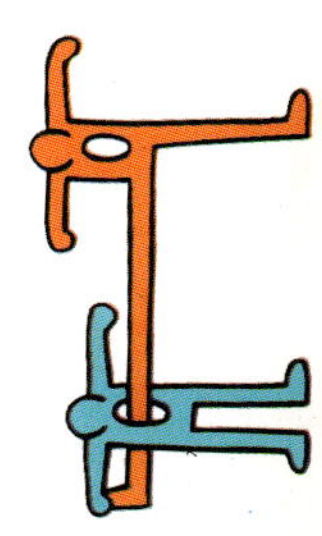

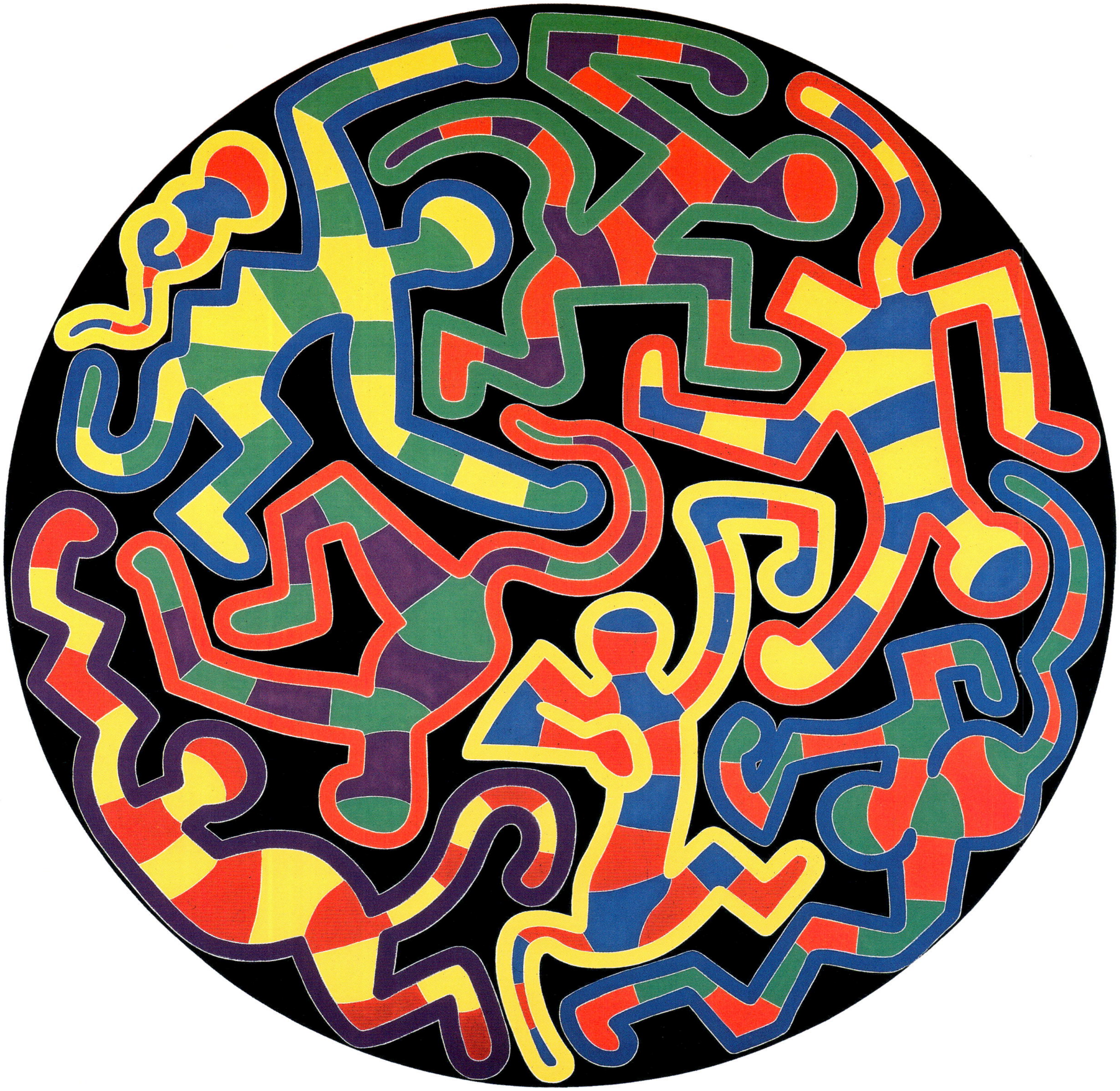

* **Affen-Puzzle,** 1988. Acryl auf Leinwand, Durchmesser 305 cm
Sammlung Janet und Martin S. Blinder

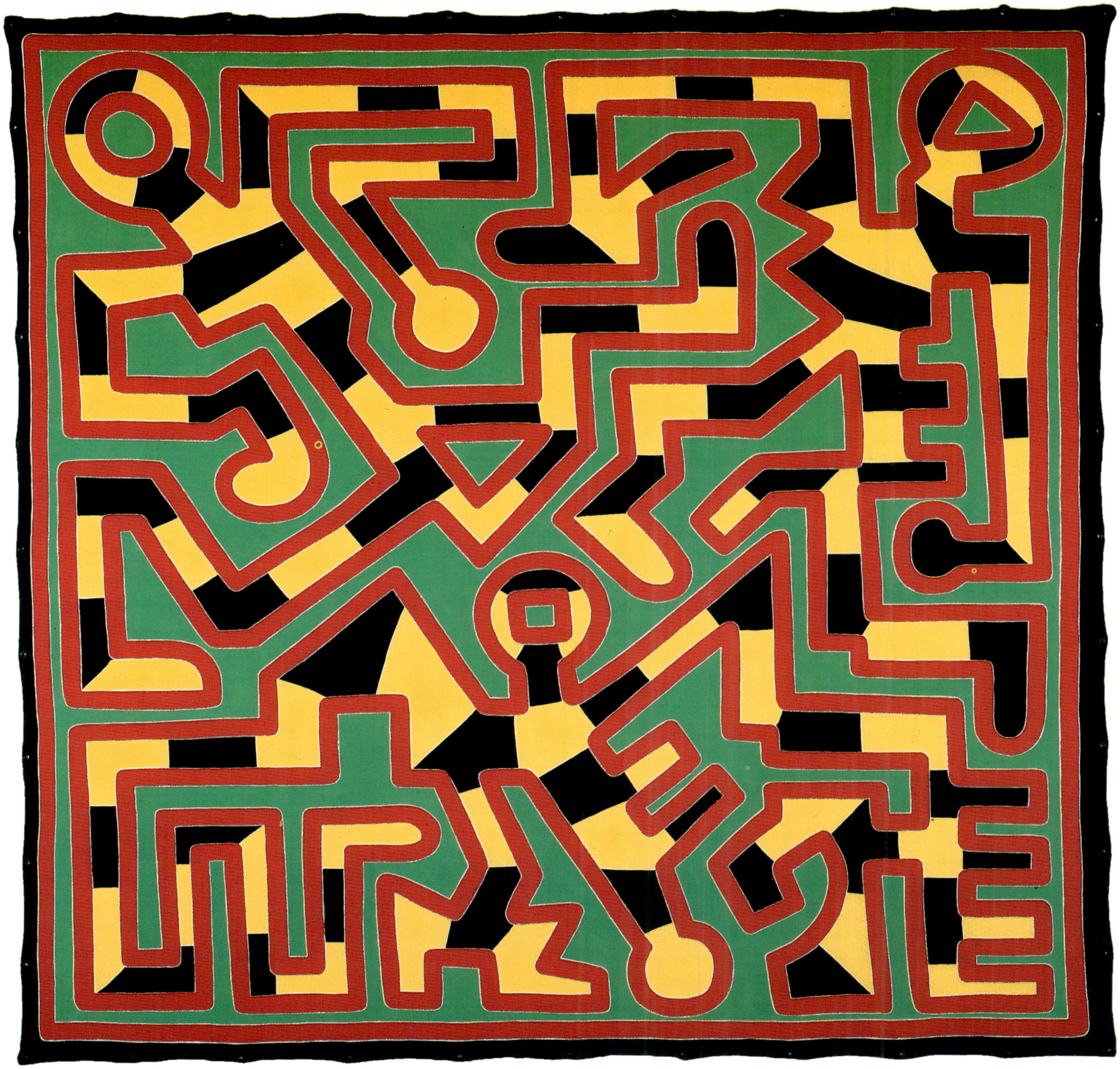

Ohne Titel, 1988. Acryl auf Leinwand, 306 x 306 cm
Sammlung Kenny Scharf

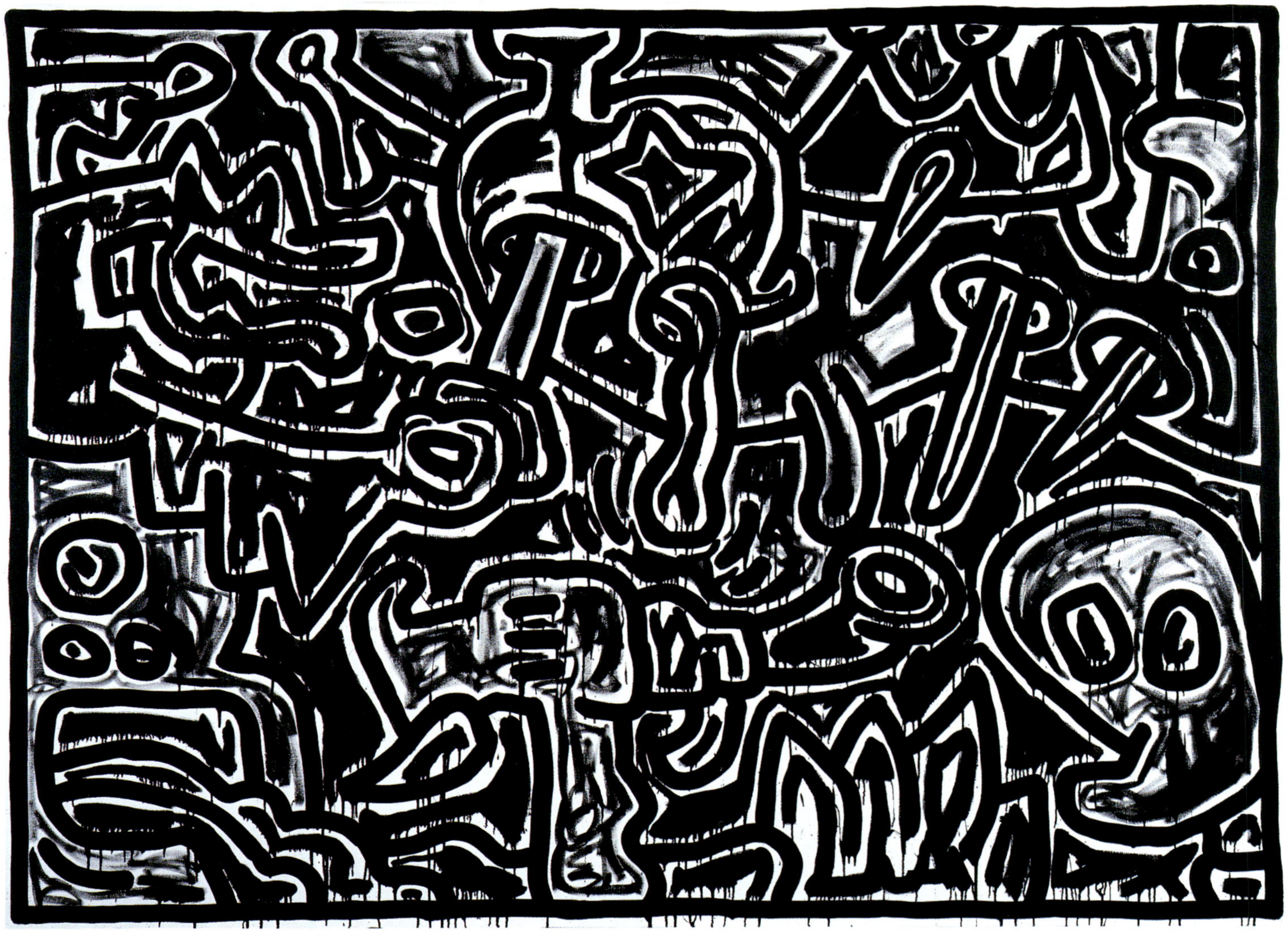

Das Attentat, 1988. Acryl und Emailfarbe auf Leinwand, 183 x 245 cm
Privatsammlung, Courtesy André Emmerich Gallery, New York

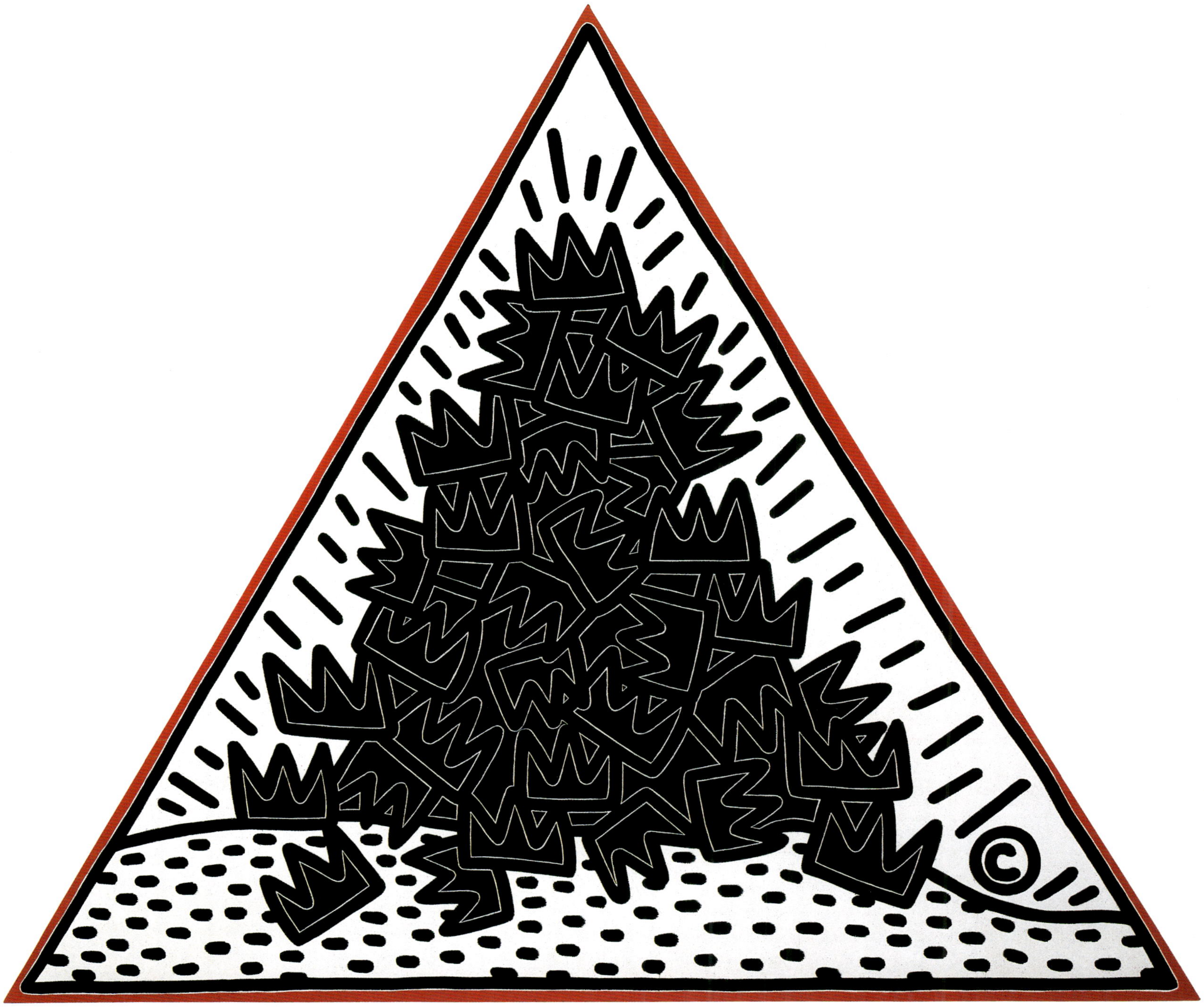

* **Ein Haufen Kronen für Jean-Michel Basquiat,** 1988. Acryl auf Leinwand, 305 x 264 cm

The Estate of Keith Haring

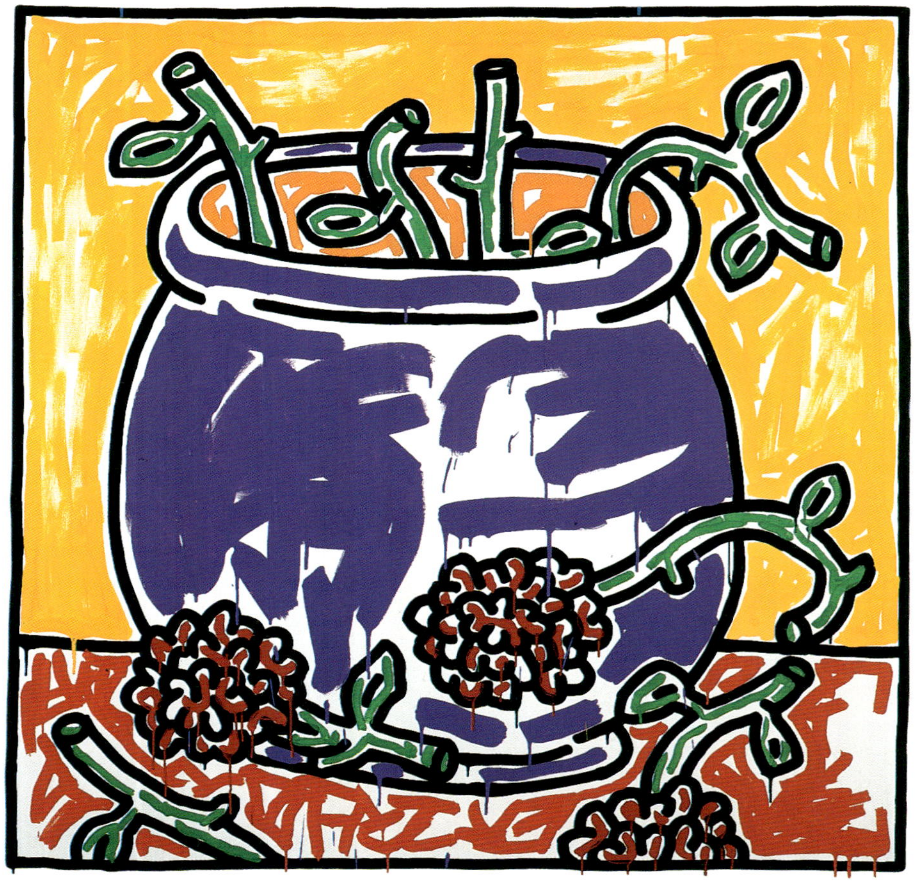

* **Ohne Titel**, 1989. Acryl auf Leinwand, 152 x 152 cm
Sammlung Elliot K. Wolk

GEGENÜBER **Ohne Titel**, 1988. Acryl auf Leinwand, 306 x 306 cm
Privatsammlung

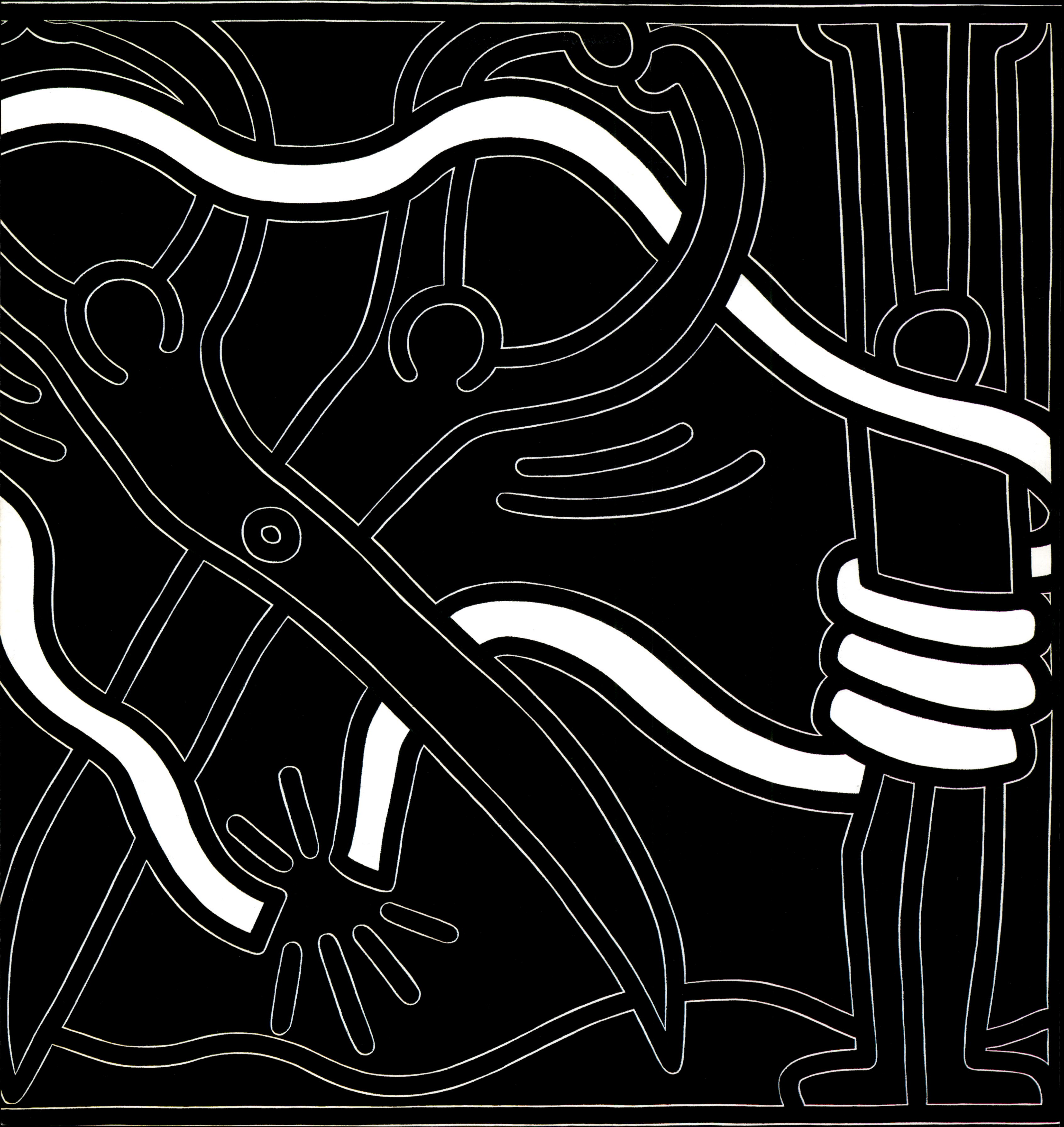

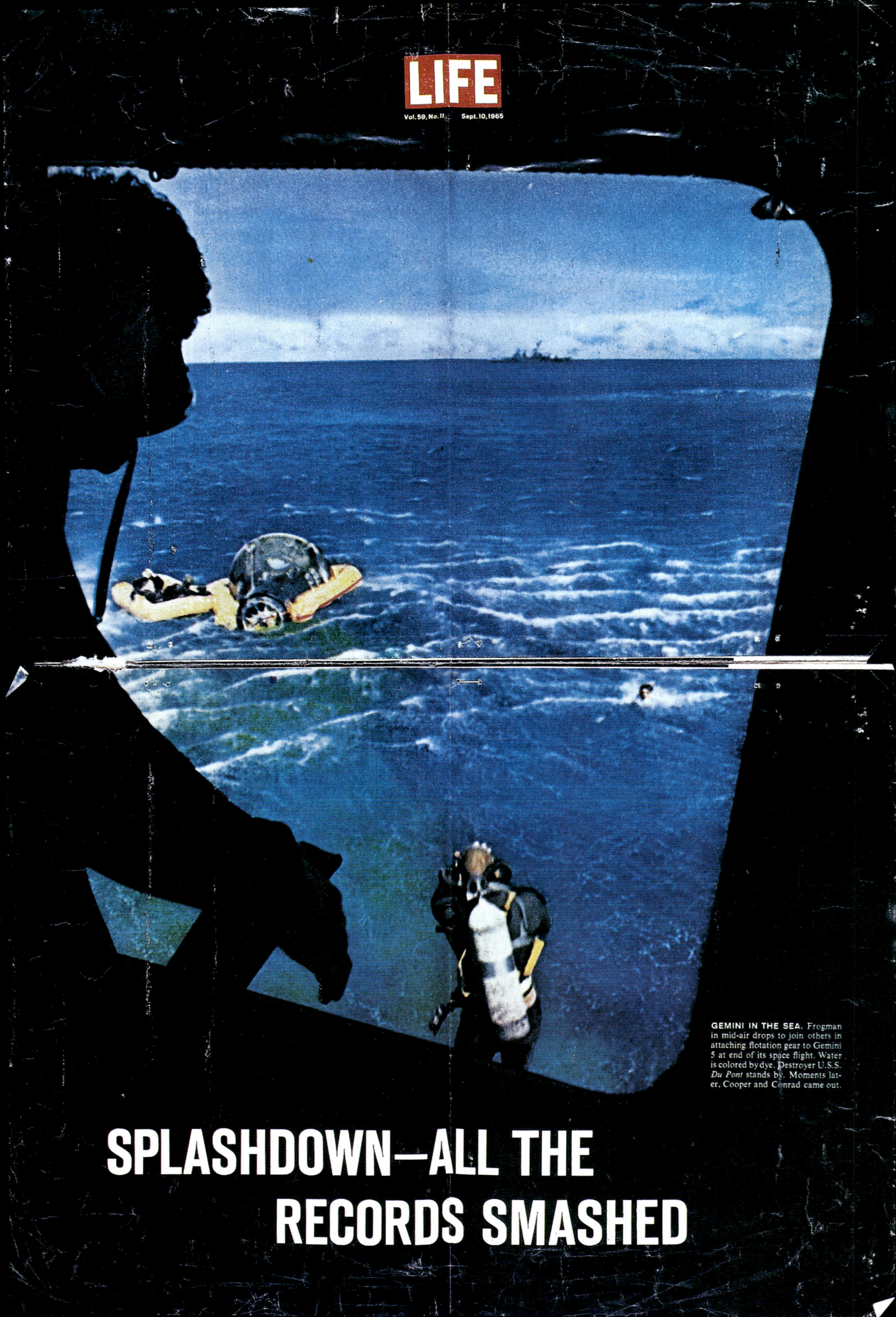
LIFE
Vol. 59, No. 11
Sept. 10, 1965
GEMINI IN THE SEA. Frogman in mid-air drops to join others in attaching flotation gear to Gemini 5 at end of its space flight. Water is colored by dye. Destroyer U.S.S. *Du Pont* stands by. Moments later, Cooper and Conrad came out.
SPLASHDOWN—ALL THE
RECORDS SMASHED

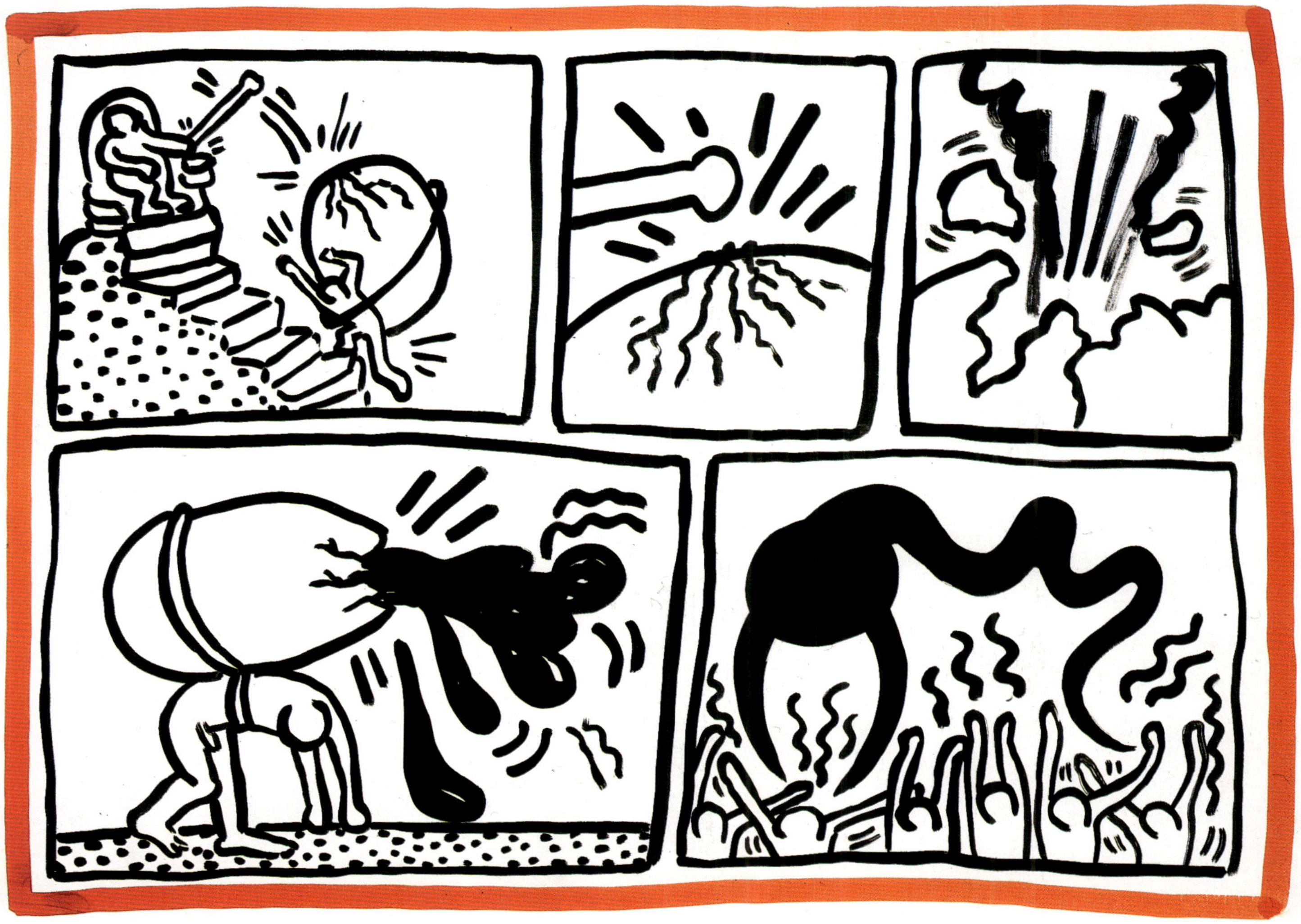

Ohne Titel, 1988. Sumi-Tusche auf Papier, 57 x 76 cm
Privatsammlung, Courtesy Galerie Hans Mayer, Düsseldorf

GEGENÜBER Bild aus der Zeitschrift *Life*, 10. September 1965

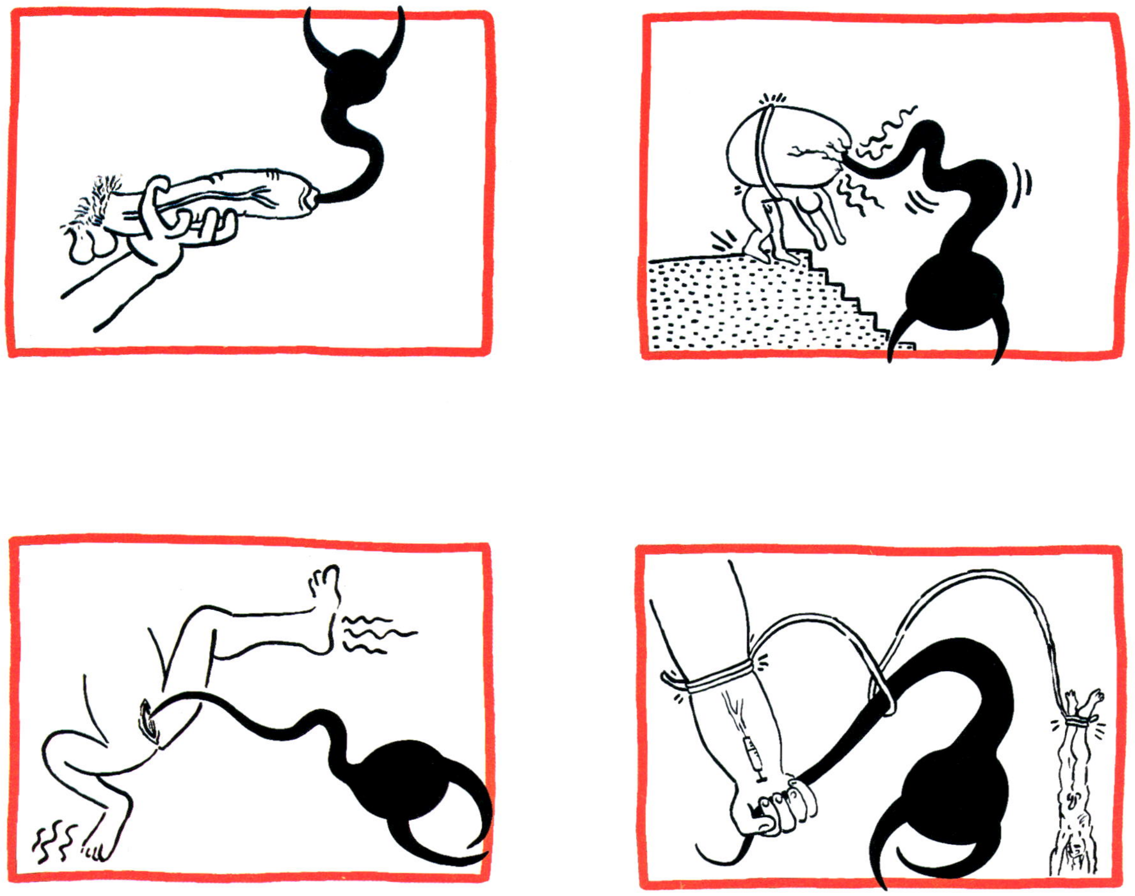

DIESE SEITE, ALLE VIER **Ohne Titel**, 1988. Sumi-Tusche auf Papier, 57 x 76 cm
Privatsammlung, Courtesy Galerie Hans Mayer, Düsseldorf

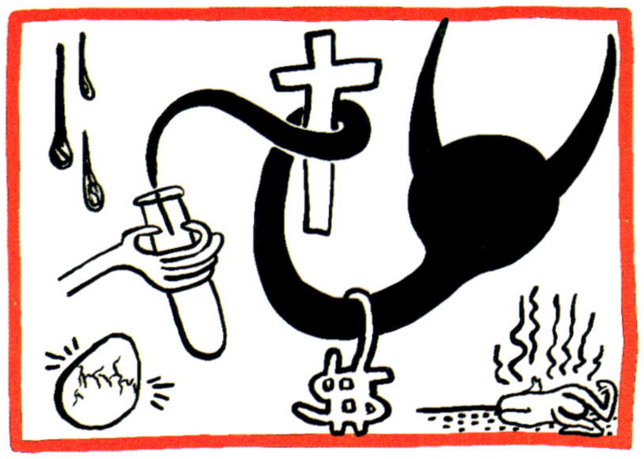

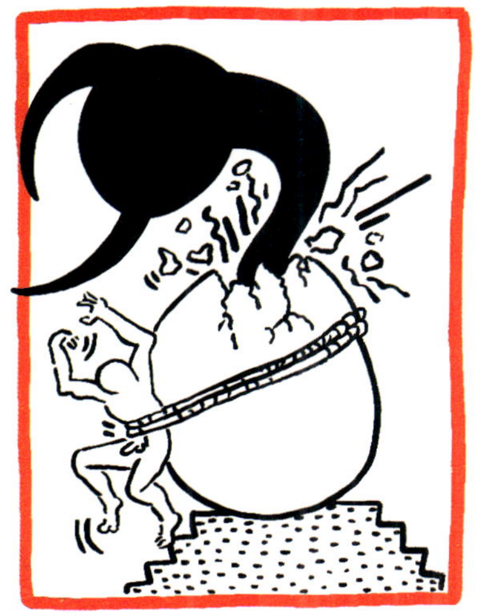

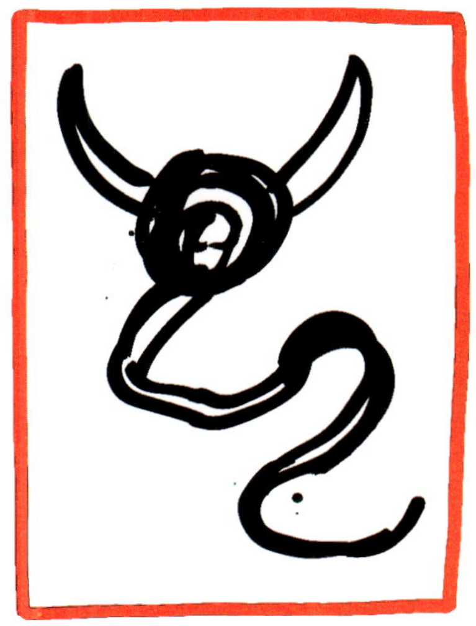

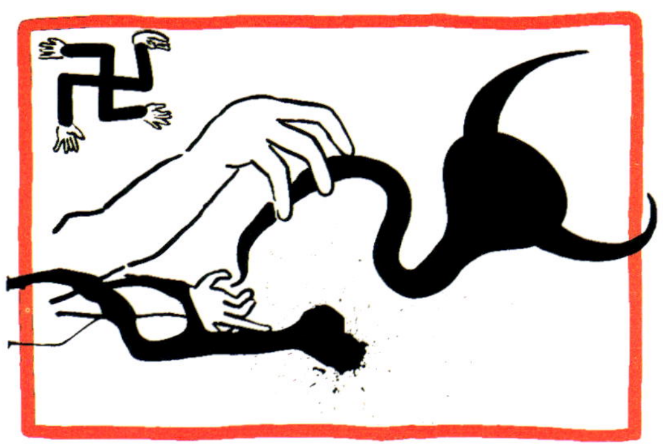

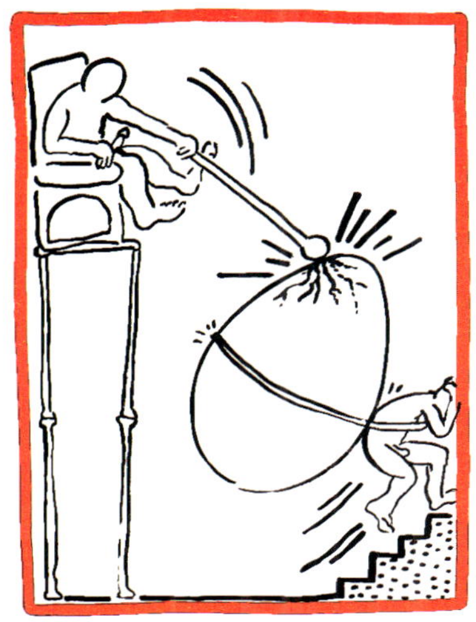

LINKS, BEIDE **Ohne Titel**, 1988. Sumi-Tusche auf Papier, 57 x 76 cm
Privatsammlung, Courtesy Galerie Hans Mayer, Düsseldorf

MITTE, BEIDE **Ohne Titel**, 1988. Sumi-Tusche auf Papier, 76 x 57 cm
Privatsammlung, Courtesy Galerie Hans Mayer, Düsseldorf

RECHTS * **Ohne Titel**, 1988. Sumi-Tusche auf Papier, 76 x 57 cm
Privatsammlung, Courtesy Galerie Hans Mayer, Düsseldorf

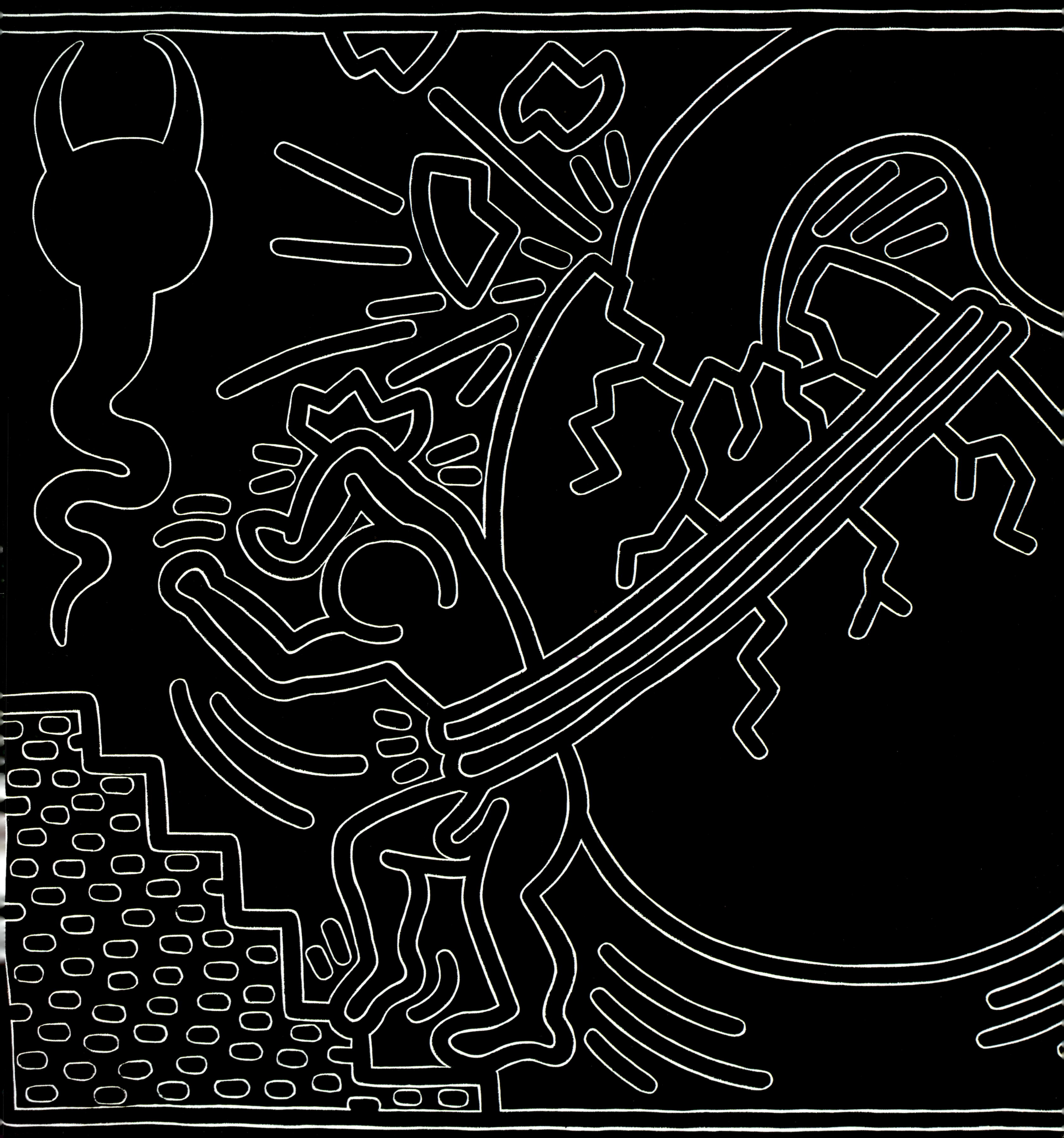

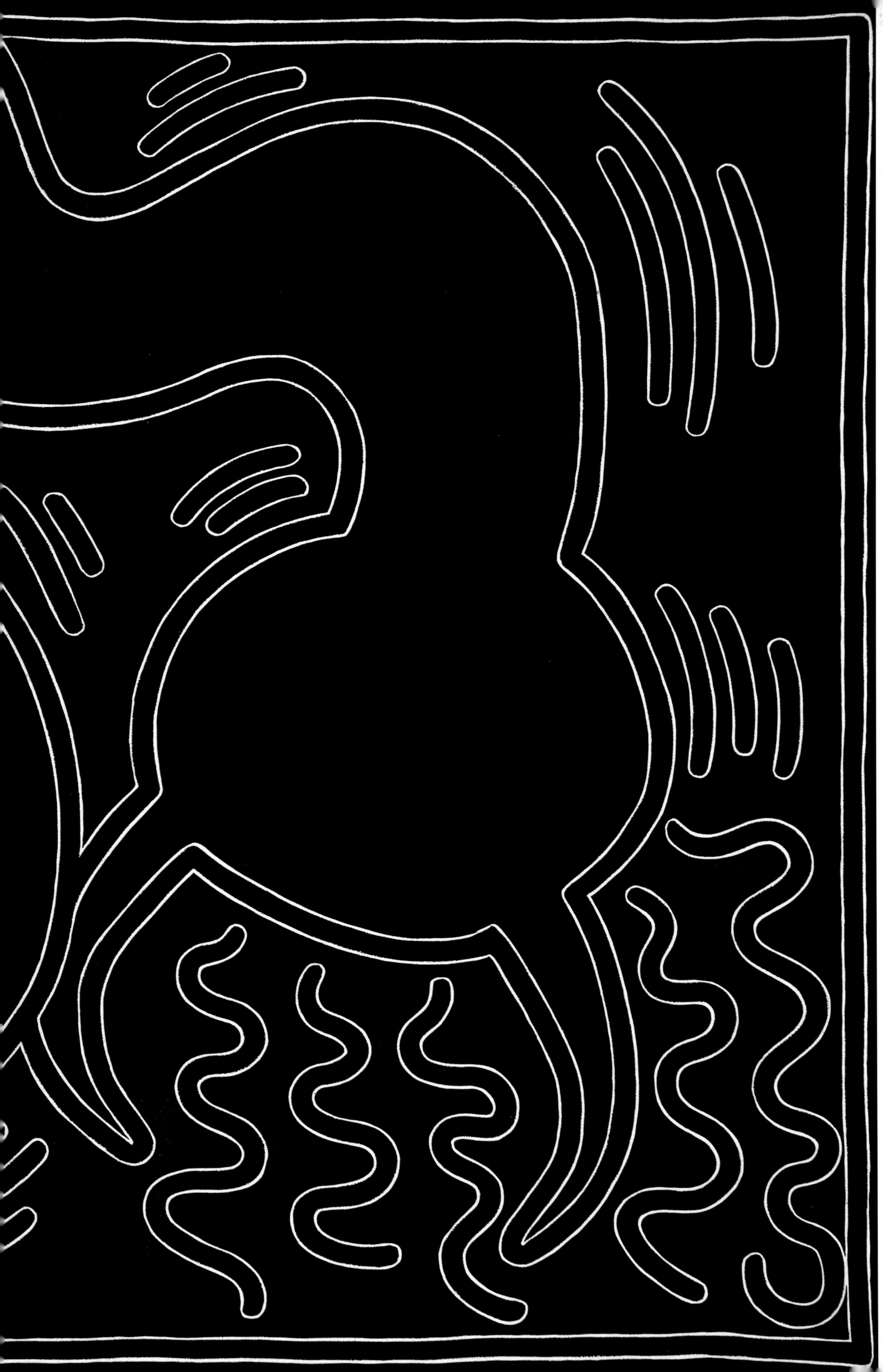

* **Ohne Titel**, Acryl auf Leinwand,
366 x 549 cm
Sammlung Tony Shafrazi

Cherry-pickers with satin brushes big as a door inch through Wall Street, leaving a vast souvenir postcard of the Grand Canyon. Water trucks slosh out paint, outlaw painters armed with paint pistols paint everything and everyone in reach. Survival Artists, paint cans strapped to their backs, grenades at their belts, paint anything and anybody within range. Skywriters dogfight, collide and explode in paint. Telephone poles dance electric jigs in swirling, crackling wires. Neon explosions and tornados flash through ruined cities, volcanoes spew molten colors as the earth's crust buckles and splinters into jigsaw pieces.

Apokalypse, 1988. Siebdruck von Haring, Text von William Burroughs, jeweils 97 x 97 cm. Privatsammlung

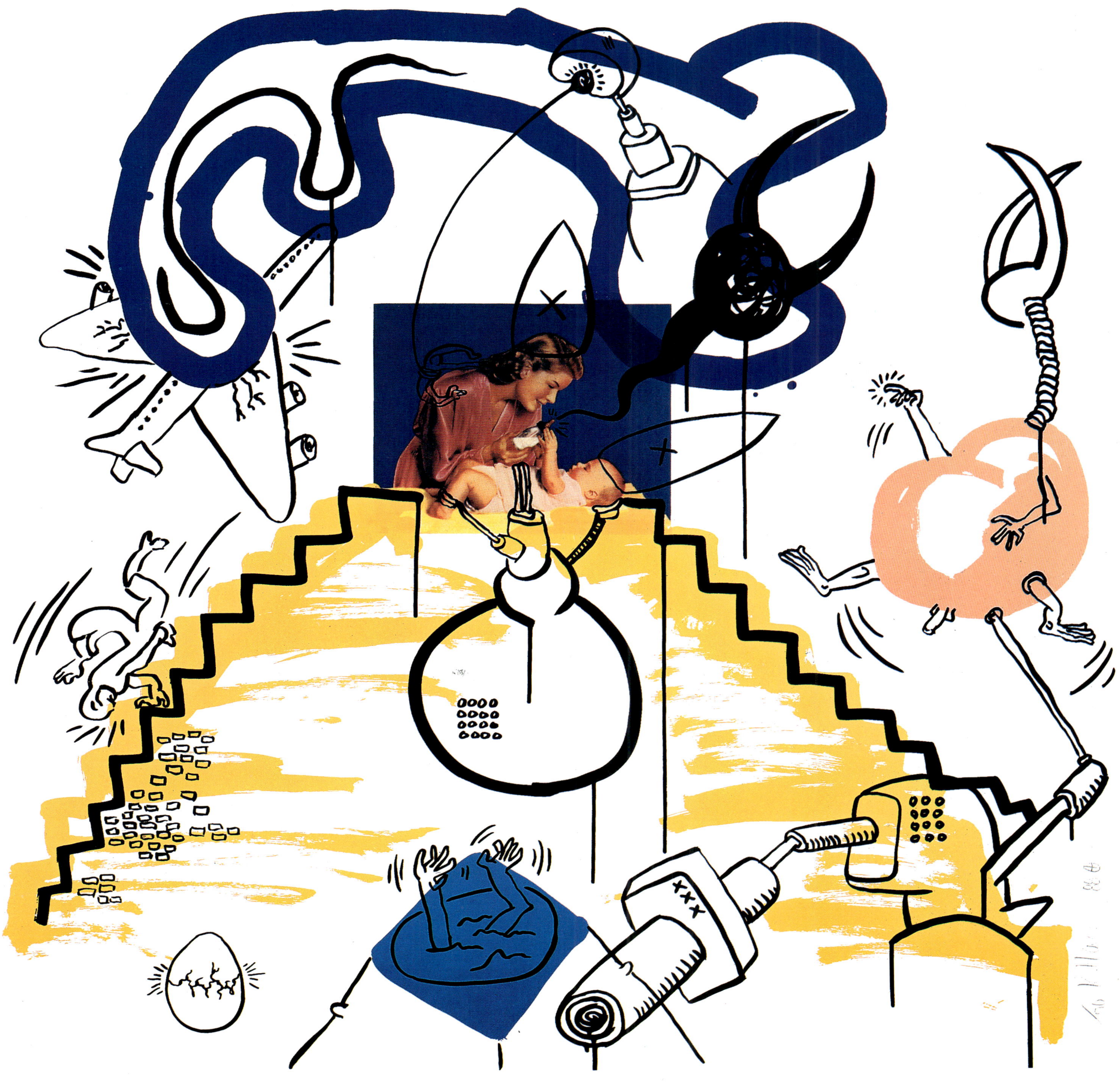

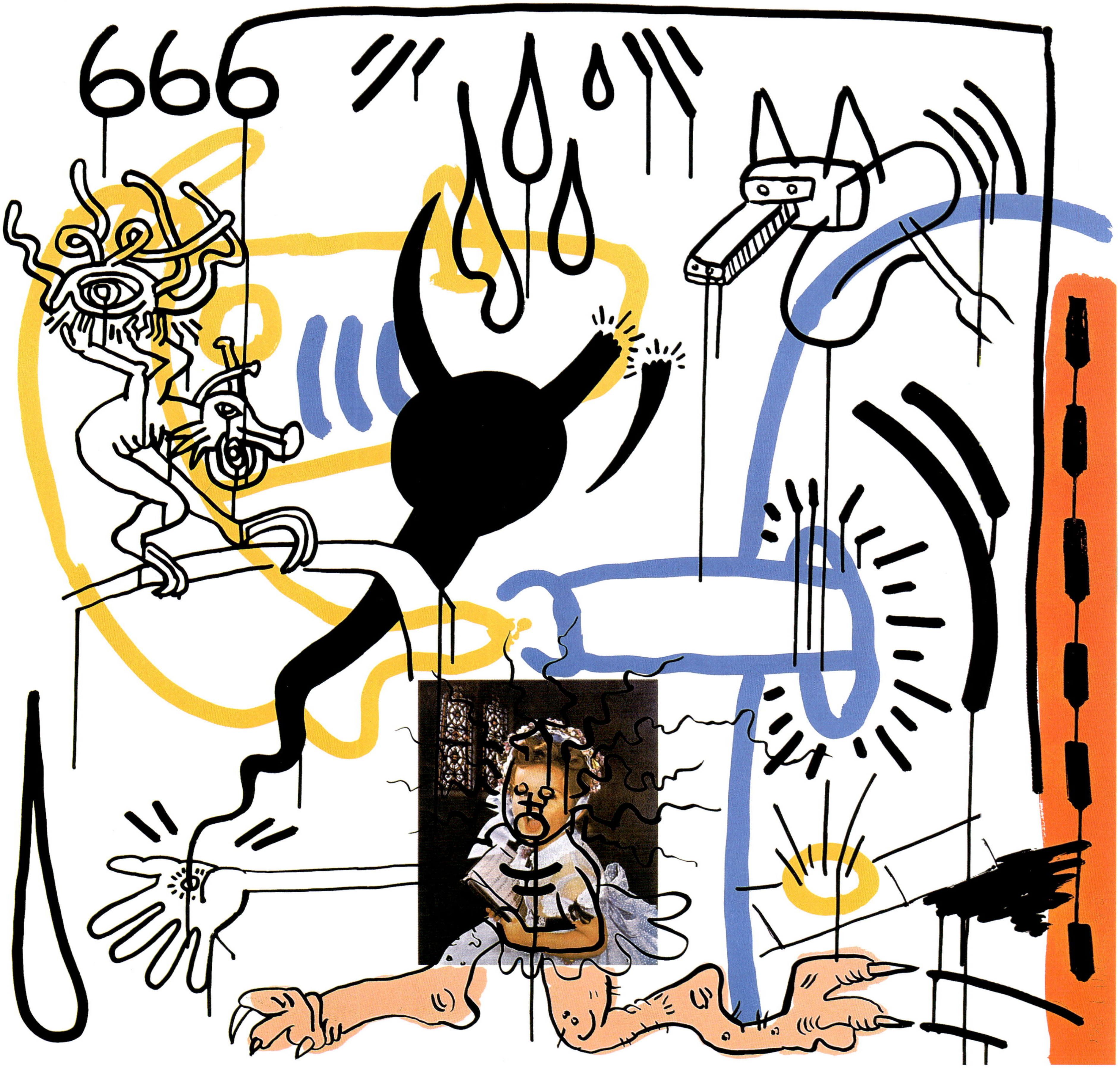
666

This is where we all came in blue and white paint from when Everyman sees color nightmares are right here warehouses and piers electric energy floods inorganic molds subways faster and faster, glass steel girders Pan God of Panic whips screaming concrete, faces look up at the torn sky and burn with madness. TRACK the planet is pulling bucking cars and trucks careening into space faster and faster into the Void spinning walks and streets flash by like subway stations in a reek of ozone.

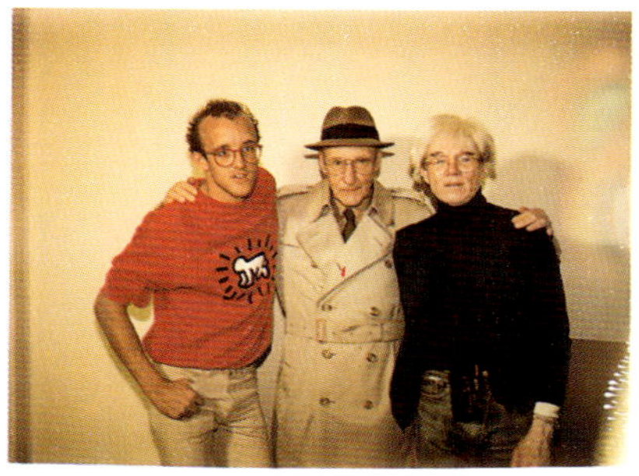

Apokalypse, 1988. Siebdruck von Haring, Text von William Burroughs, jeweils 97 x 97 cm. Privatsammlung

Haring, Burroughs und Andy Warhol, New York 1985

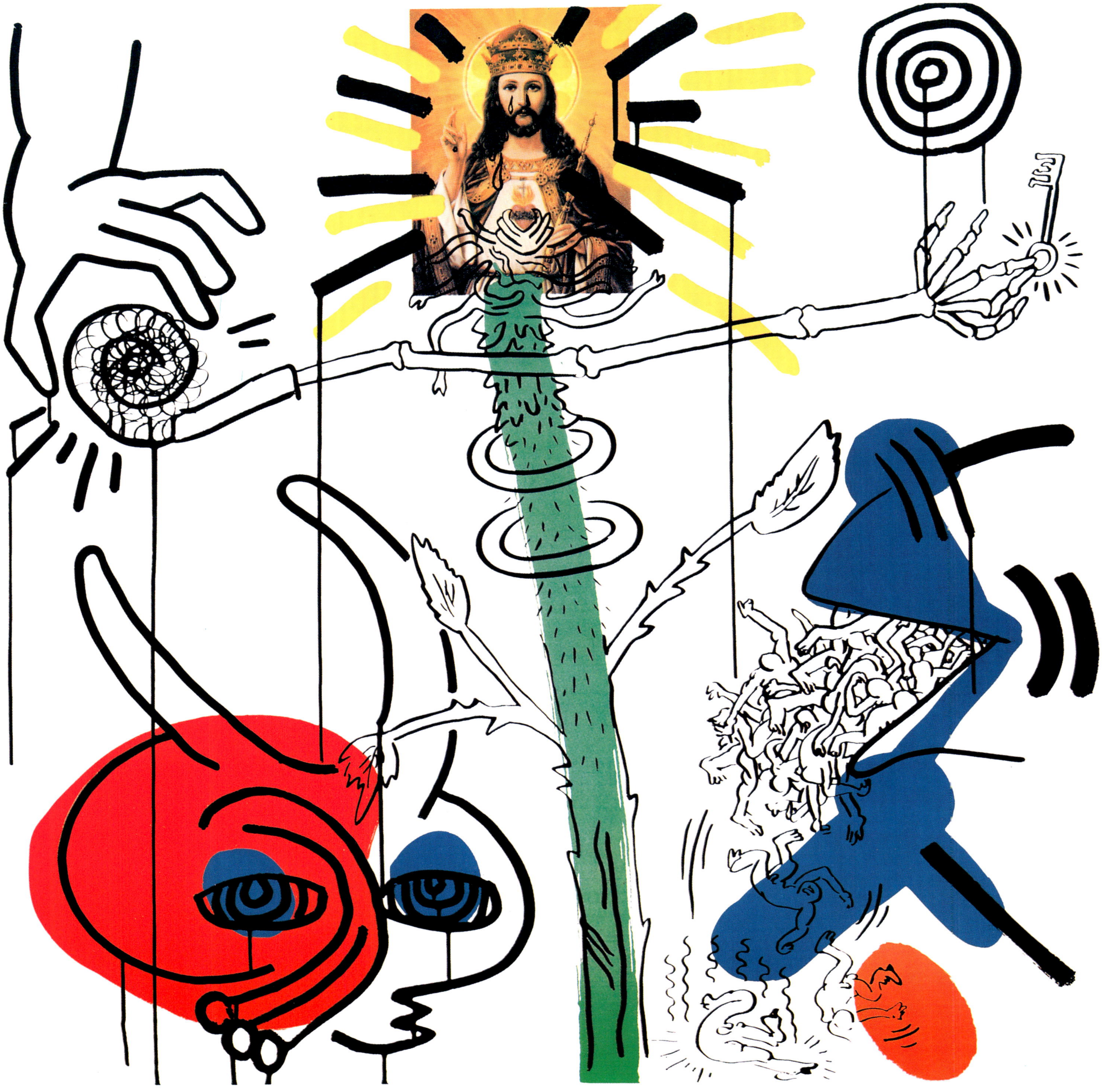

Skyscrapers scrape rents of blue and white paint from the sky, the rivers swirl with color, nitrous ochres and reds eat through the bridges, falling into the rivers, splashing colors across warehouses and piers and roads and buildings, AMOK art floods inorganic molds, stirring passions of metal and glass, steel girders writhing in mineral lusts burst from their concrete covers, walls of glass melt and burn with madness in a billion crazed eyes, bridges buck cars and trucks into the rivers, the sidewalks run ahead faster and faster, energy ground down into sidewalks and streets by billions of feet and tires erupts from manholes and tunnels, breaks out with volcanic force:

LET IT COME DOWN

Caught in New York beneath the animals of the village, the Piper pulled down the sky.

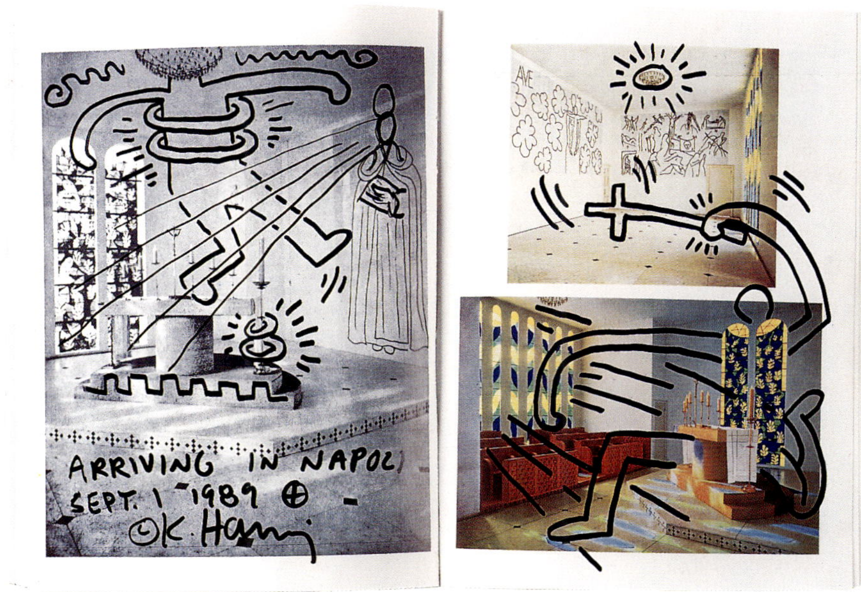

Apokalypse, 1988. Siebdruck von Haring, Text von William Burroughs, jeweils 97 x 97 cm. Privatsammlung

UNTEN RECHTS Eine von Haring bearbeitete Broschüre über Matisse' Chapelle du Rosaire, Venedig

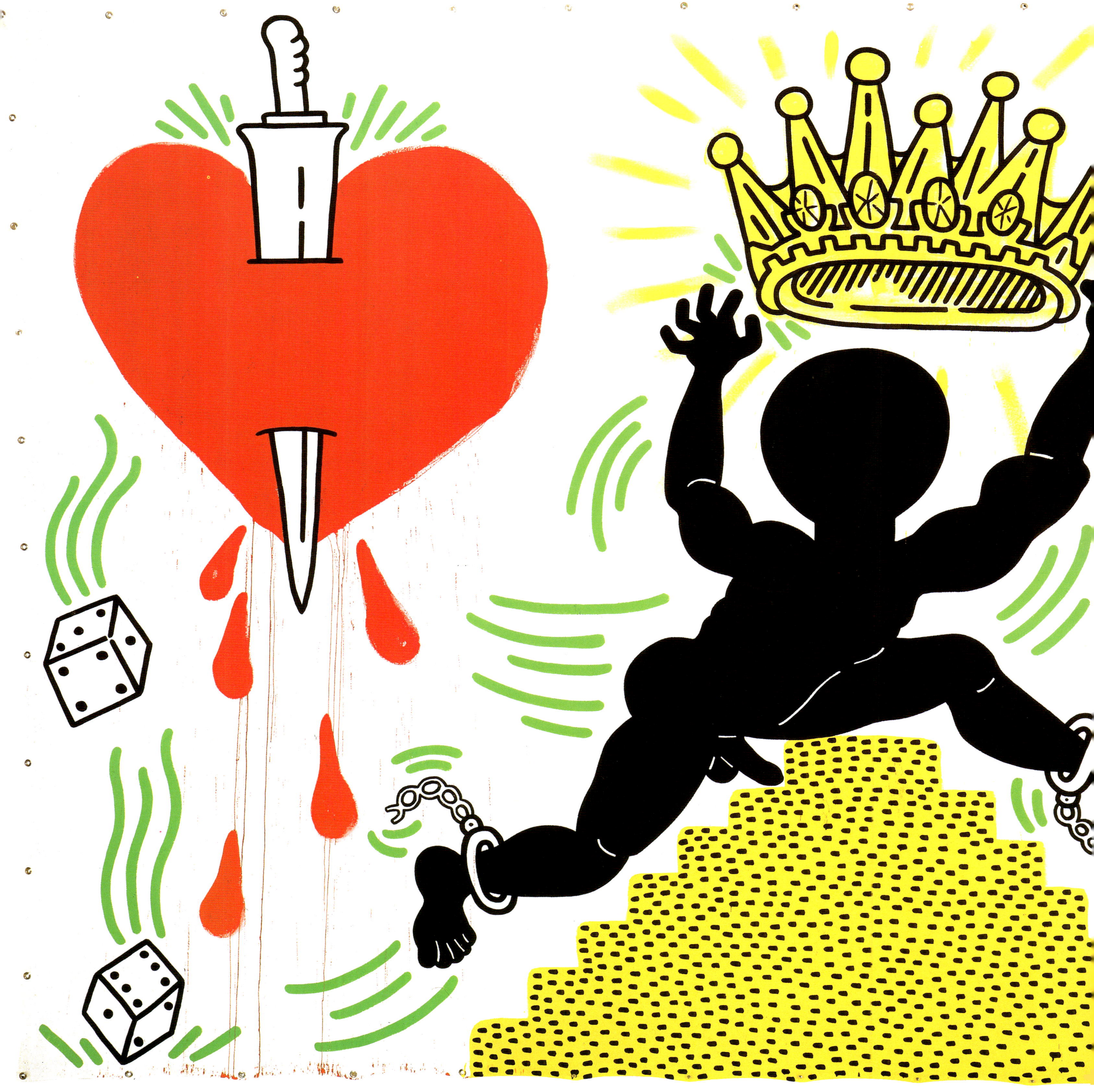

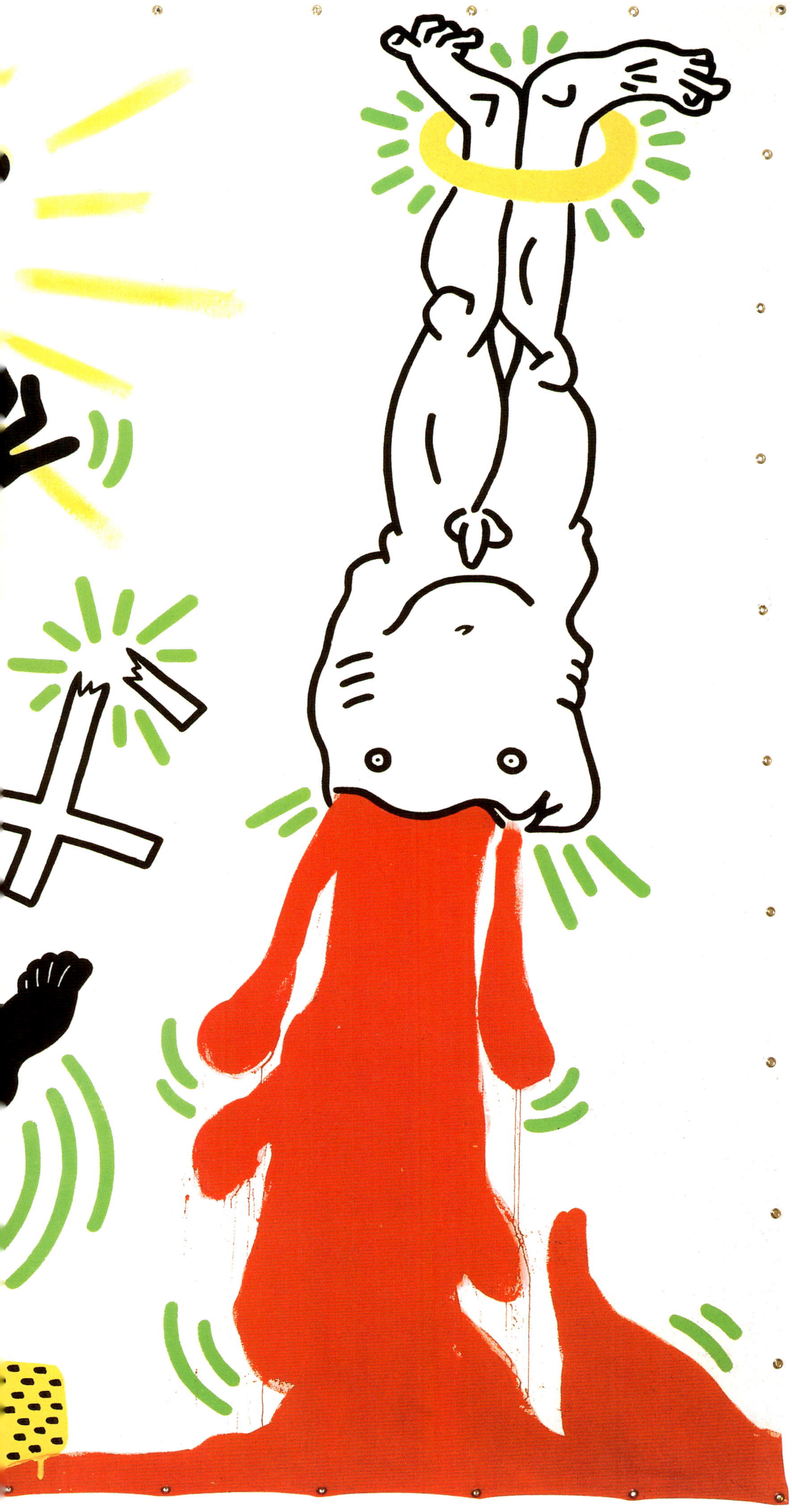

Racheengel, 1988. Acryl auf Leinwandplane,
305 x 457 cm. The Estate of Keith Haring

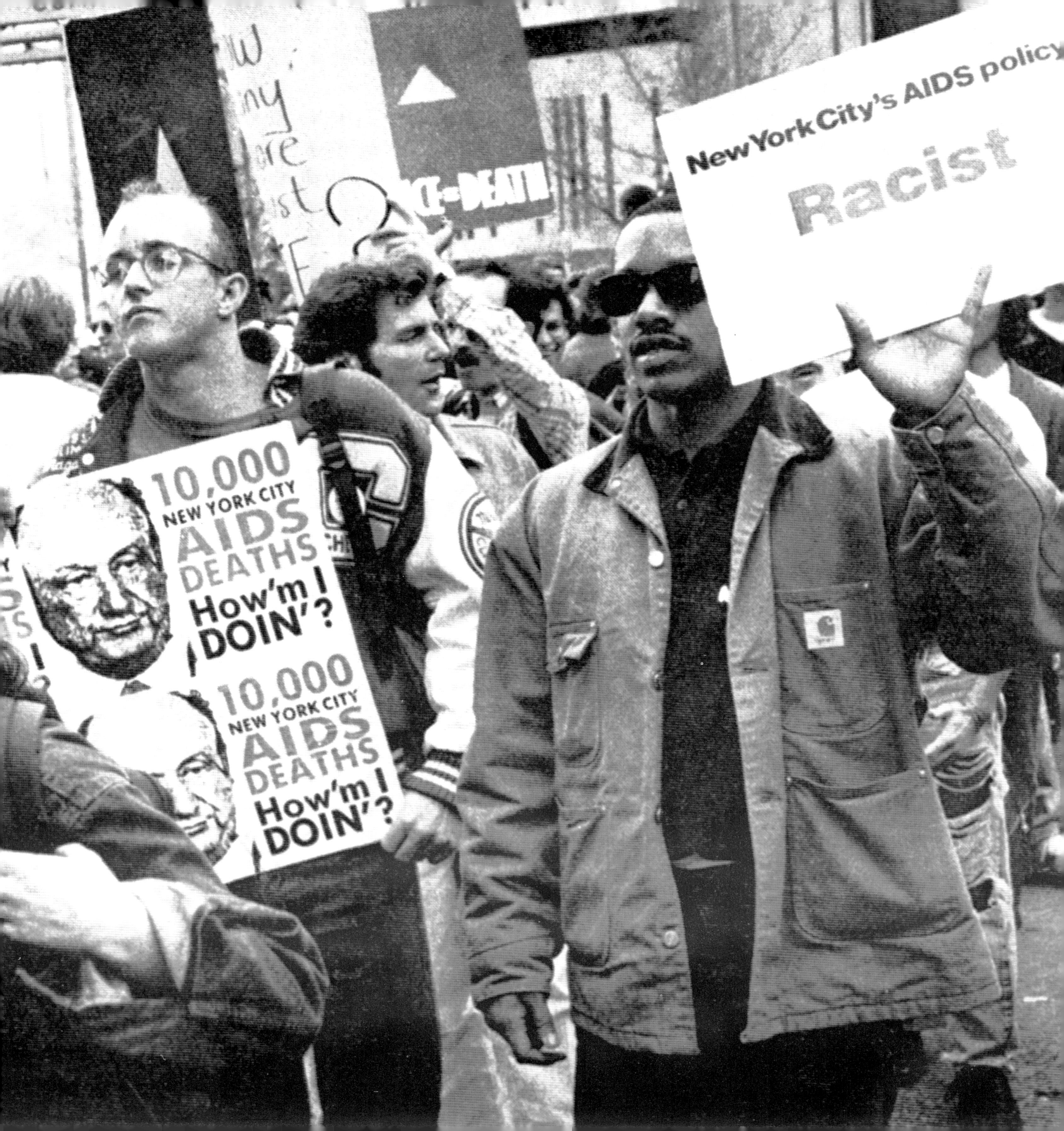
New York City's AIDS policy
Racist
10,000
NEW YORK CITY
AIDS
DEATHS
How'm I
DOIN'?
10,000
NEW YORK CITY
AIDS
DEATHS
How'm I
DOIN'?

the valley

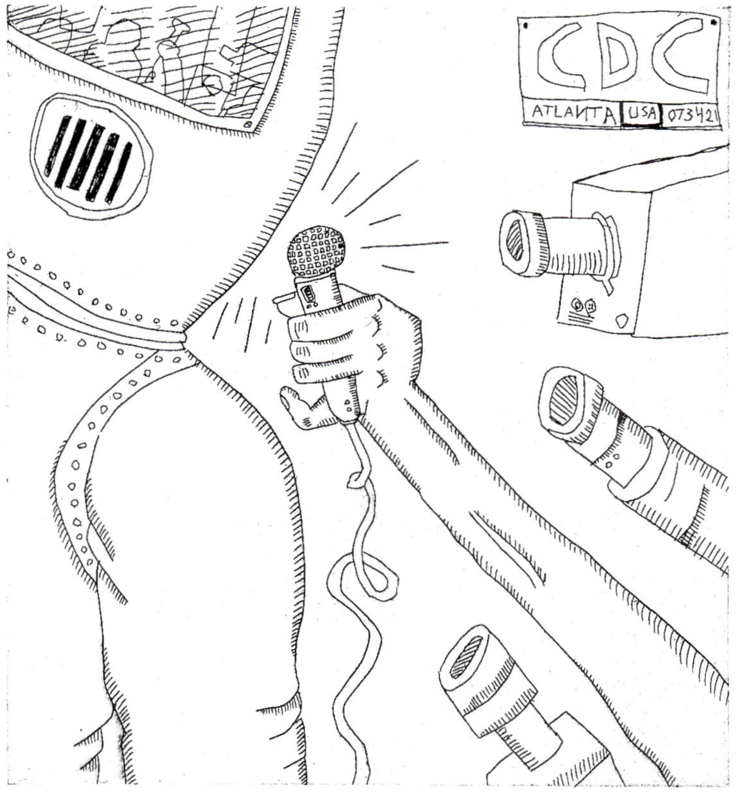

"We'll contact Atlanta."
Gingerly they tossed out some food packages.

A strict quarantine was imposed --- soldiers were stationed around the valley. Armed helicopters stood by to turn away any attempt to approach the valley by air. A helicopter chartered by the Press was turned back, having been warned that there were orders to shoot down any aircraft that violated the quarantine.

The entire population of the valley, forty men and thirty five women, was transported to Atlanta by technicians in protective clothing, and placed in isolation. The valley itself was in Columbia, but the local authorities were glad to turn the matter over to the gringos rather than risk the responsibility for some horrendous epidemic.

The Comers were found to be suffering from some

Das Tal, 1989. Kupferstich von Haring, Text von William Burroughs, jeweils 36 x 32 cm. Privatsammlung

GEGENÜBER Haring und Adolfo Arena, New York 1989

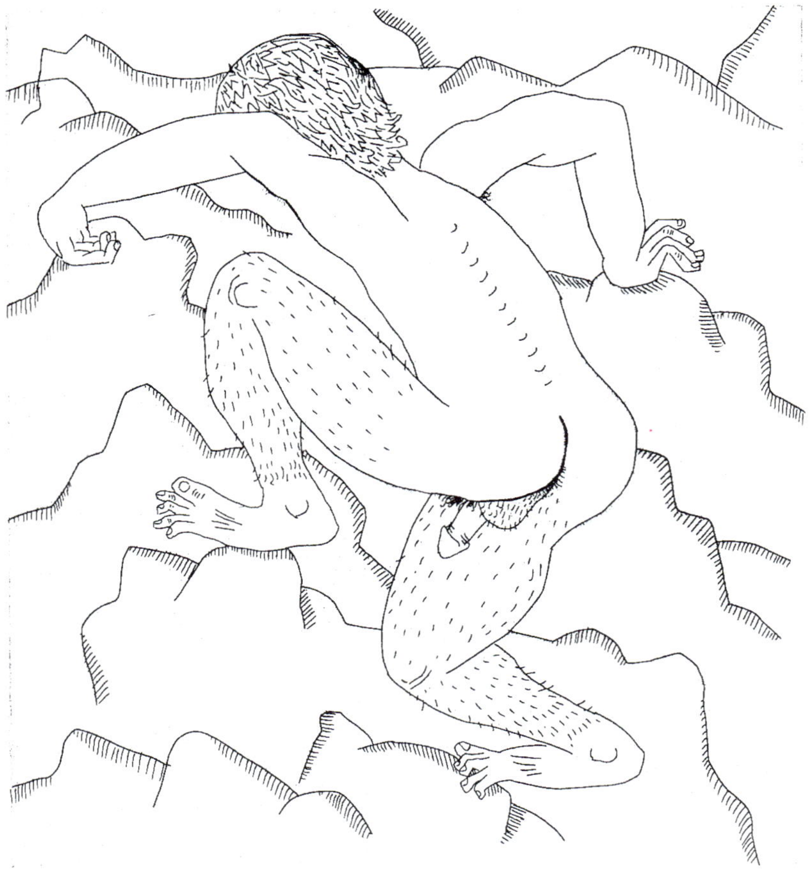

Fire is a problem, but we have the burning crystals. Occasionally there is a feast, perhaps two large snakes have been killed and one fish can be spared. On these rare occasions the Corners perform, and some of them die the following day. Their bodies must be hacked up and used to fertilize the moon-corn patches for future Corners.

Corners have the calling like a priest. It is both an honor and a disgrace to have a Corner in the family. But at the age of puberty the mark of the Corner can be perceived: a look of dreamy despair, the look of a hungry ghost in time of famine, but a noble resignation that transcends the hunger. At first the Corners are supple and strong. At this stage many attempt to climb out of the valley. A few have been known to reach the overhangs.

Das Tal, 1989. Kupferstich von Haring, Text von William Burroughs, jeweils 36 x 32 cm. Privatsammlung

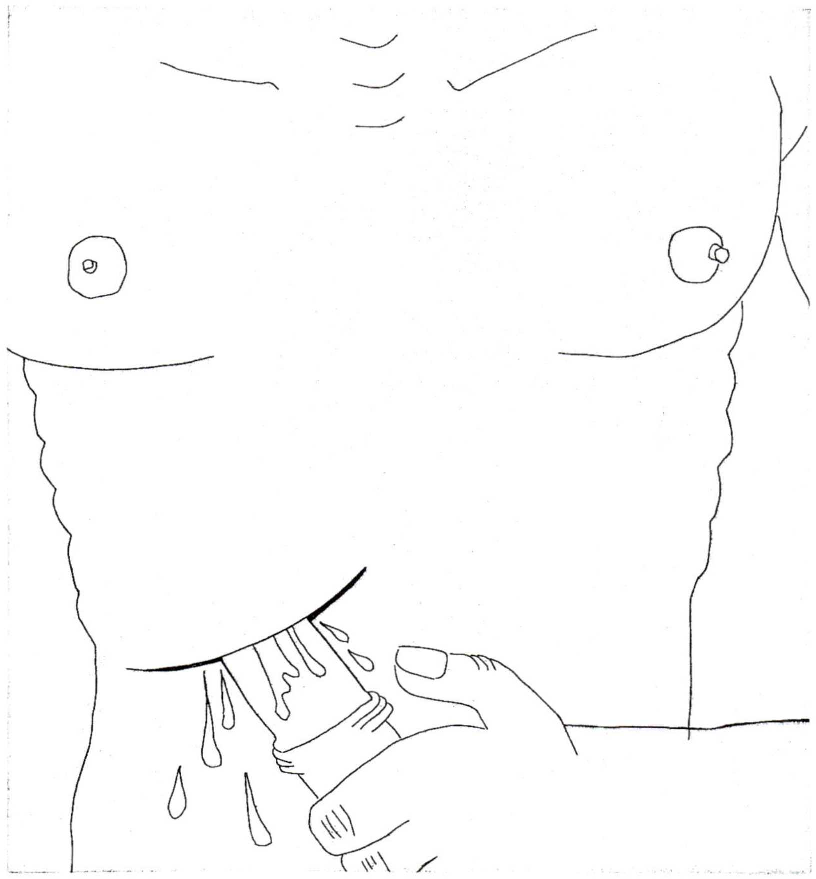

Soon the rot sets in They wake up spitting teeth and blood and pus. It is time for them to learn the ancient songs and music, time to start making their instruments. They also make a moon-corn beer to be used at the festivals. The Death Brew is lethal. one cup can kill in three days.. three days of agonizing bone aches, and hemorrhaging through the skin, literally sweating blood. To avoid this horrible death, the Corner chooses some one to kill him at dawn. This is done by thrusting an obsidian knife under the rib cage and into the heart.

Escape from the valley occupies our life. We could tunnel out, perhaps. Such a tunnel was undertaken, but after five years of work there was no way to supply air and the tunnel workers suffocated. The tunnel has long since fallen in, but you can still see the entrance It's a good place

Das Tal, 1989. Kupferstich von Haring, Text von William Burroughs, jeweils 36 x 32 cm. Privatsammlung

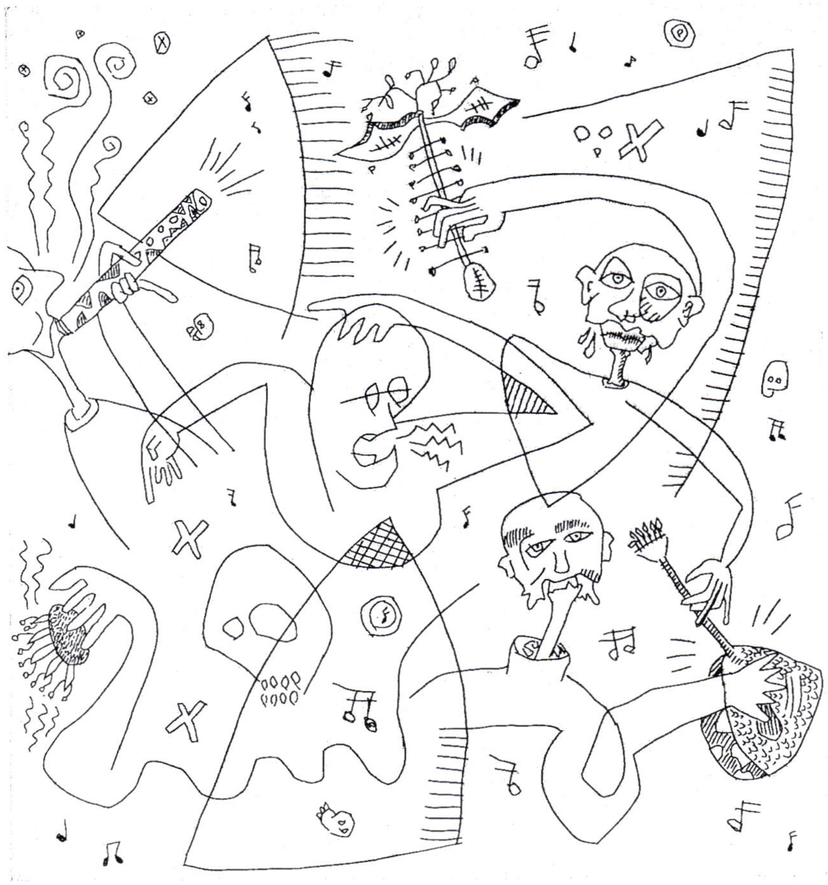

and in this the Corners excell they sing through their rotting gums, a strange viscous sound, exquisitely sad, a lament of living protoplasm, and they strum delicate instruments of feathers and fish skin and leaves and insect wings... the instruments disintegrate under their hands, the delicate flutes split and flutter to the ground...

At one time we were able to grow Chilies, but a blight killed the plants. I think we would all kill ourselves except for the grufa. We have planted where it will reach all of the sun each day, in the middle of the valley by the stream. The plants are of a very dark green, almost black, and only one whiff on the pipe is enough for hours. Like everything the grufa is carefully rationed. How is this enforced? There is no need to enforce anything here, where we all know

Das Tal, 1989. Kupferstich von Haring, 36 x 32 cm. Privatsammlung

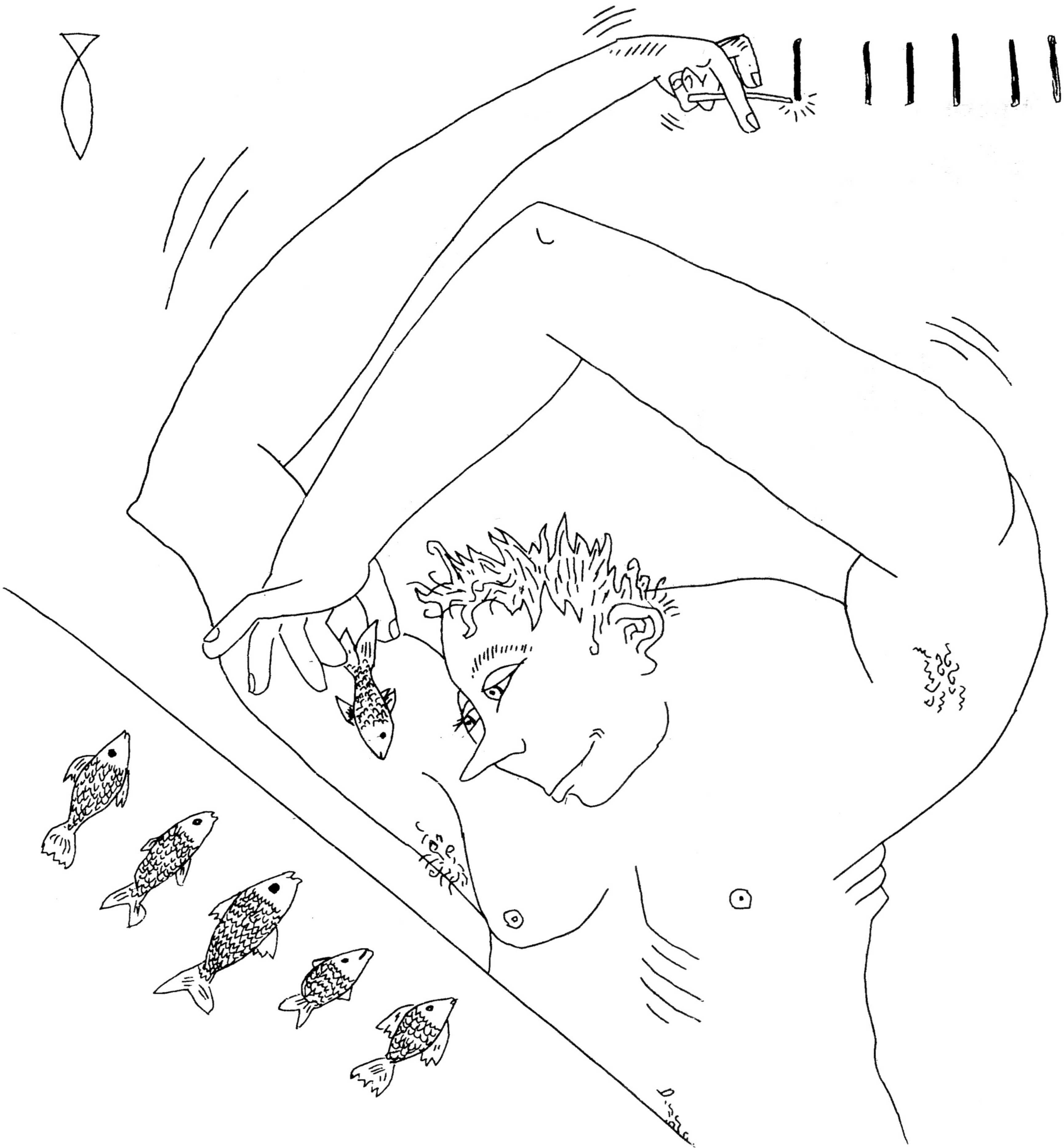

Das Tal, 1989. Kupferstich von Haring, Text von William Burroughs, jeweils 36 x 32 cm. Privatsammlung

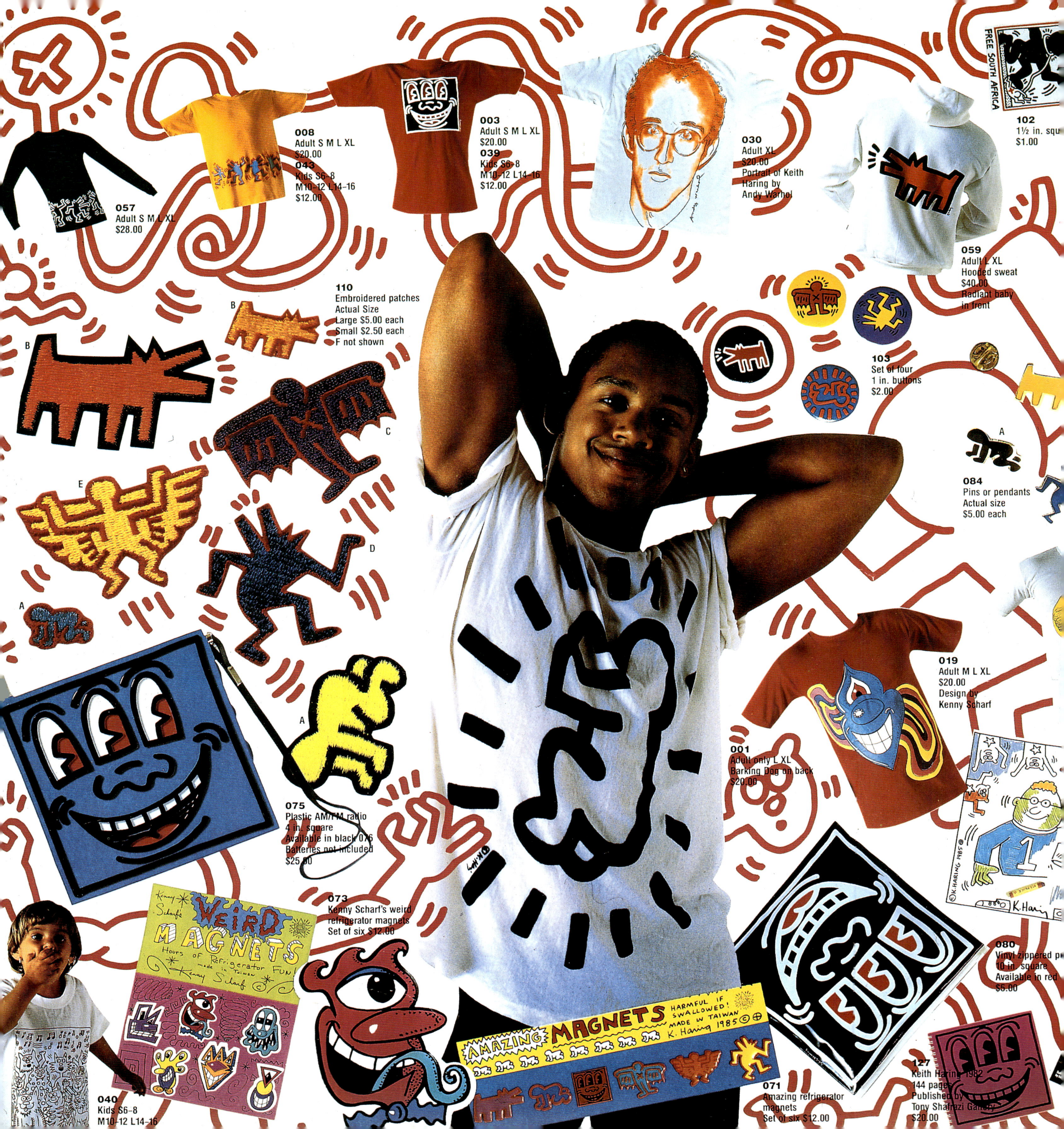

057
Adult S M L XL
$28.00
008
Adult S M L XL
$20.00
043
Kids S6-8
M10-12 L14-16
$12.00
003
Adult S M L XL
$20.00
039
Kids S6-8
M10-12 L14-16
$12.00
030
Adult XL
$20.00
Portrait of Keith Haring by Andy Warhol
FREE SOUTH AFRICA
102
1½ in. squ
$1.00
059
Adult L XL
Hooded sweat
$40.00
Radiant baby in front
110
Embroidered patches
Actual Size
Large $5.00 each
Small $2.50 each
F not shown
103
Set of four
1 in. buttons
$2.00
084
Pins or pendants
Actual size
$5.00 each
019
Adult M L XL
$20.00
Design by Kenny Scharf
001
Adult only L XL
Barking Dog on back
$20.00
075
Plastic AM/FM radio
4 in. square
Available in black 076
Batteries not included
$25.00
073
Kenny Scharf's weird refrigerator magnets
Set of six $12.00
WEIRD MAGNETS
Hours of Refrigerator FUN!
made in Taiwan
Kenny Scharf
AMAZING MAGNETS
HARMFUL IF SWALLOWED!
MADE IN TAIWAN
K. Haring 1985
080
Vinyl zippered p
10 in. square
Available in red
$5.00
040
Kids S6-8
M10-12 L14-16
071
Amazing refrigerator magnets
Set of six $12.00
127
Keith Haring 1982
144 pages
Published by Tony Shafrazi Gallery
$20.00

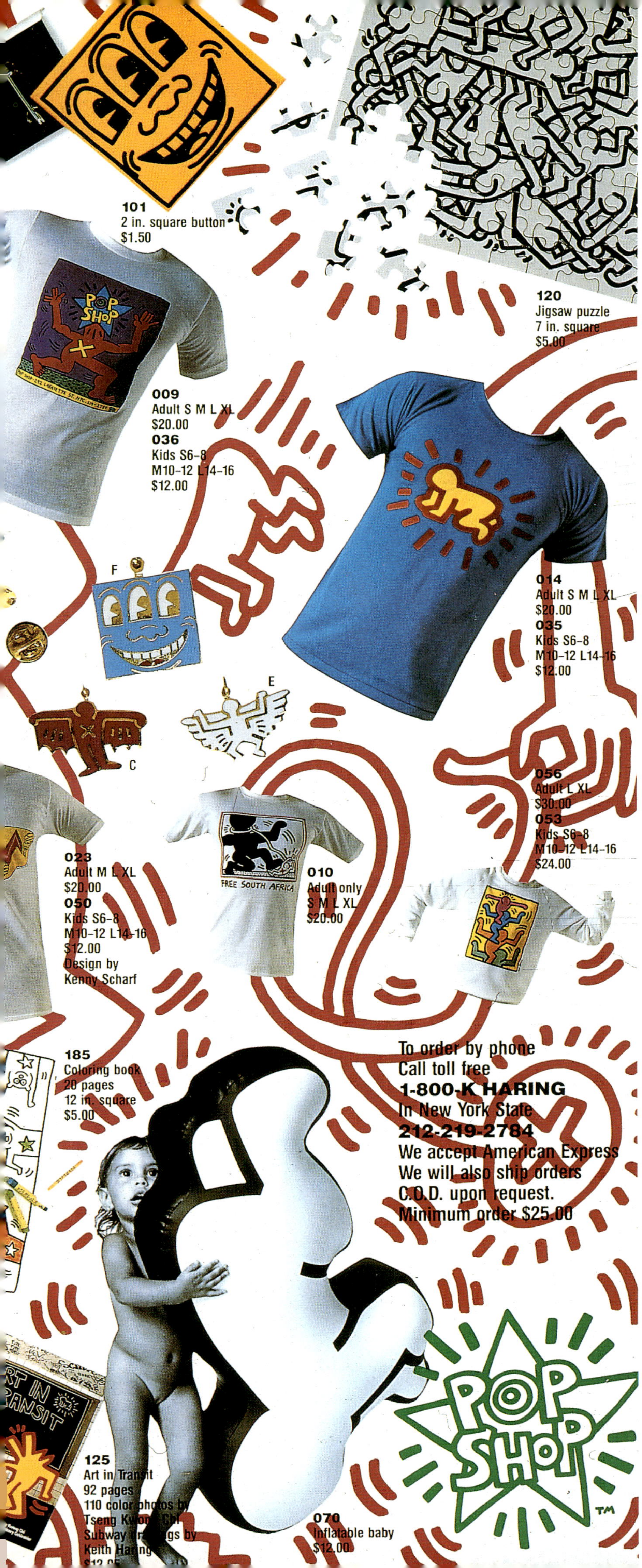

KEITH "Я" US

ROBERT PINCUS-WITTEN

Natürlich klingt es vermessen, wenn beim Ableben eines jungen Graffitikünstlers die Namen genialer Musiker und der des Sohn Gottes bemüht werden; doch als Keith Haring 1990 starb, war das für die Unzähligen, die in dem Künstler ihr *beau idéal* sahen, nur natürlich. Daß Keith zum Zeitpunkt seines frühen Todes zu einer bedeutenden kreativen und moralischen Kraft geworden war, steht außer Frage; nie war er produktiver gewesen, nie war die Bandbreite seines Schaffens ehrgeiziger, nie war seine mitreißende Leidenschaft vehementer zum Ausdruck gekommen.

To Buy or Not to Buy – von Warhol mit den entsprechenden Stichworten versorgt, sah Haring das Kontinuum von Kunst und Kommerz als logische Konsequenz. So mußte seiner Kunst die Herstellung von Konsumgütern zugefügt werden – von T-Shirts bis zu Swatch-Uhren. Während seiner letzten Lebensjahre wurde Haring vom kommerziellen Erfolg des Pop Shop in SoHo über Wasser gehalten. Zusätzlich zu Gemälden, Skulpturen und Zeichnungen gab es bei Haring-Ausstellungen Poster und T-Shirts umsonst, Rockmusik und – meistens – eine Performance von einem Underground-Superstar; Sammler aus der schickeren Uptown kamen auf einen Cocktail egalitären Kulturschocks vorbei. Die Show, ob nun zu Hause oder im Ausland, war in Wirklichkeit ein Stadtteilfest der Kunstwelt – Spaß war ein Schlüsselmotiv, so zwingend für Haring und seinen Zirkel, wie es Tragödie oder Nativismus für die amerikanischen Künstler der 40er Jahre gewesen waren.

Harings glühenden Ehrgeiz kann man nur bewundern; immerhin wußte er bereits seit 1987, daß er Aids hatte. „Ich weiß, daß meine Tage gezählt sind", schrieb er am 20. März 1987 in sein Tagebuch: „Darum sind meine Aktivitäten und Projekte jetzt so wichtig. *So viel zu tun wie möglich und so schnell wie möglich [...] Meine Arbeit ist alles, was ich habe, und die Kunst ist wichtiger als das Leben.*"[1]

Damit war aus Keiths vollem Lebensprogramm ein übervolles geworden. Das antike Konzept von Schicksal und Verhängnis preist die heldenhafte Hybris und verleiht selbst dem intensiven Karrierismus der 80er Jahre noch

Versandhauskatalog für den Pop Shop, entworfen von Haring und Tseng Kwong Chi, 1986 eine tragische Dimension. Aids erhöhte den Einsatz himmelhoch, gab selbst dem Normalen und Durchschnittlichen noch etwas Tragisches und verwandelte Haring von einem Künstler, der lokales Interesse auf sich zog, zu einem, der international Faszination hervorrief, und letztlich zu einer Figur mitleidverdienender Größe. Der Heilige Keith.

In meinem Beitrag zum ersten Katalog, der sich mit Harings Arbeit beschäftigte, einem wunderschönen spiralgebundenen Bilderbuch, war diese Wertschätzung leicht zu spüren. Seine lyrische Koda las sich folgendermaßen: „Harings Kunst nur mit einem bestimmten sozialen Gesichtspunkt zu verbinden bedeutet, seine Kunst in viel kleineren Termini zu lesen als ihr zusteht: Harings Gespür für Größe (das riesig ist)? Ehrgeiz (umfassend)? Grafische Werte (verschwenderisch)? Diese Qualitäten und Hunderte mehr könnten auf lange Sicht Harings Kunst eifriger die Sporen geben als eine programmatische Biographie, die nur den Anstoß zur Aktion beschreibt."[2]

Nicht gut genug. Die posthume Biographie von John Gruen aus untereinander verbundenen Interviews mit Keith, seiner Familie und seinen Freunden brachte die Unzufriedenheit des Künstlers zum Ausdruck: „Ich war sehr glücklich über das Buch bis auf den Essay, den Robert Pincus-Witten beigesteuert hatte; der mißfiel mir, weil er sich unverbindlich gab! Mich störte es, daß er sich in seiner Kritik etliche Hintertüren offengelassen hatte, damit er nicht als Trottel dastand, wenn die Ausstellung ein Flop wurde."[3]

So streift dieser Essay also noch Unerledigtes. Es probt ein zweites Mal erzählte Geschichte, um den Catch-22, die Sackgasse eines jeden Künstler-Kritiker-Dialogs zu klären: Unterstützung gegen Integrität. Und, noch wichtiger, die fundamentalen Provokationen anzusprechen, die in Harings Kunst eingebaut waren, besonders, da Keith der Post-Warhol-Motor geworden ist und den Keil zwischen hoher Kunst auf der einen und Unterhaltungskunst auf der anderen Seite immer tiefer treibt. Was das wirklich bedeutet, ist genau das Gegenteil. Harings Kunst bindet hohe und populäre Kultur so eng aneinander, daß deren

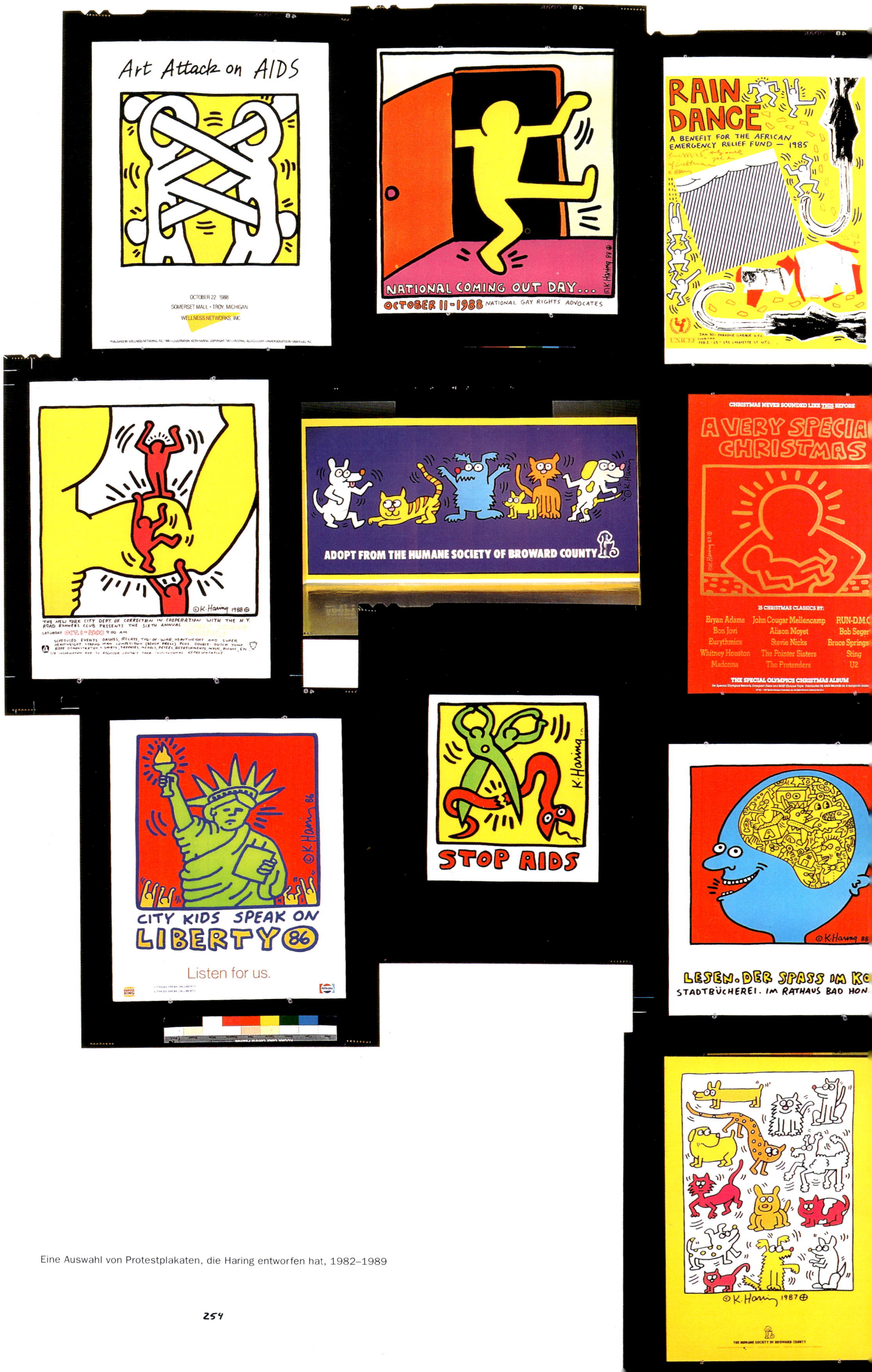

Eine Auswahl von Protestplakaten, die Haring entworfen hat, 1982–1989

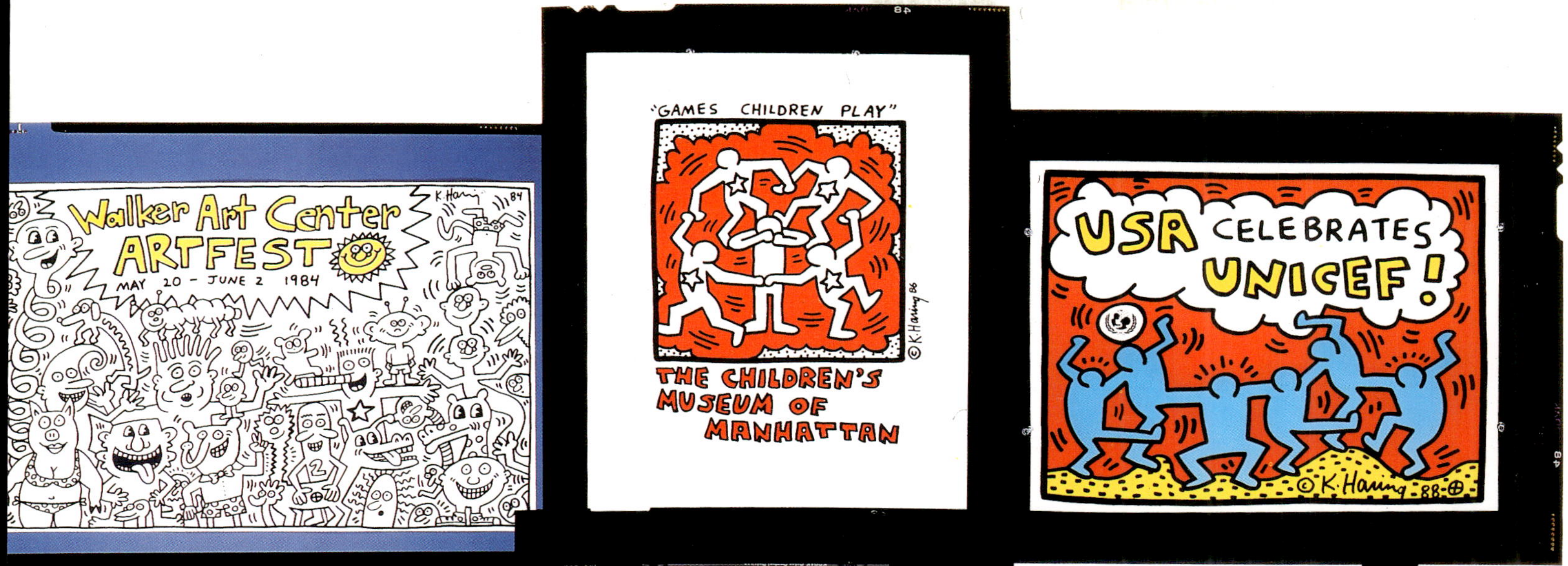

Walker Art Center
ARTFEST
MAY 20 – JUNE 2 1984
"GAMES CHILDREN PLAY"
THE CHILDREN'S MUSEUM OF MANHATTAN
USA CELEBRATES UNICEF!

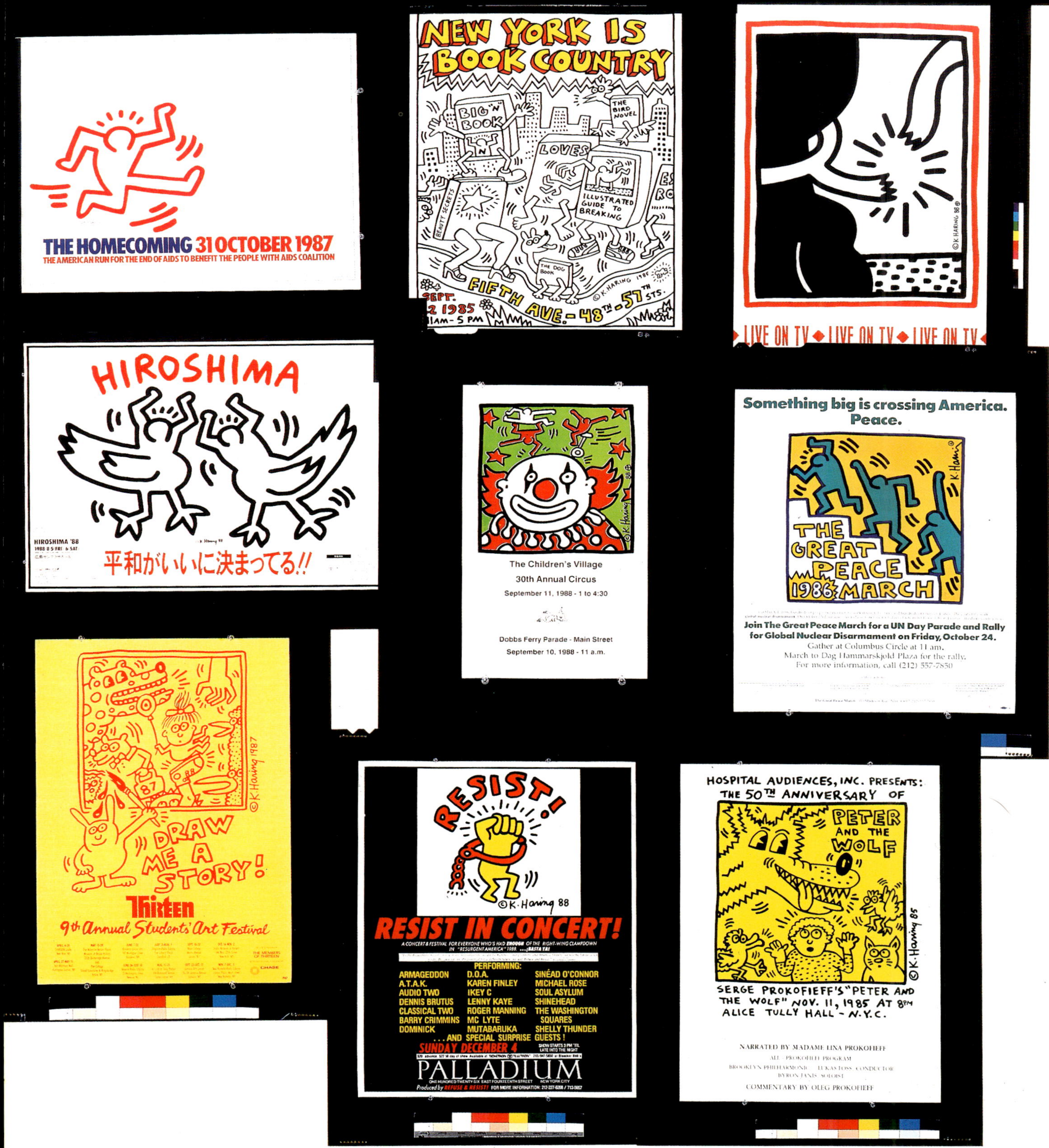

THE HOMECOMING 31 OCTOBER 1987
THE AMERICAN RUN FOR THE END OF AIDS TO BENEFIT THE PEOPLE WITH AIDS COALITION
NEW YORK IS BOOK COUNTRY
FIFTH AVE. – 48TH – 57TH STS.
LIVE ON TV ◆ LIVE ON TV ◆ LIVE ON TV
HIROSHIMA
平和がいいに決まってる!!
The Children's Village
30th Annual Circus
September 11, 1988 - 1 to 4:30
Dobbs Ferry Parade - Main Street
September 10, 1988 - 11 a.m.
Something big is crossing America.
Peace.
THE GREAT PEACE MARCH 1986
Join The Great Peace March for a UN Day Parade and Rally for Global Nuclear Disarmament on Friday, October 24.
DRAW ME A STORY!
Thirteen
9th Annual Students' Art Festival
RESIST!
RESIST IN CONCERT!
SUNDAY DECEMBER 4
PALLADIUM
HOSPITAL AUDIENCES, INC. PRESENTS:
THE 50TH ANNIVERSARY OF
PETER AND THE WOLF
SERGE PROKOFIEFF'S "PETER AND THE WOLF" NOV. 11, 1985 AT 8PM
ALICE TULLY HALL – N.Y.C.

Trennung eine Unterscheidung ohne Unterschied ist.

Harings klassisch amerikanische Kindheit in Kutztown, Pennsylvania, wo die Mütter Apfelkuchen backen und die Fliegengitter und Verblendungen an der Haustür alle gleich aussehen, ist von äußerster Bedeutung. Keith wurde vergöttert – als Sohn und als Bruder. Der Umgang mit den unterschiedlichsten Menschen fiel ihm bemerkenswert leicht. Sein Horror gegenüber der Plünderung der Natur wurde durch die reale Drohung einer nuklearen Pulverisierung nur noch verstärkt, als sich 1979 der Beinahe-GAU des Atomreaktors von Three Mile Island ganz in der Nähe von Kutztown ereignete. Harings pikareske Gelassenheit darüber, daß er eine typische doofe Teenagerzeit als Drogenabhänger, Jesus Freak und Streber überlebt hatte, und das in einer Arbeiterstadt, die vom Fundamentalismus der Pennsylvania Dutch, der Amish und der Mennoniten geprägt war, erinnert herrlich an Candide.

Haring wußte, daß es irgendwo dort draußen eine größere Kunstwelt gab; diese Information sickerte schon seit langem durch die Vorlesungen von James Carroll an der Kutztown State University durch. Seit Jahren hatte Carroll ein brillantes und destabilisierendes Programm über zeitgenössische Kunst und Theorie geleitet.[4] Keiths lebenslanger Freund Kermit Oswald schrieb sich dort zu dem Zeitpunkt ein, als Keith beschloß, lieber Richtung Westen zu ziehen, erst Minneapolis, dann Pittsburgh. In Warhols Heimatstadt stolperte er durch Zufall über Robert Henris *The Art Spirit*. Dieser Kunstklassiker, verfaßt vom Mentor der Gruppe The Eight, der sog. Ashcan-

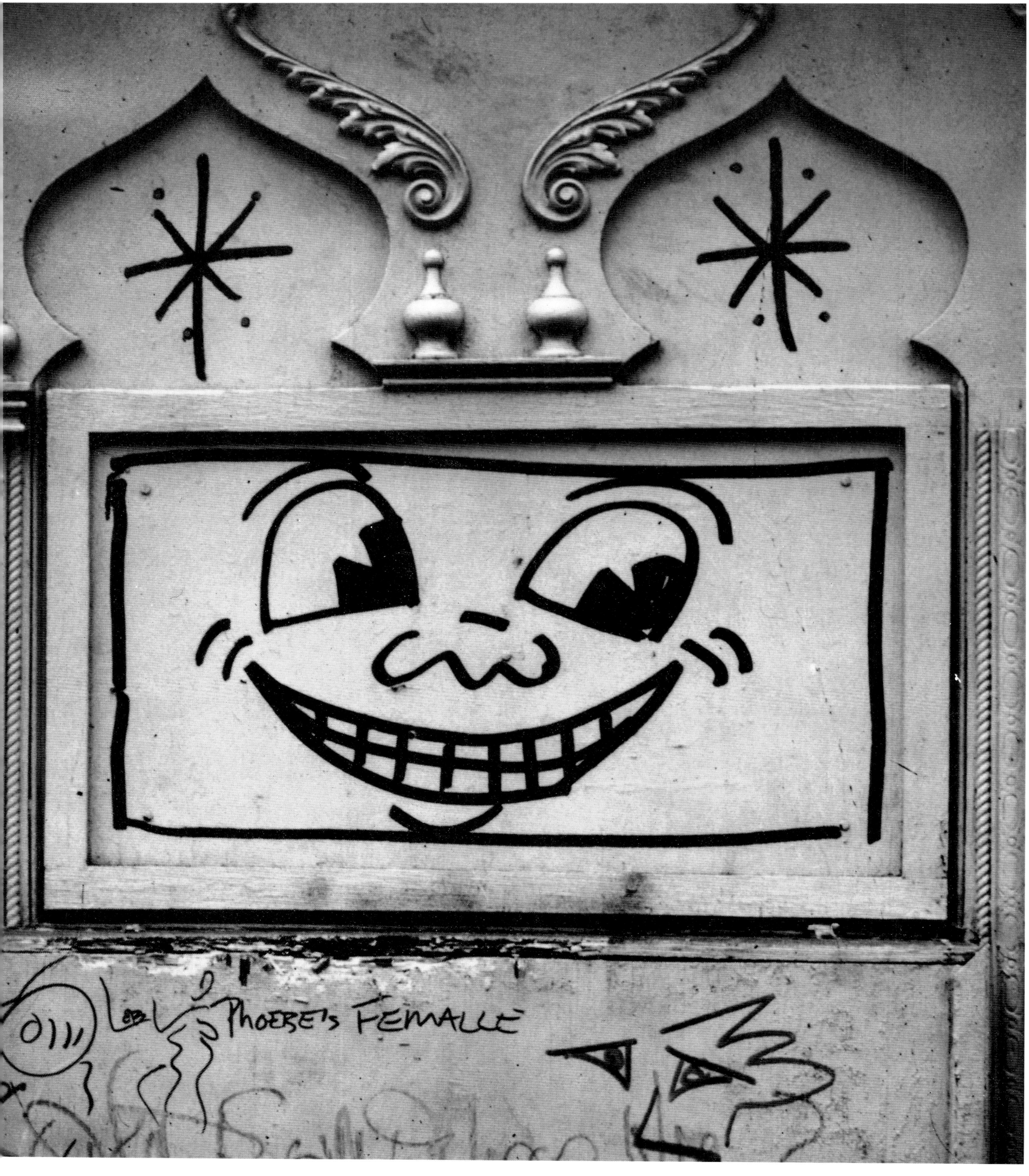
PHOEBE's FEMALLE

Schule (wie diese sich die Werte der Maler des East Village ausmalten, stimmte bis auf den Punkt), verteidigte die künstlerische Unabhängigkeit; während seines ganzen kurzen Lebens blieb Henris whitmanesker Text Harings erklärtes Lieblingsbuch. Dann kam Kalifornien. Im goldenen Zeitalter der Promiskuität fand sich Haring im Herzen von San Franciscos schwulem Stadtteil Tenderloin wieder.

Natürlich war Keiths Homosexualität äußerst wichtig, jedoch für ihn persönlich No Big Thing. Die Libido war für Keith eine Lebenskraft, die vielleicht selbst die seiner kreativen Säfte noch übertraf. „Diese Energie, sexuelle Energie, ist vielleicht der stärkste Einzelimpuls, den ich verspüre – stärker als Kunst?(!)", erklärte er überrascht in seinem Tagebuch (20. Februar 1980). Seine Verweigerung des Sich-Verstellens – euer Problem, nicht meines – kolorierte sein persönliches Lebens, entweder als Impuls, auf den reagiert wurde, als Hemmung, die überwunden wurde, oder als Verbot, das aufgehoben wurde.

Als Haring nach Pittsburgh zurückkehrte, entdeckte er 1977 auf einer Retrospektive in Carnegie Institut die Arbeit von Pierre Alechinsky, dessen ganzflächige Figuration die unruhige Piktographie in Keiths eigenen Arbeiten festschrieb. Und schließlich kam Haring 1979 an die School of Visual Arts in New York City. Dort wurde er in den nächsten Jahren flügge und hob ab. Die Professoren waren begeistert von ihm, die Zuneigung wurde erwidert, und Bill Beckleys Kurs in Semiotik im besonderen war eine echte Inspirationsquelle. Zeichensysteme erwägte Haring ernsthaft, obwohl sich in seinen Arbeiten kein Unterschied zwischen dem Bezeichnenden und dem Bezeichneten findet, wie der Slogan lautete, den Saussure (oder war es Derridia?) aufs heftigste befürwortete und der Haring aus der auf Medien und Semiotik basierenden Gruppe der Konzeptualisten ausschloß, die ebenfalls in den 80er Jahren entstand. Glaube gegen Ironie. Engagement gegen Entfremdung und Distanz.

Charakteristisch für die Graffiti (welch unzutreffende Bezeichnung) von Haring war die Ausführung in weißer Kreide auf schwarzem Papier. Der schwarze Hintergrund dieser Zeichnungen war die Oberfläche des sauberen, matten Papiers, das zwischen einem Anzeigenwechsel regelmäßig in den U-Bahnen geklebt wurde. Keith hielt sich immer an das Format, in dem diese aufgezogen waren. Diese Beschränkung verweist auf seinen deutlich ausgeprägten Klassizismus – im Unterschied zu der ungeordneten Expressivität der Graffitisprayer. Wie anstößig der Mißbrauch öffentlichen Raums, den diese Sprayer praktizierten, auch sein mag – und Keith war sich der nachteiligen Aspekte sehr bewußt – so erinnert man sich doch an die Freude, ein Gefühl der Sicherheit sogar, die Harings Zeichnungen in eine sonst so laute und bedrohliche Unterwelt einbrachten.[5]

Harings Fähigkeiten umgaben den Virtuosen. Alle, die ihn bei der Arbeit sahen, waren von seiner Anmut und seiner Schnelligkeit beeindruckt, dem Adrenalinstoß. Harings Zeichnungen und Gemälde entstanden meist unter Zeitdruck – oft konnte er gerade noch rechtzeitig abhauen, bevor ihn ein Polizist einbuchtete. Das rasante Tempo erinnert an Jean-Michel Basquiat bei der Arbeit, den Künstler seiner Generation, den Haring am meisten bewunderte. Beide glaubten an ein künstlerisches Schaffen, das einer schon manischen Fuge gleichen sollte. Die Show in einem Tag zu malen, einer Nacht, einem Nachmittag; der Schnelligkeit entsprechend birgt die so hergestellte Arbeit viel mehr Spaß, viel mehr Mythologie – der junge Gott, der in seine Sandalen schlüpft, Orpheus in Nikes.

Rausch (oder *rush*, auch der Name eines Amphetamins), Schnelligkeit (oder *speed*, auch eine Droge) und Spaß (oder *fun* oder auch eine mittlerweile nicht mehr existierende Kunstgalerie im East Village) sind (im Prinzip) neutral, obwohl gleichermaßen auch enthüllend. Sie setzen der Art von Kunst, die Haring produzieren sollte, Grenzen; so sind beispielsweise Transponierungen, basierend auf einer sorgfältigen Beobachtung der Natur, ausgeschlossen. Im Gegensatz hierzu liegt Harings Vorstellungswelt im Latenten, nahe des Bewußten, ist oft konventionalisiert. Dem illusionistischen Modellieren wird abgeschworen. Wobei deshalb keine Entschuldigung für illusionistisches Modellieren oder detailreiche Beobachtung der Natur beabsichtigt ist – obwohl diese auch (wahrscheinlich) neutral sind, auch wenn sie viel längere Arbeitszeiten erfordern, die völlig konträr zu Harings *speed* und *fun* gingen. Hätte er mehr Zeit gehabt, dann, so gewinnt man den Eindruck, basierend auf dem dem Künstler angeborenen Klassizismus und seiner cleveren Intelligenz, hätte Keith wohl die Angst davor kennengelernt, auf das dünne Eis der an den Kommerz gekoppelten Kunst zu geraten.

Harings formale Konsistenz und die *Factory*-Methoden, die zur Produktion der Merchandisingartikel für den Pop Shop und für die späteren, leuchtend emaillierten Skulpturen notwendig waren, weisen den Künstler als überraschendes Modell zeitgenössischer akademischer Praxis aus (ähnlich wie Roy Lichtenstein, um einen gefeierten Modernisten zu nennen, der immer als der „übliche Verdächtige" ausgemacht wird). Auch das sollte man nicht unterschätzen. Unsere neue Akademie ist gekennzeichnet von einer Produktion von Bedarfsgütern, die keine Entschuldigungen nötig hat. Sie hat die Fetischisierung von Anatomie und Perspektive als Atelier-Konzept verdrängt. Für uns ist die Rolle der Akademie nicht länger die der Zofe der hohen Kunst, sondern die einer Verbreitung der populären Kultur. Im 19. Jahrhundert wurde die Akademie durch die Salons gespeist; heute durch die Medien.

Harings Kunst gründet in einer radikalen Reduktion: Zu konstatieren sind Bildgrund und ein Strich von konsistenter Breite – die Invasion eines geschwätzigen Strichs in den Grund. Harings fair ausgewogener Grund umgibt Strichkonfigurationen, die an Labyrinthe erinnern; der Grund bleibt durchgängig getrennt vom Strich oder vom linearen Anker.

In vielerlei Hinsicht ist Harings Zeichnung in der „ethnischen" Kunst ratifiziert – diesen unberechtigten Terminus sollte man hinnehmen (in anderen Breitengraden und unter anderen klimatischen Gegebenheiten sind auch blondes Haar und blaue Augen „ethnisch") wie die panamaischen *molas*, die in Billigversionen von den fliegenden Händlern New Yorks verhökert wurden. Haring muß diese auf links gearbeiteten Appliqué-Bilder aus Stoff (beinahe Fischgrät, also „Haring"-ähnlich) von den San Blas Islands gesehen haben. Keiths nicht-modulierte Farbe spielt oft Komplementäre gegeneinander aus – ein grüner Grund dröhnt und brummt gegen ein rotes Linearmuster oder Linearmuster und Grund bilden einen lilagelben Gegensatz. Solche Gegensätze von Farbe und Design sind typisch für die *mola*.

Dabei spricht man bei dieser Annahme nicht von einer Begabung für Farbe, denn diese äußert sich nicht in einer quasi-willkürlichen Wahl einer einzigen Farbe, sondern in der Auswahl und dem Zusammenspiel chromatischer Beziehungen. Dieses Problem liegt außerhalb der graphischen Tradition, die Haring verfolgte. Wenn Keith sich für Farbe entschied, dann meist für eine leuchtende, unmodulierte. Saturiert füllt sie die hochorganischen Formen aus. Jean Dubuffet, besonders in seinen Skulpturen seit den 60er Jahren, ist sicherlich ein Modell. Harings formale Quelle jedoch lag im Nabis-Stil Paul Gauguins und Emile Bernards, die in den späten 80er Jahren des vergangenen Jahrhunderts in der Bretagne arbeiteten.[6]

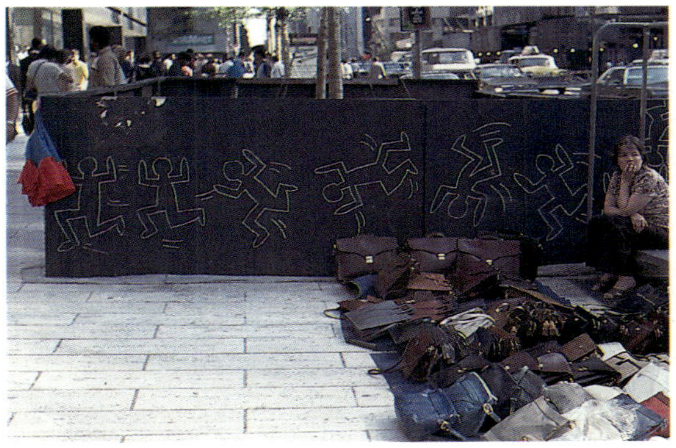

Die kräftig knospende Blüte der College-Kunst im East Village wurde im impulsiven Kunstmarkt der 80er Jahre enthusiastisch subsumiert. Dieses Jahrzehnt erinnert in seinem explosiven Geflecht aus Kunst, Leuten, die ihre Lebenserfahrung auf der Straße gesammelt hatten, und Geld an die 20er Jahre. Der Hunger der 80er Jahre nach Kunst verbog die Künstler zu Darlings der Medien, und ihre Wohnzimmer und Ateliers illustrierten die Hochglanzmagazine der

Haring-Graffiti, um 1982

GEGENÜBER Haring-Graffiti, 1982. Photo © Martha Cooper

Neureichen und den Abfall der Nichtreichen. Mitte der 80er Jahre war *young art* – als Beschäftigungsnische – glamourgetränkt und hatte den gleichen Funfaktor, den früher die Rockmusik besaß und den die olympischen Disziplinen bald erhalten sollten. Doch am Ende des Jahrzehnts, als Keith seinen Höhepunkt erreicht hatte, war der rosa Champagner schal geworden, durch Aids vergiftet. Erst heute gibt es wieder Anzeichen auf Hoffnung, die man den scheinbar remissiv arbeitenden Behandlungsmethoden verdankt – kein Heilmittel, nur eine Begnadung mit Daumendrücken. Haring – und daran muß man sich wohl kaum erinnern – gehörte noch zur AZT-Generation.

Für meinen Essay aus dem Jahre 1982 bezog ich ordentlich Prügel ... der „Prof" in der Midlife-Crisis, der den abtrünnigen Kid, der nun für alle Straftaten-gegen-die-Lebensqualität verantwortlich gemacht wurde, verteidigte. Die Flak kam teilweise aus einer akademischen Gemeinschaft, die Straßenkunst schon aus Prinzip ablehnte, oft genug aber auch von Künstlern, die zu Anfang Harings Zirkel angehört hatten. Und alle beunruhigte und verstörte das Geld, der Ruhm und die sexuellen Aufmerksamkeiten (ich nehme es einmal an), die einem gefühl- und herzlosen Jugendlichen, der noch nie hatte richtig leiden müssen, nachgeworfen wurden (um nicht zu sagen, sie waren neidisch). Ein Soziopath! Der Graffitisprayer aus der U-Bahn! Warum er und nicht ich?

Und ich, als sein ursprünglicher Chronist, wurde unter das Joch des Postminimalismus gespannt. Heute verstehen wir die Postminimalisten als die letzte kohäsive Generation abstrakter Künstler, unabhängig davon, wie ihre begrifflichen Neigungen die hehre modernistische Autorität der Abstraktion untergruben. So wurde meine Unterstützung Harings, um nicht zu sagen, der East Village Kids im allgemeinen, als ein Verleugnen des Postminimalismus gesehen, gleichzeitig als akademischer Verachtung noch nicht einmal würdig. Und hier liegt auch der unklar-vage Ursprung von Keith Harings Mißfallen. Er bewunderte Eva Hesse, Bruce Nauman, Keith Sonnier und andere postminimalistisch Bewegte und sah sie als Vorläufer, auf deren Arbeiten seine eigene Generation ihre eigenen Leistungen erlangen könnte. So wurde Haring bei einer Vernissage von Keith Sonnier auf fast rührende Weise wütend, weil ihn das belanglose Galeriegeschwätz störte:

> „Bei der Vernissage stand ich hinter der Bar, servierte Drinks und konnte beobachten, wie die Leute auf Sonniers Kunst reagierten – ich hörte dabei auch, was sie sagten. Und urplötzlich wurde mir bewußt, wie dämlich und bescheuert sie waren. Ich meine, da stand nun Keith Sonnier, über den hatte ich in Robert Pincus-Wittens Buch *Post Minimalism* gelesen, damals ein Standardwerk über zeitgenössische Kunst; Keith Sonnier hatte wirklich großartige Werke hervorgebracht, und jetzt standen all die Leute einfach bloß da rum, drückten sich von einer Ecke in die andere und laberten dämliches Zeug ... Irgendwie hat das meine ganzen Träume, wie ich mir die Kunstwelt vorstelle, zerstört. [...] Ich bin dann während der Vernissage raus aus der Galerie, hab mich draußen auf die Treppe gesetzt und geheult."[7]

Kunst wirklich zu lieben, den Versuch zu unternehmen, den verschlüsselten Sittenkodex der Kunstwelt des Big Apple New York zu entschlüsseln und aufzubrechen – all dies verschlimmerte bei ihm das Gefühl des Affronts und der eigenen Verletzlichkeit. Auch, daß die beiden Künstler den gleichen Vornamen hatten, hat die Intensität von Keiths Ersatzprojektion noch gesteigert. Zwei Jahre später, als er selbst schon uneingeschränkter König war, wirkte aus seiner Defensivhaltung heraus ein ausgewogenes Argument als abgesicherte Wette.

Gleichzeitig – und liebenswert wie immer – signierte er mein Exemplar des spiralgebundenen Katalogs mit einem freundlich lächelnden Penis mit offenen Armen; ein perfektes Logo für einen Künstler der Prägung East Village Grunge, der schlammigen Ursuppe der Alphabet City in der Lower East Side, der Clubs und Saunen, die einst einen „alternativen Lebensstil" bedienten. Keith lebte keinen Stil, er lebte ein Leben, authentisch und tragisch kurz.

Wie bei Eva Hesse, der emblematischen Postminimalistin, wurde auch das Werk von Keith Haring durch einen frühen Tod radikal beschnitten. Es kann sich nicht mehr weiterentwickeln, wird aber auch nicht wie so häufig in Selbstimitation enden. Jetzt ändert sich nur noch der Behälter, nicht mehr der, der dort aufbewahrt wird. Aber selbst diese Veränderung nach außen, vom Werk selbst weg, ist eine Art dialektischer Teilnahme. Während Keith diese Worte nicht mehr lesen kann, können sie jedoch andere in der Sicht seines Werks berühren. Seit seinem Tod hat man Harings Werk als viel größer, d. h. heißt, wichtiger gesehen als zum Zeitpunkt seiner Entstehung, wo es nur auf seine eigenen inhärenten Imperative reagierte. Diese Expansion nach oben und außen ist auf dem Markt meßbar, das Werk steigt in der öffentlichen Arena des Auktionshauses beständig im Wert, was man von kaum einem anderen East Villager behaupten kann, Basquiat ausgenommen. Der Markt ist kein Garant für Qualität. Aber er ist ein Richtungsweiser, und in diesem Fall zeigt er nach oben.

Wobei ich keineswegs blind bin gegenüber dem Lifestyle der Clubs und Saunen, Fotografie vor Malerei, Cartoons vor Zeichnungen, Publicity vor Notwendigkeit, Karrierismus vor Œuvre, Logo vor Signatur, usw. usw. – Beschwerden, die eine Litanei von Sympathien der Maschinenstürmer ausdrücken. Harings Kunst entdeckt zudem den Mitreisenden dieses Maschinenstürmers, besonders sein Interesse am Zeichnen (im Gegensatz zur Fotografie) als dem Grund seiner Kunst, seinem Nullpunkt.

Sicherlich standen die Warhol-ähnlichen Transformationen in der Kunst der 80er Jahre knietief in den Brennesseln. Wie Haring z. B. soziale Fragen zu seinen eigenen machte. Der abstrakte Expressionismus, die Bewegung, die die modernen ästhetischen Werte Amerikas am nachhaltigsten geformt hatte, hielt soziale Anliegen schädlich für die Schaffung abstrakter visueller Kunst. In den 60er Jahren empfanden die Postminimalisten, die durch den Vietnamkrieg eine Entfremdung erlebt, daß die Abstraktion lange genug für Blasen an ihrer Achillesferse gesorgt hatte. Oder anders: Wenn man bezüglich dieser Bedeutung im dunkeln tappte, war Abstraktion nicht viel mehr als die bedeutungslosen Bewegungen eines Glasperlenspiels. Heute ist selbst ein Bewußtsein des Arguments der Abstraktion keine Entschuldigung. Zudem schworen die Abstrakten einem perniziösen Glaubensartikel die Lehnstreue, daß Bezeichnendes aus der niederen Kultur, wie Cartoons und Zeichentrickcels, es wohl nie bringen würde.

Das mag schon sein. Abgesehen davon ist transzendente Abstraktion ein Reisegepäck, das zu gewaltig ist, um es einfach so unbekümmert abzuschütteln. Man könnte dennoch die Termini hinterfragen, auf die Keith seine Kunst aufbaute, Cartoons nämlich und Popkultur. Zweifellos könnte die große Kunst an diesen Quellen gelöscht werden – Daumier ist eine heilige Figur, und man denkt sofort an James Rosenquist und David Salle, die beide alles andere als anerkannt sind. Haring ist es bereits. Sicherlich ignoriert man Popkultur auf eigene Gefahr. Aber die Ignoranz gegenüber Popkultur ist nicht das Problem, sondern deren weite Verbreitung. Und noch ein Problem: Die immer größer werdende Unzugänglichkeit hoher Kultur im Angesicht der momentanen Unfähigkeit, zuzulassen, daß es diesen Unterschied zwischen High und Low überhaupt gibt. Das ist der Fall, wenn sich der mutmaßliche Antagonismus zwischen den beiden immer weniger auswirkt und das Zeichnen dieser Trennungslinie immer ekelhafter wird. Postmoderner Relativismus ist ein Verfechter der Gleichstellung von marginalisierter Kultur und hegemonischem Kanon: Diese Gleichstellung kann nur behauptet werden, mit Beweisen ist ihr nicht beizukommen. Dennoch ist es in einer Welt verschwindender Paradigmen das Paradigma, das dem jetzigen gerade voranschritt, die neue Glaubensrichtung – Greshams Gesetz für Währungen, bezogen auf die Shopping Mall. An irgendeinem Punkt auf dieser Flugbahn bremsen wir dann. Und für einige mag das gleichbedeutend sein mit Haring. Nur für mich nicht.

Aber es ist verrückt, Keith mit Theorien einer historischen Unvermeidlichkeit in Ketten zu legen. Natürlich, Haring saugte an Warhols Brust. Und, ehrlich gesagt, zeigen selbst die Lippen der

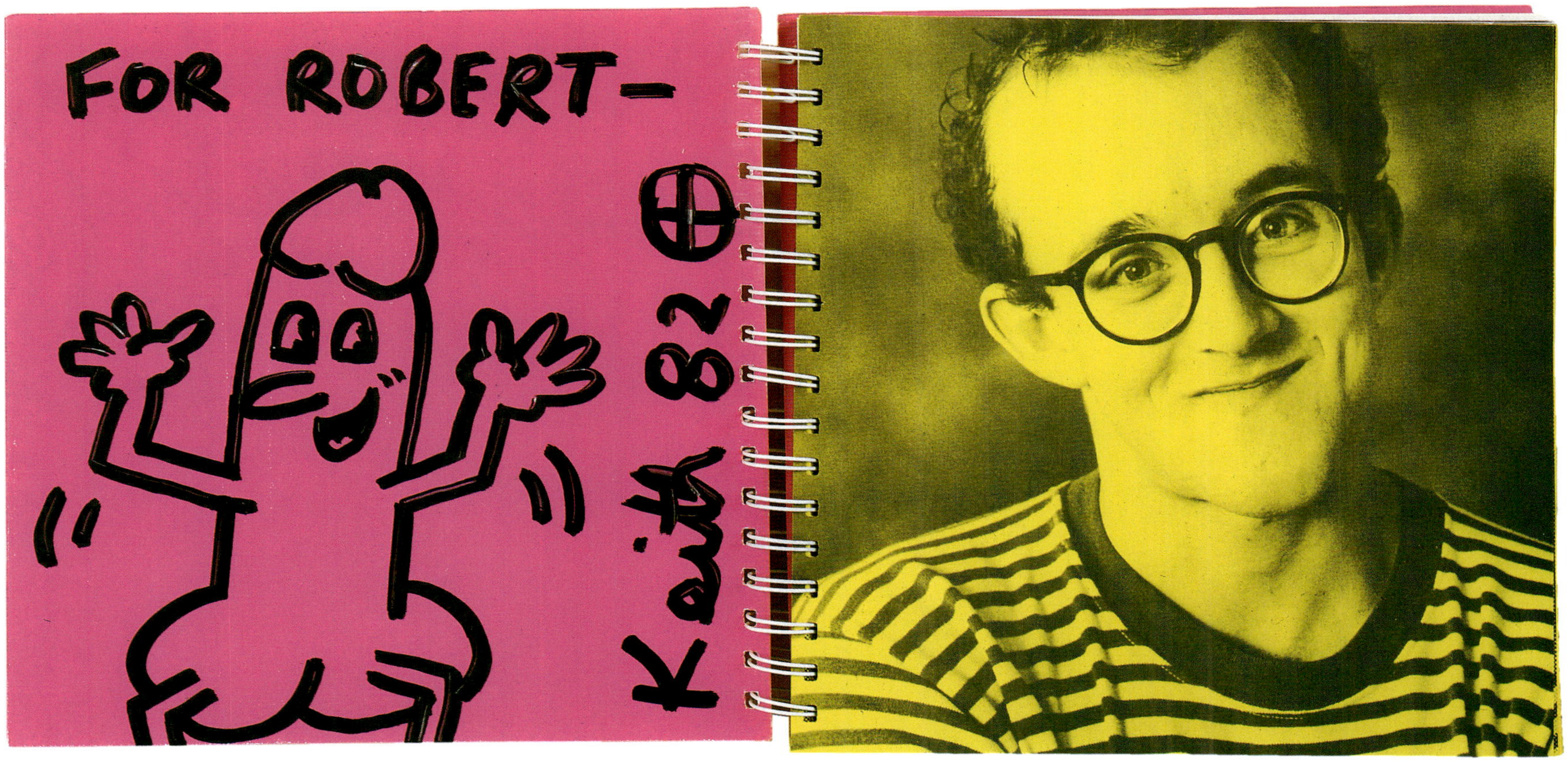

Zeichnung auf der Umschlaginnenseite von Pincus-Wittens Exemplar des Katalogs zur Ausstellung *Keith Haring* in der Tony Shafrazi Gallery, New York 1982

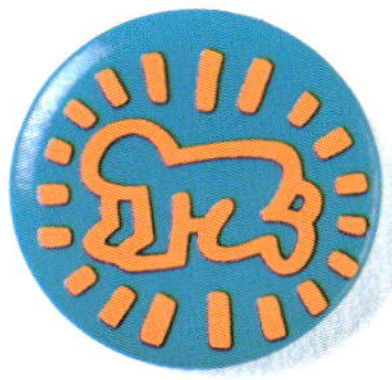

glühendsten Leugner Spuren von Andys bevorzugter Milchmarke (fettarm). Die Namen angesehener Modernisten in den Raum zu stellen ist einfach nur ein aufwieglerischer Akt. Haring, egal, woran man glaubt, wurde ein *major player,* seitdem er die 80er dichtgemacht hat, seinen Kaufanteil an der Historie durch ein kurzes leuchtendes Leben und einen passenden Tod voller Leidenschaft versiegelte. Harings beherrschendes künstlerisches Format nimmt nur zu, und mein Kummer jetzt, beim Eintritt in ein neues Jahrtausend, ist nur frustrierte Reaktion auf eine Enttäuschung, die jenseits des Grabes ausgesprochen ist. Keith wuz rite. Er hatte recht. Keith „Я“ us – Keith, das sind wir.

Anmerkungen

1. Keith Haring, *Keith Haring Tagebücher* (Frankfurt a. M., S. Fischer Verlag, 1997), S. 122/123.
2. Robert Pincus-Witten, „The Cross Against the Rod“, in: *Keith Haring*, Ausstellungskatalog (New York, Tony Shafrazi Gallery, 1982), S. 9–14. Nachdruck in: Robert Pincus-Witten, *Eye to Eye: Twenty Years of Art Criticism* (Ann Arbor, Michigan, UMI Research Press, 1984), S. 151–157.
3. John Gruen, *Keith Haring. Die autorisierte Biographie* (München, Wilhelm Heyne Verlag, 1991), S. 86.
4. Am 19. September 1976 schrieb ich in mein Tagebuch: „Obwohl die Studenten erst Anfang Zwanzig sind, umgibt sie jedoch eine echte Reife, die mich innehalten ließ ... Sie könnten eine Kutztown Group bilden: Michael Kessler, Hunter Yoder, Spencer Gregory, Joseph Egan, Patricia Fleming, Barbara Kirkpatrick [...] Das College liegt auf einer Anhöhe, die die Stadt förmlich durchschneidet [...] Es gibt eine öffentliche Anlage. Auf dem Kriegerdenkmal steht als unbeabsichtigte Prophezeiung: „Im Gedenken an die, die dienen und denen, die dienen werden“. Eintrag zitiert aus, James F. L. Carroll, *In and Out of Kutztown: A Documentation of the Art Series Program, 1974–1981* (Kutztown, Pennsylvania,: Kutztown State College, 1981), o.S.
5. Gleichermaßen schön waren die Subwayzeichnungen von SAMO, dem Kürzel von Jean-Michel Basquiat, und den sich übergebenden Kühen und umgeänderten Supermarkt-Preisanzeigen von David Wojnarowicz. Hingegen machten einen die innen und außen gesprühten Namenszüge auf den U-Bahnen, Mauern und Wänden innerlich sehr wütend. Ungenutzten Holzgerüsten mit Farbe oder Dose zu Leibe zu rücken, ist eine Sache. Stein und Ziegelstein eine ganz andere, besonders, wenn das Gebäude von architektonischer Bedeutung ist. Hier wird Graffiti zu vandalistischem Narzissismus.
6. Diese Maler ließen sich von einer asiatischen dekorativen Kunst inspirieren, die die Franzosen *cloisonné* nennen. Im japanischen Kunsthandwerk handelt es sich dabei um einen polierten und mit Draht gehaltenen Verlauf von ofengefeuertem Emaille.
7. Gruen, *Keith Haring*, S. 58–60.

OBEN Harings Button „Baby im Strahlenkranz“, Erstauflage 1983
GEGENÜBER Haring und Freunde vor der endgültigen Version des *Crack ist Dreck*-Wandgemäldes, 128th Street/ 2nd Avenue, New York 1986

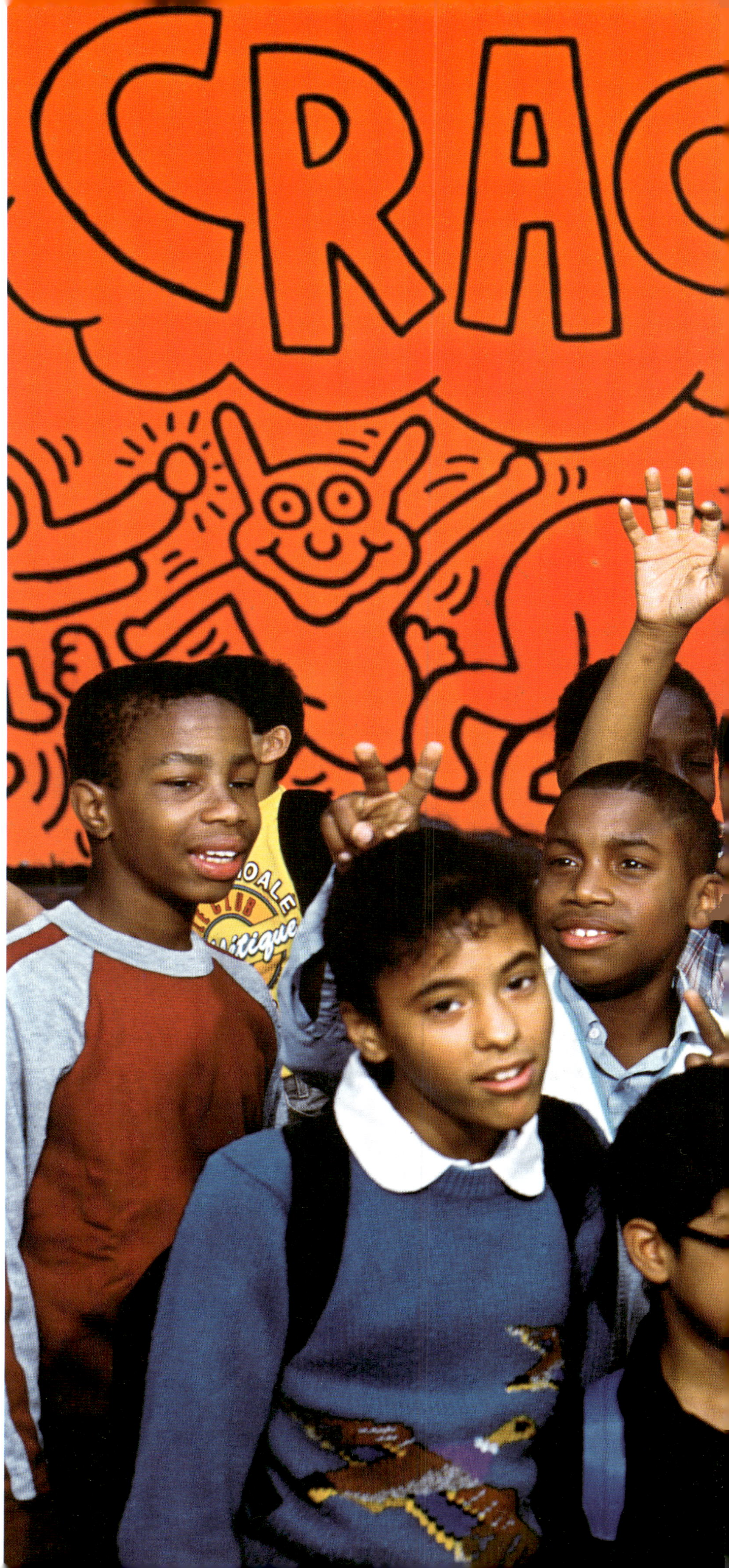

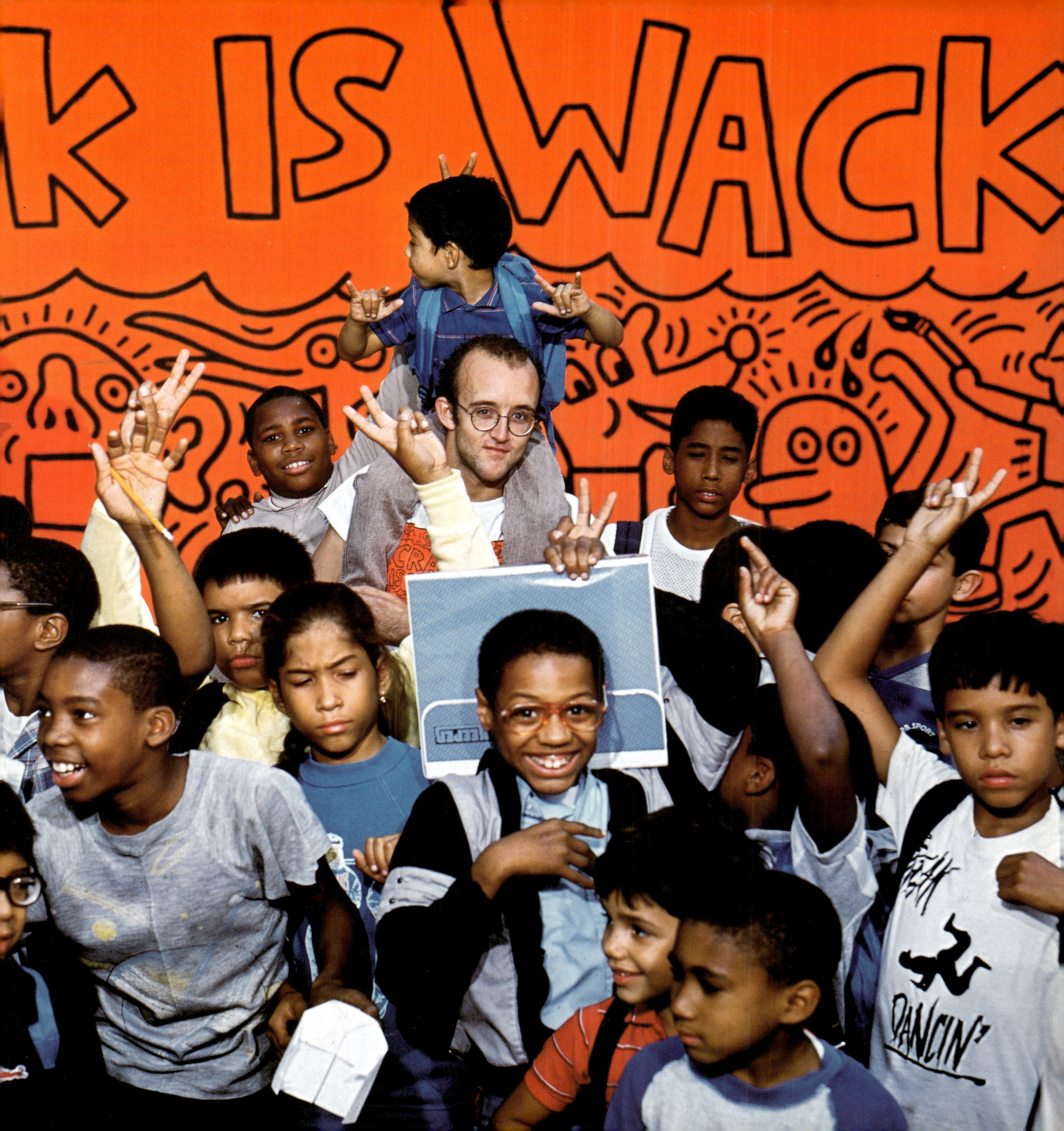
K IS WACK
DANCIN'

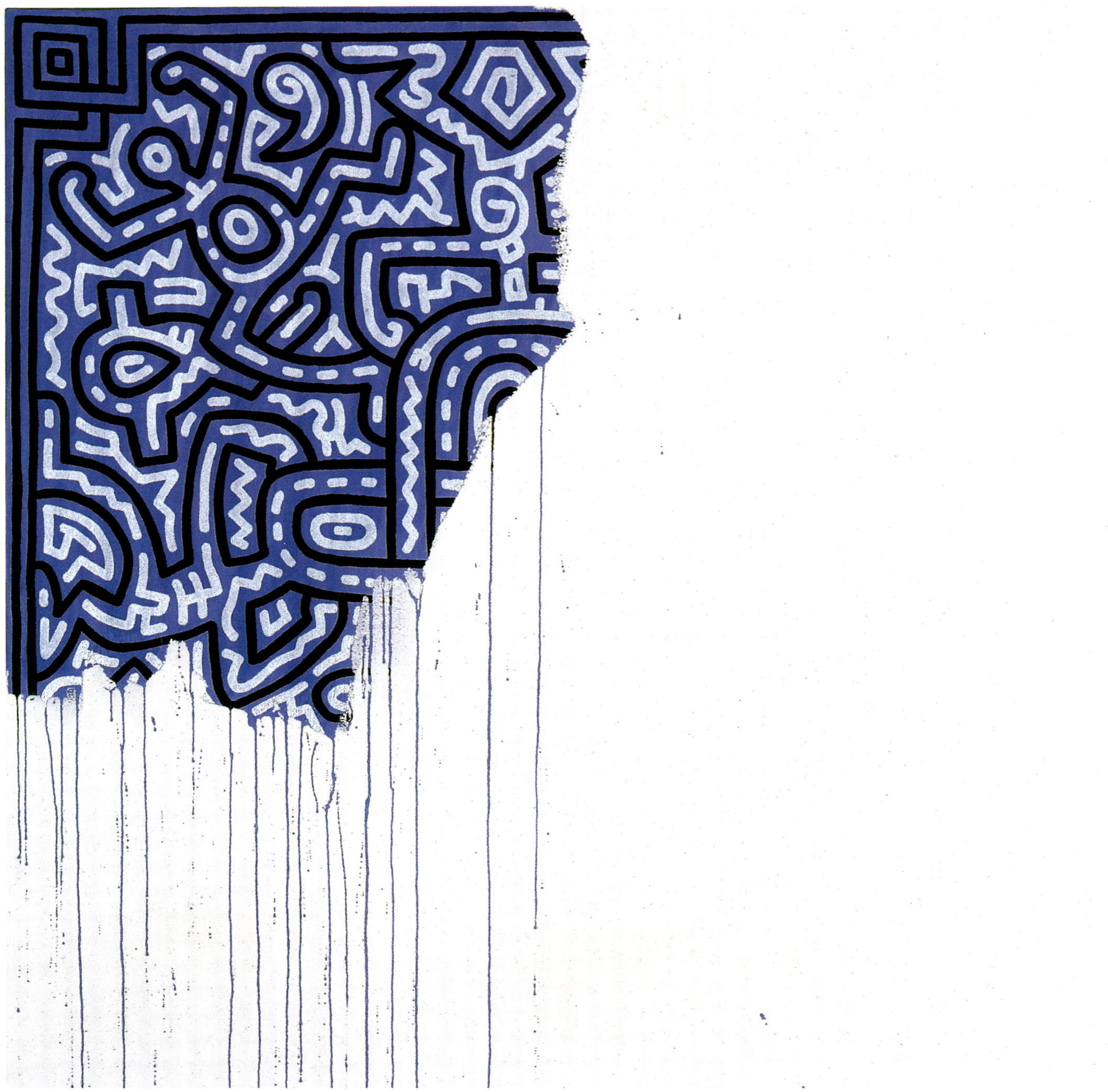

* **Unvollendetes Gemälde,** 1989. Acryl auf Leinwand, 100 x 100 cm
Sammlung Katia Perlstein

Schweigen = Tod, 1989. Acryl auf Leinwand, 102 x 102 cm
Privatsammlung

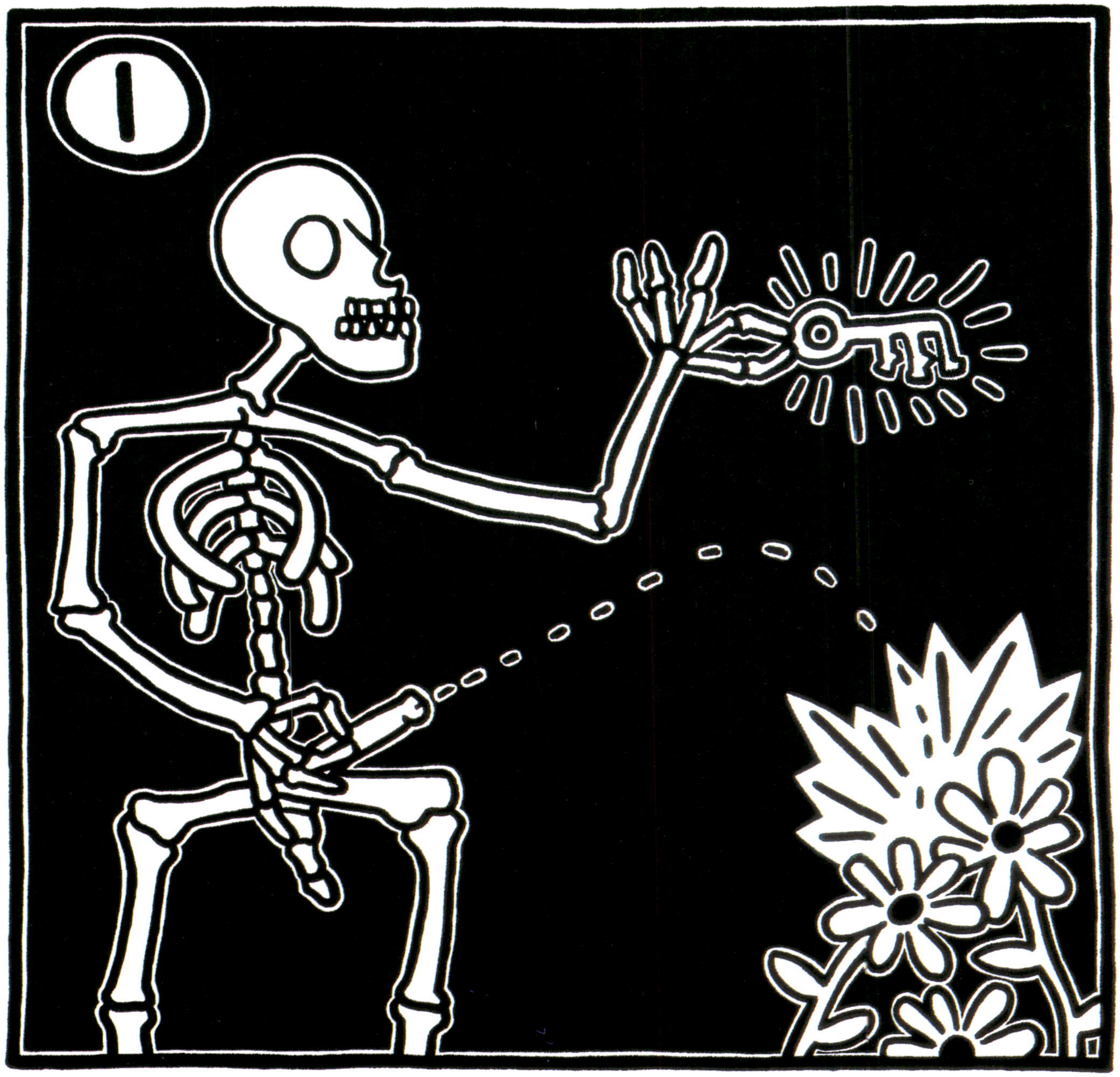

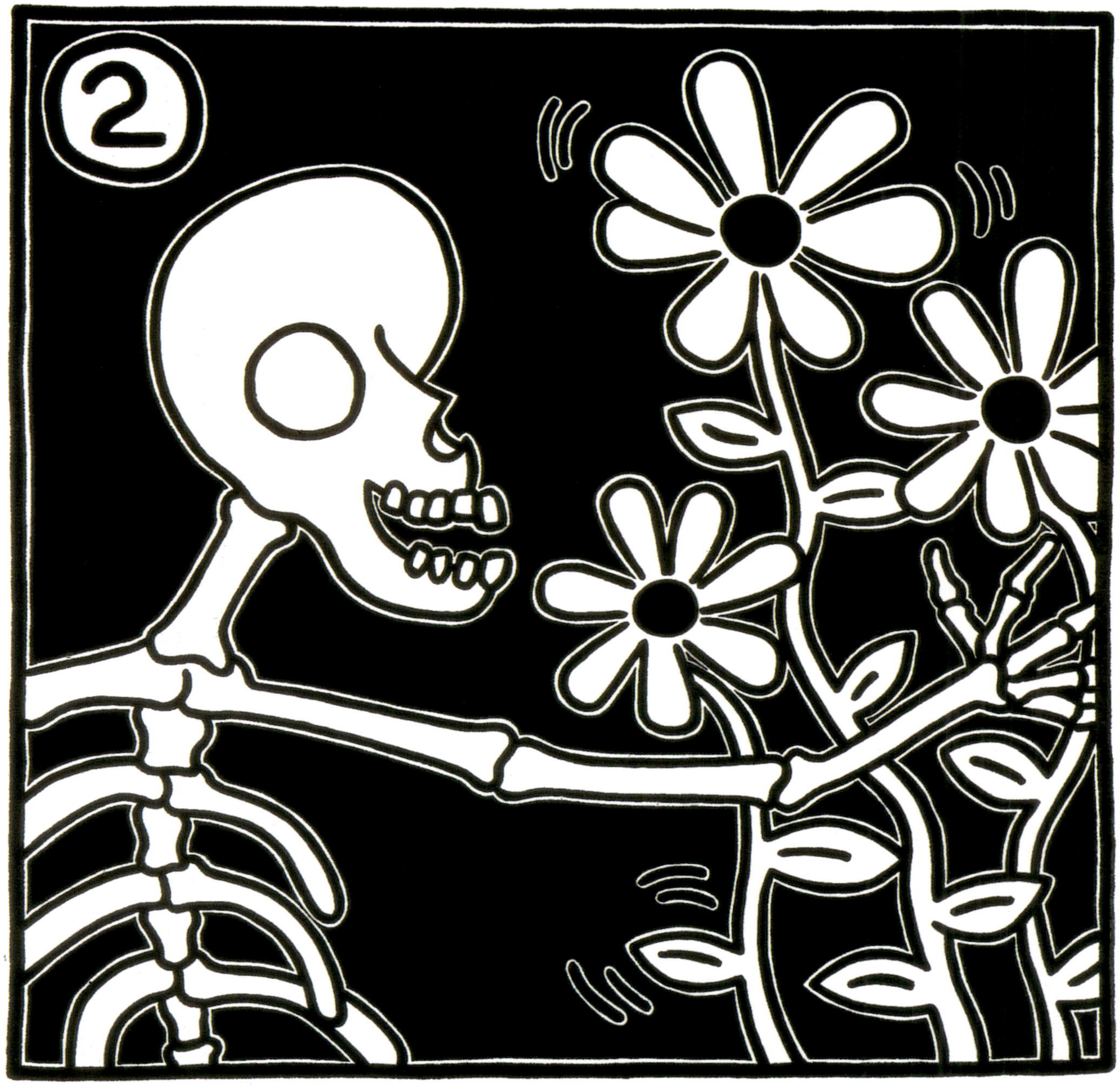

* **Ohne Titel (für James Ensor),** 1989. Acryl auf Leinwand, zweiteilig, jeweils 91,5 x 91,5 cm (91 x 183 cm insgesamt)
Sammlung Diane von Fürstenberg

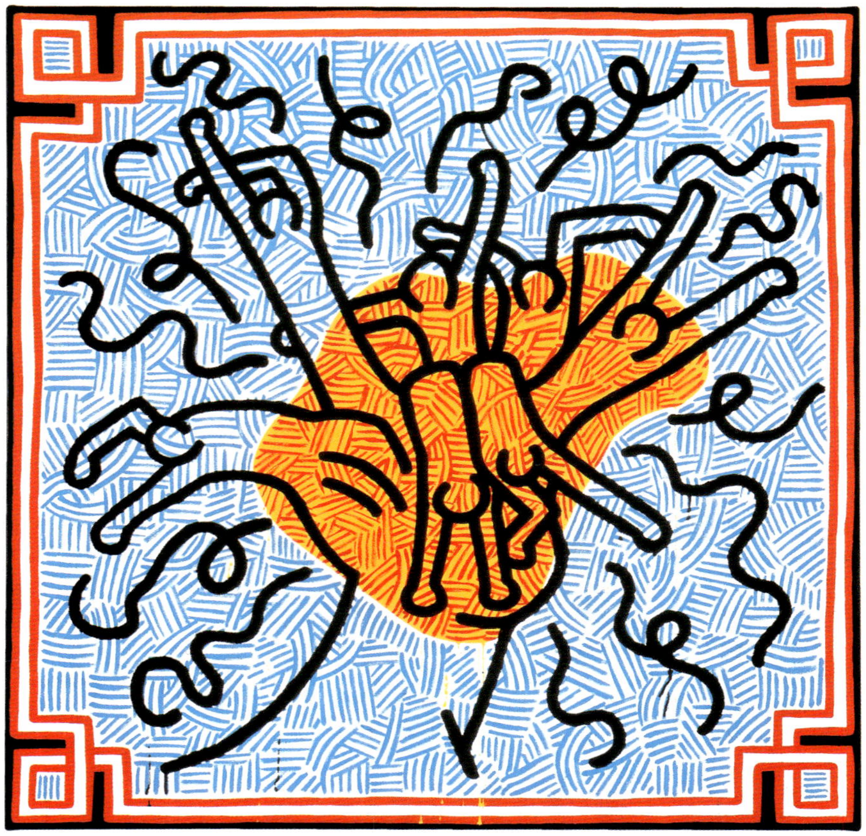

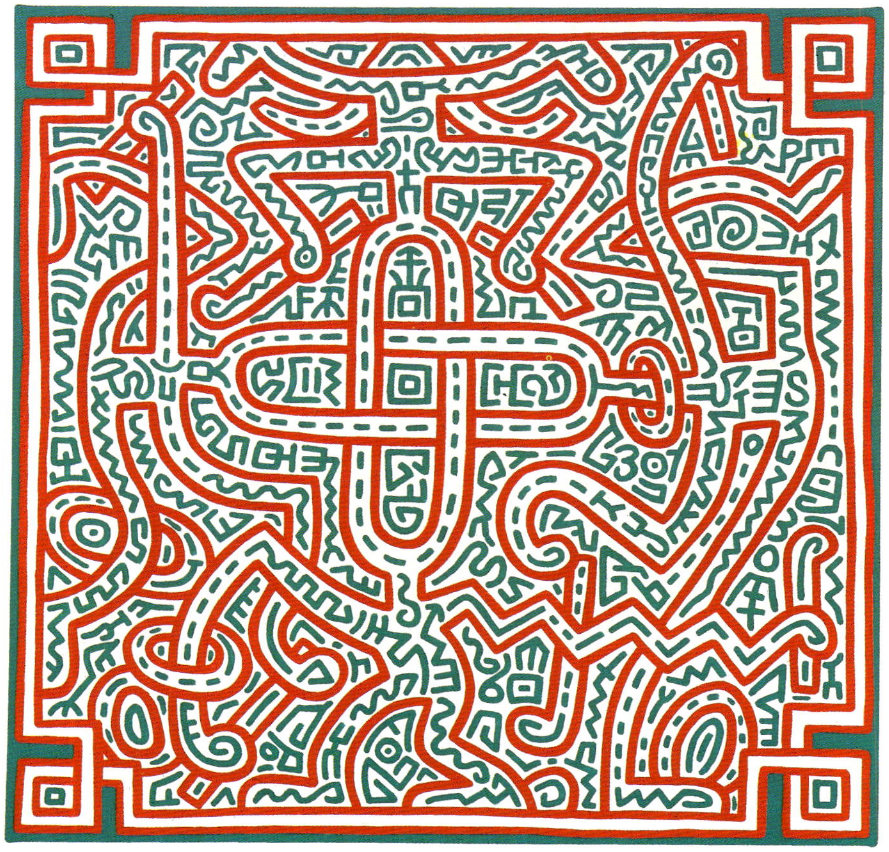

Frauenkopf (für Magritte), 1989. Acryl auf Leinwand, 102 x 102 cm
Privatsammlung

Ohne Titel, 1989. Acryl auf Leinwand, 102 x 102 cm
Privatsammlung

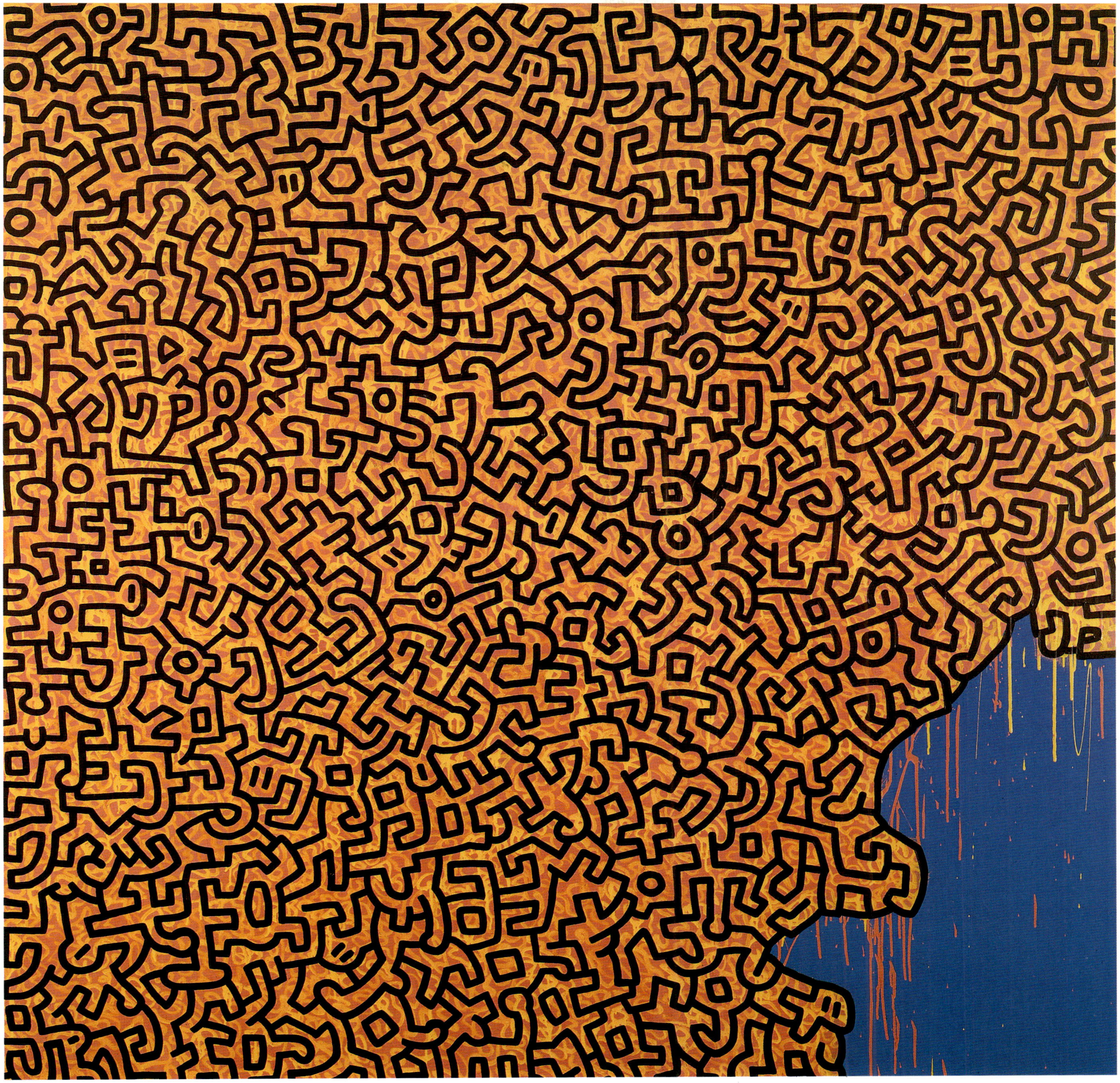

* **Brasilien,** 1989. Acryl und Emailfarbe auf Leinwand, 183 x 183 cm
Privatsammlung, Courtesy Hans Meyer Galerie, Düsseldorf

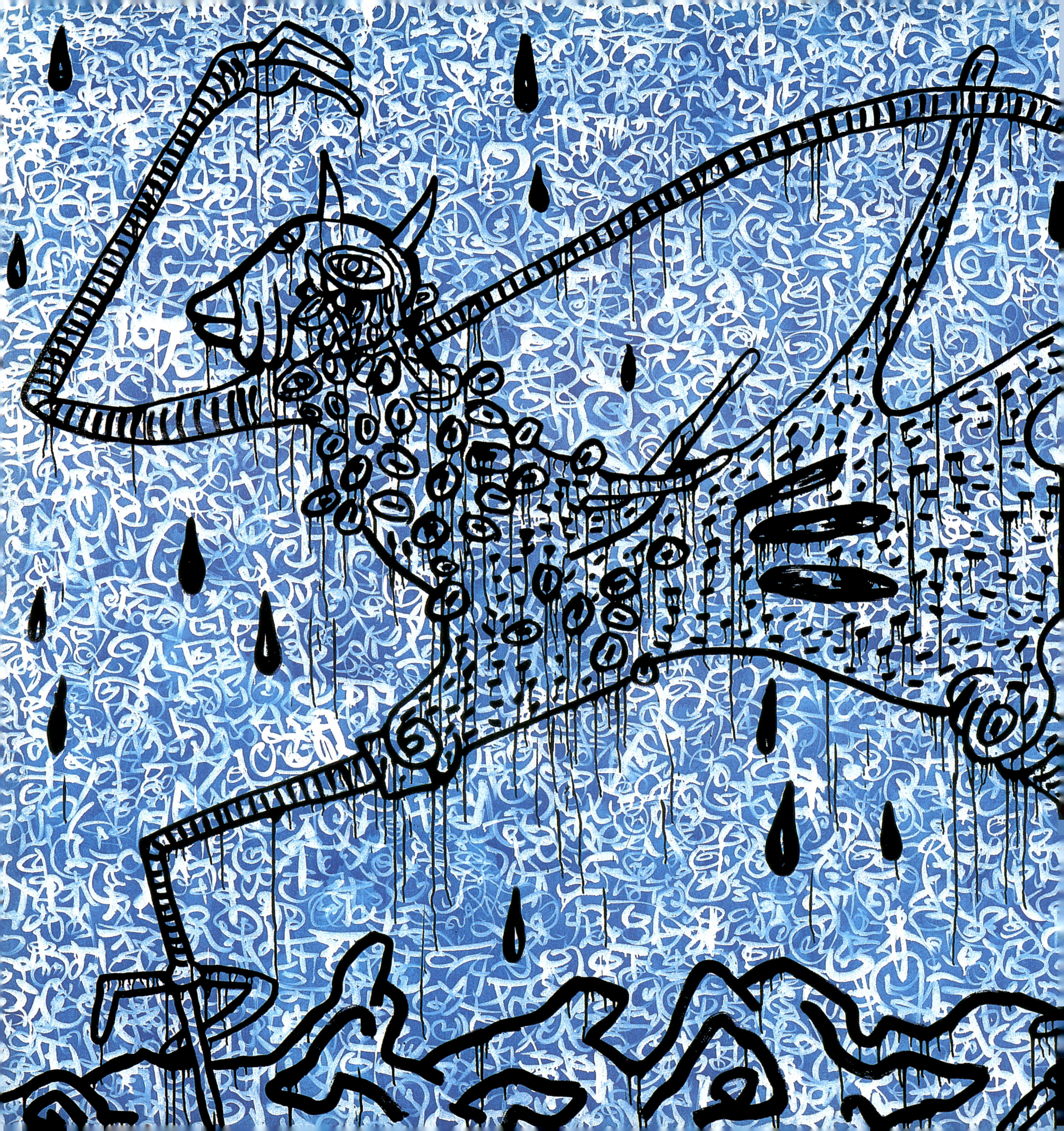

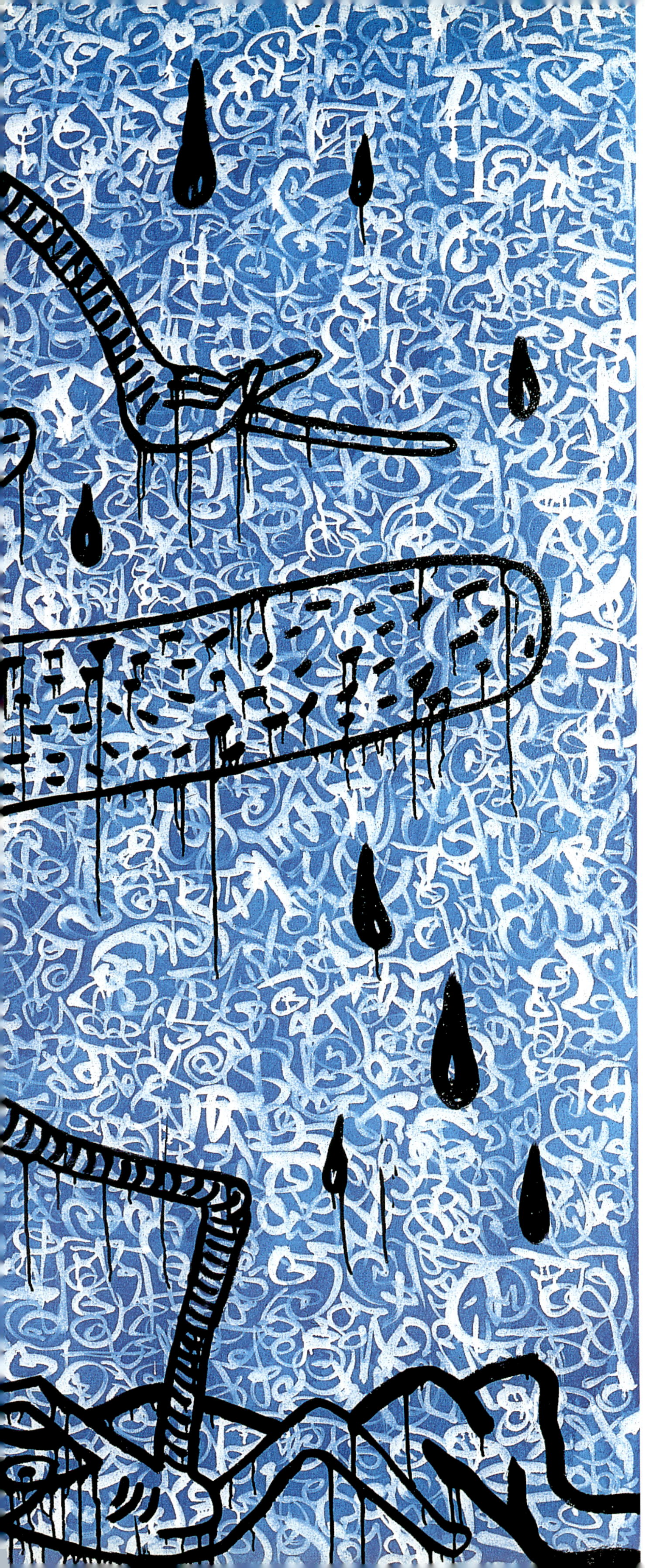

Im Regen gehen, 1989. Acryl auf Musselin, 183 x 245 cm
Privatsammlung

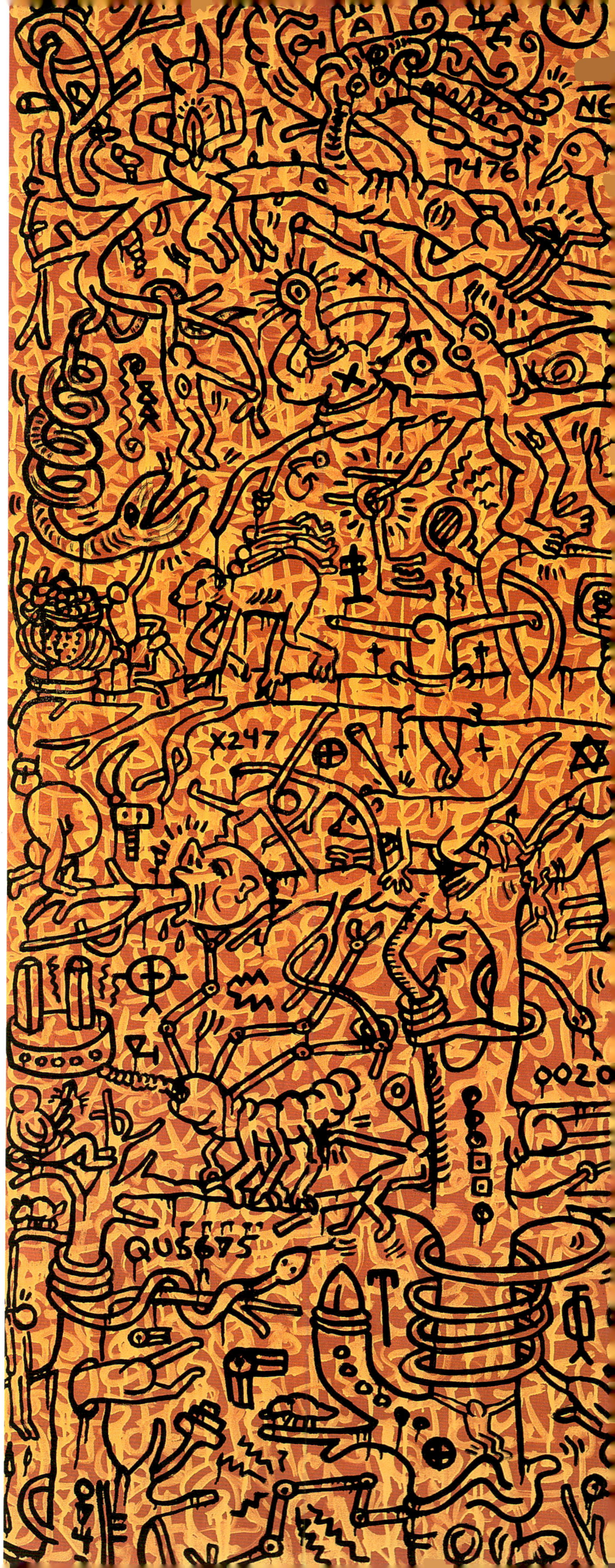

* **Der letzte Regenwald,** 1989. Acryl auf Leinwand, 183 x 244 cm

Sammlung Tony Shafrazi

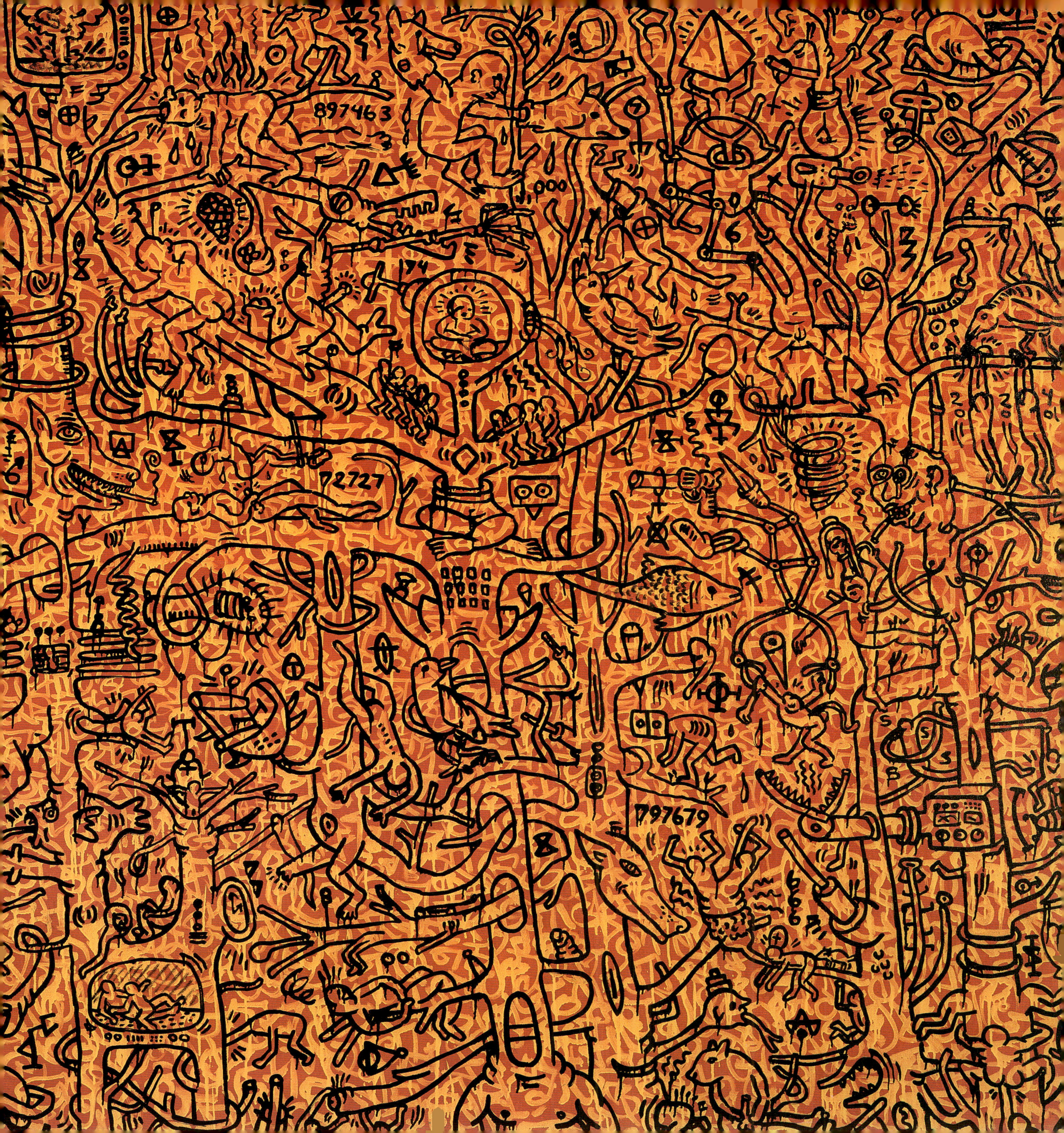
897463
72727
797679

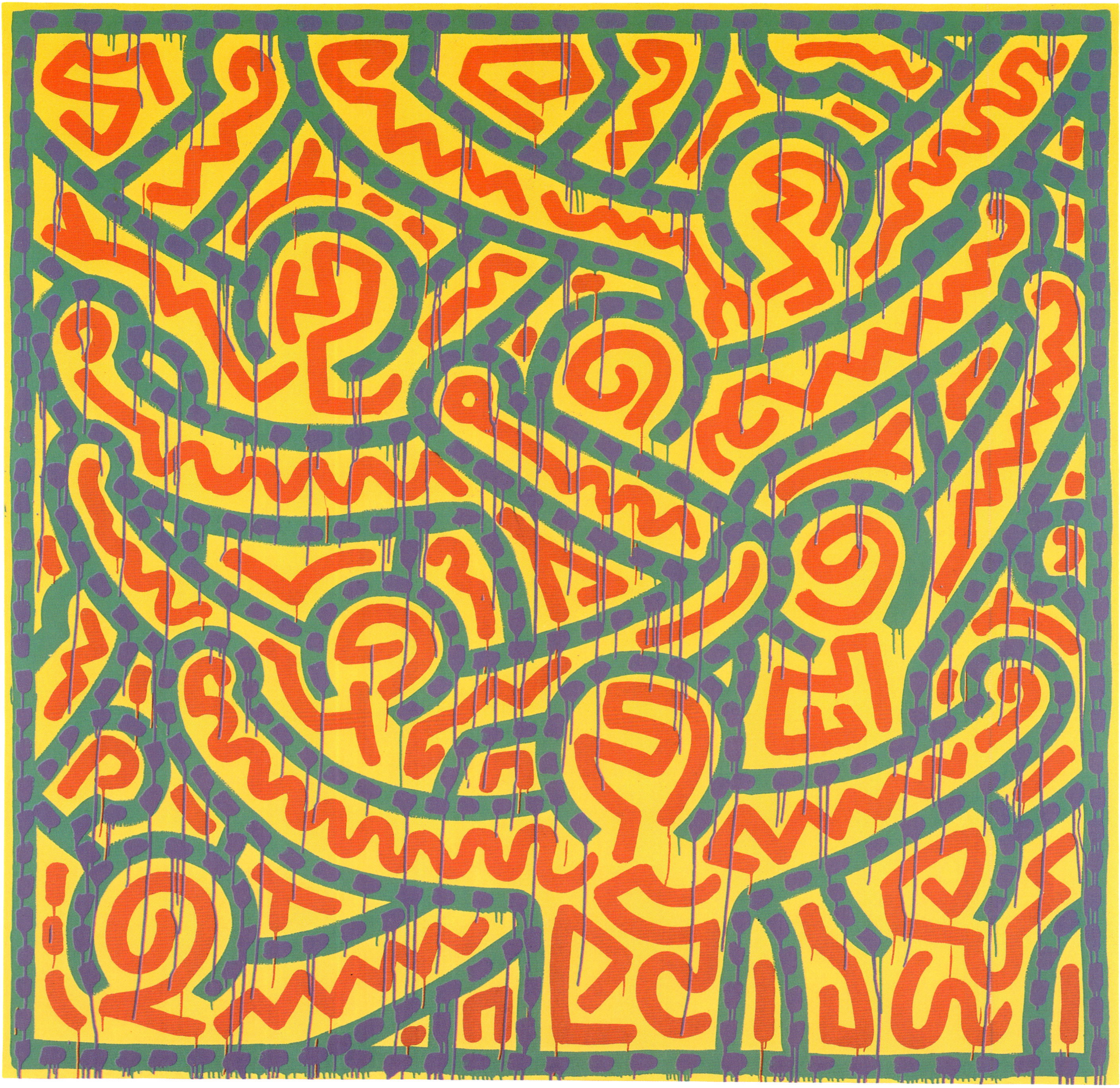

* **Ohne Titel**, 1989, Acryl und Emailfarbe auf Leinwand, 183 x 183 cm
The Estate of Keith Haring

AUSSTELLUNGEN

ZUSAMMENGESTELLT VON DANA MILLER

EINZELAUSSTELLUNGEN

1978

Pittsburgh Center for the Arts, Clifford Gallery, „Drawings/Paintings"

1979

214 East 21st Street, New York, „2 Walls & The Floor: Paint on Paper: Nuclear Reactors/Dogs/Penises"

1981

Hal Bromm, New York
Club 57, New York
P.S. 122, New York
Des Refusés at Westbeth Painter's Space, New York, „New Drawings (Black-Blue Print)"

1982

Bonlow Gallery, New York
Tony Shafrazi Gallery, New York (gemeinsam mit LA II)
Galerie 't Venster, Rotterdam (Niederlande)

1983

Galleria Lucio Amelio, Neapel
Robert Fraser Gallery, London (gemeinsam mit LA II)
Fun Gallery, New York (gemeinsam mit LA II)
Institute of Contemporary Art, University of Pennsylvania, Philadelphia, „Investigations 2" (gemeinsam mit LA II)
„121" Art Gallery, Antwerpen (Belgien), „Drawings"
Tony Shafrazi Gallery, New York
Wadsworth Atheneum, Hartford, „Matrix 75: New York City Subway Drawings"
Galerie Watari, Tokio (gemeinsam mit LA II)

1984

Salvatore Ala Gallery, Mailand (gemeinsam mit LA II)
Galerie Corinne Hummel, Basel
Galerie Paul Maenz, Köln, „Keith Haring at Paul Maenz"
Paradise Garage, New York
Semaphore East, New York, „Art in Transit" (gemeinsam mit Tseng Kwong Chi)
University of Iowa Museum of Art, Iowa City, „Keith Haring in Iowa City"
Villa Campolieto, Ercolano (Italien), „Terrae Motus"

1985

Leo Castelli Gallery, New York

CAPC Musée d'Art Contemporain, Bordeaux (Frankreich), „Peintures, sculptures et dessins"

Galerie Schellmann & Klüser, München, „Prints"

Tony Shafrazi Gallery, New York

1986

Hammarskjöld Plaza Sculpture Garden, New York

Galerie Kaess-Weiss, Stuttgart

Stedelijk Museum, Amsterdam, „Paintings, Drawings and a Velum [*sic*]"

Galerie Daniel Templon, Paris

Whitney Museum of American Art, Fairfield County, Stamford, Connecticut, „Art in the Park"

1987

Casino Knokke, Knokke (Belgien)

Cranbrook Academy of Art Museum, Bloomfield Hills, Michigan, „Keith Haring at Cranbrook"

Galerie Kaj Forsblom, Helsinki, „Prints, Drawings"

Kutztown New Arts Program, Pennsylvania

„121" Art Gallery, Antwerpen, „New Drawings"

Galerie Rivolta, Lausanne (Schweiz)

Tony Shafrazi Gallery, New York

1988

Fay Gold Gallery, Atlanta, „Recent Drawings"

Hokin Gallery, Bay Harbor Islands, Florida

Michael Kohn Gallery, Los Angeles, „Keith Haring 1988"

Galerie Hans Mayer, Düsseldorf

Tony Shafrazi Gallery, New York, „Recent Work" und „Sculptures and Painting"

1989

Casa Sin Nombre, Santa Fe (gemeinsam mit William Burroughs)

Hete A.M. Hünermann, Düsseldorf, „Keith Haring mit neuen Arbeiten auf Papier"

„121" Art Gallery, Antwerpen, „Pottery & Light-Object ‚On'"

1990

Gallery 56, Genf

Charles Lucien Gallery, New York, „Keith Haring and William S. Burroughs: ‚Apocalypse' and ‚The Valley': Silkscreens, Etchings"

Richard Nadeau Gallery, Philadelphia

La Galerie de Poche, Paris, „Keith Haring 1983"

Philip Samuels Fine Art, St. Louis

Tony Shafrazi Gallery, New York, „A Memorial Exhibition: Early Works on Paper"

Galerie Nikolaus Sonne, Berlin

University Galleries, Illinois State University, Normal, „Future Primeval" (Wanderausstellung)

1991

The Chase Manhattan Bank, New York

Dante Park, Lincoln Center, New York

Hete A.M. Hünermann, Düsseldorf

Erika Meyerovich Gallery, San Francisco, „Celebrating Humanity"

Molinar Gallery, Scottsdale, Arizona

Provinciaal Museum voor Moderne Kunst, Ostende (Belgien)

Galleria Steffanoni, Mailand

1992

Gallery 56, Budapest

Martin Lawrence Modern, New York, „A Selection of Original Drawings and Limited Edition Graphic Work"

Tony Shafrazi Gallery, New York, „Important Early Works from the Estate"

Galerie Tabula, Tübingen

1993

DIA Center for the Arts, Bridgehampton, New York, „Blueprints, Maquettes and Altar Piece"

Michael Fuchs Galerie, Berlin

Galerie Littmann, Basel, „Editions on Paper: 1982–1990" (Wanderausstellung)

Mitsukoshi Museum of Art, Tokio, „A Retrospective"

Musée de Louvain-la Neuve (Belgien)

„121" Art Gallery, Antwerpen

The Queens Museum of Art, Flushing, New York

Galerie Nikolaus Sonne, Berlin

1994

Castello di Rivoli, Turin, (Italien; Wanderausstellung)

Tony Shafrazi Gallery, New York, „Early Paintings"

1995

Allentown Art Museum, Pennsylvania, „Family and Friends Collect"

André Emmerich Gallery, New York, „Works on Paper 1989"

Galerie Krinzinger, Wien

Galerie Hans Mayer, Düsseldorf

1996

Dorothy Blau Gallery, Bay Harbor Islands, Florida

André Emmerich Gallery, New York

Museum Fridericianum, Kassel, „Die Zehn Gebote"

GRUPPENAUSSTELLUNGEN (AUSWAHL)

1980

Club 57, New York, „57 Invitational“ (kuratiert von Haring)

Club 57, New York, „Keith Haring/Frank Holiday New Paint(ings)“

Club 57, New York, „Xerox Show“

The New Museum, New York, „Events: Fashion Moda“

P.S. 122, New York, „Open Studio Exhibition“

Times Square, New York, „Times Square Show“

1981

Club 57, New York, „Second Annual Club 57 Invitational“ (kuratiert von Haring)

Fourth Floor, 77 White Street, New York, „Beyond Words“

The Institute for Art and Urban Resources, Long Island City, New York, „New York/New Wave“

Mudd Club, New York, „Downtown Invitational Drawing Show“ (organsiert von Haring)

Annina Nosei Gallery, New York, „Public Address“

1982

Brooke Alexander, New York, „Selected Prints III“

The Chrysler Museum, Norfolk, Virginia, „Still Modern After All These Years“

Larry Gagosian Gallery, Los Angeles, „Works on Paper“

Hallwalls Contemporay Arts Center, Buffalo, New York, „Agitated Figures: The New Emotionalism“

Indianapolis Museum of Art, „Painting and Sculpture Today“

The Institute for Art and Urban Resources, Long Island City, New York, „Beast: Animal Imagery in Recent Painting“

Institute of Contemporary Arts, London, „Urban Kisses“

Kassel, „documenta 7“

Marlborough Gallery, New York, „The Pressure to Paint“

Middendorf Lane Gallery, Washington, D.C., „New Paintings 1: Americans“

Alexander Milliken Gallery, New York, „Fast“

Annina Nosei Gallery, New York, „Group Show“

The Queens Museum, Flushing, New York, „The UFO Show“

Tony Shafrazi Gallery, New York, „Young Americans“

Wave Hill, Bronx, New York, „New Perspectives“

Westport-Weston Arts Council, Westport, Connecticut, „Art of the 80's“

1983

Galleria Lucio Amelio, Neapel, „Latitudine Napoli New York“

Carnegie-Mellon University, Pittsburgh, „New York Painting Today“

Larry Gagosian Gallery, Los Angeles, „Large Paintings by Young Artists“

The Institute of Contemporary Art, Boston, „Terrae Motus“

Institute of Contemporary Art, University of Pennsylvania, Philadelphia, „Currents“

Sidney Janis Gallery, New York, „Post-Graffiti“

Kunstmuseum, Luzern (Schweiz), „Back to the U.S.A.“

Pittsburgh Center for the Arts, „Urban Pulses: The Artist and the City“

São Paulo, „Bienal de São Paulo“

The David and Alfred Smart Gallery, The University of Chicago, „New Image/Pattern and Decoration from the Morton G. Neumann Family Collection‘

Palacio Velázques, Madrid, „Tendencias en Nueva York“

Whitney Museum of American Art, New York, „1983 Biennial Exhibition“

Whitney Museum of American Art, Downtown Branch, New York, „The Comic Art Show: Cartoons in Painting and Popular Culture“

1984

The Aldrich Museum of Contemporary Art, Ridgefield, Connecticut, „American NeoExpressionists“

Center Gallery, Bucknell University, Lewisburg, Pennsylvania, „Contemporary Perspectives 1984: Pop Symbolism“ (Wanderausstellung)

„Disarming Images: Art for Nuclear Disarmament“ (organisiert von Bread and Roses; Wanderausstellung)

Fondazione Amelio, Istituto per l'Art Contemporanea , Neapel, „Terrae Motus“

Hirshhorn Museum and Sculpture Garden, Smithsonian Institution, Washington, D.C., „Content: A Contemporary Focus 1974–1984“

Sidney Janis Gallery, New York, „Modern Expressionists: German, Italian and American Painters“

Musée d'Art Contemporain de Montréal, Montreal (Kanada), „Via New York“

Musée d'Art Moderne de la Ville de Paris, „5/5 Figuration Libre France/USA“

Museo Rufino Tamayo, Mexico City, „El Arte Narrativo“

Palazzo delle Esposizioni, Rom, „Arte di Frontiera: New York Graffiti“ (Wanderausstellung)

Pittsburgh Center for the Arts, „New Attitudes: Paris/New York“

San Francisco Museum of Modern Art, „The Human Condition: SFMMA Biennial III“

Leila Taghinia-Milani, New York, „Calligraffiti“

Whitney Museum of American Art, Downtown Branch, New York, „Visions of Childhood: A Contemporary Iconography“

1985

ARCA, Centre d'Art Contemporain, Marseilles (Frankreich), „New York 85“

The Aspen Art Museum, Colorado, „Of the Street“

Grand Palais, Paris, „La Biennale de Paris“

Lehman College Art Gallery, The City University of New York, Bronx, New York, „The Subway Show“

Louisiana Museum, Humlebaek (Dänemark), „Homo Decorans/Man Who Decorates“

292 Lafayette Street, New York, „Rain Dance“

Visual Arts Gallery, School of Visual Arts, New York, „8 Artists/8 Years/SVA“

1986

The Art Museum Association of America, San Francisco, „Contemporary Screens: Function, Decoration, Sculpture, and Metaphor“ (Wanderausstellung)

Barbara Braathen Gallery, New York, „Surrealismo“

The Bruce Museum, Greenwich, Connecticut, „American Icons: Selections from the Chase Manhattan Collection“

Gabrielle Bryers Gallery, New York

Thomas Cohn Gallery, Rio de Janeiro

Contemporary Arts Center, New Orleans, „The Fine Art of Making Money“

The Corcoran Gallery of Art, Washington, D.C., „Spectrum: The Generic Figure“

Galerie Barbara Farber, Amsterdam, „Masterworks on Paper“

Freedman Gallery, Philadelphia, „The First Decade“

Museum of Art, Fort Lauderdale, Florida, „An American Renaissance: Painting and Sculpture Since 1940“

Museum of Art, Rhode Island School of Design, Providence, „Life in the Big City: Contemporary Artistic Responses to the Urban Experience“

Phoenix Art Museum, „American Art of the 1980s“

The Queens Museum, Flushing, New York, „Television's Impact on Contemporary Art“

Tony Shafrazi Gallery, New York, „What It Is"

Whitney Museum of American Art, Downtown Branch, New York, „Sacred Images in Secular Art"

1987

A 11 Art Forum Thomas, München, „Sammlung Thomas: Kunst aus den achtziger Jahren"

Centre Georges Pompidou, Paris, „L'époque, la mode, la morale, la passion"

Cultural Center of Contemporary Art, Polanco (Mexiko), „Leo Castelli and His Artists"

Everson Museum of Art, Syracuse, New York, „Digital Visions: Computers and Art"

Institute of Contemporary Arts, London, „Comic Iconoclasm"

Kansas City Art Institute, Charlotte Crosby Kemper Gallery, Missouri, „Borrowed Embellishments"

Los Angeles County Museum of Art, „Avant-Garde in the Eighties"

Phoenix Art Museum, „Focus on the Image: Selections from the Rivendell Collection"

Westfälisches Landesmuseum für Kunst und Kulturgeschichte, Münster, „Sculpture Project in Münster"

1988

Leo Castelli, „School of Visual Arts Fine Arts Alumni 1977–1987: Selected Works"

Lehigh University Art Galleries, Bethlehem, Pennsylvania, „33rd Annual Contemporary American Art Exhibition: Ideas from Individual Impressions and Marks–Prints of Non-Printmakers"

The Museum of Modern Art, New York, „Committed to Print"

Penson Gallery, New York (zusammen mit Gian Franco Gorgoni)

Bernice Steinbaum Gallery, New York, „Alice and Look Who Else: Through the Looking-Glass"

Museum van Hedendaagse Kunst, Antwerpen, „Gran Pavese: The Flag Project"

1989

Editions Schellmann, New York, „Wall Objects"

Fondation Daniel Templon, Musée Temporaire, Fréjus (Frankreich)

Washington Project for the Arts, Washington, D.C., „The Blues Aesthetic: Black Culture and Modernism" (Wanderausstellung)

1990

Herbert F. Johnson Museum of Art, Cornell University, Ithaca, New York, „Cornell Collects: A Celebration of American Art from the Collections of Alumni and Friends"

Michael Kohn Gallery, Santa Monica, „Gesture & Signature"

Tony Shafrazi Gallery, New York, „Keith Haring and Jean-Michel Basquiat"

Tony Shafrazi Gallery, New York, „The Last Decade: American Artists of the 80's"

University College of Fine Arts, University of Florida, Miami, „Divergent Style: Contemporary American Drawing"

1991

Cleveland Center for Contemporary Art, „Cruciformed: Images of the Cross Since 1980"

Fondation Cartier, (Frankreich), „Echt Falsch"

Institute of Contemporary Art, University of Pennsylvania, Philadelphia, „Devil on the Stairs: Looking Back on the Eighties"

Galerie Klaus Littmann, Basel, „Hommage à Jean Tinguely"

Liverpool Gallery, Brüssel, „American Graffiti: A Survey"

Musée de la Poste, Paris, „Les Partenaires des Couleurs de l'Argent"

Museo d'Arte Contemporaneo de Monterrey (Mexiko), „Myth and Magic in America: The 80's"

Palazzo delle Albere, Trento (Italien), „American Art of the Eighties"

San Jose Museum of Art, California, „Compassion and Protest: Recent Social and Political Art from the Eli Broad Family Foundation Collection"

Tony Shafrazi Gallery, New York, „A Passion for Art: Watercolors and Works on Paper“
Watari-Um, Tokio, „I Love Art“
Whitney Museum of American Art, New York, „1991 Biennial Exhibition“

1992

Fernbank Museum of Natural History, Atlanta, „Picturing Paradise: Art and the Rainforests“
Groninger Museum, Groningen (Niederlande), „Coming from the Subway: New York Graffiti Art“
Independent Curators, Incorporated, New York, „From Media to Metaphor: Art About AIDS“ (Wanderausstellung)
The Museum of Modern Art, New York, „Allegories of Modernism: Contemporary Drawing“
Phoenix Art Museum, „Keith Haring, Andy Warhol, and Walt Disney“ (Wanderausstellung)
Tramway Gallery, Glasgow (Schottland), „Read my Lips: New York AIDS Polemic“
Whitney Museum of American Art, New York, „The Power of the City/The City of Power“

1993

Martin Gropius Bau, Berlin, „American Art in the Twentieth Century: Painting and Sculpture“ (Wanderausstellung)
Peggy Guggenheim Collection, Biennale Venedig, „Art Against AIDS“
Guggenheim Museum Soho, New York, „Drawing a Line Against AIDS“
Sidney Janis Gallery, New York, „An American Homage to Matisse“
Onstad Art Center, Oslo, „Artists and AIDS in the 80s and 90s“
Karl Ernst Osthaus Museum, Hagen, „Thema: AIDS“
Tony Shafrazi Gallery, New York, „Extravagance: The Economy of Elegance“ (Wanderausstellung)
Tony Shafrazi Gallery, New York, „1982–83: Ten Years After“
Socrates Sculpture Park, Long Island City, New York

1994

The Art Gallery, University of Maryland at College Park, „Significant Losses: Artists Who Have Died from AIDS“
The Aspen Art Museum, Colorado, „The Shaman as Artist/The Artist as Shaman“
Cedarhurst Sculpture Park, Mount Vernon, Illinois
Cleveland Center for Contemporary Art, „Outside the Frame“
Ken Frankel Gallery, Palm Beach, Florida, „Keith Haring and Yoko Ono“
Govett-Brewster Art Gallery, New Plymouth (Neuseeland), Dunedin Public Art Gallery (Neuseeland) und Waikato Museum of Art and History, Hamilton (Neuseeland), „Power Works from the MCA Collection“ (Wanderausstellung)
The Institute of Contemporary Art, Boston, „Elvis + Marilyn: 2 x Immortal“ (Wanderausstellung)
Irish Museum of Modern Art, Dublin, „From Beyond the Pale: Art and Artists at the Edge of Consensus“
Isabella Stewart Gardner Museum, Boston, „Art's Lament: Creativity in the Face of Death“
Kagoshima City Museum of Art, Kagoshima (Japan), „New York Realism: Past and Present“ (Wanderausstellung)
Museum of Science, Harvard Medical School, Boston, „Changing Your Mind: Drugs and the Brain“
Palo Alto Cultural Center, California, „The Gold Show: Contemporary Painting, Sculpture, Jewelry, Orotone, Photography, and Fiber, Using Gold“

1995

Arizona State University Art Museum, Nelson Fine Arts Center, Tempe, „Americans in Venice: The Biennale Legacy“
Bass Museum of Art, Miami Beach, Florida, „Twentieth Century Acquisitions“
The Bruce Museum, Greenwich, Connecticut, „A New York Time: Selected Drawings of the 80's“
Musée d'Art Moderne de la Ville de Paris, „Passions privées: Collections particulières d'art moderne et contemporain en France“
Museum Ludwig, Köln, „Unser Jahrhundert: Menschenbilder–Bilderwelten“

Neuberger Museum of Art, State University of New York at Purchase, „Crossing State Lines: 20th Century Art from Private Collections in Westchester and Fairfield Counties“

The New Museum of Contemporary Art, New York, „Temporarily Possessed: The Semi-Permanent Collection“

Mary Ryan Gallery, New York, „Male Desire: Homoerotic Images in 20th-Century American Art“

Tampa Museum of Art, Florida, „New York Realism: Past and Present“

University Art Museum and Pacific Film Archive, University of California, Berkeley, „In a Different Light: Visual Culture, Sexual Identity, Queer Practice“

Wadsworth Atheneum, Hartford, Connecticut, „Matrix Is 20!“

1996

Galerie Beaubourg, Paris, „Quelques impressions d'Afrique“„

Los Angeles County Museum of Art, „Ports of Entry: William S. Burroughs and the Arts“

The Museum of Modern Art, New York, „Thinking Print: Books to Billboards, 1980–95“

SONDEROBJEKTE

1979

„Video Clones“, Video/Tanzperformance mit Molissa Fenley, School of Visual Arts, New York

„Japan/Iran“, School of Visual Arts, New York

„12 Hour Performance“, School of Visual Arts, New York

1980

„Video à Go Go“, Club 57, New York (mit Kenny Scharf)

Kuratiert „Anonymous Art“, Club 57, New York

Kuratiert „57 Invitational“, Club 57, New York

1981

Kuratiert „Second Annual Club 57 Invitational“, Club 57, New York

Organisiert „Downtown Invitational Drawing Show“, Mudd Club, New York

1982

Installation, Paradise Garage, New York

1983

Entwirft Stoffmuster für die Modedesignerin Vivienne Westwood, London

Gastkünstler beim Jazzfestival in Montreux (Schweiz)

Computergraphiken für Plattencover der New York City Peach Boys

Bemalt in Mailand die Boutique Fiorucci (gemeinsam mit LA II)

Erstes Bodypainting des Choreographen Bill T. Jones, fotografiert von Tseng Kwong Chi

1984

Bodypainting der Künstlerin Grace Jones, New York, fotografiert von Robert Mapplethorpe

Bühnenbild für „Secret Pastures“, Brooklyn Academy of Music, New York, choreographiert von Bill T. Jones

Gastkünstler, Ernest Horn Elementary School, Iowa City, Iowa

The Kutztown Connection, Performance im Rahmen einer Benefizveranstaltung zugunsten des New Arts Program, Kutztown, Pennsylvania

Children's Festival, Gastkünstler, Wand- und Bühnenbild für ein Kinderfest des Walker Art Center, Minneapolis, Minnesota
Gastkünstler, Entwürfe von Postern und Aufklebern für das Autorennen in Le Mans (Frankreich)
„Anti-Litterpig Campaign", Logo für eine Kampagne der New Yorker Müllabfuhr
60-Sekunden-Zeichentrickfilm für das Bekleidungsgeschäft BIG, Zürich
Entwurf für den Ersttagsbrief und limitierte Lithographie anläßlich der Herausgabe der Sonderbriefmarke der Vereinten Nationen zum „Internationalen Jahr der Jugend 1985"

1985

Bühnenbild für das Ballet „Le Mariage du ciel et de l'enfer", Ballet National de Marseille, choreographiert von Roland Petit
Mitarbeit an Richard Avedons Poster von Brooke Shields
Bodypainting Grace Jones für eine Performance in der Paradise Garage, New York
Organisator (Party) und Kurator (Ausstellung) von „Rain Dance", eine Wohltätigkeitsveranstaltung zugunsten des African Emergency Relief Fund der UNICEF
Bühnenbild für „Sweet Saturday Night", Brooklyn Academy of Music, New York
Coverillustration und Centerfold für *Scholastic News*
Wandbild (7,5 x 10 m) als permanente Installation in der Diskothek The Palladium, New York
Gastlehrer bei einem Mal-Workshop und Verteilung kostenloser Malbücher bei der ersten Children's World Fair zur Feier des Internationalen Jahrs der Jugend, Asphalt Green Park, New York
Entwirft und druckt 20 000 Gratisposter „Free South Africa"
Malt ein Bild für „Live Aid", 13. Juli im JFK-Stadium, Philadelphia, das zugunsten der African Famine Relief versteigert wird
Entwirft vier Uhren für Swatch Watch, USA
Zeichen-Workshop für Kinder am Musée d'Art Contemporain, Bordeaux

1986

Zusammenarbeit mit Brion Gysin an *Fault Lines*
Bodypainting Grace Jones für den Spielfilm *Vamp,* Los Angeles
Bühnenbild und Plakat für das Ballett *The Legend of Lily Overstreet,* Limbo Theater, New York
Mitarbeit an Grace Jones' Video „I'm not perfect", Paris und New York
Bemalung des MTV-Fernsehstudios während eines Auftritts von Nick Rodes und Simon Le Bon von Duran Duran, New York
Zeichen-Workshop für Kinder, Stedelijk Museum, Amsterdam
Eröffnung des Pop Shops, 292 Lafayette Street, New York
Malt Hintergrund für das RUN DMC/ADIDAS-Tourneeplakat
Zeichen-Workshop, Children's Museum of Manhattan, New York
CityKids Speak on Liberty – malt mit 1000 New Yorker Kindern der CityKids Coalition eine sechs Stockwerke hohe Fahne anläßlich der Hundertjahrfeier der Freiheitsstatue am 2. Juli

1987

Bühnenbild- und Kostümentwürfe für das Ballet „Interrupted River", choreographiert von Jennifer Muller, Musik von Yoko Ono, Joyce Theater, New York
Zeichenworkshop und Vortrag, Whitney Museum of American Art, Fairfield County, Stamford, Connecticut
Zeichenworkshop mit Finalisten des „WNET/13 Students Art Festival", New York
Gestaltung des Karussells für Luna Luna, ein reisender Vergnügungspark und Kunstmuseum, Hamburg
Jury-Mitglied bei der „Nippon Object Competition" und Straßenschilderentwürfe für die Firma Parco, Tokio
Körperbemalung eines Models für ein Cover der *Schweizer Illustrierten,* Monte Carlo
Teilnahme an „Art Against Aids", New York
Zeichenworkshop für Kinder, Institute of Contemporary Art, London

Zeichenworkshop, Brookside School, Bloomfield Hills, Michigan

Gestaltung von LP-Cover und Poster sowie Siebdruck in limitierter Auflage für *A Very Special Christmas*, Erlös geht als Spende an Special Olympics

1988

Bühnenbild- und Kostümentwürfe für *„Body and Soul"*, München

Bilder für Plakat, Programmheft, Bühnenprojektionen und T-Shirts für das „New York City Ballett 40th Anniversary/American Music Festival"

Eröffnung des Pop Shop, Tokio

Gastkünstler, The Toledo Museum of Art, Toledo, Ohio

Plakat und Aufnahme einer öffentlichen Ankündigung für die „Literacy Campaign" des Verbandes der öffentlichen Bibliotheken New Yorks

Vortrag und Zeichenworkshop am High Museum of Art, Atlanta

Entwurf für den Ersttagsbrief und limitierte Lithographie anläßlich des International Volunteer Year 1988

1989

Entwurf für Einladungskarten und Teller anläßlich des Geburtstagsfestes der Fürstin Gloria von Thurn und Taxis

Entwurf für Logo und T-Shirts zum Young Scientist's Day an der Mt. Sinai School of Medicine, New York

Bemalung eines Seidenbanners für ein Luftschiff, das als Teil einer „Galerie Céleste" über Paris fliegen sollte, anläßlich der Zweihundertjahrfeier der Französischen Revolution. Die andere Seite des Luftschiffs wurde von dem russischen Künstler Erik Bulatow bemalt. (Der Flug wurde wegen Komplikationen abgesagt.)

1990

Entwurf für den Ersttagsbrief und limitierte Lithographie anläßlich der Herausgabe der Sondermarke der Vereinten Nationen am 16. März zum *Stop AIDS Worldwide Year 1990*

WANDGEMÄLDE UND ÖFFENTLICHE ARBEITEN

1981

Haring beginnt auf leere Werbetafeln in New Yorker U-Bahnhöfen zu zeichnen

1982

Spectacolor Billboard, Times Square, New York

Druck und Verteilung von 20 000 kostenlosen Plakaten für eine Anti-Atomkraft-Kundgebung am 12. Juni im Central Park, New York

Fluoreszierende Bemalung der Mauer neben einem Handballplatz aus Zement, Houston Street an der Bowery, New York

1983

Mehrere Wandgemälde, Marquette University, Milwaukee, Wisconsin

Außenwandbemalung eines Gebäudes in Tokio (gemeinsam mit LA II)

Wandgemälde in der Avenue D im East Village, New York

1984

Wandgemälde in der National Gallery of Victoria, Melbourne (Australien)

Außenwandbemalung an der Collingwood Technical School, Melbourne (Australien)

Wandgemälde in der Art Gallery of New South Wales, Sydney (Australien)

Wandmalereien in „George's Candy Store", Avenue D, New York

Vor Ort ausgeführte Gemälde im Museu de Arte Moderna, Rio de Janeiro
Wandgemälde, Children's Village, Dobbs Ferry, New York
Wandgemälde, Asphalt Green Part, New York City

1985

Wandbild und Verteilung kostenloser T-Shirts und Lufballons anläßlich des „Keith Haring Day" in Children's Village, Dobbs Ferry, New York
Außenwandbild auf dem Handballplatz der Public School 97, New York
Bemalung des St. Patrick's Daycare Center, San Francisco

1986

Zusammenarbeit mit Jenny Holzer an Plakaten für die Wiener Festwochen 1986, Österreich
Außenwandgemälde, Amsterdam
Wandgemälde im Club DV8, einem Jugendhaus in San Francisco
„Crack is Wack" (Crack ist Dreck)-Wandbilder, New York
Permanente Wandbilder im Woodhull Hospital, Brooklyn, New York
Wandbemalung im Spielwarengeschäft Jouets & Cie, Paris
Wandbild auf einem Abschnitt der Berliner Mauer
Außenwandbild unter Mitwirkung von Schulkindern zwischen Washington und Adams Street in Phoenix, Arizona

1987

Außenwandbild am Kinderkrankenhaus Hôspital Necker, Paris
Wandgemälde im Kasino Knokke, Knokke-le-Zoute (Belgien)
Wandgemälde, Museum van Hedendaagse Kunst, Antwerpen
Wandgemälde in der europäischen Zentrale der Werbeagentur TEAM BBDO, Düsseldorf
Wandgemälde im öffentlichen Freibad Carmine Street, New York
Gemeinsames Wandgemälde mit den Philadelphia CityKids, Philadelphia, Pennsylvania
Wandgemälde „Boys Club of New York", 135 Pitt Street, New York
Wandgemälde und Skulpturen, Schneider's Children Hospital, New Hyde Park, New York
Gastkünstler und Wandgemälde-Installation, Cranbrook Academy of Art Museum, Bloomfield Hill, Michigan
Zeichenworkshop und zwei Wandgemälde gemeinsam mit 500 Kindern, Tama, Japan

1988

„Easter at the White House", Tafelwandbild, zuerst auf dem Rasen des Weißen Hauses aufgestellt, dann dem Kinderkrankenhaus des National Medical Center, Washington, D.C. gestiftet
Wandgemälde für den Warteraum der Kinder-Unfallstation am Grady Hospital, Atlanta
„Don't Believe the Hype", Wandgemälde, Houston Street am FDR Drive, New York

1989

Außenwandbild *Todos juntos podemos parar el Sida* (Gemeinsam können wir Aids besiegen), Barrio Chino, Barcelona
Entwurf zu einem Wandbild, ausgeführt von Studenten der Wells Community Academy, Chicago
Wandbildprojekt als Gastkünstler der Schulbehörde von Chicago und des Museum of Contemporary Arts: Wandgemälde, gemeinsam mit 300 Schülern bemalt, Chicago
Zwei Wandbilder am Rush Presbyterian St. Luke's Medical Center, Chicago
Gastkünstler und Außenwandbild-Projekt an der Ernest Horn Elementary School, Iowa City, Iowa
Wandbilder in The Center (Kultur- und Sozialzentrum für Lesben und Schwule), New York City
Keith Haring Progetto Italia, Auftragsarbeit für die Stadt Pisa, Gemälde auf der Außenmauer der Chiesa di Sant'Antonio

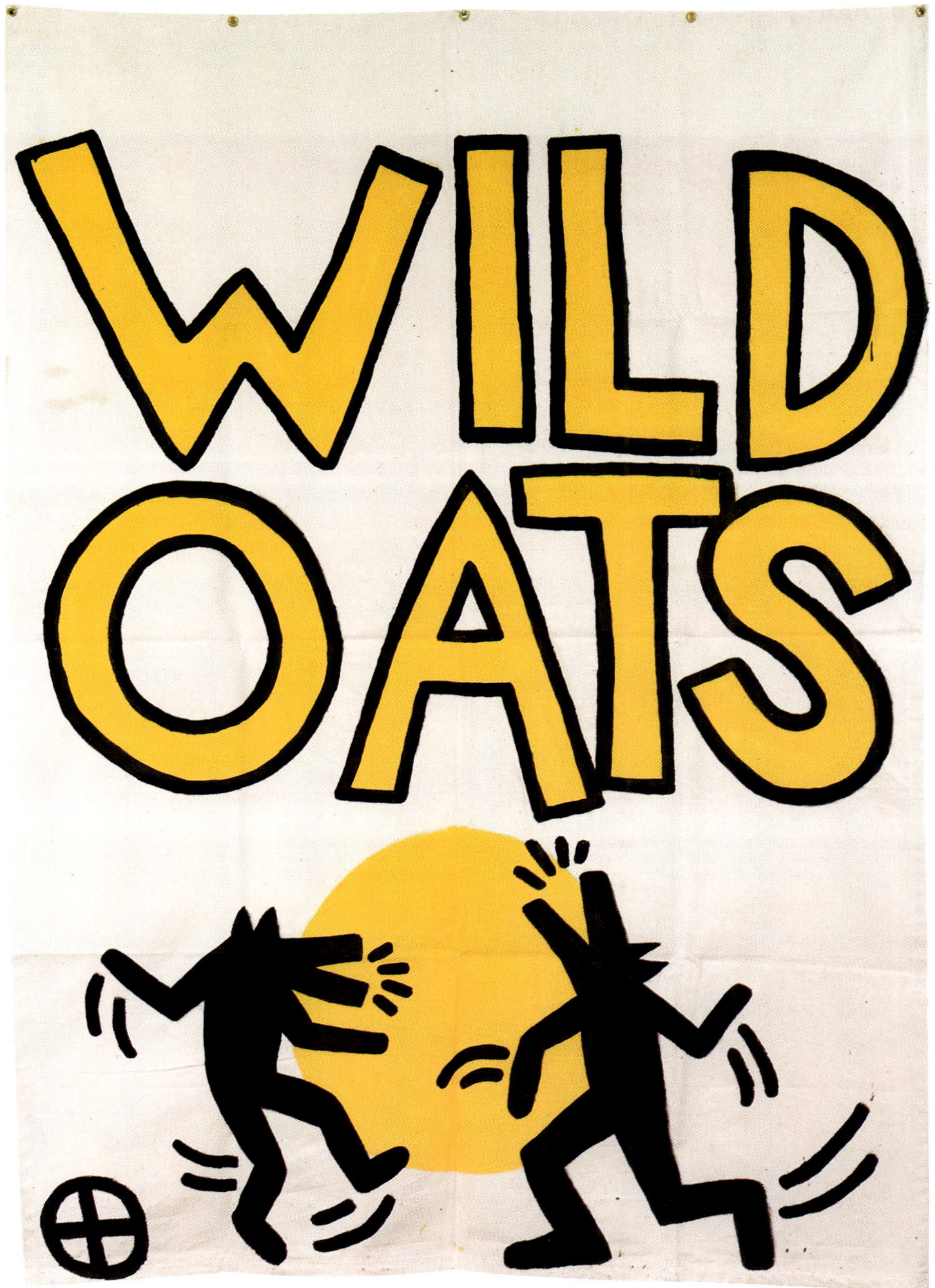

* **Wild Oats**, 1981. Acryl auf Leinwand, 244 x 168 cm
Sammlung of Bill Katz

AUSWAHLBIBLIOGRAPHIE

ZUSAMMENGESTELLT VON DANA MILLER

ARTIKEL

Adams, Brooks, „Artist's Chronicle", in: *Art in America*, 84 (Oktober 1996), S. 35.

____, „Keith Haring: Subways Are for Drawing", in: *The Print Collector's Newsletter*, 13 (Mai–Juni 1982), S. 48–49.

Aletti, Vince, und Richard Goldstein (Hrsg.), „Baby Love: The Art of Keith Haring", in: *The Village Voice*, 15. Mai 1990.

Alinovi, Francesca, „Twenty-First Century Slang", in: *Flash Art*, Nr. 114 (November 1983), S. 22–31.

Anderson, Alexandra, „Keith Haring and L.A. Rock: Fun Gallery", in: *Flash Art*, Nr. 112 (Mai 1983), S. 61.

____, „Keith Haring: ‚I'd Rather Draw.'", in: *Portfolio* (Juli–August 1982), S. 8.

Anderson, Carolyn Gray, „Keith Haring: Castello di Rivoli", in: *Flash Art*, Nr. 176 (Mai–Juni 1994), S. 125–126.

„Art: From I.R.T. to Art: Keith Haring with Halston and Philip Johnson", in: *Interview*, 14 (Dezember 1984), S. 129–131.

Ashbery, John, „Biennials Bloom in the Spring", in: *Newsweek*, 18. April 1983, S. 93–94.

Bass, Ruth, „Keith Haring: Tony Shafrazi", in: *Art News*, 88 (März 1989), S. 172–173.

Biggs, Melissa, und Jonathan Wright, „Keith Haring: Mastering the Moment", in: *The Yale Vernacular*, 1 (März–April 1987), S. 4–8.

Blinderman, Barry, „Keith Haring's Subterranean Signatures", in: *Arts Magazine*, 56 (September 1981), S. 164.

Bonetti, David, „He Wore His Art on His Sleeve", in: *San Francisco Examiner & Chronicle*, 13. Oktober 1991.

Braff, Phyllis, „Haring's Legacies: Confidence and Surety", in: *The New York Times*, 20. Juni 1993.

Brenson, Michael, „Keith Haring", in: *The New York Times*, 16. Dezember 1983, S. C30.

Caley, Shaun, „Keith Haring: In 1981 Artists Knew What They Were Working Against", in: *Flash Art*, Nr. 153 (Sommer 1990), S. 124–129.

Cameron, Dan, „Fay Gold Gallery: Ritts' Bits and Haring", in: *Creative Loafing*, Dezember 16, 1989, S. 39B.

Celant, Germano, „From Alpha Trainer to Subway", in: *Art & Text*, 9 (Herbst 1983), S. 60–69.

Cotter, Holland, „Keith Haring: Tony Shafrazi/Leo Castelli", in: *Flash Art*, Nr. 126 (Februar–März 1986), S. 48.

Cummings, Paul, „Interview: Keith Haring Talks with Paul Cummings", in: *Drawing*, 11 (Mai–Juni 1989), S. 7–12.

DeAk, Edit, and Diego Cortez, „Baby Talk", in: *Flash Art*, Nr. 107 (Mai 1982), S. 34–38.

DeAk, Edit, and Lisa Liebmann, „Keith Haring: Tony Shafrazi Gallery", in: *Artforum*, 21 (Januar 1983), S. 79–80.

Deitcher, David, „Crossover Dreams: Sexuality, Politics, and the Keith Haring Line", in: *The Village Voice*, 15. Mai 1990.

DeSantis, Tullio, „Atomic Art a Noble Fusion", in: *Reading Eagle*, 20. Juni 1982, S. 46.

____, „For Keith Haring, a New Age Vision in New York", in: *Reading Eagle*, 11. Dezember 1983, S. 23.

____, „This Working-Class Hero's Making Subterranean News", in: *Reading Eagle*, 17. Januar 1982, S. 16.

Drenger, Daniel, „Art and Life: An Interview with Keith Haring", in: *Columbia Art Review* (Frühjahr 1988), S. 44–53.

Erdmann, Robert, „Chalk Up Another One for Keith Haring", in: *Heavy Metal* (August 1983).

Flood, Richard, „No Respect", in: *Artforum* (Beilage zum *Bookforum;* November 1996), S. 5, 12.

Frackman, Noel, und Ruth Kaufmann, „Documenta 7: The Dialogue and a Few Asides", in: *Arts Magazine*, 57 (Oktober 1982), S. 91–97.

Gablik, Suzi, „Report from New York: The Graffiti Question", in: *Art in America*, 70 (Oktober 1982), S. 33–39.

Galloway, David, „Keith Haring: Made in Germany", in: *Art in America*, 79 (März 1991), S. 118–123.

Gilloon, Barbara, „Graffiti America: Defacement Proves Capital Idea", in: *The Paper*, 29. April 1986, S. 10.

Goldstein, Richard, „My Keith Haring-and Ours", in: *The Village Voice*, 15. Mai 1990, S. 113.

Hager, Steven, „Art on the Block: Keith Haring", in: *The East Village Eye* (Oktober 1982), S. 8–9.

Hapgood, Susan, „Irrationality in the Age of Technology", in: *Flash Art*, Nr. 110 (Januar 1983), S. 41–43.

____, „Remembering Basquiat", in: *Vogue*, 178 (November 1988).

Haring, Keith, „Keith Haring“, in: *Flash Art*, Nr. 16 (März 1984), S. 20.
Heit, Janet, „The Comic Art Show“, in: *Arts Magazine*, 58 (Oktober 1983), S. 9.
Henry, Gerrit, „Keith Haring: Subways Are for Drawing“, in: *The Print Collector's Newsletter*, 13 (Mai–Juni 1982), S. 48–49.
Hershkovits, David, „Art in 'Alphabetland'“, in: *Art News*, 82 (September 1983), S. 88–92.
Hess, Elizabeth, „On Track“, in: *The Village Voice*, 27. Dezember 1988, S. 97.
____, „Quick Draw“, in: *The Village Voice*, Oktober 1990, S. 101.
Howe, Marvine, and Frank J. Prial, „$25 Fine Ordered for 'Crack Is Wack' Artist“, in: *The New York Times*, 19. September 1986, S. B3.
Howe, Marvine, and Kathleen Teltsch, „Anti-Crack Mural Will Rise Again“, in: *The New York Times*, 2. Oktober 1986, S. B5.
Jones, Alan, „Keith Haring: Art or Industry?“ *New York Talk* (Juni 1986), S. 42–45.
„Keith Haring“, in: *Current Biography*, 47 (August 1986), S. 17–20.
Kimmelman, Michael, „A Look at Keith Haring: Especially on the Graffiti“, in: *The New York Times*, 21. September 1990.
____. *Philadelphia Inquirer Sunday Magazine*, 23. November 1986.
Kuspit, Donald, „Keith Haring: Tony Shafrazi Gallery, Leo Castelli“, in: *Artforum*, 24 (Februar 1986), S. 102–103.
La Ferla, Ruth, „The Underground Man“, in: *Daily News Record*, 10. Februar 1982, S. 5.
Larson, Kay, „Underground Man“, in: *New York*, 12. November 1990, S. 94–95.
Leigh, Christian, „Keith Haring: Presenting the Sexual Politics of the Moment“, in: *Flash Art*, Nr. 146 (Mai-Juni 1989), S. 132–133.
Levin, Kim, „After the Fallout“, in: *The Village Voice*, 17.–23. Juni 1981, S. 78.
____, „The 57th Street ShoS“, in: *The Village Voice*, 20. Dezember 1983, S. 119.
Linker, Kate, „Keith Haring“, in: *Artforum*, 22 (März 1984), S. 93.
Lovelace, Carey, „Painting for Dollars“, in: *Harper's*, 267 (Juli 1983), S. 66–70.
McDonald, John, „Comic Capers“, in: *Sydney Morning Herald*, 28. Dezember 1996.
McGill, Douglas C, „Keith Haring Shows: A Growing Potency“, in: *The New York Times*, 8. November 1985.
Marzorati, Gerald, „Signs of the Times“, in: *Soho News*, 13. Mai 1981, S. 56.
Medina, Danny, „Keith Haring: I Don't Take Myself Seriously Enough to Be a Millionaire.' “ *Art-Talk* (April–Mai 1987), S. 12.
Moufarrege, Nicolas A, „Lightning Strikes (Not Once But Twice): An Interview with Graffiti Artists“, in: *Arts Magazine*, 57 (November 1982), S. 87–93.
____, „Keith Haring: Tony Shafrazi“, in: *Flash Art*, Nr. 116 (März 1984), S. 39.
____, „The Mutant International“, in: *Arts Magazine*, 58 (September 1983), S. 120–126.
Nadelman, Cynthia, „,Graffiti Is a Thing That's Kind of Hard to Explain'“, in *Art News*, 81 (Oktober 1982), S. 76–78.
Panicelli, Ida, „Keith Haring: Galleria Salvatore Ala“, in: *Artforum*, 23 (Dezember 1984), S. 97.
____, „,Latitudine Napoli New York,' Galleria Lucio Amelio“, in: *Artforum*, 22 (Februar 1984), S. 87–88.
Pareles, Jon, „Art and Rock: And 80's Love Affair“, in: *The New York Times*, 11. September 1988, sect. 2, S. 1.
Poirier, Maurice, „Keith Haring: Leo Castelli, Tony Shafrazi“, in: *Art News*, 85 (Februar 1986), S. 120–121.
Radakovich, Anka, „Keith Haring Tells You How to Put the Writing on Your Walls“, in: *New York Post*, 29. Mai 1986, S. 25.
Raynor, Vivien, „Keith Haring“, in: *The New York Times*, 29. Januar 1984.
____, „Keith Haring“, in: *The New York Times*, 8. November 1985.
Ricard, René, „The Radiant Child“, in: *Artforum*, 20 (Dezember 1981), S. 35–43.
Rist, Darrell Yates, „Keith Haring: Behind the Graffiti Art, a Gay Man and His Message“, in: *The Advocate*, Nr. 452 (5. August 1986), S. 42–49.
Romine, John, „Keith Haring“, in: *Upstart* 1983 (Dezember 1983), S. 28.
Rubell, Jason, „Keith Haring: The Last Interview“, in: *Arts Magazine*, 65 (September 1990), S. 52–59.
Schjeldahl, Peter, „Spacey Invaders“, in: *The Village Voice*, 14. September 1982.
Servin, James, „Radiant Baby“, in: *7 Days*, 21. März 1990, S. 10–16.
Sheff, David, „Just Say Know“, in: *Rolling Stone*, Nr. 558 (10. August 1989), S. 58–66, 102.
Slesin, Suzanne, „An Artist Turns Retailer“, in: *The New York Times*, 18. April 1986, S. A22.
Smith, Roberta, „Four Formulas in Flux“, in: *The Village Voice*, 9. November 1982, S. 78.
____, „Keith Haring“, in: *The New York Times*, 20. Februar 1987, S. C23.
____, „Keith Haring“, in: *The New York Times*, 8. März 1996, S. C27.

Span, Paula, „Graffiti's Scrawl of Success, Drawing for Millions", in: *The Washington Post*, 30. Dezember 1985, S. D1.
Storr, Robert, „Keith Haring and Frank Young at Hal Bromm", in: *Art in America*, 70 (März 1982), S. 144.
Stout, Mira, „Bordeaux Nouveau", in: *Vanity Fair*, 49 (März 1986), S. 68.
Thompson, Robert Farris, „Requiem for the Degas of the B-Boys: Keith Haring", in: *Artforum*, 28 (Mai 1990), S. 135–41.
Tomkins, Calvin, „Disco", in: *The New Yorker*, 22. Juli 1985, S. 64–66.
____, „The Time of His Life", in: *The New Yorker*, 8. Juli 1996, S. 66.
____, „Up from the I.R.T", in: *The New Yorker*, 26. März 1984, S. 98–102.
____, „What the Hand Knows", in: *The New Yorker*, 2. Mai 1983, S. 113–118.
Vincent, Steve, „Events", in: *East Village Eye* (Weihnachten 1980), S. 12.
Young, Robert, „Interview: Keith Haring", in: *Magazine of the Arts*, 5 (Herbst 1987), S. 6–8.
Zimmer, William, „Schooling Around", in: *The Soho News*, 29. Oktober 1980, S. 62.

BÜCHER UND KATALOGE

Alice and Look Who Else: Through the Looking-Glass (Ausstellungskatalog), Bernice Steinbaum Gallery, New York 1988.
American NeoExpressionists (Ausstellungskatalog), The Aldrich Museum of Contemporary Art, Ridgefield, Connecticut 1984.
Anderson-Spivy, Alexandra, Keith Haring: *Works on Paper 1989* (Ausstellungskatalog), André Emmerich Gallery, New York 1995.
Armstrong, Richard, John G. Hanhardt, Richard Marshall und Lisa Phillips, *1991 Biennial Exhibition* (Ausstellungskatalog), Whitney Museum of American Art, New York 1991.
Arte die Frontiera, New York Graffiti (Ausstellungskatalog), Palazzo delle Esposizioni, Rom 1984.
Art in Transit, Subway Drawings by Keith Haring, Fotografien von Tseng Kwong Chi, Einleitung von Henry Geldzahler, Harmony Books New York 1984.
Atkins, Robert, und Thomas Sokolowski, *From Media to Metaphor: Art About AIDS* (Ausstellungskatalog). Independent Curators, Incorporated, New York 1992.
Belsito, Peter. *Notes from the Pop Underground,* The Last Gasp of San Francisco, Berkeley, California, 1985.
Blake, Nayland, Lawrence Rinder und Amy Scholder (Hrsg.), *In a Different Light: Visual Culture, Sexual Identity, Queer Practice* (Ausstellungskatalog), University of California, Berkeley, California, 1995.
Blinderman, Barry, *Keith Haring: Future Primeval* (Ausstellungskatalog), University Galleries, Illinois State University, Normal, Illinois, 1990.
Cameron, Dan, *Keith Haring 1988* (Ausstellungskatalog), Michael Kohn Gallery, Los Angeles, 1988.
Carlin, John, und Sheena Wagstaff, *The Comic Art Show: Cartoons in Painting and Popular Culture* (Ausstellungskatalog), Whitney Museum of American Art, New York 1983.
Celant, Germano. *Keith Haring* (Ausstellungskatalog), Castello di Rivoli, Turin 1994.
____, *Keith Haring: A Retrospective* (Ausstellungskatalog), Mitsukoshi Museum of Art, Tokio 1993.
Celant, Germano (Hrsg.), *Keith Haring,* Prestel-Verlag, München, 1992.
Coming from the Subway: New York Graffiti Art (Ausstellungskatalog), Groninger Museum, Groningen (Niederlande) 1992.
Compassion and Protest, Recent Social and Political Art from the Eli Broad Family Foundation Collection (Ausstellungskatalog), San Jose Museum of Art, San Jose, California 1991.
Dickoff, Wilfried. *What It Is* (Ausstellungskatalog), Tony Shafrazi Gallery, New York 1986.
The East Village Art Scene (Ausstellungskatalog). Institute of Contemporary Art, University of Pennsylvania, Philadelphia 1984.
Fehlemann, Sabine und Raimund Thomas. *Sammlung Thomas: Kunst aus den achtziger Jahren* (Ausstellungskatalog), A 11 Art Forum Thomas, München 1987.
Felshin, Nina, *Disarming Images: Art for Nuclear Disarmament* (Ausstellungskatalog), The Art Museum Association of America, New York 1984.
Flood, Richard, *Agitated Figures: The New Emotionalism* (Ausstellungskatalog), Hallwalls Contemporary Arts Center, Buffalo, New York, 1982.
____, *Vernon Fisher / Keith Haring* (Ausstellungskatalog), Galerie 't Venster, Rotterdam 1982.
Fox, Howard N., *Avant-Garde in the Eighties* (Ausstellungskatalog), Los Angeles County Museum of Art, Los Angeles 1987.
Fox, Howard N., Miranda McClintic und Phyllis Rozenzweig. *Content: A Contemporary Focus 1974–1984* (Ausstellungskatalog), Hirshhorn and Sculpture Garden, Smithsonian Institution, Washington, D.C 1984.
Freeman, Phyllis, et al, *New Art.* Harry N. Abrams, New York 1990.
From Beyond the Pale: Art and Artists at the Edge of Consensus (Ausstellungskatalog), Irish Museum of Modern Art, Dublin 1994.

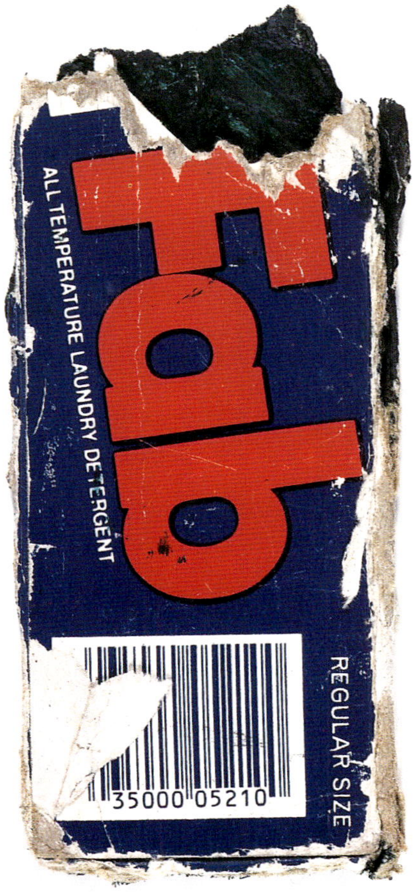
Fab
ALL TEMPERATURE LAUNDRY DETERGENT
REGULAR SIZE
35000 05210

000 STAMPS
JOHN F. KENNEDY
SUBLIMINAL MESSAGES
And I don't want it to be like that if it appears to be like that then it is only a coincidence since I don't know him

WALKING AS FAST AS
I COULD STOP IT
HE STOOD ASIDE OF
THE MAN IN A RED
COAT AT THE BAR
HE SAID IT WAS
ALWAYS THIS WAY
WHEN HE WAS HERE
WE TALKED ABOUT THE
PERSON WHO SAID HE
LIKED TO COME HERE
THE MONEY
LOUNGE LIZARD
WHEN HE HAD

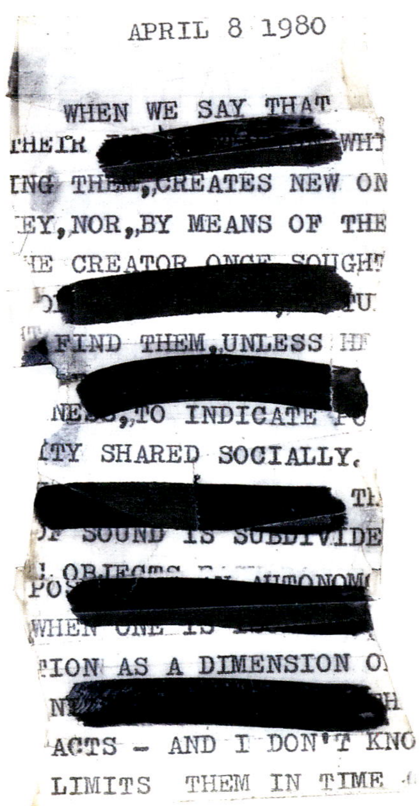

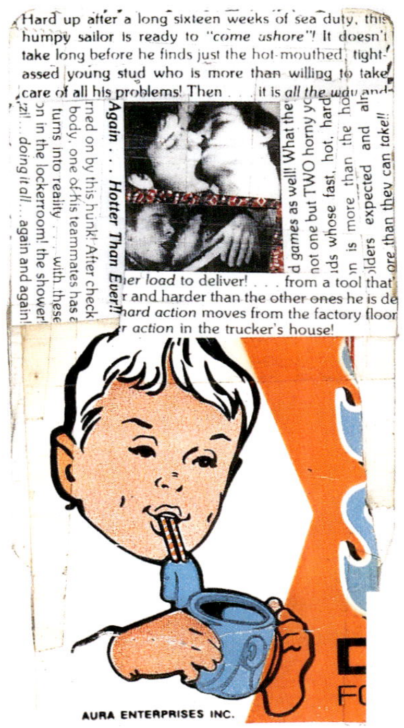
Hard up after a long sixteen weeks of sea duty, this humpy sailor is ready to "come ashore"! It doesn't take long before he finds just the hot-mouthed, tight-assed young stud who is more than willing to take care of all his problems!
Hotter Than Ever!
AURA ENTERPRISES INC.

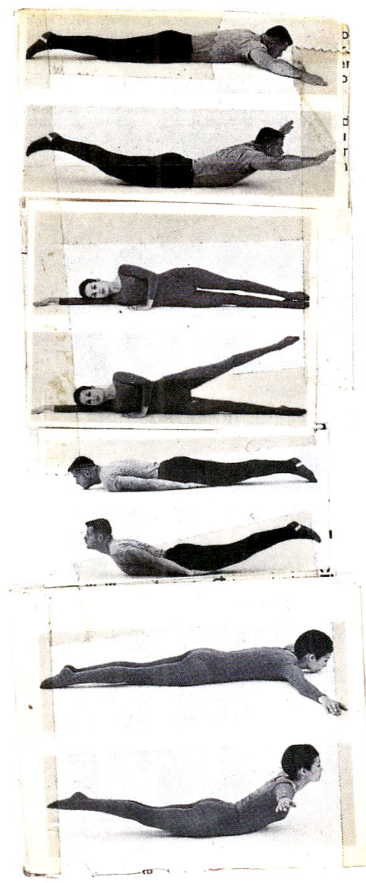

Ausgewählte Seiten aus einem Collagen-Buch von Haring, um 1979/80

Froment, Jean-Louis, Brion Gysin und Sylvie Couderc, *Keith Haring: Peintures, sculptures et dessins* (Ausstellungskatalog) CAPC Musée d'Art Contemporain, Bordeaux 1985.

Goldfarb, Hilliard T, *Art's Lament: Creativity in the Face of Death* (Ausstellungskatalog), Isabella Stewart Gardner Museum, Boston 1994.

Goodman, Cynthia, *Digital Visions: Computers and Art* (Ausstellungskatalog). Everson Museum of Art, Syracuse, New York 1987.

Gorgoni, Gian Franco. *Beyond the Canvas*. Rizzoli International Publications, New York 1985.

Gott, Ted (Hrsg.): *Don't Leave Me This Way: Art in the Age of AIDS* (Ausstellungskatalog), National Gallery of Australia, Canberra (Australien) 1994.

Gruen, John, *Keith Haring: The Authorized Biography*. Prentice Hall Press, New York 1991 (dt.: *Keith Haring. Die autorisierte Biographie von John Gruen,* Wilhelm Heyne Verlag, München 1991).

Hager, Steven, *Art After Midnight: The East Village Scene*. St. Martin's Press, New York 1986.

Hall-Duncan, Nancy, *American Icons: Selections from the Chase Manhattan Collection* (Ausstellungskatalog), The Bruce Museum, Greenwich, Connecticut, 1986.

Haring, Keith, *Against All Odds*. Bébert Publishing House, Rotterdam 1990.

____, Eight Ball. Kyoto Shoin International Co., Tokio 1989.

____, *Keith Haring Journals,* Viking, New York 1996 (dt.: *Keith Haring Tagebücher,* S. Fischer, Frankfurt/M. 1997).

Havadtoy, Sam, *K. Haring* (Ausstellungskatalog), Gallery 56, Genf 1990.

Hollevoet, Christel, Karen Jones und Timothy Nye. *The Power of the City/The City of Power* (Ausstellungskatalog), Whitney Museum of American Art, New York 1992.

Hopkins, Henry, *The Human Condition: SFMMA Biennial III* (Ausstellungskatalog), San Francisco Museum of Modern Art, 1984.

Hunter, Sam (Hrsg.), *An American Renaissance: Painting and Sculpture Since 1940* (Ausstellungskatalog). Museum of Art, Fort Lauderdale, Florida, 1986.

Johnson, Brooks und Thomas W. Styron, *Still Modern After All These Years* (Ausstellungskatalog), The Chrysler Museum, Norfolk, Virginia, 1982.

Jones, Bill T, *Body Against Body: The Dance and Other Collaborations of Bill T. Jones and Arnie Zane*. Barrytown, Station Hill Press, New York 1989.

Kardon, Janet. *Investigations 2: Keith Haring* (Ausstellungskatalog), Institute of Contemporary Art, University of Pennsylvania, Philadelphia 1983.

Keith Haring: A Memoria Exhibition: Early Works on Paper (Ausstellungskatalog), Tony Shafrazi Gallery, New York 1990.

Keith Haring: Paintings, Drawings and a Velum [sic] (Ausstellungskatalog), Stedelijk Museum, Amsterdam 1986.

Kurtz, Bruce D. (Hrsg.), *Keith Haring, Andy Warhol, and Walt Disney* (Ausstellungskatalog), Phoenix Art Museum, Phoenix, Arizona, 1992.

Latitudine Napoli New York (Ausstellungskatalog), Galleria Lucio Amelio, Neapel 1983.

Littmann, Klaus (Hrsg.), *Keith Haring: Editions on Paper 1982-1990* (Ausstellungskatalog), Galerie Littmann, Basel 1993.

Marshall, Richard, und Robert Mapplethorpe, *50 New York Artists,* Chronicle Books, San Francisco 1986.

Modern Expressionists: German, Italian and American Painters (Ausstellungskatalog). Sidney Janis Gallery, New York 1984.

New Attitudes: Paris/New York (Ausstellungskatalog), Pittsburgh Center for the Arts, Pittsburgh 1984.

Osterwold, Tilman, *Keith Haring: Die Zehn Gebote* (Ausstellungskatalog), Museum Fridericianum, Kassel 1996.

Pailhas, Roger, Jean-Louis Marcos und Marcelin Pleynet, *New York 85* (Ausstellungskatalog), ARCA, Centre d'Art Contemporain, Marseille, 1985.

Pincus-Witten, Robert, Jeffrey Deitch und David Shapiro, *Keith Haring* (Ausstellungskatalog), Tony Shafrazi Gallery, New York 1982.

Post-Graffiti (Ausstellungskatalog), Sidney Janis Gallery, New York 1983.

The Pressure to Paint (Ausstellungskatalog), Marlborough Gallery, New York 1982.

Rose, Bernice, *Allegories of Modernism: Contemporary Drawing* (Ausstellungskatalog), The Museum of Modern Art, New York 1992.

Rosenblum, Robert, *The Dog in Art from Rococo to Post-Modernism*. Harry N. Abrams, New York 1988.

Rubin, David S., *Cruciformed: Images of the Cross Since 1980* (Ausstellungskatalog), Cleveland Center for Contemporary Art, Cleveland 1991.

Scheps, Marc (Hrsg.), *Unser Jahrhundert: Menschenbilder-Bilderwelten* (Ausstellungskatalog), Museum Ludwig, Köln 1995.

Siegel, Jeanne, *8 Artists/8 Years/SVA* (Ausstellungskatalog), Visual Arts Gallery, School of Visual Arts, New York 1985.

Sobieszek, Robert A., *Ports of Entry: William S. Burroughs and the Arts* (Ausstellungskatalog), Los Angeles County Museum of Art, Los Angeles 1996.

Storr, Robert, *Devil on the Stairs: Looking Back on the Eighties* (Ausstellungskatalog), Institute of Contemporary Art, University of Pennsylvania, Philadelphia 1991.

Temporarily Possessed: The Semi-Permanent Collection (Ausstellungskatalog), The New Museum of Contemporary Art, New York 1995.

Terrae Motus (Ausstellungskatalog),Fondazione Amelio, Istituto per l'Arte Contemporanea, Neapel 1984.

Via New York (Ausstellungskatalog), Musée d'Art Contemporain de Montréal, Montral (Kanada) 1984.

Visions of Childhood: A Contemporary Iconography (Ausstellungsbroschüre), Whitney Museum of American Art, Downtown Branch, New York 1984.

Wagstaff, Sheena, *Comic Iconoclasm* (Ausstellungskatalog), Institute of Contemporary Arts, London 1987.

Wye, Deborah, *Committed to Print: Social and Political Themes in Recent American Printed Art* (Ausstellungskatalog), The Museum of Modern Art, New York 1988.

WERKE IN DER AUSSTELLUNG

Das Format ist in der Reihenfolge Höhe x Breite x Tiefe angegeben

Jeder weiß, wo das Fleisch herkommt, es kommt aus dem Geschäft, 1978
Pinsel, Sumi-Tusche und Tempera auf Papierrolle, 635 x 90 cm
Sammlung Tony Shafrazi

Ohne Titel, 1978
Filzstift und Bleistift auf Papier, 25 x 20 cm
The Estate of Stephen and Diana Abreu

Ohne Titel, 1978
Filzstift und Wasserfarbe auf Papier, 18 x 25 cm
Sammlung Tonya P. und Peter Risser

Ohne Titel, 1979
Bleistift auf Papier, 20 x 27 cm
Sammlung Kenny Scharf

Ohne Titel, 1979
Sumi-Tusche und Acryl auf Papier, 170 x 240 cm
Sammlung Steven A. Robins

Zeichnungen für Fashion Moda im New Museum, 1980. Sumi-Tusche auf Plakatwand, 122 x 230 cm
The Estate of Keith Haring, Courtesy André Emmerich Gallery, New York

Zeichnungen für Fashion Moda im New Museum, 1980. Sumi-Tusche auf Plakatwand, 122 x 230 cm
The Estate of Keith Haring, Courtesy André Emmerich Gallery, New York

Das glorreiche Loch, 1980
Acryl, Sprühfarbe und Sumi-Tusche auf Papier, 122 x 90 cm
Muna Tseng Dance Projects, Estate of Tseng Kwong Chi

Ohne Titel, 1980
Acryl auf Papier, 64 x 175 cm
Privatsammlung

Ohne Titel, 1980
Acryl auf Papier, 64 x 175 cm
Privatsammlung

Ohne Titel, 1980
Acryl, Sprühfabe und Sumi-Tusche auf Papier, 122 x 589 cm
Privatsammlung

Ohne Titel, 1980
Acryl, Sprühfabe und Sumi-Tusche auf Papier, 122 x 177 cm
Privatsammlung

Ohne Titel, 1980
Acryl, Sprühfabe und Sumi-Tusche auf Papier, 122 x 172 cm
Privatsammlung

Ohne Titel, 1980
Acryl, Sprühfabe und Sumi-Tusche auf Papier, 122 x 79 cm
Privatsammlung

Ohne Titel, 1980
Acryl, Sprühfabe und Sumi-Tusche auf Papier, 122 x 116 cm
Julien J. Studley, Inc.

Ohne Titel, 1980
Acryl, Sprühfabe und Sumi-Tusche auf Papier, 113 x 138 cm
The Estate of Keith Haring, Courtesy André Emmerich Gallery, New York

Ohne Titel, 1980
Acryl, Sprühfarbe und Sumi-Tusche auf Papier, ungefähr 56 x 70 cm
Sammlung Ann Magnuson

Ohne Titel, 1980
Filzstift auf Papier, 51 x 66 cm
Privatsammlung

Ohne Titel, 1980
Filzstift auf Papierrolle, 120 x 130 x 10 cm
Sammlung Familie Rubell

Ohne Titel, 1980
Gouache, Sprühfarbe und Sumi-Tusche auf Papier, 162 x 122 cm
Sammlung Tony Shafrazi

Ohne Titel, 1980
Sumi-Tusche und Emailfarbe auf Eichenbrett, 60 x 175 cm
Sammlung Tony Shafrazi

Ohne Titel, 1980
Sumi-Tusche und Sprühfarbe auf Bristolpappe, 51 x 66 cm
Sammlung Janet und Martin S. Blinder

Ohne Titel, 1980
Acryl, Sprühfabe und Sumi-Tusche auf Plakatwand, 161 x 122 cm
The Estate of Keith Haring, Courtesy André Emmerich Gallery, New York

Ohne Titel, 1980
Sumi-Tusche auf Bristolpappe, 51 x 65 cm
The Estate of Keith Haring

Ohne Titel, 1980
Sumi-Tusche auf Bristolpappe, 51 x 65 cm
The Estate of Keith Haring

Ohne Titel, 1980
Sumi-Tusche auf Bristolpappe, 51 x 65 cm
The Estate of Keith Haring

Ohne Titel, 1980
Sumi-Tusche auf Bristolpappe, 51 x 65 cm
The Estate of Keith Haring

Ohne Titel, 1980
Sumi-Tusche auf Bristolpappe, 51 x 65 cm
The Estate of Keith Haring

Ohne Titel, 1980
Sumi-Tusche auf Bristolpappe, 51 x 66 cm
The Estate of Keith Haring

Ohne Titel, 1980
Sumi-Tusche auf Bristolpappe, 51 x 66 cm
The Estate of Keith Haring

Ohne Titel, 1980
Sumi-Tusche auf Bristolpappe, 51 x 66 cm
The Estate of Keith Haring

Ohne Titel, 1980
Sumi-Tusche auf Bristolpappe, 51 x 66 cm
The Estate of Keith Haring

Ohne Titel, 1980
Sumi-Tusche auf Preßspan, 122 x 121 cm
Sammlung Cyril Christo

Ohne Titel, 1980
Sumi-Tusche auf Papier, 23 x 64 cm
Sammlung Janet und Martin S. Blinder

Ohne Titel, 1980
Sumi-Tusche auf Papier, 51 x 65 cm
The Estate of Keith Haring

Ohne Titel, 1980
Sumi-Tusche auf Papier, 65 x 201 cm
The Estate of Keith Haring

Ohne Titel, 1980
Sumi-Tusche auf Papier, 44 x 59 cm
The Estate of Keith Haring

Ohne Titel, 1980
Sumi-Tusche auf Papier, 44 x 59 cm
The Estate of Keith Haring

Ohne Titel, 1980
Sumi-Tusche auf Papier, 23 x 74 cm
Privatsammlung

Ohne Titel, 1980
Sumi-Tusche auf Papier, 23 x 74 cm
Privatsammlung

Ohne Titel, 1980
Sumi-Tusche auf Papier, 23 x 74 cm
Privatsammlung

Ohne Titel, 1980
Sumi-Tusche auf Papier, 23 x 74 cm
Privatsammlung

Ohne Titel, 1980
Sumi-Tusche auf Papier, 23 x 74 cm
Privatsammlung

Ohne Titel, 1980
Sumi-Tusche auf Papier, 23 x 74 cm
Privatsammlung

Ohne Titel, 1980
Sumi-Tusche auf Papier, 23 x 74 cm
Privatsammlung

Ohne Titel, 1980
Sumi-Tusche auf Papier, 92 x 488 cm
Privatsammlung

Ohne Titel, 1981
Acryl und Filzstift auf Holz, 32 x 113 cm
Sammlung Kermit und Lisa Oswald

Ohne Titel, 1981
Acryl und Sumi-Tusche auf Papier, 96 x 126 cm
Galerie Bruno Bischofberger, Zürich

Ohne Titel, 1981
Acryl und Sumi-Tusche auf Papier, 272 x 472 cm
The Estate of Keith Haring, Courtesy André Emmerich Gallery, New York

Ohne Titel, 1981
Acryl auf Vinyl, 127 x 127 cm
Privatsammlung, Courtesy Annie Plumb Gallery, New York

Ohne Titel, 1981
Kreide auf Papier, 114 x 76 cm
Tony Shafrazi Gallery, New York

Ohne Titel, 1981
Emailfarbe auf Metall, 122 x 122 cm
Brant Foundation, Greenwich, Connecticut

Ohne Titel, 1981
Filzstiftmarker und Emailfarbe auf Fiberglasvase, 102 x 64 x 64 cm
Sammlung Justin Warsh

Ohne Titel, 1981
Filzstift auf Masonit,
zwei Paneele, jeweils 244 x 122 cm
Sammlung Familie Rubell

Ohne Titel, 1981
Filzstift auf Papier, 51 x 66 cm
The Estate of Keith Haring

Ohne Titel, 1981
Filzstift auf Plastik, 46 x 61 cm
Sammlung Tony Shafrazi

Ohne Titel, 1981
Filzstift auf Plastik, 46 x 61 cm
Sammlung Vince Aletti

Ohne Titel, 1981
Filzstift auf Plastik, 86 x 91 cm
Sammlung Vince Aletti

Ohne Titel, 1981
Filzstift auf Kühlschranktür, 127 x 76 x 6 cm
Sammlung Raffi Arslanian

Ohne Titel, 1981
Filzstift auf rostfreiem Stahl,
19 x 90 cm
Sammlung Kermit und Lisa Oswald

Ohne Titel, 1981
Filzstift auf Thermoplastik,
14 x 132 cm
Sammlung Kermit und Lisa Oswald

Ohne Titel, 1981
Filzstift auf Thermoplastik,
14 x 132 cm
Sammlung Kermit und Lisa Oswald

Ohne Titel, 1982
Kreide auf Papier, 225 x 117 cm
Sammlung Larry Warsh

Ohne Titel, 1981
Filzstift auf Thermoplastik,
14 x 132 cm
Sammlung Kermit und Lisa Oswald

Ohne Titel, 1981
Filzstift auf hölzerner Polizeiabsperrung,
18 x 183 x 5 cm
Sammlung Annette und Melvyn N. Klein

Ohne Titel, 1981
Sumi-Tusche auf Papier, 51 x 66 cm
Sammlung Tony Shafrazi

Ohne Titel, 1981
Sumi-Tusche auf Papier, 51 x 66 cm
Sammlung Tony Shafrazi

Ohne Titel, 1981
Sumi-Tusche auf Papier, 51 x 66 cm
Sammlung Tony Shafrazi

Ohne Titel, 1981
Sumi-Tusche auf Papier, 51 x 66 cm
Sammlung Tony Shafrazi

Ohne Titel, 1981
Sumi-Tusche auf Velinpapier, 94 x 135 cm
Galerie Bruno Bischofberger, Zürich

Ohne Titel, 1981
Sumi-Tusche auf Velinpapier, 107 x 137 cm
Privatsammlung, Courtesy Tony Shafrazi Gallery,
New York

Ohne Titel, 1981
Sumi-Tusche auf Velinpapier, 109 x 122 cm
Privatsammlung, Courtesy Tony Shafrazi Gallery,
New York

Ohne Titel, 1981
Sumi-Tusche auf Velinpapier, 106 x 133 cm
Privatsammlung, Courtesy Tony Shafrazi Gallery,
New York

Ohne Titel, 1981
Sumi-Tusche auf Velinpapier, 108 x 130 cm
Privatsammlung

Ohne Titel, 1981
Sprühfarbe auf Masonit, 122 x 122 cm
Sammlung Familie Rubell

Ohne Titel, 1981
Sprühfarbe auf Masonit, 122 x 122 cm
Sammlung Familie Rubell

Ohne Titel, 1981
Vinylfarbe auf Vinylplane, 183 x 183 cm
Privatsammlung

Ohne Titel, 1981
Vinylfarbe auf Vinylplane,
183 x 183 cm
Sammlung Kamran Diba, Courtesy Musée d'Art
Moderne et Contemporain, Genf

Ohne Titel, 1981
Vinylfarbe auf Vinylplane,
244 x 244 cm
Sammlung John Kneller

Ohne Titel, 1981
Vinylfarbe auf Vinylplane,
366 x 366 cm
Galerie Bruno Bischofberger, Zürich

Wilder Weizen, 1981
Acryl auf Leinwand, 244 x 168 cm
Sammlung Bill Katz

Ohne Titel, um 1981/82
Sumi-Tusche auf einem U-Bahn-Fahrplan,
70 x 57 cm
Muna Tseng Dance Projects,
Estate of Tseng Kwong Chi

Ohne Titel, um 1981/82
Filzstift auf Kreideschachtel,
7 x 12 x 2,5 cm
Sammlung Kermit und Lisa Oswald

Freiheitsstatue, 1982
Sprühfarbe und Filzstift auf Fiberglas-Statue,
Glühbirne, 241 x 89 x 36 cm
Sammlung Familie Rubell

Ohne Titel, 1982
Kreide auf Papier, 114 x 152 cm
Sammlung Larry Warsh

Ohne Titel, 1982
Kreide auf Papier, 225 x 117 cm
Sammlung Larry Warsh

Ohne Titel, 1982
Fluoreszierende Emailfarbe und Filzstift auf Pappe,
23 x 82 cm
Privatsammlung

Ohne Titel, 1982
Fluoreszierende Emailfarbe und Filzstift auf
Fiberglas-Figur, 94 x 56 x 58 cm
Sammlung Tony Shafrazi

Ohne Titel, 1982
Fluoreszierende Emailfarbe auf Metallplatte,
91 x 122 cm
Privatsammlung

Ohne Titel, 1982
Fluoreszierende Emailfarbe auf Holz,
Durchmesser 122 cm
Sammlung Tony Shafrazi

Ohne Titel, 1982
Emailfarbe auf Metallblech,
90 x 64 x 14 cm
Sammlung Tony Shafrazi

Ohne Titel, 1982
Filzstift auf Fiberglasbrett, 31 x 61 cm
Sammlung Familie Rubell

Ohne Titel, 1982
Gouache und Sumi-Tusche auf Papier,
90 x 122 cm
Privatsammlung

Ohne Titel, 1982
Sumi-Tusche und Emailfarbe auf Papier,
183 x 330 cm
Brant Foundation, Greenwich, Connecticut

Ohne Titel, 1982
Sumi-Tusche auf Papier, 183 x 503 cm
Brant Foundation, Greenwich, Connecticut

Ohne Titel, 1982
Sumi-Tusche auf Papier, 184 x 213 cm
Privatsammlung

Ohne Titel, 1982
Filzstiftmarker und Acryl auf gefundener Leinwand,
218 x 218 cm
Sammlung Familie Neumann

Ohne Titel, 1982
Filzstiftmarker und Acryl auf gefundener Leinwand,
218 x 218 cm
Sammlung Angela Ho

Ohne Titel, 1982
Filzstiftmarker und Acryl auf gefundener Leinwand,
246 x 235 cm
Sammlung Suzi und Scott Lustgarten

Ohne Titel, 1982
Vinylfarbe auf Vinylplane, 183 x 183 cm
Sammlung Doris Hillman

Ohne Titel, 1982
Vinylfarbe auf Vinylplane,
183 x 183 cm
Sammlung Rita Cecchi Gori

Ohne Titel, 1982
Vinylfarbe auf Vinylplane,
183 x 183 cm
Privatsammlung

Ohne Titel, 1982
Vinylfarbe auf Vinylplane,
213 x 213 cm
Sammlung Mark Chason und Mariana
Botero Chason

Ohne Titel, 1982
Vinylfarbe auf Vinylplane,
213 x 213 cm
Sammlung Angela Ho

Ohne Titel, 1982
Vinylfarbe auf Vinylplane,
305 x 305 cm
Privatsammlung

Ohne Titel, 1982
Vinylfarbe auf Vinylplane,
366 x 366 cm
Sammlung Tony Shafrazi

Bill T. Jones, 1983
Photographie von Tseng Kwong Chi,
122 x 244 cm
The Estate of Keith Haring

DJ, 1983
Sumi-Tusche auf Papier, 47 x 64 cm
Privatsammlung

Ohne Titel, 1983
Kreide auf Papier, 225 x 177 cm
Sammlung Larry Warsh

Ohne Titel, 1983
Kreide auf Papier im Fiberglasrahmen,
125 x 173 cm
Sammlung Tony Shafrazi

Ohne Titel, 1983 (mit Kermit Oswald)
Emailfarbe auf gefrästem Holz,
89 x 91 x 6 cm
Sammlung Lauren Braver

Ohne Titel, 1983 (mit Kermit Oswald)
Emailfarbe auf gefrästem Holz,
183 x 183 x 8 cm
Privatsammlung

Ohne Titel, 1983
Sumi-Tusche auf Papier, 59 x 74 cm
Privatsammlung

Ohne Titel, 1983
Sumi-Tusche auf Papier, 183 x 340 cm
The Estate of Keith Haring

Ohne Titel, 1983
Vinyltusche auf Vinylplane,
244 x 244 cm
Sammlung Eli und Edythe L. Broad, Los Angeles

Ohne Titel (Totem), 1983 (mit Kermit Oswald)
Emailfarbe auf gefrästem Holz,
Höhe 427 cm, Durchmesser 127 cm
Tony Shafrazi Gallery, New York

Ohne Titel, 1984
Acryl auf Leinwand, 239 x 239 cm
Per Skaerstedt Fine Art, New York

Ohne Titel, 1984
Acryl auf Leinwand, 305 x 451 cm
The Eli Broad Family Foundation, Santa Monica

Ohne Titel, 1984
Acryl auf Leinwand, 305 x 366 cm
Stedelijk Museum, Amsterdam

Ohne Titel, 1984
Kreide auf Papier, 114 x 152 cm
Sammlung Michael und Cynthia Sweeney

Ohne Titel, 1984
Kreide auf Papier, 203 x 107 cm
Sammlung Michael und Cynthia Sweeney

Ohne Titel, 1984
Kreide auf Papier, 203 x 107 cm
Sammlung Michael und Cynthia Sweeney

Ohne Titel, 1984
Sumi-Tusche auf Terrakottavase,
19 x 19 cm
Sammlung Salvatore Ala

Ohne Titel, 1984
Sumi-Tusche auf Terrakottavase,
48 x 33 cm
Sammlung Salvatore Ala

Ohne Titel, 1984
Sumi-Tusche auf Terrakottavase,
51 x 33 cm
Sammlung Salvatore Ala

Ohne Titel, 1984
Sumi-Tusche auf Terrakottavase,
122 x 41 cm
Sammlung Salvatore Ala

Moses und der brennende Busch, 1985
Acryl und Öl auf Leinwand, 305 x 366 cm
Sammlung Dennis Hopper

Ohne Titel, 1985
Acryl und Öl auf Leinwand,
305 x 457 cm
Sammlung Asher B. Edelman

Ohne Titel, 1985
Acryl und Öl auf Leinwand,
305 x 457 cm
Privatsammlung

Ohne Titel, 1985
Acryl auf Pappmaché,
162 x 97 x 218 cm
Andy Warhol Foundation for the Visual Arts,
New York

Ohne Titel, 1985
Kreide auf Papier, 114 x 152 cm
Brant Foundation, Greenwich, Connecticut

Ohne Titel, 1986
Öl und Acryl auf Papier,
244 x 488 cm
Galerie Daniel Templon, Paris

Ohne Titel, 1987
Acryl auf Leinwandplane,
244 x 244 cm
Privatsammlung

Ohne Titel (Breakers), 1987
Emailfarbe auf Stahl,
116 x 137 x 147 cm
Privatsammlung

Ohne Titel (Entwurf für eine Skulptur im Schneider-Kinderkrankenhaus, New Hyde Park, New York), 1987
Polyurethanfarbe auf mit Epoxid gespritztem Aluminium, 112 x 74 x 51 cm.
Basis: Emailfarbe auf gefrästem Holz,
72 x 50 x 51 cm
Sammlung Helen und Irving Schneider

Kopfstand, 1987/88
Emailfarbe auf Stahl, 205 x 93 x 1,7 cm
Sammlung Janet und Martin S. Blinder

Ein Haufen Kronen für Jean-Michel Basquiat, 1988
Acryl auf Leinwand,
305 x 264 cm
The Estate of Keith Haring

Medien-Mädchen mit Zigarette, 1988
Acryl auf Leinwand, 305 x 305 cm
Tony Shafrazi Gallery, New York

Affen-Puzzle, 1988
Acryl auf Leinwand, Durchmesser 308 cm
Sammlung Janet und Martin S. Blinder

Ohne Titel, 1988
Acryl auf Leinwand, 366 x 549 cm
Sammlung Tony Shafrazi

Ohne Titel, 1988
Sumi-Tusche auf Papier, 76 x 57 cm
Privatsammlung, Courtesy Galerie Hans Meyer, Düsseldorf

Ohne Titel Nr. 4, 1988
Acryl auf Leinwand, 152 x 152 cm
Sammlung Charlie Sheen, Courtesy Kohn Turner Gallery, Los Angeles

Brasilien, 1989
Acryl und Emailfarbe auf Leinwand,
183 x 183 cm
Privatsammlung, Courtesy Hans Meyer Galerie, Düsseldorf

Der letzte Regenwald, 1989
Acryl auf Leinwand, 183 x 244 cm
Sammlung Tony Shafrazi

Unvollendetes Gemälde, 1989
Acryl auf Leinwand, 100 x 100 cm
Sammlung Katia Perlstein

Ohne Titel, 1989
Acryl auf Leinwand, 152 x 152 cm
Sammlung Elliot K. Wolk

Ohne Titel, 1989
Acryl und Emailfarbe auf Leinwand,
183 x 183 cm
The Estate of Keith Haring

Ohne Titel (für James Ensor), 1989
Acryl auf Leinwand, zweiteilig,
jeweils 91,5 x 91,5 cm (91 x 183 cm gesamt)
Sammlung Diane von Fürstenberg

Ohne Titel, aus einer Portfolio-Mappe mit Drucken und Zeichnungen, die Keith Haring und Freunde in der Schule gefertigt haben, undatiert
Sumi-Tusche auf Papier, 51 x 66 cm
Privatsammlung

Whitney Museum of American Art

VORSTAND UND TREUHÄNDER

DANKSAGUNG

Um diese Retrospektive und diesen Katalog über das Œuvre Keith Harings realisieren zu können, hat es des Engagements vieler einzelner bedurft, die unabhängig voneinander wie auch als Team zum Gelingen dieses Projekts beigetragen haben. Mein Dank gilt den Sammlern, die diese Ausstellung enthusiastisch unterstützt haben und unserer Bitte, ihre Werke zur Verfügung zu stellen, großzügig nachgekommen sind.

Julia Gruen, die geschäftsführende Direktorin der Keith Haring Foundation, und David Stark, der Creative Director des Estate of Keith Haring, haben mich fundiert bei der Zusammenstellung der Exponate ebenso wie in Detailfragen beraten, wobei ihnen Ulrik Trojaberg als Projektkoordinator und Laura Wilson als Archivassistentin zur Seite standen. Unterstützt haben mich auch Margaret Slabbert, die stellvertretende Geschäftsführerin des Estate, sowie seitens des Vorstands der Keith Haring Foundation Kermit Oswald, Gilbert Vazquez, Allen Haring und Kristen Haring. Als Anwälte der Foundation haben Michael Ward Stout und John Charles Thomas die Realisierung unserer Pläne für die Ausstellung ermöglicht. Mein herzlicher Dank gilt ebenfalls Donald McKinney und André Emmerich von der André Emmerich Gallery/Sotheby's, die das Estate of Keith Haring repräsentieren.

Überaus dankbar bin ich auch denjenigen, die mit Keith Haring zusammengearbeitet haben und deren Einblicke eine unschätzbare Hilfe waren, insbesondere Tony Shafrazi. Die Mitarbeiter der Tony Shafrazi Gallery waren unendlich kooperativ, und ich danke ihnen allen: George Horner, Hiroko Onoda, Sarah Ward, Paul Laster, Susan Hawes und Fred Scruton.

Ich bin Tibor Kalman und Richard Pandiscio zu Dank verpflichtet bei der Realisierung dieser Ausstellung und dieses Katalogs. Sein klarer und sicherer Blick haben Kalmans Pläne für diese Installation im Whitney Museum bestimmt. Mit seinem intuitiven Verständnis für Harings bildnerische Ambitionen hat Pandiscio neue Standards für Ausstellungskataloge gesetzt. Bei diesem komplexen künstlerischen Unterfangen unterstützten ihn Christa Aboitiz, Peter Stemmler, Ritsko Uchida, Kate Sheperd, Todd Eberle und Nikolas Koenig.

David A. Ross, der Direktor des Whitney Museums of American Art, und Willard Holes, der ausführende Vorsitzende des Museums, begegneten allen Aspekten der Ausstellung mit Enthusiasmus und nie ermüdender Hilfsbereitschaft. Meine Assistentin Dana Miller und die Ausstellungskoordinatorin Yvette Lee haben mich persönlich unterstützt, indem sie kompetent das immense Arbeitspensum bei der Organisation der Ausstellung und der Publikation dieses Kataloges bewältigten. Lana Hum hat durchdacht mit Tibor Kalman an der Umsetzung des Ausstellungsdesigns gearbeitet. Bei der Recherche half unser Assistent John Lazar. An dieser Stelle möchte ich mich bei allen Mitarbeitern des Whitney Museums für ihre unermüdlichen Anstrengungen bedanken, ohne die dieses Projekt nicht möglich gewesen wäre.

Für ihre Mitarbeit an der Publikation dieses Katalogs bin ich vielen Personen zu großem Dank verpflichtet, zuerst möchte ich den Autoren und Interviewpartnern danken – Ann Magnuson, Robert Farris Thompson, David Frankel, Robert Pincus-Witten, Jeffrey Deitch, Fred Brathwaite, Fred Schneider, Junior Vasquez und Jellybean Benitez –, die alle mit originellen Überlegungen zu Harings Karriere geantwortet haben. In der Redaktion des Whitney Museums überwachten Nerissa Dominguez, die Produktionsleiterin, und Sarah Newman, die Redaktionsassistentin, die komplexen Produktionsschritte. Mary E. DelMonico, die Chefredakteurin, und Sheila Schwartz, die Redakteurin, stellten mir großzügig ihre Sachkenntnis zur Verfügung, unterstützt von Heidi Jacobs und Brian Hodge.

Viele andere Museumsmitarbeiter haben mit ihrer Zeit, Energie und ihrem Wissen zum Gelingen dieses Projekts beigetragen: Susan Courtemanche, Jennifer Essen, Mary Haus, Lisa Kirt, Kaarin Lemstrom-Sheedy, Emily Marcus, Christy Putman, Clint White, Constance Wolf und Matthew Yokobosky.

Abschließend möchte ich Germano Celant danken, der die erste Retrospektive des Künstlers in Europa organisierte. Seine verständnisvolle Arbeit als Kurator und seine Forschungen erwiesen sich bei der Planung dieser Ausstellung als eine Quelle von unschätzbarem Wert. Meine tiefempfundene Hochachtung gilt Germano Celant für sein Engagement, seine harte Arbeit und seine unerschütterliche Unterstützung für Keith Haring als einem herausragenden Künstler des 20. Jahrhunderts.

Elisabeth Sussman,
Kuratorin

DIE AUTOREN

Jeffrey Deitch arbeitet als Kunstkritiker, Kurator sowie in beratender Funktion für institutionelle und private Sammler. Er hat die Wanderausstellung „Post Human“ kuratiert, die in fünf Museen in Europa und dem Mittleren Osten zu sehen war, sowie eine der Sektionen von Aperto 1993 bei der Biennale von Venedig. Kürzlich kuratierte er „Everything That's Interesting Is New: The Dakis Joannou Collection“ an der Athener Schule für Bildende Kunst.

David Frankel ist Redakteur in der Publikationsabteilung des New Yorker Museum of Modern Art. Als Autor veröffentlicht er regelmäßig in den Zeitschriften *Artforum* und *Aperture*. Vor kurzem erschien sein Buch *Masterpieces: The Best Loved Paintings from American Museums*.

Ann Magnuson ist Schauspielerin, Sängerin, Autorin und arbeitet seit neuestem auch wieder als Performance-Künstlerin. Sie ist in verschiedenen Bands, Ein-Frauen-Shows in Nachtclubs, Kunsträumen und Theatern überall in den USA, Kanada, Europa und Japan aufgetreten. Für Film und Fernsehen stand sie in *Anything But Love; Clear and Present Danger* sowie *Making Mr. Right* vor der Kamera. Mehr Informationen über sie finden sich auf ihrer Website: *http://sd.znet.com/~tkytoast/annpage/*.

Robert Pincus-Witten, Ausstellungsdirektor des New Yorker Contemporary and Modern Art, hat über Postminimalismus und zeitgenössische Kunst gelehrt und umfangreich dazu veröffentlicht. Seine Publikationsliste beinhalten u.a. *Postminimalism: American Art of the Decade; Eye to Eye: Twenty Years of Art Criticism* und *Postminimalism: American Art 1996–1986*.

Elisabeth Sussman ist Kuratorin am Whitney Museum of American Art. Ihre bisherige Ausstellungsliste umfaßt „Mike Kelley: Catholic Tastes“, „Florine Stettheimer: Manhattan Fantastica“, „NYNY: City of Ambition“ und „Nan Goldin: I'll Be Your Mirror“.

Robert Farris Thompson hat eine Professur am John-Trumbull-Lehrstuhl für Kunstgeschichte an der Yale University inne. Seine Veröffentlichungen über afrikanische und afroamerikanische Kunst umfassen u.a. *Black Gods and Kings, African Art in Motion* und *The Four Moments of the Sun: Kongo Art in Two Worlds*. Darüber hinaus schreibt er regelmäßig für *Artforum*.

Photo- und Quellennachweis